# 抗肿瘤

## 纳米药物递送系统的研究与应用

Research and Application of
Antitumor Nano-drug Delivery Systems

杨硕晔 / 编著

化学工业出版社

· 北京 ·

## 内容简介

《抗肿瘤纳米药物递送系统的研究与应用》围绕抗肿瘤纳米药物递送系统研究的新进展、新动态、新趋势进行讲述，共分为两部分：上篇包括绪论，纳米载体的表征技术与手段，脂质体纳米递送系统，基于无机材料的纳米递送系统，聚合物类纳米递送系统，组合型、新结构、新特性的纳米递送系统，金属有机骨架纳米递送系统，细胞制剂类、细胞膜基纳米递送系统，纳米载体的生物安全性评价；下篇包括抗肿瘤纳米制剂的特性与研究指南，用于多种治疗手段协同的纳米递送系统，可实现精准递送的纳米递送系统，用于逆转肿瘤多重耐药的纳米递送系统。

《抗肿瘤纳米药物递送系统的研究与应用》可作为药学、纳米材料学、生物技术、生物医学工程等专业领域的科研人员、高校师生的参考书或辅助教材。

**图书在版编目（CIP）数据**

抗肿瘤纳米药物递送系统的研究与应用／杨硕晔编著．—北京：化学工业出版社，2024.6
ISBN 978-7-122-45272-6

Ⅰ．①抗…　Ⅱ．①杨…　Ⅲ．①抗癌药-研究
Ⅳ．①R979.1

中国国家版本馆CIP数据核字（2024）第056817号

---

责任编辑：褚红喜　宋林青　　　　文字编辑：朱　允
责任校对：杜杏然　　　　　　　　装帧设计：刘丽华

---

出版发行：化学工业出版社
　　　　　（北京市东城区青年湖南街13号　邮政编码100011）
印　　装：北京天宇星印刷厂
787mm×1092mm　1/16　印张27$\frac{1}{2}$　字数555千字
2024年6月北京第1版第1次印刷

---

购书咨询：010-64518888　　　　售后服务：010-64518899
网　　址：http://www.cip.com.cn

# 前·言

　　纳米载运与递送技术在肿瘤医学中的研究与应用发展迅速。使用纳米级载体不仅可提高抗肿瘤药物的递释效果，还能解决癌症治疗中的许多现实性难题，实现多种治疗手段的高效协作，为有效治愈癌症提供了更多可能。因此，新型抗肿瘤纳米药物载体与纳米制剂的研究与开发已成为医药学、纳米材料学等多学科关注的前沿热点领域，相关成果不断涌现。

　　本书梳理了近年来被深入研究的各类纳米递送系统（载体），包括脂质体、无机纳米载体、聚合物类载体、金属有机骨架类载体、组合型或具有新结构与新特性的载体、细胞制剂类与细胞膜基载体、可用于多种治疗手段协同的载体、可实现精准递送的载体、可用于逆转肿瘤多药耐药的载体等，对各类载体系统的特点、研究与应用现状、进展等进行了详细分析与介绍，并辅以大量的研究实例，并对各种抗肿瘤纳米制剂的一般性开发策略、未来的发展方向与前景等进行了有见地的归纳和展望。同时，概述了纳米载体的常用表征技术与生物安全性评价方法。

　　此外，在汇总国内外大量研究进展的同时融入了作者所在课题组的研究成果。本书可作为药学、纳米材料学、生物技术、生物医学工程等专业领域的科研人员、高校师生的参考书或辅助教材，以期能够为抗肿瘤纳米药物与制剂的研发提供参考价值。

　　在编写过程中，研究生王振威、刘家信、张梦玮、徐晴晴、蒙迪、杨亚南、睢林、娄卫爽、张倍倍等付出了辛勤的劳动，整理了全书的参考文献，并对文稿内容进行了认真校对，在此对他们表示感谢。在本书编写与出版过程中，得到了作者所在单位河南工业大学和化学工业出版社的大力支持和协助，在此一并致以诚挚的谢意！

　　限于个人能力水平与专业视野，本书的不足之处在所难免，恳请同行专家与广大读者不吝赐教，多提宝贵意见。

作者

2024年2月

# 目·录

**第三章**
脂质体纳米递送系统

**第四章**
基于无机材料的纳米
递送系统

# 第八章
细胞制剂类、细胞膜基
纳米递送系统

233 ——————

## 第九章
纳米载体的生物安全性评价

264 ——

## 下篇
新型递送系统的研发策略

## 第十章
抗肿瘤纳米制剂的特性与研究指南

296 ——

# 第十一章
用于多种治疗手段协同的纳米递送系统

# 第十二章
可实现精准递送的纳米递送系统

## 第十三章
用于逆转肿瘤多药耐
药的纳米递送系统

397 ————

# 上篇

## 常见种类、特性与
## 开发实例

# 第一章

## 绪论

癌症是全世界致死率最高的疾病，目前可用的治疗方法均有明显不足，亟须对相关技术进行研究与改进。在过去几十年中，尽管引入了一些新的靶向治疗手段，但对于许多患者而言，癌症仍然是难以治愈的致命疾病。纳米技术的快速发展促进了纳米医药产品的开发，为优化、改善癌症治疗策略带来了巨大的希望。在肿瘤医学中使用纳米技术已成为有望战胜癌症的有效方法，以各种纳米系统靶向递送能够增强抗肿瘤药物的疗效与选择性，并提高安全性、降低全身毒性。纳米医药产品可为实现复杂的靶向策略和多功能化提供高效平台，它们可以改善传统疗法与普通药物的药代动力学和药效学特征，从而提高现有抗癌药物的疗效。

本章将首先概述癌症纳米医学的最新进展，讨论在临床研究中开发的最先进的纳米粒和靶向递送系统，同时介绍纳米药物的药代动力学性质，以及用于肿瘤医学的主要纳米递药系统的特征。其次，重点关注已获批准的抗癌医药产品及其临床研究结果，强调脂质体和胶束细胞抑制剂或基于白蛋白的纳米粒等的副作用较少，且比"游离型"药物更有效；分类总结并讨论负载抗肿瘤药物的脂质类、无机和聚合物纳米系统的体外和体内临床前研究的结果，这对于开发新的纳米药物制剂很重要。最后，着重探讨使用纳米医药产品以及将其从实验条件下转化应用于临床实践时所面临的挑战。此外，还将介绍纳米载体工程相关的各个方面，这些内容可能会为纳米医药产品在临床上的应用创造新的机会。

## 第一节　引言

在过去30年中，由于人们对癌变过程、肿瘤细胞生物学和肿瘤微环境的研究和认识不断深入，癌症治疗取得了重大进展（Hanahan等，2011）。基于小分子或单克隆抗体的靶向治疗策略的实施提高了癌症患者的预后存活率。尽管研究人员在临床前和临床研究方面付出了巨大努力，许多晚期癌症仍然无法治愈。提高癌症患者生存率的一种有效方法是使用纳米载体递送抗肿瘤药物来进行治疗。Yang等将纳米科学定义为一门在原子、分子和大分子水平上研究材料物质的特定现象并进行操控的学科，其性质与大尺寸物质的性质有显著差异。纳米技术是通过在纳米尺度上控制材料的形状和尺寸来设计、表征、生产和应用相关物质、设备和系统的新型技术（Yang 等，2008）。

全身化疗的主要缺点是进入肿瘤内的药物浓度低，会从全身循环中被快速清除，同时会对肿瘤外正常组织造成严重毒性作用（Lammers 等，2008）。设计用于肿瘤靶向治疗的纳米递送系统通常由纳米载体、活性剂及药物组成，有时也可将单独的药物制成纳米制剂（De Jong 等，2008）。纳米载体的组成因所用材料不同而各有不同，如磷脂、脂质、葡聚糖、壳聚糖或各种合成型聚合物，以及碳、二氧化硅或金属等。开发纳米药物制剂的主要目标是实现非特异性与特异性靶向和递送，提高安全性和生物相容性，以及改善药代动力学特征。在几十年前，癌症治疗领域就引入了纳米技术，一些医疗产品被批准用于临床，如白蛋白结合紫杉醇粒子、多柔比星脂质体和伊立替康脂质体。此外，有许多抗癌纳米药物制剂已进入临床试验或临床前研究阶段。但与常规的剂型品种相比，纳米制剂研发与生产的成本较高，这是其主要缺点（Hare 等，2017）。

癌症致死率高的主要原因是缺乏有效手段实现抗肿瘤药物对癌变组织的选择性靶向递送，全身暴露于高剂量的抗肿瘤药物通常会导致剂量限制性毒性。因此，为了克服癌症治疗的局限性，化疗药物的靶向给药至关重要。纳米技术的最新发展有望改善药物递送效果，从而提高疗效，同时降低抗癌药物的副作用（Aslan 等，2013）。

纳米载体具有纳米尺寸、高表面积-体积比和优良的物理化学特性等优点，将药物负载于纳米载体，它们能够调节药物的药代动力学和药效学特性。如提高其体内稳定性，延长血液循环时间，并使药物以可控方式释放，从而提高药物治疗指数。纳米制剂可以改变药物的生物分布，使其定位于肿瘤部位聚集。这种现象被称为高通透性和滞留（EPR）效应（Krukiewicz 等，2016）。

基于有机、无机、脂质、蛋白质或聚糖化合物以及合成聚合物的各种纳米材料，已被广泛用于开发新的癌症治疗药物制剂。在过去的三十多年里（1990—2023 年），癌症纳米医学领域的研究得到了极大的扩展。各种纳米颗粒，包括基于脂质的纳米颗粒、聚合物纳米颗粒和无机纳米颗粒，已被开发用于靶向递送治疗性核酸、化疗剂或免疫治疗剂至肿瘤。目前，全球至少有 15 种癌症纳米药物获得批准，80 多种新型癌症纳米药物/制剂正在 200 多项临床试验中进行评估。然而，截至目前，没有任何主动靶向癌症纳米药物获得监管批准，只有 10 个候选药物正在进行临床试验。

鉴于此，本章将概述纳米药物疗法的临床前与临床试验（包括早期和晚期）的结果，总结抗肿瘤纳米药物制剂的最新发展，讨论其药代动力学特征，并重点介绍用于肿瘤医学的主要纳米递药系统，以及具有先进功能的新一代临床纳米药物疗法的开发方向，此外，还将梳理在药物开发和监管批准过程中可能遇到的挑战。

# 第二节　抗肿瘤纳米药物递送系统简介

## 一、用作药物递送系统的纳米材料

纳米材料的特点是尺寸小（1～100nm），表面积与体积比大，可能比宏观材料大几个数量级。用作药物载体的理想的纳米材料应无毒、生物相容性好、在血液循环中稳定、无免疫原性和无血栓形成作用，并最终可生物降解。在纳米药物领域，一般将功能化的纳米材料用作某些药物或活性化合物的载体，可称之为纳米（药物）载体，而负载（包括包裹、包覆、吸附等形式）药物后的纳米载体被称为纳米载药系统或纳米制剂。肿瘤靶向纳米制剂是为提高抗癌效果，特别是克服传统全身化疗的严重毒性而开发的药物递送系统（Hare等，2017）。

纳米载体的研发始于20世纪50年代，当时Jatzkewitz设计了一种聚合物-药物结合物，随后Bangham在20世纪60年代中期发现了脂质体。1972年，Scheffel及其同事报道了以白蛋白纳米粒结合并负载紫杉醇（Abraxane®）的新制剂，这是第一种获准用于临床的纳米药物制剂（Aslan等，2013）。

抗癌药物的全身给药会对体内健康组织产生毒性，而使用纳米载体递送抗癌药物可提高其治疗指数，改善药代动力学性质与组织分布，从而增加药物在靶标部位的蓄积量并降低其在健康组织中的浓度。直接向肿瘤部位施用抗癌药物可以避免引起健康组织损伤的副作用，并通过向肿瘤部位输送更高剂量的活性药物来提高治疗效果。人们对几种可作为局部化疗抗癌药物储库的递送系统进行了测试（Krukiewicz等，2016）。GLIADEL®WAFER是一种可生物降解的聚合物类制剂（Polifeprosan 20），被美国FDA和多个欧盟国家批准，其含有细胞抑制药物卡莫司汀，释药时间可达2～3周，该制剂可施用在晚期胶质瘤切除后的瘤床上（Perry等，2007）。

## 二、纳米制剂的药代动力学特征

纳米递药系统具有许多优点，如更高的代谢稳定性、更强的膜通透性、更好的生物利用度和药效活性等。纳米系统可以将抗癌药物靶向输送到癌变组织，甚至能在细胞水平上实现。例如，黏膜或透皮吸收率取决于纳米粒的大小、表面电荷和疏水性。纳米粒的大小是一个关键因素，相较于大颗粒，较小的纳米粒具有更高的跨细胞吸收效率（Roger等，2010）。大于300nm的颗粒不能被肠细胞吸收，只有小于500nm的颗粒才能穿透血流（Ai等，2011）。

临床实践中的大多数纳米制剂都利用了被动靶向的概念，这种机制是指纳米制剂大量外渗到肿瘤部位的间质液中。由于肿瘤微环境中血液和淋巴管系统的异常，药物在肿瘤部位滞留时间较长，该机制即EPR效应（Duncan等，2006）。纳米粒可通过多种内吞途径进入肿瘤细胞（Vega-Vila等，2008），内吞作用有限的摄取似乎是克服P-糖蛋白细胞表面膜外排泵的重要原因，该外排泵由多药耐药基因型调控（Rihova等，2003）。纳米制剂的特点是药物在肿瘤部位或直接在癌细胞中释放，药物还可通过不同的机制（扩散、侵蚀或降解）释放，这取决于纳米粒的类型。

EPR效应的效力取决于靶向纳米制剂的尺寸、肿瘤的大小和类型。分子质量为40~800kDa、尺寸为20~100nm的纳米制剂可充分利用EPR效应（Schmidt等，2009）。使用标记法测定脂质体在肿瘤中蓄积的临床研究表明，不同类型的肿瘤对纳米制剂的摄取和亲和力明显不同。肿瘤相关巨噬细胞被认为是纳米粒的储库，药物从中逐渐被释放到周围细胞。然而，由于血管系统不足和细胞外基质成分的变化，一些临床试验尚未证实EPR效应的有效性（Huynh等，2015）。可用于预测纳米制剂疗效的各种EPR效应相关生物标志物正在研究中，基质中金属蛋白酶与蛋白酶组织抑制剂的比率或血管壁含量被检测确认为EPR效应的有效预测因子（Yokoi等，2014）。

在主动靶向中，抗癌药物与配体相连，并与肿瘤靶细胞上的结构受体特异性结合。许多分子如转铁蛋白受体（TfR）、表皮生长因子受体（EGFR）、叶酸受体（FR）、CD44或CD22等，已被充分验证可用作纳米制剂的主动靶向性修饰剂（Piktel等，2016）。例如，抗体靶向药物ado-trastuzumab emtansine（Kadcyla®）被批准用于治疗晚期HER2阳性乳腺癌，此药物的抗肿瘤活性取决于其结合受体的表达和分布，尤其是在肿瘤细胞中，结合物的内化主要通过内吞作用以及在循环过程中未脱落的抗原和受体。影响纳米制剂活性的其他因素有亲和力、分子量、价态和生物相容性等。当静脉注射时，纳米粒的表面会迅速被各种蛋白质覆盖，形成所谓的"电晕"（Monopoli等，2012）。

纳米制剂必须避免被网状内皮系统（RES）摄取而遭到过早的清除。RES主要吞噬尺寸大于100nm的颗粒，因此RES的摄取是纳米制剂应用的障碍之一。另外，纳米制剂在肿瘤相关巨噬细胞中的蓄积可能会增加肿瘤部位的药物浓度（Bolkestein等，2016）。用亲水性和/或两亲性聚合物［如聚乙二醇（PEG）］、聚氧乙烯和聚氧丙烯的共聚物（即泊洛沙姆）或聚山梨酯80包覆纳米粒可减少巨噬细胞的摄取（Jokerst等，2011）。另一种方法是在纳米粒上覆盖一层红细胞、白细胞或血小板膜，从而掩盖它们使其不被单核巨噬细胞系统检测到（Hu等，2011）。

## 三、纳米制剂相关毒性

纳米医学的主要目标之一是降低常规全身化疗的严重毒性。然而，即使是已批准的纳米制剂也无法完全克服这一障碍。在某些情况下，纳米粒可产生活性氧和自由基，导致氧化应激、炎症、DNA损伤、多核细胞形成和纤维化。多种因素可导致毒性产生，这取决于纳米制剂的大小和形状，以及它们的物理化学性质、表面特性、成分浸出和触发免疫反应的能力（Singh等，2012）。纳米制剂的表面特性往往会影响其毒性，而不是活性物质的绝对剂量（Onoue等，2014）。一些哮喘、支气管炎、阿尔茨海默病、帕金森病和凝血引起的血液疾病等病例在文献中被报道为由纳米系统引起的不良事件（Gmeiner等，2014），因此需要进一步的安全性研究来解决纳米制剂急性和慢性毒性的问题。

## 四、纳米制剂的关键原理

### 1.抗肿瘤纳米药物制剂的基本原理和主要优点

尽管纳米科学取得了重大进展，并将一些纳米制剂引入了临床实践，但其真正的优势与价值尚未在医学领域全面实现。目前研究的主要目标是增强药物在肿瘤部位的递送效率，从而有效提高药效活性。纳米系统进入体循环后，电晕的形成会影响其药代动力学参数，因此，需要在血清蛋白相互作用、肿瘤微环境和细胞外基质等方面开发特定模型以模拟纳米制剂的体内过程，应设法将纳米粒从体循环中的外渗效应的增强转化为抗肿瘤活性的增强。另一个需研究的关键因素是纳米系统对肿瘤的渗透效率，这取决于纳米粒的尺寸以及其与生物大分子的结合活性，这些因素会影响纳米系统的动力学过程。纳米系统的内化和细胞内转运在抗肿瘤疗效中也起着重要作用，一般认为，进一步研究被动靶向和主动靶向是开发新型抗癌纳米制剂最有效的方法，靶向性增强了药物对肿瘤部位的递送效率，提高了药物对癌细胞的渗透性。

控制药物释放是有效治疗癌症的另一个重要因素。在设计抗癌药物纳米系统时，应详细研究几个药代动力学参数，例如给药后达到的最大血药浓度（$C_{max}$）和药时曲线下面积（AUC），特别是药物$C_{max}$和纳米粒$C_{max}$之间的相关性，和/或药物血浆AUC和纳米粒血浆AUC之间的相关性。AUC等参数的不同，在临床上则表明游离药物与纳米制剂的药效和毒性都可能有显著区别（Shi等，2016）。为了成功地战胜癌症，必须采取进一步措施，开发能够更有效地靶向原发肿瘤和转移瘤微环境的新型纳米制剂。目前，已有大量令人信服的论据支持开发纳米级药物制剂。

第一，纳米粒有助于克服抗癌药物的溶解度和化学稳定性问题。水溶性差限制了化合物的生物利用度，并可能会在早期药物筛选中阻碍抗肿瘤药物的开发（Williams等，2013）。将化合物包裹在亲水性纳米载体中，可增加难溶性药物的摄取和递送效率，同时还能增加其化学稳定性。PI3K抑制剂和放射增敏剂Wortmannin就是典型的案例，它们因溶解度差和化学不稳定性而被停止开发。使用基于脂质的纳米载体系统，Wortmannin的溶解度从4mg/L增加到20g/L，同时提高了其体内稳定性（Karve等，2012）。负载紫杉醇的白蛋白纳米粒则是另一个实例。

第二，纳米载体可以保护抗癌药物不被生物降解或排泄，从而影响其药代动力学特征。例如，可以防止酶降解药物（例如，血浆中RNA酶降解siRNA，胃蛋白酶或胰蛋白酶降解蛋白质或多肽），将抗癌药物负载于纳米载体中或将可生物降解的化合物偶联到合成型聚合物中，可有效克服这一问题。

第三，纳米技术有助于改善抗肿瘤药物的生物分布并提高靶向性。抗癌药物的体内分布取决于其物理化学性质，并受药物对肿瘤组织的渗透率影响（Minchinton等，2006；Zhang等，2012）。并非所有纳米载体都能有效穿透肿瘤组织（Lammers等，2012），然而，可以通过构建功能化纳米制剂来改善其渗透能力，并将化疗或靶向化合物选择性地定向递送到肿瘤细胞或基质细胞。被动靶向和主动靶向策略均可用于提高抗癌药物的靶向摄取效率。

第四，纳米载体可设计为在触发后释放其有效载荷，从而产生刺激敏感型的纳米药物疗法。例如，递送不依赖于pH特性的药物，如多柔比星，可将其与pH敏感的纳米粒结合，以增加细胞对药物的摄取和细胞内药物释放（Du等，2011）。

第五，靶向纳米药物疗法能够降低肿瘤对抗癌药物的耐药性。一般来说，特异性摄取降低了非特异性MDR/ATP外排泵驱动的药物消除的可能性，因此，纳米药物疗法可以延长药物的循环时间，并介导刺激响应性药物释放和内吞型药物摄取，这可能导致肿瘤细胞对靶向纳米载体的耐药性降低（Hu等，2009；Huwyler等，2002）。

**2.高级功能化修饰**

在任何癌症治疗手段的实施过程中，都需要在治疗的潜在益处和潜在危害之间取得恰当的平衡。应用纳米药物制剂的目的就是改变这种平衡，使患者通过治疗获得的益处更多。下文将讨论纳米制剂产品提高药物治疗指数的一般策略和功能化修饰手段。

（1）被动靶向

大多数可用于临床的基于纳米载体的癌症治疗产品是被动靶向的第一代纳米制剂，其主要依靠调节活性化合物的物理化学性质来控制其药代动力学特征和生物分布（Golden等，1998）。例如，聚乙二醇化多柔比星脂质体（Doxil®/Caelyx®）和Nab-紫杉醇（Abraxane®）是基于被动靶向的第一代纳米制剂。

癌症及其微环境的病理生理特征已被充分研究并用于被动靶向。尤其是EPR效应可促进纳米制剂在肿瘤中的蓄积，这种效应是基于肿瘤内血管渗漏的存在，其内皮开孔，大小介于100～780nm之间（Hobbs等，1998）。例如，卡波西肉瘤是一种具有有孔血管系统的肿瘤，因此，通过对流和扩散过程，可以在没有任何特定配体连接于纳米载体表面的情况下，将纳米制剂被动定向到肿瘤中。然而，人们普遍认为，基于EPR效应的被动靶向不足以控制细胞毒性药物的副作用，也并未充分利用靶向给药的优势。肿瘤及其基质的异质性，如低氧梯度，可严重影响被动靶向给药的效率，这可能导致化合物进入肿瘤部位的转运量减少甚至完全没有进入（Prabhakar等，2013）。最近的研究集中在开始实施抗癌治疗前对肿瘤血管系统的正常化处置和EPR效应的图像引导分析（Stylianopoulos等，2013；Theek等，2014）。

限制纳米制剂进入肿瘤的另一个因素是间质流体压力增加（Jain等，2010）。此外，某些恶性肿瘤（如胰腺癌）的细胞外基质限制了纳米粒向肿瘤的渗透（Provenzano等，2012）。最后，被动靶向也不能阻止纳米载体在其他具有有孔内皮系统的器官中聚集，例如肝脏和脾脏（Gaumet等，2008）。

因此，有必要开发具有先进功能的新一代纳米制剂，第二代纳米药物制剂主要基于新的递送技术，依托于主动靶向型载体或具有刺激响应特性的智能纳米载体。因此，第二代纳米制剂有望进一步增强靶向性并提高疗效（Farokhzad等，2006）。一些新型纳米制剂已被开发出来并经过了临床前考察，还有一些已经进入早期临床试验阶段。然而，到目前为止，它们还没有被批准用于临床。

（2）主动靶向

主动靶向修饰是将高亲和力的配体连接在纳米载体的表面，配体可选择性地与靶细胞上的受体结合，配体对同源受体的高度特异性确保了靶向递送。已有种类多样的配体被用于此类修饰，包括小分子（如叶酸和糖类）或大分子（如肽、蛋白质、抗体、适配子和寡核苷酸）。临床试验中的一个实例是可靶向表皮生长因子受体（EGFR）的多柔比星免疫脂质体。这些活性靶向型纳米载体在下文会进一步详细讨论。选用的配体必须能够与靶细胞高效结合，同时尽量减少与健康细胞的结合。为了获得充分的靶向效率，纳米载体应足够稳定，以避免药物在循环过程中被过早释放和降解。同样，充分延长药物的循环时间（即所谓的"隐形"）对避免与血清蛋白或免疫系统发生不必要的相互作用（调理过程）至关重要，从而可防止被过早清除（Detampel等，2013）。因此，需要优化靶向配体的浓度，以保持隐形特性并避免网状内皮系统（RES）的快速识别（van Furth等，1972）。

如上所述，主动靶向取决于靶点和特定配体的适用性。然而，优化每个纳米载体的靶向配体浓度同样重要，以便不仅可实现高靶向效率，而且确保最佳的细胞内化效果（Bareford等，2007）。例如，表面具有不同浓度靶向抗体的金纳米粒表现出不同的摄取机制（Bhattacharyya等，2010；Bhattacharyya等，2012）。简言之，金纳米粒被EGFR抗体（C225，西妥昔单抗）靶向修饰，表面饱和的西妥昔单抗靶向金纳米粒显示其主要被Dynamin-2依赖的小窝蛋白内吞摄取，相反，部分西妥昔单抗修饰的金纳米粒显示出Cdc42依赖性吞噬作用，而且涉及肌动蛋白聚合。

在特定情况下，提高细胞摄取率可能导致药理作用的增强（如使用免疫脂质体），这甚至可能是实施基因疗法（即核酸类药物靶向）的先决条件。但是纳米载体的内化摄取并非总是必需的，例如，小分子药物如多柔比星可以通过被动扩散穿过细胞膜，在肿瘤附近建立"仓库"——这可能足以诱导药理作用。基于这一原理，以抗体偶联药物（ADC）靶向肿瘤细胞外基质的方法在实验动物中产生了疗效（Perrino等，2014；Danielli等，2014）。

在开发癌细胞靶向纳米载体时，必须考虑解剖和生理障碍等问题。这种屏障可能阻止纳米载体与其靶细胞之间的直接相互作用，或者可能阻碍载体深入肿瘤组织（结合位点的屏障现象）（Juweid等，1992）。肿瘤血管系统的主动靶向可以克服这些限制。

总之，纳米医药的一大目的是期望在配体的高亲和力和纳米载体的低调理性之间取得最佳平衡。纳米制剂中的靶向纳米粒能够负载相当数量的药物分子，这是纳米载体和药物缀合物之间的一大区别。主动靶向纳米系统给药可通过增加细胞结合率增强药物在肿瘤中的滞留，减少非特异性摄取，并规避耐药机制（van der Meel等，2013）。

（3）刺激响应型系统/触发释放

刺激响应型系统通过改变纳米载体的相、结构或构象等来实现对物理、化学或生物触发机制的响应，从而促进药物的释放。刺激响应型纳米载体类似于生物系统内的一些反馈机制，通过物理化学参数的调节而引起一系列生化信号传递过程。使用刺激响应型系统的优势显而易见：药物将通过肿瘤组织中的触发机制被定位释放，提高疗效且最大限度地减少该化合物的全身暴露与毒副作用。

触发机制可分为内部刺激（病理生理/病理化学条件）和外部刺激（物理刺激，如温度、光、超声波、磁力或电场）两种来源。

内部刺激包括靶组织中pH、氧化还原、离子强度和剪切应力的变化（Holme等，2012；Jhaveri等，2014）。例如，在实体瘤中，细胞外pH值比全身系统的pH值更低、酸性更强，同样，细胞内细胞器（如内涵体和溶酶体）的pH值不同于细胞质或血液的pH值（Tannock等，1989）。这种条件的差异可用于增强纳米载体中药物的细胞内释放，例如，pH响应型脂质体可用于触发药物释放，从而提高治疗效果（Obata等，2010）。

此外，某些生物分子的过度表达和疾病组织内主客体相互作用的识别可以用作内部刺激。许多基于酶的生化刺激物，包括在正常细胞和癌细胞中有表达差异的蛋白酶和葡萄糖醛酸酶，对反应系统都是有用的。例如，在MMP-2触发组织收缩后，多级型明胶纳米粒可深入肿瘤组织，从而克服了解剖和生理障碍（Wong等，2011）。

另一种可以作为药物释放触发因素的微环境是肿瘤缺氧区域，其表现为低氧压力和低营养水平，这种环境富含还原性物质，可用于氧化还原响应型纳米载体的触发释药（Fleige等，2012）。含二硫化物的纳米载体是研究最广泛的氧化还原反应技术，谷胱甘肽水平升高导致二硫键断裂，从而在肿瘤组织中触发药物释放（Wang等，2011；Kirpotin等，1996）。

物理刺激通常用于外部以触发药物的释放。局部热疗可诱导药物从热敏纳米载体（如ThermoDox）中释放。此外，热疗可增加血管通透性，从而使抗癌药物深入递送至肿瘤组织（Needham等，2000）。局部热疗的温度范围介于正常体温（37℃）和42℃之间（Dicheva等，2014）。

由于应用简单、对光照区域可精确控制以及生物相容性好等优点，以光照作为外部刺激很有前景。光源包括紫外光和近红外光（Fomina等，2010；Bardhan等，2011），随着波长的增加，光穿透身体的深度会加深，光纤导管等特殊设备有助于克服浅表组织对光的吸收限制。

此外，超声波已被用于触发癌症诊断反应系统中诊疗剂（主要是造影剂）的释放，肿瘤部位造影剂的释放有助于提高成像技术的特异性（Rapoport等，2011；Schroeder等，2009）。磁场和电场也是可用的外部刺激，无机和顺磁性纳米粒（如氧化铁纳米粒）对外加磁场有响应。因此，纳米载体可以被高特异性地引导至肿瘤，并通过热疗效应在靶部位释放其负载的药物。外部电场可以触发导电聚吡咯纳米粒中药物的释放（Ge等，2012）。目前，在纳米医学领域已有不少文献详细讨论了刺激响应型纳米载体的进展（Shim等，2012；Torchilin等，2009）。

（4）多功能化/治疗

除了具有单一功能的第一代和第二代纳米药物制剂之外，多功能化纳米载体也有望很快进入临床开发。多功能化纳米载体具有同时发挥多种功能的能力，例如共递送多种药物以进行联合治疗、介导多重靶向递送或协同进行诊断和治疗。最近，研究人员在概念验证层面上开发了多种类型的多功能化纳米载体，以下对其中一些进行描述。

同时递送多种药物，如多柔比星和紫杉醇，以及DNA或siRNA，可能是一种有效的抗癌策略。在体外和体内研究中，负载多柔比星和DNA的多功能聚合物纳米粒均显示出比单独递送DNA或多柔比星更明显的肿瘤生长抑制作用（Liu等，2013；Fan等，2012）。在另一项研究中，共载多柔比星和紫杉醇的生物可降解多聚体也显示出比游离药物更强的药效（Ahmed等，2006）。同样地，多功能聚乙二醇化脂质体能够联合递送P-糖蛋白抑制剂Tariquidar和紫杉醇，以克服肿瘤的多药耐药性（Patel等，2011）。

通过将靶向递送与刺激响应型系统相结合，开发出了更先进的多功能化纳米制剂。例如，将药物负载至多功能聚合物胶束的疏水部分，并使用亲水部分连接靶向配体（如叶酸受体靶向分子），以增强细胞摄取。此外，在体内条件下，药物释放可由pH敏感型连接键调节（Guo等，2013）。通过将多种化疗药物的多重靶向和递送相结合，可开发出更复杂的多功能纳米系统。

诊断治疗学（诊疗学）是应用多功能纳米药物复合物的新兴交叉学科（Liong等，2008）。总的来说，诊疗学可以用一种纳米制剂进行诊断和治疗，诊疗剂可用于监测纳米制剂中药物在靶点的蓄积，可视化其生物分布，对触发释放的药物进行测定，并评估治疗效果。诊疗学最重要的一个优点是其预测个别患者反应的能力，从而为实施个性化治疗铺平道路。该策略还可以提供一种处理肿瘤异质性的方法，因为其不仅能证实靶点的存在，而且还指示其在体内的确切位置。诊疗学的创新概念和策略尚未在临床试验中得到充分评估，这条规则的一个例外是放射性肽DOTATOC，这将在下文中讨论。然而，目前已有多种纳米诊疗制剂进入临床前开发中（Rizzo等，2013；Blanco等，2009；Mura等，2012）。

诊疗纳米医学是一个术语，是指将诊断和治疗功能结合到一个系统中。Harrington等的研究就是一个治疗的实例，在这项研究中，对DTPA标记的聚乙二醇化脂质体在晚期乳腺癌、头颈癌、肺癌、宫颈癌和胶质母细胞瘤患者中进行了研究，并使用全身闪烁扫描来检测标记的脂质体制剂分布，结果显示17名患者中有15名图像呈阳性（肺癌和乳腺癌患者中有1名图像呈阴性），研究者据此认为，聚乙二醇化脂质体似乎有望成为治疗实体瘤的有效诊疗制剂（Harrington等，2001）。

## 第三节　用于癌症治疗的纳米递送系统

开发种类多样且在尺寸、组成和功能性方面性质各异的纳米级递药系统可为纳米医学提供重要的可用资源。各种类型的纳米制剂已被用于临床癌症治疗，包括病毒载体、偶联药物、基于脂质的纳米载体、基于聚合物的纳米载体和无机纳米颗粒等。下文将讨论不同的纳米制剂产品，重点是相关的临床试验。大多数对纳米制剂的研究是在实体瘤患者的Ⅰ期临床试验阶段进行的，在Ⅱ期和Ⅲ期临床试验中探索特定的癌症适应证。对于临床研究中或已被批准用于临床癌症治疗的纳米制剂产品可进行分类总结，并在可能的情况下明确指出其适用的特定癌症类型。

### 一、病毒纳米粒

构建用于癌症治疗的纳米粒载体的一种有效方法是使用经过改造的肿瘤归巢病毒来表达治疗蛋白。痘病毒，如黏液瘤或痘苗株，可优先在肿瘤细胞中复制。癌细胞的某些特征，如凋亡途径的阻断、对细胞复制调控的解除和免疫逃避等，均有利于痘病毒的成功复制（Kirn等，2009）。JX-594是一种痘病毒，其被设计为可通过激活EGFR-Ras-MAPK信号通路而在肿瘤细胞中复制并将其杀死。此外，JX-594表达粒细胞集落刺激因子（G-CSF），可能会增加免疫性抗肿瘤反应。对10例原发性或转移性肝癌患者瘤内注射这种溶瘤病毒，结果发现3例部分缓解，6例病情稳定。流感样症状和高胆红素血症是应用该类病毒最常见的副作用（Park等，2008）。在第2批Ⅰ期临床试验中，对23例晚期实体瘤患者静脉注射JX-594（Breitbach等，2011），该病毒成功定位于肿瘤组织，并观察到JX-594的抗肿瘤活性与剂量相关。正常组织对病毒复制呈阴性，紧邻的上皮细胞显示出病毒的摄取，但没有将其复制。这项开创性研究首次显示了静脉注射溶瘤病毒后与剂量相关的病毒复制和肿瘤反应。

首次成功的溶瘤病毒Ⅲ期临床试验是针对晚期（ⅢB～Ⅳ期）黑色素瘤患者的OPTiM研究（Andtbacka等，2013）。将患者随机分为两组，分别向非内脏黑色素瘤转移瘤中多次注射单纯疱疹病毒（HSV)1衍生型和表达粒细胞-巨噬细胞集落刺激因子（GM-CSF）的病毒（T-Vec），并皮下注射GM-CSF。研究的主要预期目的是病情获得持久缓解（定义为6个月或更长时间的部分或完全缓解）。结果是注射病毒的患者中有16.3%获得了持久的反应，而对照组只有2.1%获得了持久的反应。有趣的是，在未接受注射的转移瘤中也观察到了反应，表明病毒可能传播到非注射肿瘤部位。蜂窝织炎是最常见的3/4级毒性，在研究病例中发生率为2.1%。试验组病例有生存期延长的趋势，这仍需进一步证实。总之，T-Vec有可能成为第一种被批准用于癌症治疗的溶瘤病毒。

在另一项Ⅲ期临床试验中（ASPECT试验）研究了Sitimagene Ceradenovec（Westphal等，2013），这种腺病毒载体能诱导受感染细胞中胸苷激酶的表达。由于胸腺嘧啶核苷激酶将更昔洛韦转化为细胞毒性核苷类似物，随后以更昔洛韦治疗可杀死感染细胞（胸腺嘧啶核苷激酶/更昔洛韦介导的自杀效应）（Beck等，1995）。虽然该试验达到了主要目的（调节死亡时间或再干预的时间点），但总生存率未观察到明显的改善。

在过去几年中，对其他几种溶瘤病毒也在临床试验中进行了测试，但尚没有一种能够上市。其主要缺点是生物安全性和细胞相容性等问题（Vile等，2002），有研究人员对其临床结果和面临的挑战进行了讨论（Aghi等，2005；Liu等，2007）。

## 二、有机纳米递送系统

有机纳米载体包括多种天然或合成化合物，可设计用于靶向或非靶向药物递送系统。它们大致可以分为偶联药物、脂质类纳米载体、天然聚合物类纳米载体和合成聚合物类纳米载体。虽然药物连接物已经很好地应用于临床，但将基于脂质、蛋白或聚合物的纳米载体引入临床实践目前只进行了初步尝试。

### 1.偶联药物

（1）抗体偶联药物

目前，临床癌症治疗中应用最成功的纳米制剂是抗体偶联药物（ADC），属于纳米疗法，因为其尺寸在较低的纳米范围内，并且与活性药物成分结合（Duncan等，2006）。活性分子与靶向抗体和肽或聚合物共价连接，共轭物通常为单聚物或寡聚物，旨在提高药物的靶向递送，而尽量不影响药物的溶解性、稳定性或生物可降解性。相比之下，基于脂质、蛋白质、聚糖或合成聚合物的纳米载体通常负载药物，并且无须将药物共价连接到载体。

经监管机构批准的ADC包括：恩特曲妥珠单抗（trastuzumab emtansine）——可治疗HER2过度表达的乳腺癌，维布妥昔单抗（brentuximab vedotin）——可治疗CD30阳性霍奇金淋巴瘤和间变性大细胞淋巴瘤。曲妥珠单抗的临床应用已有一段时间，在用作佐剂和保守治疗方面均有效，它与植物源性微管抑制剂emtansine（DM1）结合，可显著提高自身的抗肿瘤活性。此外，与拉帕替尼和卡培他滨相比，在使用曲妥珠单抗和紫杉烷治疗后的转移性乳腺癌患者中，它能更有效地提高生存率（Verma等，2012）。

韦多汀或一甲基澳瑞他汀E是一种具有相当强毒性的细胞抑制化合物，因此不能以其非结合形式用于患者。而其与抗CD30抗体（brentuximab）结合后，可选择性地重新定向至表达CD30的癌细胞。韦多汀的毒性较低，但对霍奇金淋巴瘤患者非常有效（Younes等，2010）。另有许多ADC正在临床试验阶段，对双特异性和多特异性半抗原结合抗体的进一步研究有望产出新一代ADC。

（2）聚合物偶联药物

聚合物偶联药物（polymer-drug conjugate）是另一种有趣的纳米级（5～20nm）药物递送系统，其能改变药物的药代动力学特征。目前有超过15种抗癌结合物制剂正在临床开发中，这些结合物都通过EPR效应在肿瘤内积聚（Takakura等，1998）。HPMA共聚物偶联多柔比星PK1是一种新型抗癌制剂，其心脏毒性和脱发频率等副作用明显低于游离多柔比星，一项Ⅱ期临床研究显示，该制剂用于乳腺癌和非小细胞肺癌患者具有良好的活性迹象（Seymour等，2009）。此外，以半乳糖胺残基PK1对共聚物主链进行修饰，可有效靶向肝脏，得到的PK2是第一个在临床试验中被验证具有活性靶向特性的偶联药物。

（3）放射性肽

放射性肽是一类特殊的偶联药物，因为其尺寸（约1nm）处于纳米药物的常规定义的极限。使用最广泛的治疗性放射性肽是DOTATOC和DOTATATE（Villard等，2012），放射性肽由决定化合物特异性的肽成分和结合放射性同位素的螯合剂组成，DOTATOC和DOTATATE主要与生长抑素受体2（sst2）结合，从而将放射性同位素选择性地引导至sst2过度表达（通常为神经内分泌）的细胞。但目前尚没有关于这种治疗制剂的Ⅲ期临床试验结果。一项Ⅲ期临床试验（NETTER-1，NCT01578239），比较了 $^{177}$Lu-DOTA0-Tyr3-奥曲肽与奥曲肽LAR对晚期sst表达的神经内分泌肠癌患者的疗效，结果证实前者更有效。

### 2.脂质类纳米载体

脂质体、乳剂和固体脂质纳米粒均属于脂质纳米系统，其中一些医疗产品已经获得批准，并已用于临床实践。总的来说，脂质载体由类似生理成分的材质组成，因此人类对其具有良好的耐受性（Martins等，2007）；但使用特定乳化剂仍存在引起一定毒性的可能（Shahbazi等，2013）。

（1）脂质体

基于脂质的纳米载体有多种形式，最常用的是脂质体（封闭的磷脂双层结构）和胶束（正相、水包油型胶束）。脂质体是由磷脂或胆固醇组成的多层结构包围的水性微胶囊，可分为小单层囊泡（直径25～50nm）、大单层囊泡和多层囊泡（几个脂质层通过一层水性溶液彼此分离），大的多层囊泡的直径约为100～150nm。水室可以装载亲水性药物，而脂质部分可以装载疏水性药物。类似细胞膜的脂质体成分使其具有生物相容性。脂质体制剂会在几分钟到几小时内被RES非特异性摄取，并被快速清除和调理，这是其临床开发中需要克服的障碍。脂质体的药代动力学特性取决于其大小、表面电荷、膜脂包装、空间稳定性、剂量和给药途径。在脂质体制剂中，药物的清除率和分布体积（$V_D$）降低，而半衰期（$t_{1/2}$）和药-时曲线下面积（AUC）增加（Devalapally等，2007）。

各种功能性配体可用于修饰脂质体的表面特性。如脂质体层的PEG修饰改变了载药系统的尺寸和电荷，从而提高了药物递送效果。这些纳米递送系统可保护负载的药物不被降解，防止药物环境的不利暴露，并延迟药物的释放，例如脂质体能保护药物不被血浆蛋白降解，减少药物泄漏。脂质体的PEG修饰通过减少RES摄取延长了被包封药物的全身$t_{1/2}$，PEG修饰的脂质体也通过EPR效应提高药物疗效。脂质体系统因其特殊的生物药剂学特性，在药物开发中非常受关注，这些特性包括对亲水性和疏水性药物的高包封率、保护药物免受周围环境的不良影响、与特定活性配体结合用于靶向治疗、延长体循环时间，以及可调节的尺寸大小和表面电荷（Honda等，2013；Zhang等，2008）。

在肿瘤医学中已经批准使用的脂质体制剂有：两性霉素B Abelcet®（化疗期间经常用于真菌感染的抗真菌药物，两性霉素脂质体的肾毒性低于游离药物，这可能对化疗导致肾损伤并在化疗期间全身性真菌感染的癌症患者具有重要意义），聚乙二醇化多柔比星脂质体Doxil®和Caelyx®，阿糖胞苷DepoCyte®，伊立替康Onivyde®。Doxil®的特点是可延长循环时间，避免被RES摄取，其AUC是游离药物的300倍，CL至少减少至1/250，$V_D$降低至1/60，这些药代动力学性质的变化可显著降低心脏毒性（Barenholz，2012）。一项对乳腺癌患者进行脂质体制剂和游离多柔比星比较的III期临床研究发现，即使在接受过蒽环类药物治疗的女性中，前者的抗肿瘤活性与后者相当，但患者得心肌病的风险较低，患4级中性粒细胞减少症的概率也较低（Batist等，2001）。聚乙二醇化多柔比星脂质体Doxil®和Caelyx®可进一步降低心脏毒性、骨髓毒性和呕吐症状（Jehn等，2016）。有研究将Doxil®与游离多柔比星进行了比较，结果显示在使用Doxil®化疗后，与游离多柔比星相比，肿瘤细胞和肿瘤间质液中的多柔比星浓度都要高得多。药代动力学研究表明，Doxil®的血浆消除时间遵循双指数曲线特征，半衰期的中值为2h和45h，大部分剂量在较长的半衰期内从血浆中清除，$V_D$ 也有很大差异（Doxil® 为 4L，游离多柔比星为 254L）。类似地，Doxil® 中的多柔比星显示出较慢的清除率（Doxil® 为 0.1L/h，而游离多柔比星为 45L/h）。总的来说，有强有力的证据表明使用脂质体制剂可降低多柔比星引起的心肌病风险。推荐的 Doxil® 累积剂量为 860mg/m²；而游离多柔比星的累积剂量为 550mg/m²，间隔给药的累积剂量仅为 440mg/m²；对于蒽环类药物，超过累积剂量会显著增加患心肌病的风险（Minotti 等，2004）。

在一项比较鞘内注射 DepoCyte®（阿糖胞苷脂质体）与标准阿糖胞苷溶液剂的淋巴瘤性脑膜炎临床试验中，72% 的患者对 DepoCyte® 有反应，而仅有 18% 的患者对游离药物有反应。此外，与游离药物相比，DepoCyte® 给药改善了诱导治疗结束时的 Karnofsky 表现状态量表，这一状态可能会引起头痛和蛛网膜炎等副作用（Glantz 等，1999）。伊立替康脂质体 Onivyde® 被批准用于治疗晚期预处理的胰腺癌，与使用 5-氟尿嘧啶单药治疗的患者相比，使用 Onivyde® 联合 5-氟尿嘧啶治疗的晚期或转移性胰腺癌患者的生存率更高，肿瘤部位的药物聚集率也更高，清除时间更长。PEPCOL 试验（对转移性结直肠癌患者使用 Onivyde® 或游离伊立替康联合亚叶酸和 5-氟尿嘧啶的研究）显示，Onivyde® 组具有更强的抗肿瘤疗效，副作用（即腹泻和中性粒细胞减少）较少（Kopeckova 等，2018），游离伊立替康和 Onivyde® 的药代动力学数据比较也证实了后者的优越性。

脂质纳米载体的载药量比 ADC 高 3～4 个数量级，而每个单克隆抗体通常包载 1～6 个药物分子。聚乙二醇化多柔比星脂质体（Doxil® 或 Caelyx®）是 1995 年美国食品药品管理局（FDA）批准的第一种纳米载体。如今，又有五种脂质纳米载体被批准用于临床：非聚乙二醇化多柔比星脂质体（Myocet®）、非聚乙二醇化柔红霉素脂质体（DaunoXome®）、非聚乙二醇化阿糖胞苷脂质体（DepoCyt®）、硫酸长春新碱脂质体（Marqibo®）和米伐木肽脂质体（Mepact®）。值得注意的是，这六种经批准的脂质纳米载体都没有靶向性，但是，多柔比星、柔红霉素和长春新碱的纳米制剂延长了这些细胞毒性药物的半衰期，并显著改善了其毒性特征。

如前所述，脂质纳米载体，特别是聚乙二醇化脂质体，由于肿瘤内和周围血管的通透性增强以及在癌组织中的滞留时间延长，往往会积聚在肿瘤组织中。许多其他非靶向脂质体正在临床试验中接受评估。在 1 项 II 期临床试验中，MM-398（PEP02）——一种伊立替康的纳米载体制剂，在二线环境中显示出对胃和胃食管交界处腺癌的一些抑制活性迹象。对非靶向脂质体长春瑞滨（NanoVNB®）在 I 期临床试验中进行了测试，在这种纳米制剂中，皮疹是其剂量限制性毒性作用。

以多柔比星为模型药物是考察纳米制剂的药代动力学和毒性改变的较为充分的案例。脂质体制剂可显著降低游离（水溶性）多柔比星的临界心脏毒性，但与游离多柔比星相比，脂质体制剂会诱导更多的手足综合征（掌跖感觉丧失性红斑综合征）出现。虽然许多人预测聚乙二醇化多柔比星脂质体的心脏毒性会降低（已知较长的输注时间可以减少多柔比星的心脏副作用），但在计算机软件或体外水平上很难预测手足综合征。这说明了想要预测已知药物的纳米制剂实际使用后的毒性特征非常困难，为了更准确地预测这些新制剂在人体内的副作用，有必要更好地了解其潜在的毒性机制。

虽然脂质体制剂可对药物实现稳定包封，但它们不能解决靶向递送的问题。为了实现真正的靶向给药，必须在脂质体表面修饰上提供特异性亲和力的试剂，一种可行的方法是将抗体、抗体片段或单链抗体结合到脂质体表面。据报道，用全抗体包覆型修饰可以缩短免疫脂质体（ILs）的血浆半衰期，这可能是由于含有 Fc 的 ILs 被 RES 系统所摄取，因此，可首选不含 Fc 的抗体进行修饰。例如，抗 EGFR（如 C225、西妥昔单抗）或抗 VEGFR2（如 DC101）等抗体可被切割和还原以产生 Fab′ 片段，然后将 Fab′ 片段共价连接到组成脂质双层的 PEG-DSPE 链末端的马来酰亚胺基团，可实现较好的靶向修饰。

在一些临床前实验中，脂质体表面被涂覆抗 HER2、抗 EGFR、抗 VEGFR2 或其他抗体。在荷人源瘤体的小鼠模型中，这些纳米载体被证明能够向表达靶抗原的癌细胞特异性地递送细胞毒性药物，细胞摄取率取决于细胞表面的靶抗原与连接在脂质体表面的抗体之间的相互作用。相较于使用相同剂量的非靶向多柔比星脂质体处理组，用抗 VEGFR2 靶向修饰、负载多柔比星的 ILs 处理后的肿瘤体积缩小到前者的 1/6，这证实了与非靶向载体相比，靶向脂质纳米载体更为有效。另一个优点是靶向 IL（例如抗 EGFR 的 IL）能够克服癌细胞的多药耐药性，特别是能从细胞中外排抗癌药物的膜转运蛋白，如 P- 糖蛋白或 MRP-1，其作用可被靶向型 IL 规避。

第一个靶向脂质体的临床试验是将包被 GAH 并负载多柔比星的 ILs（MCC-465）用于转移性胃癌患者，GAH 是一种能对 90% 以上的人源胃癌产生反应的人类单克隆抗体。以每 3 周为一个周期给予 MCC-465，最多 6 个周期，结果发现会产生剂量依赖性的骨髓抑制毒性，18 名可评估患者中有 10 名病情稳定，但未观察到有效缓解。

最近发表了在晚期实体瘤患者中评估 ILs 使用效果的第二项试验。在这项前瞻性原理验证研究中，将抗 EGFR 抗体西妥昔单抗片段与负载多柔比星的聚乙二醇化脂质体结合，每 4 周静脉注射一次抗 EGFR 型 ILs，共 6 个周期，或直至出现毒性或恶化进展。同样，会产生剂量依赖性的骨髓抑制毒性，在这一经过大量预处理的研究实例中，观察到了一些临床改善的初步迹象，包括 24 名可评估患者中有一名表现出完全缓解。关于毒性，抗 EGFR 型 ILs 没有表现出任何心脏副作用，因此模拟了多柔比星脂质体的良好心脏毒性特征。有趣的是，当用抗 EGFR 标记的多柔比星脂质体治疗患者时，没有观察到手足综合征病例。在这方面，抗 EGFR 型 ILs 的毒性更类似于游离多柔比星，而不是多柔比星脂质体。

脂质纳米载体也被广泛用于系统输送核酸和其他血浆半衰期短的活性物质，并得到了深入的研究。虽然尚未批准此类药物用于临床，但已有初步的人体试验证明脂质纳米载体递送 siRNA（RNAi）的可行性和有效性。对实体瘤的许多 I 期临床试验正在进行中，例如，NCT01158079与RNAi针对纺锤体驱动蛋白（KSP）和血管内皮生长因子（VEGF）；NCT01262235与RNAi针对Polo样激酶1（PLK1）；NCT00938574与RNAi针对PKN3，PKN3是血管内皮中的一种蛋白激酶C相关分子。目前有超过15种不同的基于脂质的纳米载体正在进行临床试验，以递送活性核酸药物从而沉默癌基因，如Myc、c-Raf或Bcl-2，或表达肿瘤抑制因子，如p53或Fus1。

另一种基于脂质的创新临床前改进方法是角鲨烯酰化技术。将抗癌药物如多柔比星，以化学键与天然脂质角鲨烯连接，这些结合物在水中自组装成纳米组装体，具有独特的特性，如药物负载量高、体循环时间明显延长等。在异种移植小鼠模型中，角鲨烯-多柔比星纳米组装物实验组显示可使胰腺肿瘤瘤重减少95%，而游离多柔比星只能减少29%。

（2）自乳化给药系统

自乳化给药系统（SEDDS）由油、表面活性剂、助溶剂和可溶性药物的混合物组成。其优点是改善了水溶性差的药物的口服生物利用度，主要适用于高亲脂性药物。乳化液系统的一个潜在缺点是给药后被迅速吸收，导致SEDDS快速胃排空而产生毒性，而这一点可以通过使用药物缓释系统来克服。这些系统在临床上的应用实例包括诺华开发的Sandimmune®和Neoral®两种环孢素A（CsA）的SEDDS剂型。除了口服制剂外，还开发了CsA吸入乳剂，并使用动物模型进行了哮喘治疗试验。药代动力学研究表明，以有效剂量气管内给药后CsA的全身暴露量是全身给药后的1/50（Onoue等，2012）。可以推测，吸入细胞抑制剂或乳剂中的靶向药物可能对肺癌和/或瘤转移有效。

（3）固体脂质纳米粒

固体脂质纳米粒是由甘油三酯、甘油二酯、单甘酯、固体脂肪或对表面活性剂稳定的蜡质组成的胶体纳米粒，它们被开发作为脂质体制剂的替代品，以提高物理稳定性，调节负载药物的释放速率，降低成本并简化制备工艺。与脂质体不同，它们可以通过不同途径给药，例如静脉注射、口服、吸入、经皮、鼻内、膀胱内等。临床前实验结果表明，固体脂质的抗癌药物制剂似乎优于传统的溶液剂，至少在许多方面与其他载药系统相当，如药效学、药代动力学和生物分布特征等（Wong等，2007）。然而，这方面的临床研究尚未开展。

### 3.天然聚合物类纳米载体

聚合物可分为天然聚合物（即蛋白质、肽、聚糖、淀粉或纤维素）和合成聚合物。在生物医学领域，后者尤其以生物相容性或生物可降解的聚酯为代表，例如聚乳酸（PLA）、聚乳酸-羟基乙酸（PLGA）或聚己内酯（PLC）。用于癌症治疗的各种形式的聚合物纳米系统正处在临床前研究阶段，包括纳米粒、纳米海绵、树枝状大分子、胶束、纳米凝胶或纳米纤维。

聚合物纳米载体为药物的包封提供了一种有效的方法，同时保护其不被降解。此外，与其他纳米载体相比，它们具有更高的稳定性、多种可用的给药途径，而且可通过调控药物释放速率延长药效持续时间。另外的有益的特点是其生物可降解性、低免疫原性和低毒性。活性化合物可通过聚合物基质的再吸收、扩散或基质降解被释放到靶标位点。

（1）蛋白质和肽类

迄今为止，只有一种基于蛋白质的纳米粒载体进入临床——负载紫杉醇的白蛋白纳米粒（Nab-紫杉醇，Abraxane®），用于治疗乳腺癌、非小细胞肺癌和胰腺癌。紫杉醇是从短叶红豆杉树皮中分离出的一种细胞毒性化合物，由于紫杉醇本身水溶性差，所以将其溶解在聚氧乙烯蓖麻油EL（Cremophor EL）中，但这种溶剂是该药物引起频繁过敏反应的原因。因此，研究了其替代配方，将紫杉醇结合到白蛋白纳米粒中，使药物溶解度得到提高，并且可以避免使用聚氧乙烯蓖麻油EL溶剂。

同时，紫杉醇的药代动力学特征发生改变，这可能是与紫杉醇溶液剂相比Nab-紫杉醇表现出的神经副作用增多的原因。Nab-紫杉醇不是严格意义上的活性靶向型纳米粒，但白蛋白可能通过内皮上的gp60受体介导化合物的跨细胞作用，从而增强其向肿瘤的递送（Predescu等，2004）。在临床试验中，与传统紫杉醇制剂相比，Nab-紫杉醇提高了乳腺癌患者的缓解率，与吉西他滨单药治疗相比，Nab-紫杉醇联合吉西他滨可显著提高胰腺癌患者的生存率（Hoff等，2013）。在Ⅲ期临床研究中，对晚期非小细胞肺癌患者进行了Nab-紫杉醇与卡铂的联合应用试验（CA031研究，NCT00540514）。与紫杉醇/卡铂溶液剂组相比，Nab-紫杉醇/卡铂组患者的无进展生存期更长，但总体生存率没有显著差异（Socinski等，2012）。

Nab-紫杉醇的成功为其他白蛋白稳定型纳米粒的开发奠定了基础，如ABI-008、ABI-009和ABI-011等目前正在进行临床试验。其他基于肽的纳米载体，如自组装亲和素-生物素纳米复合物，正在临床前模型中进行评估，有望在不久的将来开展临床试验。

（2）聚糖类

目前，还没有被批准可用于全身癌症治疗的聚糖类纳米载体。但聚糖纳米粒已经在初步的Ⅰ期与Ⅱ期临床试验中进行了考察，在Ⅱ期临床试验中，环糊精纳米粒被用作喜树碱的载体，用于晚期实体瘤患者，结果显示CRLX-101的副作用比游离喜树碱更小，总有效率为64%（Weiss等，2013）。

CALAA-01是另一种基于环糊精和聚乙二醇的聚合物纳米粒（50～70nm），其可用于递送siRNA，临床试验取得了显著效果。它靶向于癌细胞上过度表达的人转铁蛋白受体，以沉默核糖核苷酸还原酶M2亚单位的表达，而siRNA的细胞内释放是由酸性内质的低pH触发的（Davis等，2009）。

在临床前，基于壳聚糖的聚糖纳米粒已用于开发细胞毒性化合物吉西他滨的口服制剂。载吉西他滨的壳聚糖纳米粒直径约为95nm，与口服吉西他滨溶液剂相比，纳米制剂的肠道摄取增加了3～5倍。

（3）纳米粒

天然聚合物可用于合成纳米粒。负载紫杉醇的白蛋白纳米粒 Abraxane® 被批准用于乳腺癌、非小细胞肺癌（NSCLC）和胰腺癌的临床治疗实践。药代动力学研究结果显示，与游离紫杉醇相比，Abraxane® 的分布体积更大，因此可以预期其血管外分布会更广泛。基于更好的疗效数据，Abraxane® 被批准用于治疗以上三种癌症，可作为治疗乳腺癌的单一用药，或与吉西他滨联合治疗胰腺癌、与卡铂联合治疗非小细胞肺癌。一项针对转移性胰腺癌患者的随机试验显示，与单独使用吉西他滨相比，使用 Abraxane® 联合吉西他滨能够更显著地抑制肿瘤扩散并延长患者的总体生存期。而使用纳米制剂加吉西他滨进行治疗的患者中，不良反应（包括中性粒细胞减少、疲劳、周围神经病变、恶心、脱发、周围水肿、腹泻、发热、呕吐、食欲下降、皮疹和脱水）的发生率明显更高。晚期非小细胞肺癌患者的临床试验表明，与卡铂联合游离紫杉醇治疗组相比，随机接受 Abraxane® 联合卡铂治疗组的患者的总有效率更高，但这两组患者的总生存率差异并不显著，两组均出现严重不良反应。另一项研究是针对转移性乳腺癌患者进行的，患者随机接受 Abraxane® 或游离紫杉醇治疗，纳米制剂组的药效响应率几乎是游离紫杉醇组的两倍，而两组的临床不良反应的发生率相近。

另一种可以用作药物载体的基于蛋白质的聚合物是脱铁蛋白（Apo），它是一种天然存在的铁存储蛋白，由24个蛋白质亚单位组成，负责铁的存储和转移，并具备纳米药物载体所需的特性。Apo 与转铁蛋白受体和/或 SCARA5 受体结合，这些受体在几种恶性肿瘤中过度表达，然后被内化。Apo 作为一种纳米载体，能够在没有被患者免疫系统识别的情况下在体内移动而不被发现。此外，这种天然蛋白可以用识别配体修饰，以实现肿瘤特异性靶向。体内外检测实验结果均证明，这些特定的修饰可以增加载多柔比星的 Apo 制剂中的药物在肿瘤的蓄积浓度（Dostalova 等，2017）。

#### 4. 合成聚合物类纳米载体

由于其化学多功能性，合成聚合物类纳米载体是一种很有前景的纳米药物治疗工具，目前已有多种合成聚合物型纳米载体进入了临床试验阶段。

例如，在 Ⅰ 期临床试验中考察了用于递送顺铂的 PEG-PGA 聚合物胶束 NC-6004（Nanoplatin®）。与游离药物相比，NC-6004 引起的耳毒性、神经毒性以及恶心等不良反应更少，而对疾病的控制效果很好，其针对胰腺癌患者的Ⅲ期临床试验正在进行中。此外，其他几种聚合物胶束，如 NK-012 或 NK-105 已进入了更高级的临床试验阶段（Cabral 等，2014）。

进入临床试验的第一个靶向聚合物纳米粒是 BIND-014，它由包载多西紫杉醇的 PLGA-PEG 纳米粒组成，靶向于前列腺特异性膜抗原（PSMA）。在各种动物模型中，BIND-014 向肿瘤部位递送并释放的多西紫杉醇是其溶液剂的10倍。纳米粒系统在全身循环中的滞留时间延长，在肿瘤中的分布范围更广，此外，其在动物模型中引起同样的肿瘤收缩率所需剂量是游离多西紫杉醇的1/5，在Ⅰ期临床试验中也有一些初步的活性迹象。同样的纳米粒平台技术也已用于顺铂的临床前研究（Dhar等，2011）。在Ⅰ期临床试验中还评估了多种其他合成型聚合物纳米载体，包括负载表柔比星的聚合物胶束和负载米托蒽醌的聚氰基丙烯酸丁酯纳米粒（Harada等，2011）。

此外，Cristal治疗性聚合物技术（CriPec®）已被用于制备具有可生物降解交联结构的瞬时稳定型聚合物胶束，以实现可控的药物释放，通过裂解连接物，药物以恒定速率从其聚合物胶束制剂中释放。首次临床前研究结果表明，多西他赛的CriPec®制剂在肿瘤部位的累积量远高于其溶液剂。

一种可改善肝细胞癌（HCC）患者肝功能并减轻肿瘤负担的新技术是用聚酰胺-胺（PAMAM）树枝状大分子递送短链活性RNA（saRNA）。这种方法已在大鼠肝癌模型中成功进行了临床前考察（Reebye等，2014）。

（1）树枝状大分子

树枝状大分子是高度对称的球形化合物，由1～100nm的重复支链分子组成。它们与线性聚合物的不同之处在于其结构上具有预先设计的表面基团，其性质主要由其表面的官能团所决定。它们可以用作靶向治疗和诊断的各类生物材料的主干成分。其优点是生物相容性好，易于从体内清除，并能显著地利用EPR效应；缺点是树枝状大分子阳离子基团的生理稳定性导致对正常细胞具有毒性。Lee等进行的一项将多柔比星与可生物降解的树枝状大分子结合的相关实验表明，与游离多柔比星相比，聚合物制剂具有更好的抗肿瘤效果，与等物质的量的多柔比星脂质体（Doxil®）对结肠癌小鼠表现出相似程度的抗肿瘤效果（Lee等，2006）。

（2）胶束

胶束是直径为几十纳米的颗粒，具有疏水尾部（PEG 2000～15000）和亲水头部（聚酯、聚醚或聚酰胺），通常用作疏水药物的载体，可以像脂质体一样直接施用于循环中，也可以通过吸入或经皮方式给药。肺部给药为肺癌和/或已转移肿瘤的局部靶向治疗提供了可能性，其优点是相对较高的分子量使其可通过EPR效应优先储存在肿瘤组织中。胶束在被动靶向和主动靶向方面可以替代脂质体，它们可以改善药物的吸收和分布特征，避免RES的调理作用和吞噬清除。一些研究在体外和体内均成功测试了不同的细胞抑制型药物胶束（多柔比星、紫杉醇、姜黄素）（Hanafy等，2018）。此外，在一项Ⅰ期临床研究中，对毒性可耐受的晚期恶性肿瘤患者给予负载紫杉醇的胶束制剂，结果证明其安全性优于游离紫杉醇（Kim等，2004）。

（3）纳米纤维

纳米纤维的内部结构具有较高的表面-体积比和微孔率，这为设计各种治疗剂（包括抗癌药物）的递送系统提供了许多有利的特性，因此目前在医学领域得到了广泛的研究。

聚合物基质的组成独特，能够负载各种亲水和疏水活性剂并随后将其释放。用于制备纳米纤维递送系统的最多的聚合物是PLA、PLGA或PCL，通过添加PEG等两亲性聚合物，可以进一步改善低溶解度疏水性药物在水性环境中的释放。有一些已报道的研究是关于抗癌药物纳米纤维制剂的，如多柔比星、紫杉醇、喜树碱或顺铂，它们尚未进行全身应用考察，仅限于局部应用，通常在手术后使用（Hrib等，2015；Lu等，2012；Wei等，2014）。局部化疗是将药物直接递送到癌变区域，被认为是治疗各种恶性肿瘤如胶质瘤、乳腺癌、肝癌、宫颈癌或肺癌的一种有希望的疗法，而纳米纤维已在动物模型中成功用于局部辅助化疗。对负载紫杉醇的聚（D,L-丙交酯）/聚乙二醇纳米纤维制剂进行体外和体内考察，结果发现，与全身紫杉醇给药相比，植入负载紫杉醇的PLA纳米纤维后，人类纤维肉瘤异种移植在复发性纤维瘤小鼠模型中的复发率显著降低，它们的形态、转运特性、在各种条件下的药物递送性质以及体外和体内试验的结果证明其在局部治疗中很有前景。

（4）纳米海绵

纳米海绵是一种新型的基于超交联聚合物的胶体结构物，由固体纳米粒组成，其具有胶体空腔，药物可以被包裹在其中。纳米海绵为球形，尺寸<500nm，这使其非常适合制备各种剂型，如外用、肠外、气雾剂和片剂（Trotta等，2014）。使用口咽棘细胞的癌变细胞在体外测试了基于$\beta$-环糊精的紫杉醇纳米海绵，结果令人满意。紫杉醇纳米海绵制剂安全有效，检测到能使进入癌细胞的紫杉醇剂量增加，增强其抗癌疗效。

# 三、无机纳米递送系统

各种无机纳米递送系统正在临床开发中，如用于放射治疗和肿瘤诊断量子点、超磁性氧化铁、金和氧化铪纳米颗粒以及碳纳米管等。小颗粒（10～100nm）能够穿透毛细血管，促进靶组织的摄取。在金、硅和铁纳米粒的研制过程中，观察到了膜损伤、氧化应激和由不稳定性引起的毒性。金纳米粒吸收光并将光子能量转换为热能，这使其适合于热疗。碳纳米管是一种可以用作药物载体的碳柱状体。纳米金刚石（尺寸约为5nm）和石墨烯已在几项临床前研究中被用于癌症治疗，其可装载细胞抑制剂并进行功能化（Din等，2017）。动物实验结果已证明，金刚石和石墨烯可以将药物递送至转移性肿瘤细胞，也可以用作标记癌细胞的示踪剂。在人肝癌异种移植的裸鼠模型实验中，与游离药物相比，使用叶酸靶向、壳聚糖修饰的单壁碳纳米管载运多柔比星具有更强的药效和更低的毒性（Ji等，2012）。

Harrington等利用单光子发射计算机断层扫描、普通型计算机断层扫描和正电子发射断层扫描，分别研究了不同同位素标记的纳米粒用于肿瘤成像的技术（Harrington等，2001）。

无机纳米粒在医学中有多种应用，包括肿瘤成像、增强放射治疗的疗效或药物递送。氧化铁纳米粒主要用于诊断，其中一些已用于肿瘤磁共振成像的临床研究。NanoTherm® 是氧化铁纳米粒的水性胶体分散剂，将其注入肿瘤后，使用交变磁场治疗仪（磁热疗）进行热消融，该制剂对多种肿瘤均有效，尤其是对恶性胶质瘤治疗效果最好，目前 NanoTherm® 已在欧洲多个国家获得销售批准。

氧化铪纳米粒的相关临床试验已经开展，这些试验研究了纳米粒作为放射增敏剂在软组织肉瘤等患者中的作用，结果证实此疗法具有良好的抑瘤效果。

目前还没有用于药物递送的无机纳米粒获得上市批准，其中一些正在进行早期临床试验，例如用于癌症治疗的聚乙二醇化胶体金 TNF-α 颗粒和用于肠外肽递送的硅纳米载体。

# 第四节　挑战和局限

纳米医学是开发前沿癌症治疗最有前景和最先进的方法，研究表明，纳米药物疗法在体内外癌症治疗中都是有效的。然而，只有极少数基于纳米载体的癌症治疗制剂成功进入临床试验。因此，在开发可用于临床实践、性能更优良的纳米制剂产品的过程中，应对相关的挑战并解决面临的难题十分重要。

## 一、纳米材料的物理化学特性

一般来说，纳米载体的主要物理化学特征包括结构、组成、尺寸、表面性质、孔隙率、电荷和聚集行为等，这些特性的可变性使得难以在给药前后对纳米制剂进行准确的表征，使用的定量分析方法必须能够监测纳米化合物的所有必要的质量特性。

多分散性（PD）是衡量颗粒在尺寸、形状或质量方面均匀性的指标，它在表征纳米载体方面发挥着重要作用，因为即使是多分散性和理化性质的微小变化也会导致纳米粒的次生特性（如生物相容性、毒性和体内生物效应）发生显著变化（Aillon 等，2009；Dobrovolskaia 等，2007；Nel 等，2009）。

因此，对纳米药物产品应采用多种方法逐批进行表征。大多数纳米制剂是在接近生理 pH 的水性缓冲液中配制而成的，但纳米载体可能与其他生物流体（例如血清）或生物分子（例如蛋白质）相互作用，这会导致颗粒聚集或凝聚，这种相互作用可以显著改变纳米载药系统在生物体中的功能。因此，纳米药物产品的最终形式应在实际临床条件下得到充分表征。

对纳米药物产品的稳定性和储存性质（保质期）的表征也具有挑战性。聚合物等可生物降解型纳米材料已越来越多地用于纳米药物产品的开发，在聚合物降解后，当到达血清等生物液体时，纳米载体可以再次改变其物理化学性质，如尺寸、载药量和释药行为，这可能会影响其在体内的载运性能。类似地，储存在包括缓冲液的水溶液中，甚至以冻干粉末的形式存在，都可能改变纳米载体的性质（Drummond等，1999）。因此，有必要制定明确且可重现的标准以改进纳米材料的质量评估方法，此外，必须开发能准确模拟临床环境的体外和体内模型供研究使用。

## 二、安全性问题

纳米粒的广泛使用使人们意识到有必要解决其对人类健康和环境带来的潜在毒性问题。纳米药物产品的纳米尺度类似于参与细胞信号转导的胞内细胞器或生物分子。一些研究表明，纳米粒可能与有害的生物体内相互作用有关，这使纳米毒理学作为一个独立的研究领域出现并日益受到关注（Lewinski等，2008），目前关于纳米粒毒性的研究数据越来越多。

尽管如此，仍然难以将纳米材料的毒性与宏观材料进行比较。目前使用的纳米材料毒性检测方法与经典药物相同，因此，现阶段对纳米粒毒性的考察仍不够充分，应鼓励开发纳米药物制剂的补充毒性试验方法。实际上，多种因素参与调节纳米材料的毒性，如尺寸、形状、表面积、表面电荷、孔隙率或疏水性等性质，影响纳米药物在纳米-生物界面上的行为和性能，涉及的许多变量阻碍了对纳米制剂进行全面的毒理学表征。纳米制剂的急性毒性通常包括补体激活、溶血、炎症、氧化应激或线粒体功能受损（Mayer等，2009；Szebeni等，2011），而对慢性毒性分析的要求更迫切，但目前的研究结果极为有限。

在临床开发中，通过将更先进甚至预测性的诊断工具与新的靶向策略相结合，可以将纳米毒性风险降至最低。因此，可以确定"安全反应者"，并实现个体化癌症治疗（Nie等，2007），诊疗学方法在这一方面具有巨大的应用潜力。

除了医疗问题外，纳米材料的环境毒性问题也必须考虑。纳米材料在生物医学、化学和化妆品等行业越来越多地被大规模生产和使用，这使得对其环境或职业暴露及其后果的监测更具挑战性，也更为重要。

## 三、生产制造问题

制造用于商业化的纳米药物产品在技术上也具有挑战性，按照符合《药品生产质量管理规范》（GMP）的标准进行制备是一个主要障碍。研究人员通常使用少量纳米材料进行临床前和早期临床研究，而在大规模生产中，由于纳米材料的多分散性，可能会出现理化性质方面的批次间差异。因此，在工业化大生产水平上制备基于纳米粒的癌症治疗药物需要逐批次地严格控制产品的理化性质，这使得对化学生产和控制（CMC）过程的要求更高（Langer等，2008）。纳米药物在生产中遇到挑战的一个例子是Doxil®的生产中断（Berger等，2014）。2011年11月，由于生产和无菌等质量问题，Doxil®的生产不得不暂停。随后Doxil®的供应短缺持续到2014年，导致患者治疗被延迟，药物成本增加，相关企业被迫采用了Doxil®的替代生产方法。

因此，重现性和质量分析与控制是按照GMP要求实现大规模纳米药物产品生产的关键参数。例如，常见的生物结合方法，如马来酰亚胺或丁二酰亚胺反应要在较窄的pH值区间发生，以防止水解反应。如果生产的是较先进的、对pH值高度敏感的纳米药物产品，则必须在整个制备过程中保持这一精确的pH值区间。因此，对生产步骤和条件进行严格规范化控制是非常必要的（Desai，2012）。

原材料的高成本和烦琐的多步骤生产过程使得纳米药物治疗剂的生产成本昂贵，例如，商用纳米药物（如Abraxane®和Doxil®）的生产成本远高于其游离型产品（紫杉醇和多柔比星）（Resnik等，2007），这显然不利于制药企业大规模生产纳米药物。因此，纳米药物及其制剂必须具有很高的临床效益，以抵消其开发和生产成本，并证明与传统疗法相比自身价格更高的合理性。

## 四、监管问题

许多用于癌症治疗的纳米药物制剂已获得美国FDA和欧洲药品管理局（EMA）的批准，它们满足这些机构当前对安全方面的规定和要求。然而，FDA、EMA和其他监管机构尚未对含有纳米材料的药物产品制定具体的操作指南。前些年的一篇文章概述了FDA监管纳米技术产品的方法（Hamburg，2012），2014年6月，FDA发布了一份行业指南，题为"应考虑是否将涉及纳米技术应用的产品纳入FDA监管"，在该指南中，纳米材料被定义为至少一个维度上尺寸在1～100nm之间的工程化材料，如果尺寸高达1μm的材料表现出纳米特性，即如果可以观察到量子效应，则也包括在内。未来该定义将不断被更新。

在缺乏证据和指导的情况下，纳米药物治疗的监管决策主要是基于对效益和风险的评估（Desai等，2012），但这一过程非常烦琐耗时，可能会导致对纳米药物产品的监管延迟。有效的监管需要在创新技术方面具备高水平的专业知识，例如，FDA与纳米技术表征实验室（NCL）合作，促进了对纳米药物产品的监管审查和深入表征。作为Horizon 2020项目的一部分，欧洲纳米医学技术平台（ETPN）已着手在欧洲建立一个纳米表征实验室（EU-NCL）。

监管问题不仅与临床试验和批准流程有关，而且与开发、表征纳米药物产品和监测其质量的尖端技术有关。特别是迫切需要为纳米类似物（即纳米药物产品的非专利衍生物）的表征和质量控制制定明确的指南（Tinkle等，2014），例如Lipodox是FDA于2013年批准的第一种非专利脂质体产品。

总之，纳米药物制剂的监管与批准仍然具有挑战性。使用更先进和多功能化的工具可开发出性能更优良的纳米载体，但这也会增加审批过程的复杂性。监管机构需要不断对纳米药物产品的批准要求进行完善和标准化，这对于使患者及时接受新型医药手段治疗是至关重要的。

# 第五节　结论与展望

以纳米材料为基础的递药载体是纳米医学最有开发前景的分支方向之一，本章总结了纳米载体在抗癌药物递送中的作用。然而，研究人员在免疫治疗或基因治疗等其他治疗手段中也使用了纳米载体进行研究，对用于反义核苷酸递送和抗癌免疫治疗的纳米材料进行了深入研究，载反义寡核苷酸的脂质体制剂可选择性地抑制致病基因，似乎有望用于癌症治疗。反义寡核苷酸bcl-2的脂质体制剂可在体外抑制滤泡性淋巴瘤细胞（Tormo等，1998）。反义核苷酸的主要缺点是易降解、细胞摄取率低、可诱导免疫反应，使用纳米粒作为载体负载反义核苷酸有望克服这些限制。

一些纳米粒可以作为抗原库装载树突状细胞。将抗原封装到PLGA颗粒中可提高树突状细胞的抗原表达效率，因为PLGA微球比可溶性抗原或与不可降解蛋白结合的抗原能更有效地发挥递送作用。此外，纳米粒可在肿瘤医学中用于热疗（磁场加热的磁性纳米粒）或与放射性同位素一起用于肿瘤的全身放射治疗（Gharpure等，2015）。

在过去二十年中，癌症纳米医学取得了巨大进展，一些医疗产品已获得批准并已进入临床实践。但使用纳米药物治疗癌症的研究仍需继续，我们需要更多地了解EPR效应、纳米粒与细胞的相互作用、靶向肿瘤作用和癌扩散的微环境等。为了使纳米制剂能够被顺利纳入标准治疗手段，有必要更好地了解其体内生物分布、药代动力学、毒性及其在治疗策略实施中发挥的作用。在使用这项技术时，也需要仔细考虑可能触发的不良免疫反应。除了经典的细胞抑制剂类药物，小的靶分子、siRNA、反义寡核苷酸和抑制DNA的寡核苷酸等诸多广义上的药物，都能够被纳米载体负载以拓宽纳米医学的适用范围。此外，与用于免疫治疗新药的结合为纳米系统提高抗癌免疫力创造了机会。我们需要开发出质量可控、可重现、规模化的新型纳米粒合成路线，期待出现新的医学产品以更好地用于治疗和诊断肿瘤。

纳米制剂的研究与应用仍然需要克服一些障碍，大多数载药系统都经过了一些体外和体内试验，然而，我们期待出现更多相关临床试验的数据和结果，只有获得充分的结果才能证实纳米递药系统在临床环境中的有效性和安全性。每个纳米载药平台都是独特的，需要作为一个新系统进行实验和临床评估。目前，必须首先解决纳米粒的稳定性、粒径均匀性、药物可控释放、制定标准规范以进行大批量制备并控制制造成本等实际问题，使其可用于临床实践。

现有临床研究结果表明，细胞抑制剂的脂质体制剂或白蛋白纳米粒与其游离型药物相比，副作用较少且药效活性更强。此外，对于脑肿瘤的局部治疗，负载化疗药物卡莫司汀的GLIADEL®可生物降解聚合物植入物已获得使用许可。我们可以进一步预测，无机纳米粒子、树枝状大分子、纳米海绵、胶束或纳米纤维等各种其他纳米载体将能够减少抗癌药物的副作用并/或提高其疗效，并可能提高免疫治疗和反义核苷酸治疗的效果。这一领域如能取得更大的对癌症患者有益的突破，将是非常激动人心的。

## 参考文献

[1] Hanahan D, Weinberg R A. Hallmarks of cancer: the next generation[J]. Cell, 2011, 144(5): 646-674.

[2] Yang W, Peters J I, Wiliams R O. Inhaled nanoparticles—a current review[J]. International Journal of Pharmaceutics[J]. 2008, 356(1/2): 239-247.

[3] Lammers T, Hennink W E, Storm G. Tumour-targeted nanomedicines: principles and practice[J]. British Journal of Cancer, 2008, 99(3): 392-397.

[4] De Jong W H, Borm P J. Drug delivery and nanoparticles: applications and hazards[J]. International Journal of Nanomedicine, 2008, 3(2): 133-149.

[5] Hare J I, Lammers T, Ashford M B, et al. Challenges and strategies in anti-cancer nanomedicine development: an industry perspective[J]. Advanced Drug Delivery Reviews, 2017, 108(1): 25-38.

[6] Aslan B, Ozpolat B, Sood A K, et al. Nanotechnology in cancer therapy[J]. Journal of Drug Targeting, 2013, 21(10): 904-913.

[7] Krukiewicz K, Zak J K. Biomaterial-based regional chemotherapy: local anticancer drug delivery to enhance chemotherapy and minimize its side-effects[J]. Materials Science & Engineering C-Materials for Biological Applications, 2016, 62(1): 927-942.

[8] Wicki A, Witzigmann D, Balasubramanian V, et al. Nanomedicine in cancer therapy: challenges, opportunities, and clinical applications[J]. Journal of Controlled Release, 2015, 200(1): 138-157.

[9] Perry J, Chambers A, Spithoff K, et al. Gliadel wafers in the treatment of malignant glioma: a systematic review[J]. Current Oncology, 2007, 14(5): 189-194.

[10] Roger E, Lagarce F, Garcion E, et al. Biopharmaceutical parameters to consider in order to alter the fate of nanocarriers after oral delivery[J]. Nanomedicine, 2010, 5(2): 287-306.

[11] Ai J, Biazar E, Jafarpour M, et al. Nanotoxicology and nanoparticle safety in biomedical design[J]. International Journal of Nanomedicine, 2011, 6(1): 1117-1127.

[12] Duncan R. Polymer conjugates as anticancer nanomedicines[J]. Nature Reviews Cancer, 2006, 6(9): 688-701.

[13] Vega-Vila K R, Takemoto J K, Yánez J A, et al. Clinical toxicities of nanocarrier systems[J]. Advanced Drug Delivery Reviews, 2008, 60(8): 929-938.

[14] Rihova B, Kubackova K. Clinical implication of N-(2-hydroxypropyl) methacrylamide copolymers[J]. Current Pharmaceutical Biotechnology, 2003, 4(5): 311-322.

[15] Schmidt M M, Wittrup K D. A modeling analysis of the effects of molecular size and binding affinity on

tumour targeting[J]. Molecular Cancer Therapeutics, 2009, 8(10): 2961-2871.

[16] Huynh E, Zheng G. Cancer nanomedicine: addressing the dark side of the enhanced permeability and retention effect[J]. Nanomedicine, 2015, 10(13): 1993-1995.

[17] Yokoi K, Tanei T, Godin B, et al. Serum biomarkers for personalization of nanotherapeutics-based therapy in different tumor and organ microenvironments[J]. Cancer Letter, 2014, 345(1): 48-55.

[18] Piktel E, Niemirowicz K, Wątek M, et al. Recent insights in nanotechnology-based drugs and formulations designed for effective anti-cancer therapy[J]. Journal of Nanobiotechnology, 2016, 14: 39.

[19] Monopoli M P, Aberg C, Salvati A, et al. Biomolecular coronas provide the biological identity of nanosized materials[J]. Nature Nanotechnology, 2012, 7(12): 779-786.

[20] Bolkestein M, de Blois E, Koelewijn S J, et al. Investigation of factors determining the enhanced permeability and retention effect in subcutaneous xenografts[J]. Journal of Nuclear Medicine, 2016, 57(4): 601-607.

[21] Jokerst J V, Lobovkina T, Zare R N, et al. Nanoparticle PEGylation for imaging and therapy[J]. Nanomedicine, 2011, 6(4): 715-728.

[22] Hu C M, Zhang L, Aryal S, et al. Erytrocyte membrane-carmouflaged polymeric nanoparticles as a biomemetic delivery[J]. Proceedings of the National Academy of Sciences of the United States of America, 2011, 108(27): 10980-10985.

[23] Singh S, Sharma A, Robertson G P. Realizing the clinical potential of cancer nanotechnology by minimizing toxicologic and targeted delivery concerns[J]. Cancer Research, 2012, 72(22): 5563-5568.

[24] Onoue S, Yamada S, Chan H K. Nanodrugs: pharmacokinetics and safety[J]. International Journal of Nanomedicine, 2014, 9: 1025-1037.

[25] Gmeiner W H, Ghosh S. Nanotechnology for cancer treatment[J]. Nanotechnology Reviews, 2014, 3(2): 111-122.

[26] Shi J J, Kantoff P W, Wooster R, et al. Cancer nanomedicine: progress, challenges and opportunities[J]. Nature Reviews Cancer, 2017, 17(1): 20-37.

[27] Williams H D, Trevaskis N L, Charman S A, et al. Strategies to address low drug solubility in discovery and development[J]. Pharmacological Reviews, 2013, 65(1): 315-499.

[28] Karve S, Werner M E, Sukumar R, et al. Revival of the abandoned therapeutic wortmannin by nanoparticle drug delivery[J]. Proceedings of the National Academy of Sciences of the United States of America, 2012, 109(21): 8230-8235.

[29] Minchinton A I, Tannock I F. Drug penetration in solid tumours[J]. Nature Reviews Cancer, 2006, 6(8): 583-592.

[30] Zhang X Q, Xu X, Bertrand N, et al. Interactions of nanomaterials and biological systems: Implications to personalized nanomedicine[J]. Advanced Drug Delivery Reviews, 2012, 64(13): 1363-1384.

[31] Lammers T, Kiessling F, Hennink W E, et al. Drug targeting to tumors: principles, pitfalls and (pre-) clinical progress[J]. Journal of Controlled Release, 2012, 161(2) : 175-187.

[32] Du J Z, Du X J, Mao C Q, et al. Tailor-made dual pH-sensitive polymer-doxorubicin nanoparticles for efficient anticancer drug delivery[J]. Journal of the American Chemical Society, 2011, 133(44): 17560-17563.

[33] Hu C M J, Zhang L F. Therapeutic nanoparticles to combat cancer drug resistance[J]. Current Drug Metabolism, 2009, 10(8): 836-841.

[34] Huwyler J, Cerletti A, Fricker G, et al. By-passing of P-glycoprotein using immunoliposomes[J]. Journal of Drug Targeting, 2002, 10(1): 73-79.

[35] Golden P L, Huwyler J, Pardridge W M. Treatment of large solid tumors in mice with daunomycin-loaded sterically stabilized liposomes[J]. Drug Delivery, 1998, 5(3): 207-212.

[36] Hobbs S K, Monsky W L, Yuan F, et al. Regulation of transport pathways in tumor vessels: role of tumor

type and microenvironment[J]. Proceedings of the National Academy of Sciences of the United States of America, 1998, 95(8): 4607-4612.

[37] Prabhakar U, Maeda H, Jain R K, et al. Challenges and key considerations of the enhanced permeability and retention effect for nanomedicine drug delivery in oncology[J]. Cancer Research, 2013, 73(8): 2412-2417.

[38] Stylianopoulos T, Jain R K. Combining two strategies to improve perfusion and drug delivery in solid tumors[J]. Proceedings of the National Academy of Sciences of the United States of America, 2013, 110(46): 18632-18637.

[39] Theek B, Rizzo L Y, Ehling J, et al. The theranostic path to personalized nanomedicine[J]. Clinical and Translational Imaging, 2014, 2(1): 66-76.

[40] Jain R K, Stylianopoulos T. Delivering nanomedicine to solid tumors[J]. Nature Reviews Clinical Oncology, 2010, 7(11): 653-664.

[41] Provenzano P P, Cuevas C, Chang A E, et al. Enzymatic targeting of the stroma ablates physical barriers to treatment of pancreatic ductal adenocarcinoma[J]. Cancer Cell, 2012, 21(3): 418-429.

[42] Gaumet M, Vargas A, Gurny R, et al. Nanoparticles for drug delivery: the need for precision in reporting particle size parameters[J]. European Journal of Pharmaceutics and Biopharmaceutics, 2008, 69(1): 1-9.

[43] Farokhzad O C, Langer R. Nanomedicine: developing smarter therapeutic and diagnostic modalities[J]. Advanced Drug Delivery Reviews, 2006, 58(14): 1456-1459.

[44] Detampel P, Witzigmann D, Krähenbühl S, et al. Hepatocyte targeting using pegylated asialofetuin-conjugated liposomes[J]. Journal of Drug Targeting, 2014, 22(3): 232-241.

[45] van Furth R, Cohn Z A, Hirsch J G, et al. The mononuclear phagocyte system: a new classification of macrophages, monocytes, and their precursor cells[J]. Bulletin of the World Health Organization, 1972, 46(6): 845-852.

[46] Bareford L A, Swaan P W. Endocytic mechanisms for targeted drug delivery[J]. Advanced Drug Delivery Reviews, 2007, 59(8): 748-758.

[47] Bhattacharyya S, Bhattacharya R, Curley S, et al. Nanoconjugation modulates the trafficking and mechanism of antibody induced receptor endocytosis[J]. Proceedings of the National Academy of Sciences of the United States of America, 2010, 107(33): 14541-14546.

[48] Bhattacharyya S, Singh R D, Pagano R, et al. Switching the targeting pathways of a therapeutic antibody by nanodesign[J]. Angewandte Chemie-International Edition, 2012, 51(7): 1563-1567.

[49] Perrino E, Steiner M, Krall N, et al. Curative properties of noninternalizing antibody-drug conjugates based on maytansinoids[J]. Cancer Research, 2014, 74(9): 2569-2578.

[50] Danielli R, Patuzzo R, Ruffini P A, et al. Armed antibodies for cancer treatment: a promising tool in a changing era[J]. Cancer Immunology Immunotherapy, 2015, 64(1): 113-121.

[51] Juweid M, Neumann R, Paik C, et al. Micropharmacology of monoclonal antibodies in solid tumors: direct experimental evidence for a binding site barrier[J]. Cancer Research, 1992, 52(19): 5144-5153.

[52] van der Meel R, Vehmeijer L J C, Kok R J, et al. Ligand-targeted particulate nanomedicines undergoing clinical evaluation: current status[J]. Advanced Drug Delivery Reviews, 2013, 65(10): 1284-1298.

[53] Holme M N, Fedotenko I A, Abegg D, et al. Shear-stress sensitive lenticular vesicles for targeted drug delivery[J]. Nature Nanotechnology, 2012, 7(8): 536-543.

[54] Jhaveri A, Deshpande P, Torchilin V. Stimuli-sensitive nanopreparations for combination cancer therapy[J]. Journal of Controlled Release, 2014, 190: 352-370.

[55] Tannock I F, Rotin D. Acid pH in tumors and its potential for therapeutic exploitation[J]. Cancer Research, 1989, 49(16): 4373-4384.

[56] Obata Y, Tajima S, Takeoka S. Evaluation of pH-responsive liposomes containing amino acid-based zwitterionic lipids for improving intracellular drug delivery *in vitro* and *in vivo*[J]. Journal of Controlled Release, 2010, 142(2): 267-276.

[57] Wong C, Stylianopoulos T, Cui J A, et al. Multistage nanoparticle delivery system for deep penetration into tumor tissue[J]. Proceedings of the National Academy of Sciences of the United States of America, 2011, 108(6): 2426-2431.

[58] Fleige E, Quadir M A, Haag R. Stimuli-responsive polymeric nanocarriers for the controlled transport of active compounds: concepts and applications[J]. Advanced Drug Delivery Reviews, 2012, 64(9): 866-884.

[59] Wang Y C, Wang F, Sun T M, et al. Redox-responsive nanoparticles from the single disulfide bond-bridged block copolymer as drug carriers for overcoming multidrug resistance in cancer cells[J]. Bioconjugate Chemistry, 2011, 22(10): 1939-1945.

[60] Kirpotin D, Hong K, Mullah N, et al. Liposomes with detachable polymer coating: destabilization and fusion of dioleoylphosphatidylethanolamine vesicles triggered by cleavage of surface-grafted poly(ethylene glycol)[J]. FEBS Letters, 1996, 388(2/3): 115-118.

[61] Needham D, Anyarambhatla G, Kong G, et al. A new temperature-sensitive liposome for use with mild hyperthermia: characterization and testing in a human tumor xenograft model[J]. Cancer Research, 2000, 60(5): 1197-1201.

[62] Dicheva B M, Koning G A. Targeted thermosensitive liposomes: an attractive novel approach for increased drug delivery to solid tumors[J]. Expert Opinion on Drug Delivery, 2014, 11(1): 83-100.

[63] Fomina N, McFearin C, Sermsakdi M, et al. UV and Near-IR triggered release from polymeric nanoparticles[J]. Journal of the American Chemical Society, 2010, 132(28): 9540-9542.

[64] Bardhan R, Lal S, Joshi A, et al. Theranostic nanoshells: from probe design to imaging and treatment of cancer[J]. Accounts of Chemical Research, 2011, 44(10): 936-946.

[65] Rapoport N, Nam K H, Gupta R, et al. Ultrasound-mediated tumor imaging and nanotherapy using drug loaded, block copolymer stabilized perfluorocarbon nanoemulsions[J]. Journal of Controlled Release, 2011, 153(1): 4-15.

[66] Schroeder A, Honen R, Turjeman K, et al. Ultrasound triggered release of cisplatin from liposomes in murine tumors[J]. Journal of Controlled Release, 2009, 137(1): 63-68.

[67] Ge J, Neofytou E, Cahill T J, et al. Drug release from electric-field-responsive nanoparticles[J]. ACS Nano, 2012, 6(1): 227-233.

[68] Shim M S, Kwon Y J. Stimuli-responsive polymers and nanomaterials for gene delivery and imaging applications[J]. Advanced Drug Delivery Reviews, 2012, 64(11): 1046-1058.

[69] Torchilin V. Multifunctional and stimuli-sensitive pharmaceutical nanocarriers[J]. European Journal of Pharmaceutics and Biopharmaceutics, 2009, 71(3): 431-444.

[70] Liu C X, Liu F X, Feng L X, et al. The targeted co-delivery of DNA and doxorubicin to tumor cells via multifunctional PEI-PEG based nanoparticles[J]. Biomaterials, 2013, 34(10): 2547-2564.

[71] Fan H, Hu Q D, Xu F J, et al. *In vivo* treatment of tumors using host-guest conjugated nanoparticles functionalized with doxorubicin and therapeutic gene pTRAIL[J]. Biomaterials, 2012, 33(5): 1428-1436.

[72] Ahmed F, Pakunlu R I, Brannan A, et al. Biodegradable polymersomes loaded with both paclitaxel and doxorubicin permeate and shrink tumors, inducing apoptosis in proportion to accumulated drug[J]. Journal of Controlled Release, 2006, 116(2): 150-158.

[73] Patel N R, Rathi A, Mongayt D, et al. Reversal of multidrug resistance by co-delivery of tariquidar (XR9576) and paclitaxel using long-circulating liposomes[J]. International Journal of Pharmaceutics, 2011, 416(1): 296-299.

[74] Guo X, Shi C L, Wang J, et al. pH-triggered intracellular release from actively targeting polymer micelles[J]. Biomaterials, 2013, 34(18): 4544-4554.

[75] Liong M, Lu J, Kovochich M, et al. Multifunctional inorganic nanoparticles for imaging, targeting, and drug delivery[J]. ACS Nano, 2008, 2(5): 889-896.

[76] Rizzo L Y, Theek B, Storm G, et al. Recent progress in nanomedicine: therapeutic, diagnostic and theranostic applications[J]. Current Opinion In Biotechnology, 2013, 24(6): 1159-1166.

[77] Blanco E, Kessinger C W, Sumer B D, et al. Multifunctional micellar nanomedicine for cancer therapy[J]. Experimental Biology and Medicine, 2009, 234(2): 123-131.

[78] Mura S, Couvreur P. Nanotheranostics for personalized medicine[J]. Advanced Drug Delivery Reviews, 2012, 64(13): 1394-1416.

[79] Kirn D H, Thorne S H. Targeted and armed oncolytic poxviruses: a novel multi-mechanistic therapeutic class for cancer[J]. Nature Reviews Cancer, 2009, 9(1): 64-71.

[80] Park B H, Hwang T, Liu T C, et al. Use of a targeted oncolytic poxvirus, JX-594, in patients with refractory primary or metastatic liver cancer: a phase I trial[J]. Lancet Oncology, 2008, 9(6): 533-542.

[81] Breitbach C J, Burke J, Jonker D, et al. Intravenous delivery of a multi-mechanistic cancer-targeted oncolytic poxvirus in humans[J]. Nature, 2011, 477(7362): 99-102.

[82] Andtbacka R H I, Collichio F A, Amatruda T, et al. OPTiM: A randomized phase III trial of talimogene laherparepvec (T-VEC) versus subcutaneous (SC) granulocyte-macrophage colony-stimulating factor (GM-CSF) for the treatment (tx) of unresected stage III B/C and IV melanoma[J]. Journal of Clinical Oncology, 2013, 31(15): e9008.

[83] Westphal M, Ylä-Herttuala S, Martin J, et al. Adenovirus-mediated gene therapy with sitimagene ceradenovec followed by intravenous ganciclovir for patients with operable high-grade glioma (ASPECT): a randomised, open-label, phase 3 trial[J]. Lancet Oncology, 2013, 14(9): 823-833.

[84] Beck C, Cayeux S, Lupton S D, et al. The thymidine kinase/ganciclovir-mediated "suicide" effect is variable in different tumor cells[J]. Human Gene Therapy, 1995, 6(12): 1525-1530.

[85] Vile R, Ando D, Kirn D. The oncolytic virotherapy treatment platform for cancer: unique biological and biosafety points to consider[J]. Cancer Gene Therapy, 2002, 9(12): 1062-1067.

[86] Aghi M, Martuza R L. Oncolytic viral therapies-the clinical experience[J]. Oncogene. 2005, 24(52): 7802-7816.

[87] Liu T C, Galanis E, Kirn D. Clinical trial results with oncolytic virotherapy: a century of promise, a decade of progress[J]. Nature Clinical Practice Oncology, 2007, 4(2): 101-117.

[88] Duncan R. Polymer conjugates as anticancer nanomedicines[J]. Nature Reviews Cancer, 2006, 6(9): 688-701.

[89] Verma S, Miles D, Gianni L, et al. Trastuzumab emtansine for HER2-positive advanced breast cancer[J]. New England Journal of Medicine, 2012, 367(19): 1783-1791.

[90] Younes A, Bartlett N L, Leonard J P, et al. Brentuximab vedotin (SGN-35) for relapsed CD30-positive lymphomas[J]. New England Journal of Medicine, 2010, 363(19): 1812-1821.

[91] Takakura Y, Mahato R I, Hashida M. Extravasation of macromolecules[J]. Advanced Drug Delivery Reviews, 1998, 34(1): 93-108.

[92] Seymour L W, Ferry D R, Kerr D J, et al. Phase II studies of polymerdoxorubicin (PK1, FCE28068) in the treatment of breast, lung and colorectal cancer[J]. International Journal of Oncology, 2009, 34(6): 1629-1636.

[93] Villard L, Romer A, Marincek N, et al. Cohort study of somatostatin-based radiopeptide therapy with[(90) Y-DOTA]-TOC versus[(90)Y-DOTA]-TOC plus[(177)Lu-DOTA]-TOC in neuroendocrine cancers[J]. Journal of Clinical Oncology, 2012, 30(10): 1100-1106.

[94] Martins S, Sarmento B, Ferreira D C, et al. Lipid-based collodial carriers for peptide and protein delivery-liposomes versus lipid nanoparticles[J]. International Journal of Nanomedicine, 2007, 2(4): 595-607.

[95] Shahbazi M A, Santos H A. Improving oral absorption via drug-loaded nanocarriers: absorption mechanisms, intestinal models and rational fabrication[J]. Current Drug Metabolism, 2013, 14(1): 28-56.

[96] Devalapally H, Chakilam A, Amji M M. Role of nanotechnology in pharmaceutical product development. Journal of Pharmaceutical Sciences, 2007, 96(10): 2547-2565.

[97] Honda A, Asai T, Oku N, et al. Liposomes and nanotechnology in drug development: focus on ocular targets[J]. International Journal of Nanomedicine, 2013, 8: 495-504.

[98] Zhang L, Gu F X, Chan J M, et al. Nanoparticles in medicine: therapeutic applications and developments[J]. Clinical Pharmacology & Therapeutics, 2008, 83(5): 761-769.

[99] Barenholz Y. Doxil®—The first FDA-approved nano-drug: Lessons learned[J]. Journal of Controlled Release, 2012, 160(2): 117-134.

[100] Batist G, Ramakrishnan G, Rao C S, et al. Reduced cardiotoxicity and preserved antitumor efficacy of liposome-encapsulated doxorubicin and cyclophosphamide compared with conventional doxorubicin and cyclophosphamide in a randomized, multicenter trial of metastatic breast cancer[J]. Journal of Clinical Oncology, 2001, 19(5): 1444-1454.

[101] Jehn C F, Hemmati P, Lehenbauer-Dehm S, et al. Biweekly pegylated liposomal doxorubicin (Caelyx) in heavily pretreated metastatic breast cancer: a phase 2 study[J]. Clinical Breast Cancer, 2016, 16(6): 514-519.

[102] Minotti G, Menna P, Salvatorelli E, et al. Anthracyclines: molecular advances and pharmacologic developments in antitumor activity and cardiotoxicity[J]. Pharmacological Reviews, 2004, 56(2): 185-229.

[103] Glantz M J, LaFollette S, Jaeckle K A, et al. Randomized trial of a slow-release versus a standard formulation of cytarabine for the intrathecal treatment of lymphomatous meningitis[J]. Journal of Clinical Oncology, 1999, 17(10): 3110-3116.

[104] Kopeckova K, Eckschlager T, Sirc, J, et al. Nanodrugs used in cancer therapy[J]. Biomedical Papers-olomouc, 2019, 163(2): 122-131.

[105] Onoue S, Sato H, Ogawa K, et al. Inhalable dry-emulsion formulation of cyclosporin A with improved anti-inflammatory effects in experimental asthma/COPD-model rats[J]. European Journal of Pharmaceutics and Biopharmaceutics, 2012, 80(1): 54-60.

[106] Wong H L, Bendayan R, Rauth A M, et al. Chemotherapy with anticancer drugs encapsulated in solid lipid nanoparticles[J]. Advanced Drug Delivery Reviews, 2007, 59(6): 491-504.

[107] Predescu D, Vogel S M, Malik A B. Functional and morphological studies of protein transcytosis in continuous endothelia[J]. American Journal of Physiology-Lung Cellular and Molecular Physiology, 2004, 287(5): L895-901.

[108] Von Hoff D D, Ervin T J, Arena F P, et al. Results of a randomized phase III trial (MPACT) of weekly nab-paclitaxel plus gemcitabine versus gemcitabine alone for patients with metastatic adenocarcinoma of the pancreas with PET and CA19-9 correlates[J]. Journal of Clinical Oncology, 2013, 31(15): 11-12.

[109] Socinski M A, Bondarenko I, Karaseva N A, et al. Weekly nabpaclitaxel in combination with carboplatin versus solvent-based paclitaxel plus carboplatin as first-line therapy in patients with advanced non-small-cell lung cancer: final results of a phase III trial[J]. Journal of Clinical Oncology, 2012, 30(17): 2055-2062.

[110] Weiss G J, Chao J, Neidhart J D, et al. First-in-human phase 1/2a trial of CRLX101, a cyclodextrin-containing polymer-camptothecin nanopharmaceutical in patients with advanced solid tumor malignancies[J]. Investigational New Drugs, 2013, 31(4): 986-1000.

[111] Davis M E. The first targeted delivery of siRNA in humans via a self-assembling, cyclodextrin polymer-based nanoparticle: from concept to clinic[J]. Molecular Pharmaceutics, 2009, 6(3): 659-668.

[112] Dostalova S, Vasickova K, Hynek D, et al. Apoferritin as an ubiquitous nanocarrier with excellent shelf life[J]. International Journal of Nanomedicine, 2017, 12: 2265-2278.

[113] Cabral H, Kataoka K. Progress of drug-loaded polymeric micelles into clinical studies[J]. Journal of Controlled Release, 2014, 190: 465-476.

[114] Dhar S, Kolishetti N, Lippard S J, et al. Targeted delivery of a cisplatin prodrug for safer and more effective prostate cancer therapy *in vivo*[J]. Proceedings of the National Academy of Sciences of the United States of America, 2011, 108(5): 1850-1855.

[115] Harada M, Bobe I, Saito H, et al. Improved anti-tumor activity of stabilized anthracycline polymeric micelle formulation, NC-6300[J]. Cancer Science, 2011, 102(1): 192-199.

[116] Reebye V, Sætrom P, Mintz P J, et al. Novel RNA oligonucleotide improves liver function and inhibits liver carcinogenesis *in vivo*[J]. Hepatology, 2014, 59(1): 216-227.

[117] Lee C C, Gillies E R, Fox M E, et al. A single dose of doxorubicin-functionalized bow-tie dendrimer cures mice bearing C-26 colon carcinomas[J]. Proceedings of the National Academy of Sciences of the United States of America, 2006, 103(45): 16649-16654.

[118] Hanafy N A N, El-Kemary M, Leporatti S. Micelles structure development as a strategy to improve smart cancer therapy[J]. Cancers (Basel), 2018, 10(7).

[119] Kim T Y, Kim D W, Chung J Y, et al. Phase I and pharmacokinetic study of Genexol-PM, a cremophor-free, polymeric micelle-formulated paclitaxel, in patients with advanced malignancies[J]. Clinical Cancer Research, 2004, 10(11): 3708-3716.

[120] Hrib J, Sirc J, Hobzova R, et al. Nanofibers for drug delivery-incorporation and release of model molecules, influence of molecular weight and polymer structure[J]. Beilstein Journal of Nanotechnology, 2015, 6: 1939-1945.

[121] Lu T C, Jing X B, Song X F, et al. Doxorubicin-loaded ultrafine PEG-PLA fiber mats against hepatocarcinoma[J]. Journal of Applied Polymer Science, 2012, 123(1): 209-217.

[122] Wei J C, Hu J, Li M, et al. Multiple drug-loaded electrospun PLGA/gelatin composite nanofibers encapsulated with mesoporous ZnO nanospheres for potential postsurgical cancer treatment[J]. RSC Advances, 2014, 4(53): 28011-28019.

[123] Trotta F, Dianzani C, Caldera F, et al. The application of nanosponges to cancer drug delivery[J]. Expert Opinion on Drug Delivery, 2014, 11(6): 931-941.

[124] Din F U, Aman W, Ullah I, et al. Effective use of nanocarriers as drug delivery systems for the treatment of selected tumors[J]. International Journal of Nanomedicine, 2017, 12: 7291-7309.

[125] Ji Z F, Lin G G, Lu Q H, et al. Targeted therapy of SMMC-7721 liver cancer *in vitro* and *in vivo* with carbon nanotubes based drug delivery system[J]. Journal of Colloid and Interface Science, 2012, 365(1): 143-149.

[126] Harrington K J, Mohammadtaghi S, Uster P S, et al. Effective targeting of solid tumors in patients with locally advanced cancers by radiolabeled pegylated liposomes[J]. Clinical Cancer Research, 2001, 7(2): 243-254.

[127] Aillon K L, Xie Y M, El-Gendy N, et al. Effects of nanomaterial physicochemical properties on *in vivo* toxicity[J]. Advanced Drug Delivery Reviews, 2009, 61(6): 457-466.

[128] Dobrovolskaia M A, McNeil S E. Immunological properties of engineered nanomaterials[J]. Nature Nanotechnology, 2007, 2(8): 469-478.

[129] Nel A E, Mädler L, Velegol D, et al. Understanding biophysicochemical interactions at the nano-bio interface[J]. Nature Materials, 2009, 8(7): 543-557.

[130] Drummond D C, Meyer O, Hong K, et al. Optimizing liposomes for delivery of chemotherapeutic agents to solid tumors[J]. Pharmacological Reviews, 1999, 51(4): 691-743.

[131] Lewinski N, Colvin V, Drezek R. Cytotoxicity of nanoparticles[J]. Small, 2008, 4(1): 26-49.

[132] Mayer A, Vadon M, Rinner B, et al. The role of nanoparticle size in hemocompatibility[J]. Toxicology, 2009, 258(2/3): 139-147.

[133] Szebeni J, Muggia F, Gabizon A, et al. Activation of complement by therapeutic liposomes and other lipid excipient-based therapeutic products: Prediction and prevention[J]. Advanced Drug Delivery Reviews, 2011, 63(12): 1020-1030.

[134] Nie S M, Xing Y, Kim G J, et al. Nanotechnology applications in cancer[J]. Annual Review of Biomedical Engineering, 2007, 9: 257-288.

[135] Langer K, Anhorn M G, Steinhauser I, et al. Human serum albumin (HSA) nanoparticles: reproducibility of preparation process and kinetics of enzymatic degradation[J]. International Journal of Pharmaceutics, 2008, 347(1/2): 109-117.

[136] Berger J L, Smith A, Zorn K K, et al. Outcomes analysis of an alternative formulation of PEGylated liposomal doxorubicin in recurrent epithelial ovarian carcinoma during the drug shortage era[J]. OncoTargets and Therapy, 2014, 7: 1409-1413.

[137] Desai N. Challenges in development of nanoparticle-based therapeutics[J]. AAPS Journal, 2012, 14(2): 282-295.

[138] Resnik D B, Tinkle S S. Ethics in nanomedicine[J]. Nanomedicine, 2007, 2(3): 345-350.

[139] Hamburg M A. FDA's approach to regulation of products of nanotechnology[J]. Science, 2012, 336(6079): 299-300.

[140] U.S. Food and Drug Administration, Guidance for Industry-Considering Whether an FDA-Regulated Product Involves the Application of Nanotechnology. 2014.

[141] European Technology Platform Nanomedicine. White Paper on Contribution of Nanomedicine to Horizon 2020. 2013.

[142] Tinkle S, McNeil S E, Mühlebach S, et al. Nanomedicines: addressing the scientific and regulatory gap[J]. Annals of the New York Academy of Sciences, 2014, 1313: 35-56.

[143] Tormo M, Tari A M, McDonnell T J, et al. Apoptotic induction in transformed follicular lymphoma cells by Bcl-2 downregulation[J]. Leukemia & Lymphoma, 1998, 30(3/4): 367-379.

[144] Gharpure K M, Wu S Y, Li C, et al. Nanotechnology: future of oncotherapy[J]. Clinical Cancer Research, 2015, 21(14): 3121-3130.

# 第二章

# 纳米载体的表征技术与手段

## 第一节　概述

　　纳米材料是指在三维空间尺寸中至少有一维处于纳米数量级（1 ～ 100nm），或由纳米结构单元组成的具有特殊性质的材料，被誉为"21世纪最重要的战略性高技术材料之一"。由于结构上的特殊性和处于热力学上极不稳定的状态，纳米材料具有小尺寸效应、表面效应、量子能效应以及宏观量子隧道效应等特殊性能，同时还兼具传统材料不具备的诸多物理化学性质，如高化学活性、强吸附性、特殊催化性、特殊光学性能、特殊电磁性能以及储氢性能等，故被广泛应用于生物医学、化工、材料、通信、环境、能源、食品等领域（Zou等，2020）。

　　对于纳米材料的表征及测试技术是科学鉴别纳米材料、认识其多样化结构、评价其特殊性能的重要途径。对用作药物载体的纳米材料表征的主要目的是确定其物理化学特质，如微观形貌、粒径尺寸、化学元素组成、晶型结构和禁带宽度、吸光特性等（Jandt等，2017）。

　　目前对于纳米材料的表征，常以扫描电镜（SEM）、透射电镜（TEM）、原子力显微镜（AFM）、粒径与表面电位分析、傅里叶变换红外光谱（FT-IR）、差示扫描量热（DSC）、拉曼光谱（Raman spectroscopy）、X射线光电子能谱（XPS）、X射线衍射分析（XRD）、紫外扫描光谱（UV-vis）等手段为主。本章将分别介绍这些表征技术的具体工作原理及步骤，并分别列举其用于各类纳米载体表征的实例。

## 第二节　常用的表征技术与手段

### 一、扫描电镜

#### 1.结构

　　具体来说，扫描电子显微镜（scanning electron microscope，SEM，简称扫描电镜）

由电子枪发射出电子束（直径约50μm），在加速电压的作用下经过磁透镜系统汇聚，形成直径约为5nm的光电子束，聚焦在样品表面，并在第二聚光镜和物镜之间的偏转线圈作用下，使该电子束在样品上做光栅状扫描，电子和样品相互作用产生电子信号。这些电子信号经探测器收集并转换为光子，再经过电信号放大器加以放大处理后最终在显示系统上成像。

扫描系统主要包括扫描发生器、扫描线圈和放大倍率变换器。扫描发生器由X扫描发生器和Y扫描发生器组成，产生的不同频率的锯齿波信号被同步送入镜筒中的扫描线圈和显示系统CRT中的扫描线圈上。镜筒的扫描线圈分上、下双偏转扫描装置，其可使光电子束落在物镜光阑孔中心，并在样品上进行光栅扫描。透镜系统则由聚光镜和物镜组成，其作用是依靠透镜的电磁场与运动电子相互作用使电子束聚焦，将电子枪发射的10～50μm电子束压缩成5～20nm，缩小到约1/10000。而聚光镜则可以改变入射到样品上光电子束流的大小，物镜决定电子束光斑的直径。电子光学系统中存在的球差、色差、像散等，都会影响最终图像的质量，球差的产生使远离光轴轨迹运动的电子比近轴电子受到的聚焦作用更强（Flori等，2018；Sun等，2018）。克服的方法是在电子光学的光轴中加三级固定光阑挡住发散的电子束，光阑通常采用厚度为0.05mmol/L的钼片制作，物镜消像散器提供一个与物镜不均匀磁场相反的校正磁场，使物镜最终形成一个对称磁场，产生一束聚焦的细电子束（Guerin等，2019）。

### 2.原理

在纳米药物制剂研究领域中，可使用SEM观察待测制剂的形态特征，从而实现其品种鉴定、物种分类、真伪鉴别等；在纳米制剂的研发过程中，利用扫描电镜技术可以帮助科研人员解决研究过程中出现的难题，寻找新的研究方向。SEM作为一种微观成像技术，使用电子束作为照明源，把聚焦很细的电子束以光栅状扫描方式照射到试样上，产生各种同试样性质有关的信息，然后加以收集和处理，从而获得放大图像的微观形貌，是一种多功能、有效的电子显微结构分析工具（Koike等，2013）。该技术具有分辨率高、缩放倍数灵活可控、试样制备简单、方法直观、形貌逼真等优点，可较好地应用于化工、材料、医药、生物等领域。

在进行放大观察时，试样可为块状或粉末颗粒，成像信号可以是二次电子、背散射电子或吸收电子，其中二次电子是最主要的成像信号。由电子枪发射的能量为5～35keV的电子，以其交叉斑作为电子源，经二级聚光镜及物镜的缩小形成具有一定能量、一定束流强度和束斑直径的微细电子束，在扫描线圈驱动下，在试样表面按一定时间、空间顺序做栅网式扫描。聚焦电子束与试样相互作用，产生二次电子发射（以及其他物理信号），二次电子发射量随试样表面形貌而变化。二次电子信号被探测器收集转换成电信号，经视频放大后输入到显像管栅极，调制与入射电子束同步扫描的显像管亮度，可得到反应试样表面形貌的二次电子像。SEM具有很高的分辨率，普通SEM的分辨率为几纳米，场发射SEM的分辨率可达1nm，已十分接近透射电镜的水平。相较于透射电镜只能在高倍率下使用的特性，SEM可实现在几倍到几十万倍的范围内连续可调，满足了从光学显微观察到透射电镜观察的极大跨度要求，从而实现了对样品从宏观到微观的观察与分析（Kim等，2021）。使用SEM可直接观察纳米载药系统的微观结构、颗粒尺寸、分布、均匀度及团聚情况，同时结合电子能谱还能对其组成成分进行分析，确定纳米材料的构成情况。此外，SEM也可用于观察生物活性钛材料和生物陶瓷材料，以及这些材料经过特殊处理后的表面形貌及羟基磷灰石或细胞在这些材料表面的生长情况。此外，SEM还能用于观察水凝胶的孔洞结构、胶原的纤维结构、人工骨的孔分布情况以及磁性生物造影材料的尺度及包覆情况等，以改善其合成工艺，为制备性能更加优良的生物材料提供依据。同时，SEM对于生物样品也具有较好的观察效果，可用于观察生物样品的精细结构及复杂的立体表面形态，比如藻类、花粉表面沟纹的精细结构，癌细胞的表面变化，细胞、细菌在生命周期中的表面变化等。SEM与现代冷冻技术的结合（通过样品冷冻断裂暴露不同层面，如膜之间、细胞之间和细胞器之间的结构）可以获得生物样品完整的剖面，为研究部分生物样品的内部细胞结构提供了技术支持。如今，伴随着科学技术的迅猛发展，SEM显微成像技术已不仅仅应用于上述领域，而是被广泛应用于材料学、物理学、化学、生物学、考古学、地矿学、食品科学、微电子工业以及刑事侦查等领域，并促进了相关学科的发展（Chen等，2011；Yang等，2016）。随着现代科学技术的进步，其他种类的SEM（如低压扫描电镜、环境扫描电镜等）相继出现，它们可以对不导电的样品、生物样品、含水样品等进行直接观察，极大地保留了试样的真实性。此外，SEM与一些其他设备（如显微热台、显微冷台以及拉伸台等）相结合，可用于观察材料在加热、冷冻以及受力情况下微观结构的变化，进一步扩展了应用范围。

新型SEM以及SEM与其他设备组合而具有的新型分析功能将在新材料、新工艺的探索和研究方面发挥重要作用。Chen等研究发现多壁碳纳米管（MWCNTs）经过酸处理后（Chen等，2011），表面变得光滑，其作为具有拉伸性的长链，平均直径约为30nm，当$TiO_2$与MWCNTs耦合后，纳米级的$TiO_2$颗粒均匀且密集地分布在MWCNTs表面，且粒径均匀，约为20～30nm。此外，掺杂$TiO_2$的MWCNTs保持典型的中空结构，没有显著的形态改变，这些结果均表明$TiO_2$@MWCNTs制备成功。

### 3. 应用

SEM主要用于样品微观形貌、结构及成分的观察与分析，其具有分辨率高、适用范围广，以及操作简易等优点。SEM是利用电子枪发射电子束经聚焦后在试样表面做光栅状扫描，通过检测电子与试样相互作用产生的信号对试样表面的成分、形貌及结构等进行观察和分析。入射电子与试样相互作用将激发出二次电子、背散射电子、吸收电子、俄歇电子、阴极荧光和特征X射线等各种信息，SEM主要使用二次电子、背散射电子以及特征X射线等信号对样品表面的特征进行分析。

SEM具有可靠性和直观性，可评估纳米粒子的平均直径或粒径分布，其在纳米材料表征中被广泛采用。在使用SEM观察待测样品时，主要通过溶液分散制样的方式将纳米材料分散于样品台上。具体地说，将待测样品研磨至粒度较为均一时，使用微量样品勺取少量待测样品均匀平铺在SEM专用导电胶带上，要求尽可能薄地均匀分布，之后通过电子显微镜进行放大观察和照相，通过计算机图像分析程序可以把颗粒大小及其分布等结果数据统计出来。Yang等在其研究中以十六胺功能化修饰MWCNTs（Yang等，2016），经修饰改性的MWCNTs呈现类似竹叶的形状，相较于原始MWCNTs，其形貌发生较大程度的改变，这与Debjit等报道的与十八胺作用的半导体型碳纳米管极其相似（Abdel等，2009）。十八胺以物理吸附的形式有序地排列在碳纳米管的侧壁上，并以化学作用修饰于碳纳米管的端口或缺陷处，所以半导体型单壁碳纳米管可以稳定地分散于四氢呋喃溶液中，从而实现碳纳米管的分离。同样，在自制MWCNTs的中间部分以物理吸附为主，而在端口处，十六胺分子与碳纳米管表面的羧基发生酰胺化作用并以酰胺键的形式偶联，因而出现了十六胺修饰型MWCNTs的中间粗、两头尖的特殊形貌。Salam等以浓$HNO_3$对原始MWCNTs进行预处理（Salam等，2017），MWCNTs由于管与管之间较强的范德华力作用而相互缠绕在一起，且非结晶碳含量等杂质较多，夹杂于管束中或覆盖在碳纳米管表面，从而影响了MWCNTs的分散性。通过硝酸氧化后的MWCNTs中非结晶碳、催化剂等杂质明显减少，且碳纳米管被切断变短。高温下，浓硝酸发生分解，释放出自由氧原子，侵蚀了碳纳米管的管壁，非结晶碳具有不稳定结构，与自由氧原子的反应活性较高，以很快的速率被侵蚀。而处于亚稳态的五边形碳环与七边形碳环上的碳原子能量较高且较活泼，易被氧化。当氧化进行到一定程度，碳纳米管就会从曲率较大的部位被打断，从缠绕团簇分散成较短、曲率较小且末端开口的管。经浓$HNO_3$处理后的MWCNTs明显变短，且具有良好的分散性。Yu等使用溴和十八醇对MWCNTs进行加成及接枝反应处理（Yu等，2008），结果表明经溴加成或接枝十八醇后，MWCNTs保持其原始形貌，且没有被截短，但有所增粗，表明溴及十八醇成功修饰到MWCNTs表面并取得了较理想的修饰效果。Wang等以介孔二氧化硅（MSNs）为药物载体（Wang等，2013），由SEM图可知，MSNs呈现类球形，粒径约为179.38nm，分散性好，分布均一；MSN-60呈现类腰果形状，粒度分布相对较窄，粒径约为（295.02±31.93）nm，表明经修饰改性的MSNs粒径有所增大，这也是其所制备的粒径最大的MSNs材料；MSN-80为类红细胞形介孔二氧化硅纳米材料，分布均一，粒度分布相对较窄，粒径约为（193.74±15.57）nm。松香与CTAB之间的特异性相互作用可能取决于带相反电荷的表面活性剂之间的比例，从而使得MSNs的微观形态发生较大改变。SEM还可对金属材料表面的磨损、腐蚀以及形变（如多晶位错和滑移等）进行分析，对金属材料断口形貌进行观察，揭示断裂机理（解离断裂、准解离断裂、韧窝断裂、沿晶体断裂、疲劳断裂），对钢铁产品质量和缺陷进行分析（如气泡、显微裂纹及显微缩孔）。

SEM对样品微观结构的观察和分析具有简单、易操作等特点，是目前应用较为广泛的一种试样表征方式，它相较于光学显微镜和透射电镜有自身的独特优势。SEM的物镜采用小孔视角，长焦距，所以具有较大的景深，在同等放大倍数下，其景深大于透射电镜，更远大于光学显微镜。SEM二次电子产生的多少与电子束入射角度样品表面的起伏有关，所以，SEM的图像具有很强的立体感，可用于观察样品的三维立体结构。SEM的样品室较大，可观察长至200mm、高至几十毫米的样品。相比透射电镜，SEM的样品制备也要简单得多，样品可以是断口、块体、粉体等，对于导电的样品只要大小合适即可直接观察，对于不导电的样品需在表面喷镀一层导电膜（通常为金或铂）后进行观察。近二十年来新开发的低压扫描电镜和环境扫描电镜可以对不导电样品、生物样品等进行直接观察，极大地扩展了SEM的应用范围。此外，扫描电镜可以对样品进行旋转、倾斜等操作，能对样品的各个部位进行观察。此外，在SEM上可以安装不同的检测器，如能谱仪（EDS）、波谱仪（WDS）以及电子背散射衍射系统（EBSD）等，以接收不同的信号，以便对样品微区的成分和晶体取向等特性进行表征。此外，还能在SEM中配置相应附件，对样品进行加热、冷却、拉伸等操作并对该动态过程中发生的变化进行实时观察。

## 二、透射电镜

### 1.结构

透射电子显微镜（transmission electron microscope，TEM），简称透射电镜，是以波长极短的电子束作为光照源，用电磁透镜聚焦成像的一种高分辨、高放大倍数的电子光学仪器，被广泛应用于材料、医学、生命科学等研究领域。

TEM的结构组成有：① 电子枪。发射电子，由阴极、栅极、阳极组成，阴极管发射的电子通过栅极上的小孔形成射线束，经阳极电压加速后射向聚光镜，起到对电子束加速、加压的作用。② 聚光镜。将电子束聚集，可用于控制照明强度和孔径角。③ 样品室。放置待观察的样品，并装有倾转台，用以改变试样的角度，还可装配加热、冷却等设备。④ 物镜。为放大率很高的短距透镜，作用是放大电子像。物镜是决定TEM分辨能力和成像质量的关键。⑤ 中间镜。为可变倍的弱透镜，作用是对电子像进行二次放大，通过调节中间镜的电流，可选择物体的图像或电子衍射图来进行放大。⑥ 透射镜。为高倍的强透镜，用来放大中间像后在荧光屏上成像。此外，二级真空泵可对样品室抽真空，照相装置用以记录影像等（Yoon等，2015）。

透射电镜按加速电压分为低压透射电镜（＜120kV）、高压透射电镜（200～400kV）和超高压透射电镜（＞400kV）；按照明系统分为普通透射电镜和场发射透射电镜；按成像系统分为低分辨率透射电镜和高分辨率透射电镜。高性能多用途的透射电镜也在不断更新，如扫描透射电镜、分析电镜、场发射电镜、超高压电镜、球差校正电镜、光电联用电镜、冷冻电镜等。TEM是把经加速和聚集的电子束投射到非常薄的样品上，电子与样品中的原子碰撞而改变方向，从而产生立体角散射。散射角的大小与样品的密度、厚度相关，因此可以形成明暗不同的影像，影像将在放大、聚焦后在成像器件（如荧光屏、胶片，以及感光耦合组件）上显示出来。电子显微镜与光学显微镜的成像原理基本一样，不同的是前者用电子束作光源，用电磁场作透镜。另外，由于电子束的穿透力很弱，因此用于电镜的标本须制成厚度约50nm的超薄切片，这种切片需要用超薄切片机（ultramicrotome）制作。电子显微镜的放大倍数最高可达近百万倍，由照明系统、成像系统、真空系统、记录系统、电源系统5部分构成，如进一步细分，则主体部分是电子透镜和显像记录系统，由置于真空中的电子枪、聚光镜、物样室、物镜、衍射镜、中间镜、投影镜、荧光屏和照相机等组成。近年来，电子显微镜在结构、功能和电子显微技术方面得到不断改进、更新和完善，其综合分辨率可达0.20nm。电子显微成像技术使人们对生物体细胞结构的考察深入到亚细胞水平，可直接观察到纳米材料及生物细胞内各种细胞器和膜系统、病毒粒子及大分子物质的形态结构。这不仅丰富了人们对微观世界的认识，也大大推动了其在生物医学研究领域的发展，且TEM的自动化程度也不断提高，操作界面越来越简单，使其成为研究药物制剂、生物组织及细胞器超微结构观察的重要工具之一，在生物科学研究中发挥了极为重要的作用。

### 2. 原理

TEM的成像原理可分为三种情况：① 吸收像。当电子射到质量与密度较大的样品时，主要的成像机制是散射作用，样品厚度大的区域对电子的散射角大，通过的电子较少，图像的亮度较暗，早期的TEM都是基于这种原理。② 衍射像。电子束被样品衍射后，样品不同位置的衍射波振幅分布对应于样品中晶体各部分不同的衍射能力，当出现晶体缺陷时，缺陷部分的衍射能力与完整区域不同，从而使衍射波的振幅分布不均匀，反映出晶体缺陷的分布。③ 相位像。当样品薄至100Å以下时，电子可以穿过样品，波的振幅变化可以忽略，成像来自相位的变化（Pan等，2018）。

### 3. 应用

TEM是功能最强大的材料表征技术之一，近些年在表面科学研究中也显示出巨大的潜力。与传统的表面分析技术相比，TEM与纳米级样品具有良好的兼容性，这使其适于对湿化学合成的纳米粒表面进行原子尺度表征。此外，近年来这一领域的一系列进展表明，TEM还具有许多独特的优势，有望为表面科学研究带来新的变革。TEM能够通过多种工作模式获取样品的结构信息，包括透射模式、衍射模式和扫描透射模式等，结合X射线能量色散谱（EDS）和电子能量损失谱（EELS）等谱学手段，还能获得材料的成分和价态信息。得益于球差校正器和单色器的发展，TEM的空间分辨率和能量分辨率分别达到0.039nm和4.0mV，已成为纳米亚结构尺度材料的强大分析平台。且随着原位技术的不断突破与更新，TEM不再局限于对材料的静态表征，目前已经能实现在各种外场环境（加热、气体、液体、电场和磁场等环境）下对材料的结构、成分和价态进行动态研究，结合性能表征设备可以在原位研究的同时在线分析性能改变。配合最新发展的高速相机，TEM甚至可以在微秒时间跨度上以原子尺度捕捉样品的动态变化过程，这些都为纳米材料的表面研究提供了强有力的工具。TEM用于研究材料表面大致可分两种方式，即从垂直于表面方向的俯视视角（top view）观察和从平行于表面方向的侧视视角（side view）观察。以俯视视角观察时，电子束贯穿于整个样品，其不仅与表面发生了作用，也与材料体相发生了作用，因而通过该方式获取表面信息时需排除体相信息的干扰。通过俯视视角选区电子衍射（SAED）的方法能够很好地确定表面结构的周期性。以侧视视角观察可在很大程度上避免体相信息的干扰，而且能够在三维方向上确定表面原子结构，因此得到了更广泛的应用。通过原子尺度侧视视角观察，不仅能够确定表面层原子的位置，也能确定次表面层的原子结构，甚至能分析表面的应力应变情况。

隆元锶等使用TEM在体外观察人成釉蛋白（AMBN）-C重组蛋白的自装过程（隆元锶等，2022），分析蛋白自组装聚集状态及细微结构变化，进行了重组人AMBN-C端肽自组装的观察研究。实验中，AMBN-C重组蛋白在体外pH=7.6的环境中，可观察到与釉原蛋白自组装类似的组装过程，当AMBN-C端重组蛋白溶液孵育1min后，蛋白单体形成多样化的低聚物，最长轴直径约25～50nm，继续孵育10min后，形成最长轴直径约在100～125nm的多聚物及缺乏内部结构的纳米球结构。Tomas等提出：进化上保守的Y/FxxY/L/FxY/F基序对AMBN和AMEL的自组装是必不可少的（Tomas等，2022），该基序主要位于这两种蛋白质中由外显子5′端编码的N端区域，能促使蛋白质形成更高阶的结构。实验中采用的AMBN-C重组蛋白可能由于缺乏该基序，在蛋白自组装过程中未进一步观察到纳米球形成带状结构和更高阶的链状结构。此外，AMBN-C重组蛋白诱导生成了"花蕾状""串珠状"的晶体结构，提示其具有诱导羟基磷灰石（HA）形成的能力。Yoshida等使用ETEM研究了室温下$CeO_2$负载的Pt纳米粒的氧化行为（Yoshida等，2015）。当氧气的压强为$6.54×10^{-1}$Pa时，Pt颗粒表面主要为（111）和（100）晶面，当压强增加到$8.07×10^{-1}$Pa时，会率先在颗粒（111）表面出现晶面间距为0.27nm的原子点阵，这一阵列结构是不稳定的，在观察过程中又会消失。当氧气压强增加到1.33Pa时，整个颗粒表面都会出现晶面间距为0.27～0.28nm的原子阵列，并保持稳定。

相比传统表面研究手段的俯视视角观察，TEM能够提供多个视角的原子尺度的结构、成分和价态信息，可实现在一系列复杂环境下对纳米材料表面动态行为的研究。尽管利用原位TEM对纳米材料表面的探索仍处于起步阶段，在许多方面面临较大挑战，但以上实例充分说明原位TEM在该领域研究中具有巨大的潜力。从研究范围看，纳米材料的表面研究还有很大的拓展空间，从深度看，尽管对很多材料体系表面原子结构的确定已经能够实现，但对于表面缺陷、成分、价态、吸附和反应分子的研究依然存在较多困难。许多表面发生的物理化学过程也依赖于使用原位TEM进行揭示，特别是在研究表面原子、电子结构动态演变的同时，实时对材料表面性能进行分析，构建结构与性能的直接关联是未来研究的重点。一些新技术，如用于TEM的二次电子探头、直接电子相机、新的谱学技术等的出现，也为TEM的发展提供了新的机遇。相信原位TEM技术在未来纳米材料表面科学研究中将会发挥更大的作用。

# 三、原子力显微镜

## 1.结构

原子力显微镜（atomic force microscope，AFM）作为扫描探针显微镜家族中的一员，于1985年由斯坦福大学的G.Binnig与C.F.Quate和IBM San Jose研究实验室的Ch.Gerber合作发明，其可在纳米级别上对各种材料和样品的物理性质包括形貌和力学性能等进行探测，甚至直接对样品进行纳米加工（Giessibl等，2002）。

AFM主要由4部分组成：① 探针末端带有尖锐微小针尖的微悬臂探针，末端针尖的曲率半径一般是纳米级别，样品-针尖间的相互作用力会导致微悬臂的偏移。② 压电陶瓷扫描管用以精确控制探针或者样品在三维方向上的移动，通常是把三个分别代表$X$、$Y$、$Z$方向的压电陶瓷块组成一个扫描管，通过控制$X$、$Y$方向的压电陶瓷块的伸缩来驱动探针在样品表面扫描，通过控制$Z$方向的压电陶瓷块的伸缩来控制探针与样品表面之间的距离。③ 反馈控制系统包含二极管激光器、位敏光电检测器、电子控制器等，二极管激光器产生的微小激光束照射在微悬臂的末端并反射到位敏光电检测器上，当微悬臂偏移时，反射光的位置改变而产生偏移量，位敏光电检测器记录下该偏移量并转换为电信号，随后控制器根据该偏移量对压电扫描管进行适当的调整。④ 计算机和软件与控制器进行交流，可以调节操作参数并显示实验结果（样品高度成像、纤维成像、力曲线等）。微悬臂运动可用如隧道电流检测等电学方法或光束偏转法、干涉法等光学方法检测，当针尖与样品充分接近且相互之间存在短程斥力时，检测该斥力可获得表面原子级分辨图像，一般情况下分辨率在纳米级水平（Akatay等，2014）。

AFM在纳米生物材料研究中的优势主要体现在：① 具有极高的分辨率，横向分辨率可达0.1～1nm，纵向分辨率可达0.01～0.2nm；② 使用环境宽松，既可在真空中工作，也可在大气、常温甚至溶液中使用，并且AFM对样品无导电性要求，制样简单；③ 利用AFM可以在纳米尺度上准确获得样品的黏弹性等力学性能，且探测过程对样品基本无损伤；④ 使用AFM可在材料表面进行纳米操作与加工，并实现了对样品的可控操作；⑤ 可实现实时、原位成像观察；⑥ 可以较容易地与其他表面光学和光谱仪器联合使用，如光学显微镜、傅里叶变换红外光谱、探针加强拉曼光谱、荧光关联谱等，在研究中实现互补以更好地发挥各自的优势。

### 2.原理

将一个对微弱力极敏感的微悬臂一端固定，另一端有一微小的针尖，针尖与样品表面轻轻接触，由于针尖尖端原子与样品表面原子间存在极微弱的排斥力，通过在扫描时控制这种力的恒定，带有针尖的微悬臂将对应于针尖与样品表面原子间作用力的等位面，从而在垂直于样品的表面方向起伏运动。利用光学检测法或隧道电流检测法，可测得微悬臂对应于扫描各点的位置变化，并进一步获得样品表面形貌的信息。AFM测量对样品无特殊要求，可测量固体表面、吸附体系等。

### 3.应用

与电子显微镜相比，AFM具有许多优点。不同于电子显微镜只能提供二维图像，AFM可提供三维形貌图像。此外，电子显微镜需要在高真空条件下运行，而AFM可以在常压下甚至在液体环境下工作。因此AFM是纳米材料结构研究不可替代的工具。使用AFM可以在纳米尺度上对纳米载药系统的表面形貌进行观察，得到高分辨率图像，并对其表面特征进行精确分析。AFM为纳米科学研究提供了更为精确有效的手段，它的出现使得以前难以实现的研究技术得以突破，不仅能得到分辨率极高的图像，还可以观察样品间的相互作用，并且可对纳米材料表面的力学性能进行分析，甚至在分子尺度上对纳米载药系统进行再加工，在纳米材料特别是生物纳米材料领域得到了广泛应用。如Sun等研究发现化学反应pH值对聚乙烯亚胺与戊二醛的交联反应影响很大（Sun等，2013），可通过调节pH值控制所合成的纳米材料的结构，不同pH值会对戊二酸分子与聚乙烯亚胺分子的交联反应活性强弱造成影响。由其AFM结果可知，弱碱性为特殊分界点，酸性与碱性条件下合成材料的主要差别集中在紧密度方面，相比而言，酸性条件更利于交联共聚物密集排布，因此该材料应在弱酸性条件下进行制备。

## 四、粒径与表面电位分析

### 1.结构

采用MIE散射原理的激光纳米粒度仪由可聚光的傅里叶变换光路和自由拟合式数据处理软件组成，可检测颗粒大小及分布，覆盖了毫米、微米、亚微米及纳米等多个波段。Zeta电位分析仪主要由光学系统、电泳池、数据采样和处理器等多个部分组成，实现了由个人微机（PC）对采样模块的控制及后期数据处理的一体化设计。目前，新型的纳米粒度仪主要由激光器、样品池、光学系统、信号放大及A/D转换装置、数据处理及控制系统组成，除了测量粒子的粒径，还可测量样品的Zeta电位，其粒径测量范围为

0.6nm～6μm，适用于粉末状颗粒、液-液和液-固系统中的液滴或颗粒的测量。当前，粒度仪技术已经发展成熟，近年来基础性创新成果鲜有问世，但是技术性的革新依然层出不穷，与行业相关的应用型研究也十分活跃。粒度仪是基于光衍射现象设计的，当光通过颗粒时产生衍射现象（其本质是电磁波和物质的相互作用），衍射光的角度与颗粒的大小成反比，不同大小的颗粒在通过激光光束时其衍射光会落在不同的位置，位置信息可反映颗粒大小，粒度相等的颗粒通过激光光束时其衍射光会落在相同的位置。衍射光的强度信息还可反映样品中相同大小的颗粒所占的百分比（Van等，2003）。

### 2.原理

动态光散射（dynamic light scattering，DLS），也称光子相关光谱（photon correlation spectroscopy，PCS）或准弹性散射（quasi-elastic scattering），可测定光强的波动随时间的变化。使用DLS技术测量粒子粒径，具有准确、快速、可重复性好等优点，已经成为纳米科技中比较常用的一种表征方法。随着仪器的更新和数据处理技术的发展，现在的DLS仪器不仅可测定样品粒径，还具有测定Zeta电位、大分子物质分子量等功能。

DLS的基本原理：粒子的布朗运动（Brownian motion）导致光强的波动，微小粒子悬浮在液体中会无规则地运动，布朗运动的速度依赖于粒子的大小和介质黏度，粒子与介质黏度越小，布朗运动越快。激光纳米粒度仪采用动态光散射原理和光子相关光谱技术，根据颗粒在液体中的布朗运动的速度测定颗粒大小，小颗粒物布朗运动速度快，大颗粒物布朗运动速度慢，使用激光照射这些颗粒，不同大小的颗粒将使散射光发生快慢不同的涨落起伏，光子相关光谱法就根据特定方向的光子涨落起伏分析其颗粒大小。因此本仪器具有原理先进、精度极高的特点，可保证测试结果的真实性和有效性，被广泛地应用于表征各种微粒系统，包括合成聚合物（如乳液、PVC等）、水包油或油包水型乳剂、囊泡、胶束、生物大分子、颜料、染料、二氧化硅、金属溶胶、陶瓷及其他胶体悬浮液和分散体。

Zeta电位是表征分散体系稳定性的重要指标。一般情况下，Zeta电位仪直接测定的是电泳迁移率，并通过理论推导转化为Zeta电位。当电场施加于电解质时，悬浮在电解质中的带电粒子被吸引到带相反电荷的电极，作用于粒子的黏性力倾向于对抗这种运动，当这两种对抗力达到平衡时，粒子以恒定的速度运动，一般称该速度为电泳迁移率。粒子表面存在的净电荷会影响其周围区域的离子分布，导致接近其表面的抗衡离子（与粒子电荷相反的离子）的浓度增加，因此每个粒子周围均存在双电层。根据双电层理论可将双电层分为两部分，即内层区和外层分散区（又称Stern层和扩散层）。在内层区离子与粒子紧紧地结合在一起，在外层分散区，离子以较松散的方式与粒子相吸附。在分散区内存在一定的边界，边界内的离子和粒子形成稳定实体，当粒子运动时（如由于重力），此边界内的离子随着粒子运动，而边界外的离子不会随着粒子运动。这个边界被称为流体力学剪切层或滑动面（slipping plane），在这个边界上存在的电位即称为 Zeta 电位，pH 值是影响纳米材料或颗粒 Zeta 电位的重要因素（Tomas 等，2022）。假设悬浮液中有一个带负电的颗粒，向悬浮液中加入碱性物质，颗粒将更难以得到正电；如果向悬浮液中加入酸性物质，颗粒的电荷会在一定程度上被中和，进一步加入酸，颗粒将会带更多的正电。以 Zeta 电位与 pH 值作相关曲线图，在低 pH 值区域电位为正，在高 pH 值区域电位为负，曲线上有一点通过零电位，这一点被称为等电点，通常在该点时胶体物质极不稳定。

### 3.应用

纳米材料的形状和粒径大小对其结构和性能具有重要甚至是决定性的影响。因此对纳米材料的大小、形状进行表征和控制十分必要。在生物医学研究中，经常使用的纳米粒通常是尺寸为纳米量级（$1 \sim 100nm$）的超细微粒，由于此类材料的颗粒尺寸为纳米量级，本身具有小尺寸效应、量子尺寸效应、表面效应和宏观量子隧道效应，因此具有许多常规材料所不具备的特性。Sun 等以聚乙烯亚胺与戊二醛交联共聚物作为纳米药物载体（Sun 等，2013），使用激光粒度仪测定其平均粒径，结果表明该复合载体粒径分布均匀，其在 30℃、50℃、65℃的平均粒径均为 27.8nm，表明反应温度未对该交联共聚物的粒径大小造成影响。

（1）样品准备

在处理纳米材料样品时应做相应的防护措施，如戴手套等。分散待测样品，使用的溶剂通常是水溶液（如超纯水），将样品池清洗干净并干燥，若用清洗剂清洗，须将清洗剂去除干净，以防影响样品性质。将洗净后的样品池密封或盖上盖子保存。所用溶剂应使用孔径 $\leq 0.2\mu m$ 的微孔滤膜过滤，并检测其对样品信号的影响，溶剂应被过滤至对分析物基本无影响。待测样品的浓度在 $0.001 \sim 1mg/mL$ 或颗粒密度在 $10^9 \sim 10^{12}$ 个 /mL 之间，可适当调整浓度，使适合样品测定的散射光强度符合仪器检测要求。使用标准的石英池作为样品池，使用前用滤过的溶剂淋洗样品池三次以上。将样品溶液用合适孔径的滤膜过滤至样品池，滤膜大小由待测纳米粒子的最大直径以及在滤膜上的吸附情况决定。测定过程中应保证待测粒子不被除去或修饰，样品溶液的液面高度应该在 1.5cm 以上。测量时，注意不要用手触碰样品窗，可用镜头纸擦拭样品窗。盖上样品池，以防灰尘进入或溶剂挥发。

（2）测量步骤

打开仪器，预热 30min，使激光稳定。检查样品池，确保样品窗未吸附气泡，如有气泡，则轻敲样品池使气泡释放，不能摇晃样品池，否则可能引入气泡。确保样品正确插入样品池，设置测量温度，一般实验在 25.0℃下进行，测量前将温度调好，保温 2min。每个样品测定 3 次，以保证结果的可重复性，测量时间应根据仪器情况以及样品的粒径大小和散射特征确定。如果样品的水合直径随样品的浓度而发生变化（如胶束等），可选择3到5个不同的浓度进行动态光散射测试。纳米尺寸的粒子对激光的散射强度与分子量或$d^6$（$d$指粒子的直径）成正比，所以大粒子的散射光强度高于小粒子。在分析前要排除灰尘的影响，尤其当粒子尺寸或折射率很小时，试管、样品瓶和试剂瓶应尽可能保持密封的状态，以减少污染。隔段时间需检测溶剂的背景散射，确保其在仪器允许的范围内，并记录下来以便以后对照。在检测前，要避免样品池与任何其他容器界面的不必要接触。定期检查样品池表面是否被刮伤或有沉积物，否则可能会对测量造成影响。使用高质量的擦镜纸拭擦样品池表面，并且用无磨损、无颗粒的拭子清理样品池内表面。尽量不要使用超声波法清理石英池或玻璃池，否则可能会导致样品池表面的完整程度降低或黏合部位裂开。测量结束后，立即将样品倒出并用过滤后的溶剂或去离子水冲洗样品池，样品不能在样品池中干燥。

## 五、傅里叶变换红外光谱

### 1.结构

傅里叶变换红外（FT-IR）光谱仪是根据红外光的相干性原理设计的，因此是一种干涉型光谱仪，它主要由红外光源、分束器、干涉仪、样品池、探测器、计算机数据处理系统、记录系统等组成。

① 光源：傅里叶变换红外光谱仪为测定不同范围的光谱而设置有多个光源，通常用的是钨丝灯或碘钨灯（近红外）、硅碳棒（中红外）、高压汞灯及氧化钍灯（远红外）。

② 分束器：分束器是迈克尔逊（Michelson）干涉仪的关键元件，其作用是将入射光束分成反射和透射两部分，然后再使之复合，如果可动镜使两束光造成一定的光程差，则复合光束即可造成相长或相消干涉。对分束器的要求是：应在波数$\sigma$处使入射光束透射和反射各半，此时被调制的光束振幅最大，根据使用波段范围不同，在不同介质材料上加相应的表面涂层，即构成分束器。

③ 探测器：FT-IR光谱仪所用的探测器与色散型红外分光光度计所用的探测器无本质的区别，常用的探测器有硫酸三甘肽（TGS）、铌酸钡锶、碲镉汞、锑化铟等。

④ 计算数据处理系统：该系统的核心是计算机，可控制仪器的操作和运行，并收集和处理数据。大多数FT-IR光谱仪使用了Michelson干涉仪，因此实验测量的原始光谱图是光源的干涉图，然后通过计算机对干涉图进行快速傅里叶变换计算，从而得到以波长或波数为函数的光谱图，因此，谱图被称为傅里叶变换红外光谱，仪器则被称为傅里叶变换红外光谱仪。

FT-IR光谱仪的特点主要有：① 信噪比高。FT-IR光谱仪所用的光学元件少，没有光栅或棱镜分光器，降低了光损耗，而且通过干涉进一步增加了光信号，因此到达检测器的光辐射强度大，信噪比高。② 重现性好。FT-IR光谱仪采用的傅里叶变换可对信号进行处理，避免了电机驱动光栅分光时带来的误差，因此重现性较好。③ 扫描速率快。FT-IR光谱仪是按照全波段进行数据采集的，得到的光谱是对多次数据采集求平均值后的结果，而且完成一次完整的数据采集只需要一至数秒，而色散型仪器在任一瞬间只能测试很窄的频率范围，一次完整的数据采集需要十至二十分钟。

### 2. 原理

红外线是波长介于可见光和微波之间的一段电磁波，可依据波长范围分成近红外、中红外和远红外三个波区，其中中红外区（$2.5 \sim 25\mu m$，$500 \sim 4000cm^{-1}$）能很好地反映分子内部所进行的各种物理过程以及分子结构方面的特征，对解决分子结构和化学组成中的各种问题最为有效，因而中红外区是红外光谱中应用最广泛的区域。光源发出的光被分束器（类似半透半反镜）分为两束，一束经透射到达动镜，另一束经反射到达定镜，两束光分别经定镜和动镜反射再回到分束器，动镜以恒定速度做直线运动，因而经分束器分束后的两束光形成光程差，产生干涉。干涉光在分束器汇合后通过样品池，通过后含有样品信息的干涉光到达检测器，再通过傅里叶变换对信号进行处理，最终得到以波长或波数为函数的吸收光谱图。FT-IR属于吸收光谱，是由于化合物分子振动时吸收特定波长的红外光而产生的，化学键振动所吸收的红外光的波长取决于化学键力常数和连接在两端的原子折合质量，也就是取决于样品的结构特征，这就是红外光谱测定化合物结构的理论依据。红外光谱作为"分子的指纹"被广泛地用于分子结构和物质化学组成的研究，根据分子对红外光吸收后得到谱带频率的位置、强度、形状以及吸收谱带和温度、聚集状态等的关系便可确定分子的空间构型，求出化学键的力常数、键长和键角。从光谱分析的角度看，主要是利用特征吸收谱带的频率推断分子中存在某一基团或化学键，由谱带频率的变化推测邻近的基团或化学键，进而确定分子的化学结构，当然也可根据谱带强度的改变对混合物或化合物进行定量分析。

### 3. 应用

FT-IR光谱在各种化学物质包括纳米材料的表征与分析中应用广泛。如，Li等考察了一种单壁碳纳米管（SWCNTs）的化学组成（Li等，2021），红外光谱显示有C—O和C—H化学键存在，表明得到的黑色产物中含有纤维素，且与C/S—C和纤维素的红外吸收曲线相似度很大，$2909cm^{-1}$和$2858cm^{-1}$处为—$CH_2$和C—H的拉伸振动吸收峰，$1168cm^{-1}$和$1113cm^{-1}$处为纤维素葡萄糖单元环中C—O—C和C—O的振动吸收峰，C/S—C中SWCNTs的吸收峰几乎消失殆尽，这主要因为SWCNTs的红外吸收相对较弱，被吸收较强的纤维素吸收覆盖。此外，与纤维素的吸收曲线对比，C/S—C的吸收谱图中并没有[BMIM] Br的特征峰出现，这证明最后得到的C/S—C中离子液体已被完全去除。Wang等以生物素对氨基化SWCNTs进行功能化修饰（Wang等，2013），改性后的SWCNTs在

$1656cm^{-1}$ 和 $1585cm^{-1}$ 处分别检测到酰胺Ⅰ带和酰胺Ⅱ带的特征峰，这表明生物素是通过酰胺键与 SWCNTs-NH$_2$ 成功耦合的，并且在 SWCNTs-NH$_2$ 的光谱图上有酰胺键的特征峰（$1631cm^{-1}$），证明 O-SWCNTs 与聚乙烯亚胺成功连接。

陈茹等使用 FT-IR 技术和差值扫描量热（DSC）技术对以聚乙烯（PE）、聚丙烯（PP）、聚对苯二甲酸乙二醇酯（PET）材质为主的食品接触材料进行检测（陈茹等，2022），根据测试结果，可快速分析材料的成分及热性能。黄爱萍等使用 ATR-FT-IR、DSC、热重分析法（TGA）3 种方法对 5 种 PP 塑料进行测试（黄爱萍等，2020），ATR-FT-IR 结果与热重分析的实验结果相吻合，这给塑料的鉴别及成分分析提供了一定的技术支撑。Mullapudi 等使用 FTIR 技术分析黏合剂共混物的化学成分（Mullapudi 等，2015），借助无滴技术测定黏合剂共混物的表面自由能，借以研究黏合剂的表面自由能与其主要官能团之间的关系，结果表明利用 FTIR 技术预测的相关指标与表面自由能的研究有助于进一步了解黏合剂的特性。谭晓平等采用湿化学还原法，在还原氧化石墨烯表面引入水溶性大环主体超分子柱芳烃（CP5），形成复合物 CP5-RGO，并使用 FT-IR、X 射线光电子能谱（XPS）对 CP5-RGO 进行表征（谭晓平等，2019）。陈晓婷等采用热重-红外-气相色谱/质谱（TGA-FT-IR-GC/MS）联用技术，研究了平均摩尔质量为 $2.400 \times 10^3 \sim 1.724 \times 10^5$ g/mol 的 3 种聚苯乙烯的热裂解特征（陈晓婷等，2016）。银-氧化石墨烯（Ag-GO）纳米复合材料是近年来被广泛研究和使用的一种抗菌剂，Ahmad 等提出了一种无须使用表面活性剂和还原剂，可一步合成 Ag-GO 纳米复合物的方案（Ahmad 等，2021），并且成功地应用 FT-IR 和拉曼光谱检测了不同剂量下 Ag-GO 纳米复合物对阴性大肠埃希菌的抗菌活性。拉曼和 FT-IR 光谱都可以提供样品内分子振动特性的信息，但是二者对不同的分子官能团的灵敏度不同，同时使用这两种技术可以进一步确保实验结果的准确性。

近年来，衰减全反射-傅里叶变换红外（ATR-FT-IR）光谱技术在物质的物理或化学行为的研究中得到了应用，国内外已有不少报道。Dupuy 等对固态脂肪样品采用 ATR-FT-IR 分析（Dupuy 等，1996），根据不饱和脂肪酸含量的不同，将黄油和菜油区分开来。针对硅氧烷对阴离子表面活性剂二辛基磺化琥珀酸钠（SDOSS）在乳化过程中的渗出物，Niu 等使用 ATR 技术研究了其在膜-空气和膜一体界面的分配量的影响（Niu 等，1998）。Tsuchida 等用高灵敏度 ATR-FT-IR 光谱技术对 SiC 表面的化学状态进行了研究（Tsuchida 等，1998）。诸培奋等利用 ATR-OMNI 采样器直接对防紫外线伞面内外进行衰减全反射分析（诸培奋等，2002），结果表明不同品牌伞的里层均为尼龙-6，外面涂层均为聚氨酯。陶巧凤等使用装有 OMNI 采样器的 ATR 技术、溶液成膜和热压膜法三种不同方法所测得的药用塑料红外光谱基本一致（陶巧凤等，2003）。钱浩等用 ATR-FT-IR 光谱技术定量测定 PEG/PE 共混物的表面组成（钱浩等，2003）。姚杰等用红外 ATR-OMNI 采样器研究了麦秸各层面红外光谱的差异（姚杰等，2002），并进一步考察了在不同的处理条件下麦秸表面化学成分的变化规律。以上这些都是很成功的研究应用实例。

综上所述，FT-IR技术不但在机理研究、性能表征、成分检测等众多领域发挥着重要的作用，在环境监测、考古、法医、生物医学等研究领域同样有着非常大的应用潜能。多种分析技术联用的发展在给出全面详尽的准确数据的同时，也不可避免地产生了数据过载、谱图复杂且难以处理的问题，因此选择合适的数学模型对谱图数据进行处理在科研工作中具有非常重要的意义。

# 六、差示扫描量热

## 1.结构

差示扫描量热仪（differential scanning calorimeter，DSC）主要由加热系统、程序控温系统、气体控制系统、自动进样器、制冷设备等几部分组成。

① 加热系统：炉子的加热方式与类型有关，主要取决于温度范围。加热方式有电阻元件、红外线辐射和高频振动，常用的是以电阻元件对炉子加热，炉腔内有一传感器置于防腐蚀的银质炉体中央。

② 程序控温系统：炉子温度升降的速率受温度程序控制，程序控制器能够在不同的温度范围内进行线性的温度控制，如果升温速率为非线性，则会影响DSC曲线；程序控制器的另一特点是必须对线性输送电压和周围温度变化稳定，并能够与不同类型的热电偶相匹配。当输入测试条件之后，温度控制系统会按照所设置的条件程序升温，准确地执行发出的指令。所有这些控温程序均由热电偶传感器（简称热电偶）来执行。

③ 气体控制系统：该系统分两路，一路是反应气体，由炉体底部进入，被加热至仪器温度后再进到样品池内，使样品在测试过程一直处于某种气体的保护中，通入的气体类型要根据样品而定，有的样品需要通入参加反应的气体，有的则需不参加反应的惰性气体，最后气体通过炉盖上的孔逸出。另一路是吹扫气体，炉体和炉盖间必须充入吹扫气体，避免水分冷凝在DSC仪器上。气体控制系统有两种形式，一种是手动方法调节流量计的流速大小，另一种是配一套自动的气体控制装置，由程序切换、监控和调节气体，可在测试过程中由惰性气体切换到反应性气体，通常可自动切换四至五种气体，也可使用手动方法切换和调节气体。

④ 自动进样器：低温型的DSC仪均配备有自动进样器，高温型的目前尚未配备。自动进样器的一个功能是在设置好测试条件的前提下，按照指令抓取坩埚，送入仪器开始测试，实验结束后再取出坩埚，仪器可连续工作24h，大大提高了测试效率。自动进样器能处理多达34个样品，每种样品都可用不同的方法和不同的坩埚，但需注意的是，坩埚的放置位置和软件的设置位置必须一致，否则会弹出提示窗口并且停止工作，直至调整两者的位置一致，才继续工作。

⑤ 制冷设备：用于给样品和参比端降温，一般采用外配形式和仪器联用。有风冷、机械制冷及液氮制冷三种方式，根据实验的制冷速率及温度范围要求采用对应的制冷方式。

### 2. 原理

DSC检测是在程序控制温度下，测量输给物质和参比物的功率差与温度关系的一种技术，主要有热流型和功率补偿型两种。设备的具体原理是：许多物质在加热或冷却过程中会发生融化、凝固、晶型转变、分解、化合、吸附、脱附等物理化学变化，这些变化会同时伴随体系热容的改变，从而产生热效应，其表现为该物质与外界环境之间有温度差。因此，选择一种对热稳定的物质作为参比物，将其与样品一起置于DSC仪的可按设定速率升温的电炉中，分别记录参比物的温度以及样品与参比物间的温度差 $\Delta T$，以 $\Delta T$ 对温度 $T$ 作图即可得到一条差热分析曲线，这种曲线称为差热谱图，从该谱图中可分析出试样的比热容和玻璃化转变温度 $T_g$ 值。

### 3. 应用

DSC仪测定的是与材料内部热转变相关的温度、热流的关系，应用范围非常广，特别是材料的研发、性能检测与质量控制。材料的特性，如玻璃化转变温度、冷结晶、相转变、熔融、结晶、产品稳定性、固化/交联、氧化诱导期等，均为DSC仪的表征与研究领域。DSC是一种热分析法，在程序控制温度下，测量输入到试样和参比物的功率差（如以热的形式）与温度的关系。DSC仪记录的曲线称DSC曲线，它以样品吸热或放热的速率，即热流率 $dH/dt$（单位 $mJ/s$）为纵坐标，以温度 $T$ 或时间 $t$ 为横坐标，可以测量多种热力学和动力学参数，例如比热容、反应热、转变热、相图、反应速率、结晶速率、高聚物结晶度、样品纯度等。该法使用温度范围宽（$-175 \sim 725℃$）、分辨率高、试样用量少，适用于无机物、有机化合物及药物的分析与检测。试样在热反应时发生的热量变化，由于及时输入电功率而得到补偿，所以可记录试样和参比物电热补偿的热功率之差随时间 $t$ 的变化关系。在国外使用热分析方法测定药物纯度已多见报道，显示了该方法在医药学领域具有良好的应用前景。

DSC作为一种热分析技术，在药剂学中已有广泛的应用，其本身作为一种分析工具可用来测定物质的一些理化参数（如熔点、熔融焓、玻璃化转变温度等），如何将这些参数和具体的药剂学问题联系起来则是关键。例如：根据熔点的不同区分同一种物质的不同晶型并判断其稳定性；根据吸热与放热特征峰的偏移、消失、焓值等改变，判断药物和辅料间的相容性；根据熔融峰的存在与否或熔融焓的大小来判定药物的存在状态（晶态或非晶态）；根据促透剂处理前后峰位的偏移进行皮肤构造解析；根据固体分散体玻璃化转变温度的高低来预测其物理稳定性；测定细胞冻结过程中的放热量进而考察细胞膜的渗透性；测定体系的结晶度随时间的变化来研究其结晶动力学等。此外，DSC还可用于物质的鉴别及热稳定性的研究，绘制二元体系的相图，测定药物的纯度或聚合物的结晶度，指导成膜或老化温度的选择及冻干程序的设定等。DSC技术因其操作简便、测定迅速、图谱易分析、所需试量小等特点，在材料学与医药学领域中已得到广泛应用。随着多种热分析技术之间相互结合以及热分析仪与红外光谱和显微镜等联用技术的蓬勃发展，必将进一步拓展该技术的应用范围。

# 七、拉曼光谱

## 1.结构

散射光相对于入射光频率位移与散射光强度形成的光谱称为拉曼光谱。拉曼光谱仪外形构造较简单，设计灵活，操作也很简便，可以手持使用，也可通过集成的小瓶取样模式使用，或固定在机器人手臂上远程遥控使用，尤其是其测定速度快且结果准确，在低段数的测量能力强。拉曼光谱仪一般由光源、外光路、色散系统、信息处理与显示系统五部分组成。

① 激发光源：常用的有Ar离子激光器、Kr离子激光器、He-Ne激光器、Nd-YAG激光器、二极管激光器等。拉曼激发光源波长为：325nm（UV）、488nm（蓝绿）、514nm（绿）、633nm（红）、785nm（红）、1064nm（IR）。

② 样品装置：包括直接的光学界面、显微镜、光纤维探针和样品。

③ 滤光器：激光波长的散射光（瑞利光）要比拉曼信号强几个数量级，必须在进入检测器前滤除，此外，为防止样品不被外辐射源照射，需要设置适宜的滤波器或者物理屏障。

④ 单色器和迈克尔逊干涉仪：有单光栅、双光栅或三光栅，一般使用的平面全息光栅干涉器与FT-IR仪上使用的相同，为多层镀硅的$CaF_2$或镀$Fe_2O_3$的$CaF_2$分束器，也有用石英分束器及扩展范围的KBr分束器。

⑤ 检测器：传统的采用光电倍增管，目前多采用CCD探测器，FT-Raman常用的检测器为Ge或InGaAs检测器。

## 2.原理

拉曼光谱是一种散射光谱，常采用激光作为单色光源，当一束频率为$\nu_0$的单色光照射到试样时会出现透射、吸收、散射3种情况。散射光中的大部分频率与入射光相同（$\nu=\nu_0$），而一小部分频率发生偏移（$\nu=\nu_0\pm\nu\nu$），这种频率发生偏移的光谱就是拉曼光谱。光谱中常常出现一些尖锐的峰，是试样中某些特定分子的特征峰。

当一束频率为$\nu_0$的单色光照射到样品上后，分子可以使入射光发生散射，大部分光只是改变传播方向，从而发生散射，而穿过分子的透射光的频率仍与入射光的频率相同，这种散射被称为瑞利散射；还有一种散射光，它约占总散射光强度的$10^{-10} \sim 10^{-6}$，该散射光不仅传播方向发生改变，而且频率也发生了改变，从而不同于激发光（入射光）的频率，称该散射光为拉曼散射。在拉曼散射中，散射光频率相对入射光频率减少的散射，被称为斯托克斯散射；与此相反的情况，即频率增加的散射，被称为反斯托克斯散射。斯托克斯散射通常要比反斯托克斯散射强得多，使用拉曼光谱仪大多测定的是斯托克斯散射，也统称为拉曼散射。散射光与入射光之间的频率差$\nu$称为拉曼位移，拉曼位移与入射光频率无关，它只与散射分子本身的结构有关。拉曼散射是由于分子极化率的改变而产生的（电子云发生变化），而拉曼位移取决于分子振动能级的变化，不同化学键或基团有特征的分子振动，$\Delta E$反映了指定能级的变化，因此与之对应的拉曼位移也是特征的，这是拉曼光谱可以作为分子结构定性分析的依据。

### 3. 应用

分析拉曼光谱的目标是探测试样元素、成分、分子取向结晶状态以及应力和应变状态等信息，这些信息隐含在各拉曼峰的峰高、宽度、面积、位置（频移）和形状中。分析内容通常有3部分：确定拉曼光谱中含有欲测信息的部分目标光谱，将有用的拉曼信号从光谱的其他部分（噪声）中分离出来，确立将拉曼信号与试样信息间相联系的数学关系（或化学计量关系）。

拉曼光谱分析法是基于印度科学家拉曼（C. V. Raman）所发现的拉曼散射效应，对与入射光频率不同的散射光谱进行分析以得到分子振动、转动方面的信息，并应用于分子结构研究的一种分析方法。拉曼光谱产生于分子内部运动状态的改变，分子有不同的电子能级，每个电子能级有不同的振动能级，而每个振动能级又有不同的转动能级。一定波长的电磁波作用于分子，引起分子相应能级的跃迁，产生分子吸收光谱，引起分子电子能级跃迁的光谱称电子吸收光谱，其波长位于紫外-可见光区，故称紫外-可见光谱。电子能级跃迁伴有振动能级和转动能级的跃迁，引起分子振动能级跃迁的光谱称振动光谱，振动能级跃迁的同时伴有转动能级的跃迁。红外吸收和拉曼散射光谱是分子的振动-转动光谱。用远红外光照射分子时，只会引起分子中转动能级的跃迁，得到纯转动光谱，而近红外区伴随的是X—H或多键振动的倍频和合频。

（1）定性分析

由于不同的物质具有不同的特征光谱，因此可通过光谱进行定性分析。使用拉曼光谱定性检测可提供有关样品中振动谱带的准确光谱信息，该方法适合于特定的化合物，定性检测可用于简便鉴别试验以及结构解析。定性分析可以用人工测定，也可用光谱数据库搜索进行测定。张俊吉等通过对对乙酰氨基酚的拉曼光谱和红外光谱对比分析，再结合文献，对其拉曼光谱和红外光谱振动模式的归属分别进行了指认（张俊吉等，2008）。Ren等报道了诺氟沙星与诺氟沙星胶囊内容物的FT-Raman光谱，以及其在银胶基底上的表面增强光谱，并对各个振动峰进行了归属分析（Ren等，2009）。林文硕等在山药近红外拉曼光谱分析中采用785nm半导体激光光源等光电器件，构建了一套FT-Raman光谱探测系统，该测试获得了山药的拉曼光谱及拉曼一阶导数谱，该导数谱变化较为明显，可以更为清晰地表现山药的拉曼光谱，可作为山药拉曼光谱分析的补充方法（林文硕等，2008）。郭萍等采用拉曼光谱法测定样品，并对谱图进行比较，结果表明，拉曼光谱图中各散射特征峰位置相对应，其关系互补（郭萍等，2004）。采用拉曼光谱分析法，可对中草药绞股蓝进行成分和特征波谱的鉴别，能为合理利用绞股蓝资源和寻找其新的有效成分提供依据。

（2）定量分析

使用拉曼光谱技术进行定量分析的基础是测得的分析物拉曼峰强与分析物浓度间呈线性关系，影响拉曼峰面积和峰高度的因素不只有分析浓度，还有其他因素。因此，几乎所有的拉曼定量分析方法，在建立标定曲线之前都使用某种类型的内标。如吴小琼等利用葡萄糖液激光拉曼光谱中的特征峰—CCO（1125cm$^{-1}$），以标本溶液为内标物，对葡萄糖溶液含量进行了分析（吴小琼等，2007），该法具有测定简单、操作方便、无须添加其他任何化学试剂的优点，是一种绿色的分子测定方法。刘强春等使用LRS-III型激光拉曼光谱仪，以苯和四氯化碳为例，通过对它们自身及其不同体积比混合液的拉曼光谱进行分析（刘强春等，2009），定量得到苯和四氯化碳的体积比和其特征峰强度的关系，根据工作曲线，可计算得出苯和四氯化碳的含量。郝世明等采用激光拉曼光谱对CCl$_4$含量进行直接测定，通过不同浓度CCl$_4$的拉曼光谱特征峰强度以及CCl$_4$与溶剂乙醇特征峰的相对强度比，与CCl$_4$的体积浓度建立线性回归方程，获得较高的准确度（郝世明等，2009）。近年来由于激光技术与纳米科技迅猛发展的带动，拉曼光谱分析法也取得了很好的应用成效，随着更加深入的研究，其将会在医学、药学、文物、宝石鉴定和司法鉴定等领域发挥越来越重要的作用。

# 八、X射线光电子能谱

## 1.结构

X射线光电子能谱仪由进样室、X射线激发源、离子源、样品分析室、超高真空系统、电子能量分析器、信息放大检测器和记录系统等组成。X射线激发源是用于产生具有一定能量的X射线的装置，X射线源必须是单色的，且线宽越窄越好，一般常采用Mg或Al的复合线，它们和双线间隔很近，可以视为一条线。离子源的作用是清洁样品表面或对表面进行定量剥离，以对样品进行深度剖面分析。在X射线光电子能谱仪中通常使用Ar离子枪产生离子源，可分为固定式和扫描式，对样品进行深度分析时，通常采用扫描式Ar离子源。超高真空系统是为确保光电子的无碰撞运动和样品表面的清洁状态，从而使分析结果更准确。激发源、样品室、分析器和探测器都必须在超高真空条件下工作。能量分析器用来测定样品的光电子能量分布，是X射线能谱仪的核心部件，且要求可对能量进行精确测量，分析器分为磁场式和静电式两种，通常采用静电式。

### 2. 原理

X射线光电子能谱（XPS）技术是电子材料与元器件显微分析中的一种先进技术，而且是经常和俄歇电子能谱（AES）配合使用的分析技术。由于XPS可以比AES更准确地测量原子的内层电子束缚能及其化学位移，所以它不仅可为化学研究提供分子结构和原子价态方面的信息，还能为电子材料研究提供各种化合物的元素组成和含量、化学状态、化学键等方面的信息。在分析电子材料时，XPS不仅可提供整体的化学信息，还能给出表面、微小区域和深度分布方面的信息。另外，因为入射到样品表面的X射线束是一种光子束，所以对样品的破坏性非常小，这对分析有机材料和高分子材料非常有利。

XPS又称化学分析用电子能谱，是利用单色X射线照射样品表面，作用后产生光电子，通过测量原子内层的电子结合能来推知样品中所含元素的种类，并通过分析结合能的化学位移，找到元素的价态变化或与电负性不同原子结合的证据。XPS技术能够对材料表层的组织结构提供有价值的信息，与其他检测手段相比，XPS更适用于涂层和镀层的表征。因此XPS是研究材料表面组成和结构较常用的一种电子能谱，在许多研究领域得到广泛应用。

XPS可使原子或分子的内层电子或价电子受激发而发射出来，被光子激发出来的电子称为光电子。XPS可以测量光电子的能量，以光电子的动能/束缚能［binding energy，$E_b=hv$（光能量）$-E_k$（动能）$-W$（功函数）］为横坐标，相对强度（脉冲/s）为纵坐标可作出光电子能谱图，从而获得试样的有关信息。总之，XPS是一种对物质表面成分和结构进行分析的方法，以材料表面元素及其化学态的定性分析、定量分析等基本应用为基础，广泛地应用于材料表面的分析和研究中，如材料表面的氧化、表面涂层和薄膜功能材料的研究等。作为材料学研究中最常用的一种表面分析方法，XPS技术具有以下特点：

① 由于光电子无质量，对样品表面几乎无破坏，X射线光电子能谱法可以称得上是一种无损分析方法，且进行分析时样品用量非常少；

② XPS是一种痕量分析方法，绝对灵敏度高，但相对灵敏度不高，定量准确性受待测纳米材料表面状态的影响；

③ 可分析元素范围广，能对固体样品中除H、He之外的所有元素进行分析；

④ 可以对元素的组成、含量、电子结合能、化学状态进行分析，探测表面深度一般为35nm，可以对材料表面进行点、线、面全方位分析；

⑤ 光电子是中性的，对样品周围的电场、磁场等无太大要求，可以极大地减少样品的带电问题；

⑥ XPS具有特有的化学位移效应，即采用直观的化学观察就可以解释XPS中的化学位移，这是其他表面分析方法所达不到的；

⑦ X射线不易聚焦，照射面积大，因此不适合进行微区分析，但随着相关技术的深入发展，这方面不足已经得到一定的改善。

### 3.应用

（1）定性分析

XPS的定性分析就是根据测量的谱峰位置和峰形获得样品表面的组成、化学态、化学结构、化学键合等信息。对于元素而言，只要计算出光电子的结合能就可以判定元素的种类。对元素的定性分析需通过对样品进行全扫描，将得到的光电子谱图与标准图谱相对照，来确定样品中存在的元素。可以通过全谱扫描获得样品表面的元素组成，可通过窄扫描鉴别某特定元素的存在。对一个化学成分未知的样品，通常采用全谱扫描，以便对材料表面的化学成分进行初步判断。一般来说，首先要鉴别自始至终一直存在的元素谱线，其次是鉴别主要元素的强谱线和次谱线，最后鉴别强度较弱的谱线。鉴别p、d、f谱线时应注意到它们一般应为自旋双线结构，而且互相之间应有一定的能量间隔和强度比。在XPS全谱中，对感兴趣的几个元素的峰可进行窄扫描以获取更加精确的信息，如结合能的准确位置、鉴定元素的化学态等，例如若要知道$Fe_3O_4$中氧元素的具体信息，可以对O1s附近的峰进行窄区扫描。定性分析时要注意识别伴峰和杂质，以及样品被二氧化碳、水、灰尘等污染所产生的污染峰，同时一定要采用元素的主峰进行鉴别，即谱图中最强、最尖锐的特征峰。

（2）定量分析

XPS的定量分析是根据具有某种能量的光电子数量，推断某种元素在材料表面的含量。光电子能谱峰的强度可以是谱峰的面积，也可以是谱峰的高度，因测量的结果更精确，一般实验中常采用谱峰面积。由于光电子的强度不仅与原子的浓度有关，而且与光电子的平均自由程、样品的表面光洁度、元素所处的化学状态、X射线源强度及仪器的状态有关，因此目前采用灵敏度因子法进行定量分析，该方法是利用特定元素谱线强度作参考标准，测得其他元素相对谱线强度，以求得各元素的相对含量。定量分析时要注意选择XPS谱中每个元素的合适特征峰，对特定的特征谱峰用窄扫描进行重复扫描，当样品有多种组分时，应尽量选择能量相近的峰。

（3）化学结构分析

化学位移是指一定元素的内壳层电子结合能随原子的化学态而发生的变化，元素因为原子化学态变化而产生的化学位移有时可达数电子伏特。通过对谱峰化学位移的分析可以对样品的化学结构进行研究。

# 九、X射线衍射分析

## 1.结构

不同原子散射的X射线相互干涉，在某些特殊方向上产生强X射线衍射，衍射线在空间分布的方位和强度与晶体结构密切相关，每种晶体所产生的衍射花样都反映出该晶体内部的原子分配规律。

X射线衍射仪，也称粉末衍射仪，通常用于测定粉末、多晶体金属或者高聚物块体材料等，主要由四个部分构成：① X射线发生器（产生X射线的装置），由X射线管、高压发生器、管压和管流稳定电路以及保护电路等组成，其中X射线管实质上是个真空二极管，其阴极是钨丝，阳极为金属片。在阴极两端加上电流之后，钨丝发热，产生热辐射电子。这些电子在高压电场作用下被加速，轰击阳极（又称靶），产生X射线（此过程产生大量热量，为了保护靶材，必须确保循环水系统工作正常）。② 测角仪（测量角度$2\theta$的装置）。③ X射线探测器，即测量X射线强度的计数装置。④ X射线系统控制装置，即数据采集系统和各种电气系统、保护系统等。

## 2.原理

X射线衍射（X-ray diffraction，XRD）是通过X射线在材料中的衍射行为，分析其衍射图谱，获得材料的成分、内部原子或分子的结构或形态等信息的研究手段。X射线与物质作用时，就其能量转换而言，一般分为三部分，其中一部分被散射，一部分被吸收，一部分继续沿原来的方向传播。散射的X射线与入射X射线波长相同，即晶面间距产生的光程差等于波长的整数倍时，会对晶体产生衍射现象。将每种晶体物质特有的衍射花样与标准衍射花样对比，利用三强峰原则，即可鉴定出样品中存在的物相。布拉格方程是X射线在晶体中产生衍射需要满足的基本条件，其反映了衍射线方向和晶体结构之间的关系。布拉格方程：$2d\sin\theta=n\lambda$，其中$\theta$为入射角，$d$为晶面间距，$n$为衍射级数，$\lambda$为入射线波长；$2\theta$为衍射角。凡是满足布拉格方程的各个方向晶面上的所有原子，其衍射波位相完全相同，其振幅会互相加强。因此，在$2\theta$方向上会出现衍射线，而在其他地方则互相抵消，X射线的强度减弱或者等于零。X射线衍射谱带的宽化程度和晶粒的尺寸有关，晶粒越小，其衍射线将变得弥散而宽化，谢乐（Scherrer）公式可用于描述晶粒尺寸与衍射峰半峰宽之间的关系。

## 3.应用

XRD法被广泛应用于各类材料中物质（如膨润土中蒙脱石）的定量分析中，其操作方便、适用性强，具有较高的分析准确度。影响XRD定量分析的因素很多，概括起来主要有三个方面：① 样品状态造成的误差，如择优取向、颗粒效应、显微吸收、消光效应和结晶度等，会为定量分析结果引入较大误差；② 强度测量软件的统计误差；③ 仪器误差。研究者对XRD定量分析方法及影响因素有较多的论述，但人工处理过的膨润土中蒙脱石如何定量尚未见报道。Yang等结合生产实际，对各种影响蒙脱石定量的因素进行考察并提出了解决方案，使定量分析的精度得到很大提高（Yang等，2020）。根据XRD的原理可知，其实质是晶体衍射，衍射峰的强度与晶体的结构和晶体物质的含量有关：晶体结构完整、晶型较好，衍射强度高；晶体结构残缺、晶型较差，衍射强度低；晶体物质的含量越高衍射强度也就越高。XRD法定量分析中，常用的方法为基体清洗法（$K$值法）和自清洗法（绝热法）。

## 十、紫外-可见吸收光谱

### 1.结构

紫外-可见分光光度计是利用紫外-可见光谱法进行分析工作的仪器，普通紫外-可见分光光度计主要由光源、单色器、样品池（吸光池）、检测器、记录装置、数据处理及记录仪（计算机）等部分组成。紫外-可见分光光度计的设计一般都尽量避免在光路中使用透镜，主要使用反射镜，以防止由仪器带来的吸收误差，当光路中不能避免使用透明元件时，应选择对紫外-可见光均透明的材料（如样品池和参比池均选用石英玻璃）。紫外-可见分光光度计用途广泛，主要用于化合物的鉴定、纯度检查、异构物的确定、位阻作用或氢键强度的测定以及其他相关的定性与定量分析。

### 2.原理

紫外-可见吸收光谱的原理就是在一定的波长范围内对样品进行测量，反映的是样品在不同波长下的吸光度值（$A$）。操作时需设定测定方式，即测定的是$T$值或是$A$值；其次是样品的测定范围，同时还需设置样品的扫描波长，即需要扫的波长范围；此外还有扫描间隔，即仪器每隔多少纳米对样品进行测量，如以1nm为扫描间隔，则仪器从设定的起始波长开始，每隔1nm对样品进行取值，然后将各点连起来就是所需的全波长扫描图像。全波长扫描速率有快、中、慢三种模式，而扫描次数则可以认为是对样品进行1次或多次扫描，扫描后图像有重叠或覆盖两种方式，当扫描次数为2次以上时，覆盖后只显示最后一次扫描的图像，重叠则表示每次扫描的图像都会在光谱图像上显示。在基本参数设置完成后，将参比样品放在光路上进行基线校正，即在所测的波长范围内每个波长上进行调零，之后即可测定各实验样品的吸光度值。

### 3.应用

目前国内外已有大量研究使用紫外吸收光谱单波长法测定废水中的化学需氧量

（COD），并开发了直接用于污染源监测的在线分析仪器。由于单波长测定原理上的缺陷，该法对于成分变化频繁的废水所测结果误差大，必须经常用标准方法予以校正。而采用紫外吸收光谱法可以在废水成分变化时保证测定结果的准确性，减少了校正频率。紫外吸收光谱法是直接使用废水进行扫描，得到最佳紫外吸收波段，建立积分面积与COD的标准曲线后，对样品进行直接测定。结果表明，实验取得了较好的精密度和相关性，可用于有机混合物含量的快速测定。

紫外吸收光谱法是基于有机污染物大多具有在紫外光区产生吸收的生色团，无机还原性污染物所具有的孤对电子也可在紫外光区产生吸收，而在紫外光区产生的吸收峰面积与污染物COD具有相关性，且遵循扩展的朗伯-比尔定律，通过与标准方法的对比建立回归方程，可直接测定废水样品的COD。

# 十一、比表面积及孔径分析

### 1.结构

比表面积及孔径分析仪主要由真空系统、液位调节系统与控制系统等多个部件组成。

① 真空系统：以集装式管路及电磁阀控制系统，大大减小管路死体积空间，使仪器检测吸附气体微量变化的灵敏度增加，从而提高比表面积测定的分辨率；同时集装式管路减少了连接点，可有效提高密封性、延长仪器使用寿命。

② 液位调节系统：液氮面控制系统可确保测试全程液氮面相对样品管位置保持不变，彻底消除因死体积变化而引入的测量误差。

③ 控制系统：采用可编程控制器的电磁阀控制系统，具有高集成度和抗干扰能力。

④ 样品数量：可同时进行两个样品分析和两个样品脱气处理。

⑤ 压力测量：采用压力分段测量的进口双压力传感器，显著提高低$P/P_0$点下的测试精度。

⑥ 压力精度：采用进口硅薄膜压力传感器，精度达实际读数的0.15%，优于全量程的0.15%，远高于皮拉尼电阻真空计精度（一般误差为10% ~ 15%）。

⑦ 分压范围：$P/P_0$准确可控范围达$1×10^{-8} ~ 0.995$。极限真空：$4×10^{-2}Pa$（$3×10^{-4}torr$）。

⑧ 样品类型：粉末、颗粒、纤维及片状材料等。

⑨ 测试气体：高纯$N_2$。

⑩ 数据采集：高精度及高集成度数据采集模块，误差小、抗干扰能力强。

⑪ 数据处理：Windows兼容数据处理软件，功能完善、操作简单，多种模式数据分析，图形化数据分析结果报表。

比表面积分析技术的特点：① 测试系统抗干扰能力强，稳定性高，不会出现频繁死机现象。② 可同时进行两个样品的比表面积测定，测试效率高。③ 独立的样品脱气及

预处理系统，可减少样品处理对测试系统的干扰和损害，还可根据样品类型选择合适的
处理方式，且预处理和测试可同时进行，进一步提高了工作效率。配以样品预处理装置，
可实现动态化真空处理。④ 动态的测试方法过程直观，可观察到不同氮分压条件下氮吸
附和脱附的全过程，测试程序中手动和自动控制可有机结合，有利于对测试过程的灵活
掌控。⑤ 配套软件功能完善，操作简单，软件无须安装，拷贝后即可直接运行，减少了
对计算机系统的依赖性，同时数据归档系统能将每次测试结果及时保存到统一的数据库，
有利于测试数据的积累、统一管理和后期查询分析。

### 2. 原理

比表面积测试法（BET）的原理：物质表面（颗粒外部和内部通孔的表面）在低温
下发生物理吸附，假定固体表面是均匀的，所有毛细管具有相同的直径，吸附质分子间
无相互作用力，可以有多分子层吸附且气体在吸附剂的微孔和毛细管里会进行冷凝。多
层吸附即第一层未吸满就可有第二层吸附，第二层上又可能产生第三层吸附，各层达到
吸附平衡时，测量平衡吸附压力和吸附气体量，因此吸附法测得的表面积实质上是吸附
质分子所能达到的材料外表面和内部通孔总表面积之和。气体吸附法测定固体表面积的
原理可以简单地描述为：在恒温状态下（通常液氮温度为77.3K），让已知分子截面积的
气体覆盖（或吸附）在固体颗粒的表面，在固体表面形成一个单分子层膜，计算被吸附
气体的分子数与其单分子截面积之积，即为所测样品的表面积，将表面积除以样品的质
量，即可得出样品单位质量的表面积——比表面积。

材料的比表面积指单位质量的总表面积，一般来说多孔材料的比表面积代表其单位
质量所有孔隙表面积的总和，其值的大小与颗粒形态和外观相关，而孔径分布是单位质
量材料孔隙体积随孔径的变化率。比表面积和孔径分布一定程度上代表着材料的微观结
构特征，并且对材料的许多宏观特性有很大的影响，因此，准确测定材料的比表面积和
孔径分布对其宏观物理力学特性等具有十分重要的意义。多孔材料的比表面积和孔隙形
貌的测定方法主要有压汞法、气体吸附法、流体通过法、X射线层析摄像（照相）法和
显微观测统计法等。后两者是先获得微结构照片，然后再利用图像分析软件等对获得的
图片进行处理和统计，得到材料的比表面积和孔径分布特征，缺点是对图像处理技术的
要求比较高，过程复杂。气体吸附法、压汞法、流体通过法可从实验测试结果中直接对
数据进行处理，得到孔径分布及比表面积等。而压汞法所产生的废弃汞若处理方式不当
则会对环境造成较为严重的破坏。流体通过法受多种因素的影响，一般测得的结果偏低。
而氮气吸附法的应用范围广，是一种研究固体材料结构特性的重要且有效的手段；该方
法以氮分子作为标尺，来度量材料的表面积与孔容，可用于测量大约 $0.1 \sim 2000 m^2/g$ 范
围内的比表面积以及 $3 \sim 200 nm$ 范围内的孔径，其测定原理简单、测试过程可靠，在多
孔材料的比表面积及孔径分布分析中发挥着重要作用。

### 3.应用

比表面积是微介孔材料孔结构的重要参数，是评价微介孔材料的重要指标之一。目前，国内对微介孔材料比表面积的测定均采用GB/T 19587—2017《气体吸附BET法测定固态物质比表面积》或GB/T 5816—1995《催化剂和吸附剂表面积测定法》等标准规范，可真实、有效地测定比表面积等指标，对指导微介孔材料的研发、生产和使用具有重要意义。氮气吸附法是测定多孔材料比表面积和孔径分布最常用且有效的一种手段，测试原理是依据气体在固体表面的吸附特性，该方法适合测试材料的微中孔隙，以分析材料的微观结构特征。多孔材料的比表面积通常即指其内表面的比表面积，在多孔材料的大部分应用中，如消音降噪、过滤分离、反应催化、热量交换以及人骨生物组织内生长等许多场合，都需要利用孔隙的内表面，其使用性能强烈地依赖于内表面积的大小，因此多孔体材料的比表面积成为一项重要指标。影响比表面积测定的因素很多，如系统是否漏气、样品质量、吸附气体的温度与纯度、样品的制备（如样品的脱气温度及脱气时间）等。

在测定之前，需将样品表面上原已吸附的气体或蒸汽分子除去。具体做法如下：取一个干净的样品管，用电子天平称其质量，加入140mg左右的样品，再称质量。将样品管接到FINE-SORB-3020型比表面及孔隙度分析仪脱气站，打开真空泵，再打开FINE-SORB-3020软件，对脱气站界面设置脱气时间和脱气温度，进行脱气。结束后，让样品管冷却至室温，取下样品管，称量空管加样品的质量。

经预处理的样品管接到仪器分析站，打开FINE-SORB-3020软件，对分析站进行设置，点击分析站开始抽真空和系统检漏，关闭软件。重新打开软件，对分析站进行设置，再进入到测试进行界面，点击分析站，开氮气（分压阀开到0.1MPa）。将装有液氮的杜瓦瓶慢慢放入冷阱电梯与分析站电梯托盘，检查杜瓦瓶口与样品管是否对正，系统达到所需真空度后手动上升冷阱电梯，系统自动控制的分析站电梯上升。前期处理结束后，系统自动测定样品的比表面积，得到等温吸附-脱附曲线等。BET容量法测定固体的比表面积是一种很好的方法，通过优化一系列实验条件如系统的检漏、样品量、样品的预处理、控制载气流速、平衡时间等，可以有效提高实验结果的精准度。

# 第三节　总结与展望

纳米材料的化学组成、结构以及显微组织特征是决定其性能以及应用的关键因素，能够用于纳米材料表征的仪器分析方法已经成为纳米科技中必不可少的实验分析手段。为了更好地理解这些表征技术各自发挥的作用，以下将从纳米材料的组成成分、形貌、粒度、结构等方面进行简单介绍。

### 1.组成成分分析

合成或制备纳米材料后，首先需要分析材料的成分，并判断是否符合预期，从而进行下一步相关性能的测试。因此要确定纳米材料的元素组成、检测材料的纯度、是否含有杂质以及浓度等。为达到此目的，可以选择的表征技术有XRD、XPS等。

### 2.形貌分析

材料的很多重要物理化学性能是由其形貌特征所决定的，比如颗粒状、类球形材料与管状纳米材料的物理化学性能有很大的差异，因此需要使用一些技术来表征纳米材料的形貌，常用的表征技术有SEM、TEM、AFM等。

### 3.粒度分析

对于纳米材料，其颗粒大小和形状对自身性能起着决定性的作用。一般由于颗粒形状的复杂性，很难直接用一个尺度来描述颗粒大小，因此，可广泛采用等效粒度的概念进行描述。不同的粒度分析技术所依据的测定原理不同，其颗粒特性也不同，因而只能进行等效对比。常用的分析纳米材料粒度的技术有显微镜法和光散射法。

### 4.结构分析

除了成分、形貌以及粒度外，纳米材料的结构对材料的性能也有重要影响，包括物相结构、晶体结构等。常用的表征方法有XRD、拉曼光谱、比表面积测定、傅里叶红外光谱、紫外-可见吸收光谱、核磁共振谱等。

### 5.其他

热分析技术是在程序温度控制下研究材料的各种转变和反应，如脱水、结晶-熔融、蒸发、相变等，以及各种无机和有机材料的热分解过程和反应动力学问题等，是一种十分重要的分析测试方法，常见的表征技术有DSC等。

纵观当前诸多的表征与测试技术，要适应纳米材料产业的快速发展，规范化表征和准确可靠地测试纳米材料尚存在一定挑战，当前迫切需要做好以下三方面工作：① 对于各类纳米材料应有针对性地选择最佳的测试与表征方法。如前所述，不同种类纳米材料表征参数不尽相同，不同测试技术的原理、适用范围和技术优势也不相同，要准确表征纳米材料，必须针对不同种类的材料，梳理并确定影响纳米材料特殊性能的主要参数，选取最适合的测试技术，从而实现对纳米材料的可靠测试，达到准确表征的目的。例如，对于高聚物纳米胶体，采用光子相关光谱法比较适宜；而对于纳米晶体，采用X射线衍射线宽化法则能获得良好的测试结果。② 一些微观测试技术是对纳米材料的极小局部范围（纳米尺度）进行测试，有限的测定次数和局部测试不能全面反映纳米材料的整体情况；而一些宏观测试技术只能获得样品的总体情况或平均值，无法获得样品局部的精确信息，这给纳米材料的测试与表征带来了严峻挑战。要准确、可靠地测试、表征纳米材料，必须研究科学的样本选择方法，针对统一表征参数，必须采用既能反映样品总体状况又能反映局部特征的分析测试技术，或者同时采用微观局部测量方法和整体性质测量方法。③ 要在以上基础上促进纳米材料表征与测试技术的标准化。促进产业技术进步、产品贸易发展，从技术层面上首先要实现产品表征与测试技术的广泛协商一致性，因为只有标准化的表征和测试技术才能够获得可靠、可比的评价结果。所以要适应和促进纳米材料产业的健康持续发展，改变技术标准的落后局面，需不断加强全国范围内甚至国际范围内的纳米材料表征与测试技术标准化。

## 参考文献

[1] Zou M Z, Liu W L, Chen H S, et al. Advances in nanomaterials for treatment of hypoxic tumor[J]. National Science Review, 2021, 8(2): 1-24.

[2] Jandt K D, Watts D C. Nanotechnology in dentistry: present and future perspectives on dental nanomaterials[J]. Dental Materials, 2020, 36(11): 1365-1378.

[3] Flori S, Jouneau P H, Gallet B, et al. Imaging plastids in 2D and 3D: confocal and electron microscopy[J]. Methods in Molecular Biology, 2018, 1829: 113-122.

[4] Sun C, Muller E, Meffert M, et al. On the progress of scanning transmission electron microscopy (STEM) imaging in a scanning electron microscope[J]. Microscopy and Microanalysis, 2018, 24(2): 99-106.

[5] Guerin C J, Kremer A, Borghgraef P, et al. Combining serial block face and focused ion beam scanning electron microscopy for 3D studies of rare events[J]. Three-Dimensional Electron Microscopy, 2019, 152: 87-101.

[6] Koike K. Spin-polarized scanning electron microscopy[J]. Microscopy, 2013, 62(1): 177-191.

[7] Kim H, Murata M M, Chang H, et al. Optical and electron microscopy for analysis of nanomaterials[J]. Nanotechnology for Bioapplications, 2021, 1309: 277-287.

[8] Chen Z Q, Chen S J, Zhang J. Effect of surface modification of MWCNTs on crystallization behaviour and mechanical properties of LDPE/POE/MWCNTs composites[J]. Polymers & Polymer Composites, 2011, 19(8): 661-667.

[9] Yang R L, Zheng Y P, Li P P, et al. Effects of acidification time of MWCNTs on carbon dioxide capture of liquid-like MWCNTs organic hybrid materials[J]. Rsc Advances, 2016, 6(89): 85970-85977.

[10] Abdel S M, Burk R. Solid phase extraction of polyhalogenated pollutants from freshwater using chemically modified multi-walled carbon nanotubes and their determination by gas chromatography[J]. Journal of Separation Science, 2009, 32(7): 1060-1068.

[11] Salam M A, Burk R. Synthesis and characterization of multi-walled carbon nanotubes modified with octadecylamine and polyethylene glycol[J]. Arabian Journal of Chemistry, 2017, 10: S921-S927.

[12] Yu J G, Huang K L, Liu S Q,et al.Modification of brominated multiple-walled carbon nanotubes with octadecanol through nucleophilic substitution[J].Chinese Journal of Inorganic Chemistry, 2008, 24(2): 293-297.

[13] Wang J D, Teng Z G, Tian Y, et al. Increasing cellular uptake of mesoporous silica nanoparticles in human embryonic kidney cell line 293T cells by using lipofectamine 2000[J]. Journal of Biomedical Nanotechnology, 2013, 9(11): 1882-1890.

[14] Yoon Y H, Kim S J, Kim D H. Analysis of improvement in performance and design parameters for enhancing resolution in an atmospheric scanning electron microscope[J]. Microscopy, 2015, 64(6): 449-454.

[15] Pan Q S, Chen T T, Nie C P, et al. In situ synthesis of ultrathin ZIF-8 film-coated MSNs for codelivering Bcl 2 siRNA and doxorubicin to enhance chemotherapeutic efficacy in drug-resistant cancer cells[J]. ACS Applied Materials & Interfaces, 2018, 10(39): 33070-33077.

[16] 隆元锶, 骆敬, 冉娟, 等. 人成釉蛋白C端重组蛋白自组装的透射电镜研究[J]. 成都医学院学报, 2022, 17(02): 157-161.

[17] Tomas M, Jalali S, De Vargas A S. Creep evaluation and temperature dependence in self-sensing micro carbon polymer-based composites for further development as an Internet of Things Sensor device[J]. Journal of Composite Materials, 2022, 56(6): 951-963.

[18] Yoshida H, Yamashita N, Ijichi S, et al. A thermally stable Cr-Cu nanostructure embedded in the $CeO_2$ surface as a substitute for platinum-group metal catalysts[J]. ACS Catalysis, 2015, 5(11): 6738-6747.

[19] Giessibl F J. Principle of nc-AFM[M]. Berlin, Heidelberg: Springer Berlin Heidelberg, 2002: 11-46.

[20] Akatay M C, Zvinevich Y, Baumann P, et al. Gas mixing system for imaging of nanomaterials under dynamic environments by environmental transmission electron microscopy[J]. Review of Scientific Instruments, 2014, 85(3): 1-18.

[21] Sun J, Zeng F, Jian H L, et al. Grafting zwitterionic polymer chains onto PEI as a convenient strategy to enhance gene delivery performance[J]. Polymer Chemistry, 2013, 4(24): 5810-5818.

[22] Van Dyck D, Van Aert S, Den Dekker A J, et al. Is atomic resolution transmission electron microscopy able to resolve and refine amorphous structures?[J]. Ultramicroscopy, 2003, 98(1): 27-42.

[23] Li L, Wu J G, Yang L M, et al. Fourier transform infrared spectroscopy: an innovative method for the diagnosis of ovarian cancer[J]. Cancer Management and Research, 2021, 13: 2389-2399.

[24] 陈茹, 卢永桢, 李帅, 等. PE-HD/CBCNT与PE-HD/CNT复合材料的制备和性能对比[J]. 工程塑料应用, 2022, 50(04): 14-20.

[25] 黄爱萍, 赵金尧, 万富, 等. 红外光谱衰减全反射法结合热分析法分析PP再生料[J]. 绿色包装, 2020, 02(05): 48-50.

[26] Mullapudi R S, Sudhakar R K. An investigation on the relationship between FTIR indices and surface free energy of RAP binders[J]. Road Materials and Pavement Design, 2020, 21(5): 1326-1340.

[27] 谭晓平, 石洪凡, 朱乾华, 等. 水溶性阳离子柱[5]芳烃还原石墨烯复合物在荧光检测左旋肉碱中的应用研究[J]. 化学试剂, 2019, 41(02): 153-157.

[28] 陈晓婷, 张庆合, 李晓敏, 等. 热重-红外-气相色谱/质谱联用研究聚苯乙烯的裂解特征[J]. 化学试剂, 2016, 38(12):4.

[29] Ahmad M A, Aslam S, Mustafa F, et al. Synergistic antibacterial activity of surfactant free Ag-GO nanocomposites[J]. Scientific Reports, 2021, 11(1): 196.

[30] Dupuy N, Duponchel L, Huvenne J P, et al. Classification of edible fats and oils by principal component analysis of Fourier transform infrared spectra[J]. Food Chemistry, 1996, 57(2): 245-251.

[31] Niu B J, Urban M W. Recent advances in stratification and film formation of latex films; attenuated total reflection and step-scan photoacoustic FTIR spectroscopic studies[J]. Journal of Applied Polymer Science, 1998, 70(7): 1321-1348.

[32] Tsuchida H, Kamata I, Izumi K. FTIR-ATR analysis of SiC (000 anti 1) and SiC (0001) surfaces[C]// Materials Science Forum. 1998, 264.

[33] 诸培奋, 高剑英, 苏克曼, 等. 防紫外线伞ATR-OMNI采样器的FTIR分析[J]. 光谱实验室, 2002(02): 198-200.

[34] 陶巧凤, 金宏. 药用塑料瓶的红外光谱定性分析[J]. 中国药品标准, 2003(04): 62-64.

[35] 钱浩, 祝亚非, 许家瑞. 用衰减全反射傅里叶变换红外光谱定量测定 PEG/PE 共混物的表面组成 [J]. 光谱学与光谱分析, 2003, 23(4): 6.

[36] 姚杰. 一种获得材料各层面红外光谱的有效工具——OMNI 采样器 [J]. 光谱实验室, 2002(06): 840-843.

[37] 张俊吉, 刘彩云, 张敬来, 等. 对乙酰氨基酚的拉曼光谱和红外光谱研究 [J]. 光散射学报, 2008, 20(1): 5.

[38] Ren Y H, Zhou G M, Wu J, et al. Study on the Interaction of DNA and Norfloxacin by FT-Raman[J]. Spectroscopy and Spectral Analysis, 2009, 29(11): 2980-2983.

[39] 林文硕, 陈荣, 李永增, 等. 山药近红外拉曼光谱分析 [J]. 光谱学与光谱分析, 2008(05): 1095-1097.

[40] 郭萍, 袁亚莉, 熊平, 等. 中草药绞股蓝的傅里叶变换红外和拉曼光谱分析 [J]. 光谱学与光谱分析, 2004(10): 1210-1212.

[41] 吴小琼, 郑建珍, 刘文涵, 等. 激光拉曼光谱内标法测定葡萄糖液浓度 [J]. 光谱学与光谱分析, 2007(07): 1344-1346.

[42] 刘强春, 吴秋燕, 慕元强, 等. 苯和四氯化碳混合液的激光拉曼光谱研究 [J]. 淮北煤炭师范学院学报 (自然科学版), 2009, 30(02): 17-20.

[43] 郝世明, 龚辉, 申晓波, 等. 利用拉曼光谱测定四氯化碳浓度 [J]. 实验科学与技术, 2009, 7(05): 34-36.

[44] Yang W Y, Liang D, Kong X D, et al. Neutron diffraction studies of permanent magnetic materials[J]. Rare Metals, 2020, 39(1): 13-21.

# 第三章

# 脂质体纳米递送系统

2020年世界卫生组织的报告表明，癌症仍是世界上致死率最高的疾病，当年癌症死亡人数高达1000万人。癌症治疗的目的是在保留正常分裂细胞的同时，特异性地抑制癌细胞的增殖生长。传统的化疗、放疗和外科治疗经常会引起各种严重的副作用，而通过递送系统将化疗药物运输至肿瘤细胞具有高选择性、靶向性、有效性、生物相容性以及可实现药物的有效载荷等优点，因此可作为一种有效的替代治疗方法。然而，纳米递送系统仍在技术、制造、临床治疗等各方面存在问题，限制了其实际使用（Gyanani等，2021）。许多具有药理作用的活性化合物由于对正常组织有严重不良反应而不能作为药物使用。为了到达靶向区域，药物必须穿过大量机体组织与细胞等，在转运过程中可能会出现大比例失活，如果增加药物剂量或浓度，则会导致各种严重的毒副作用且患者经济负担加重。解决这些问题的理想方法是使用合适的载体如血清蛋白、免疫球蛋白、合成聚合物、脂质体、微球、红细胞、反胶束、药体、单克隆抗体、纳米粒、微乳、药质体等来负载药物，实现靶向递送与释放（Bobo等，2016；Liu等，2006）。在这些载体中，脂质体在将药物有效递送至靶部位和以预定速率控制药物释放方面具有很大的潜力（Bobo等，2016）。本章将重点介绍脂质体纳米递送系统。

脂质体是由封闭的双层磷脂结构组成的纳米级系统，在1965年被提出可用作药物递送载体（Allen等，2013）。自从被发现以来，脂质体作为药物载体被广泛研究，以改善治疗药物在体内特定部位的递送效果，并按照临床实用的标准进行了许多改进。目前，脂质体作为药物载体系统已得到大量的成功开发，许多以脂质体为基础载体的纳米制剂已上市或正在进行临床试验。目前脂质体载药系统的研发与制备主要是基于对脂质-药物相互作用和人体对脂质体处置机制的认识，研究人员从脂质体给药系统的临床应用中获得的新的理论总结，可以整合到脂质体的设计策略中，使其更好地靶向于癌变组织、器官或细胞（Bobo等，2016）。

近几十年来，大量研究人员的开创性工作推动了脂质体领域重要技术的发展，如远程药物装载、均质尺寸挤压、长循环（聚乙二醇化）脂质体、触发释放脂质体、含有核酸聚合物的脂质体、配体靶向脂质体和负载多组合型药物的脂质体等，这些新技术推动了各类药物及相关脂质体制剂的临床试验的开展，如抗癌、抗真菌、抗生素、基因药物、麻醉剂和抗炎药的输送等。作为第一个实现从概念到临床应用的纳米药物递送系统，脂质体目前已成为一项成熟的制剂技术并得到了广泛的临床应用（Allen等，2013）。

此外，经过合理监管且安全性良好的新型赋形剂的出现，以及多组分配方技术的进步，极大地提高了基于脂质体的药物递送系统的开发与应用潜力（Markovic等，2020）。

# 第一节　概述

## 一、结构与特性

脂质体是由一个或多个天然磷脂包裹的水核组成的微小囊泡（Mufamadi等，2011），是一种封闭的双层磷脂系统（Allen等，2013），主要组成成分是磷脂和胆固醇。磷脂是生物微观组分的主要结构成分，包括甘油磷脂和鞘磷脂，最常见的磷脂由磷脂酰胆碱（PC）分子组成，PC颗粒不溶于水和水性介质，它们紧密地排列在平面双层上，以尽量减少水相与长烃类脂肪系之间的互斥作用。甘油（包括磷脂）是脂质体制剂中最常用的成分，占生物膜中脂质质量的50%以上。胆固醇本身不会形成双层结构，但当其与磷脂酰胆碱的摩尔比达到（1∶1）～（2∶1）时，胆固醇能够被包含在磷脂膜中。胆固醇位于膜上，其羟基指向水相，脂肪链平行于双分子层中心的酰基链，胆固醇在磷脂基脂质体中的高溶解度归因于其疏水性和头部基团间的相互作用（Daraee等，2016）。

在脂质体的结构成分中，最基本的部分是由磷脂组成的，磷脂是两亲性分子，具有亲水头部和疏水尾部。亲水部分主要是磷酸与水溶性分子结合，而疏水部分由两条脂肪酸链组成，每条链上有10～24个碳原子和0～6个双键。当这些磷脂分散在水介质中时，极性头部基团面向水区域，而脂肪酸基团彼此面对，它们以这样的方式自发形成层状薄片，最终组成被称为脂质体的球形或囊泡状结构。其中极性部分与水性区域保持接触，同时屏蔽非极性部分，与膜表面呈一定角度。当磷脂在水中水合时，伴随着超声波、振动、加热、均质等能量的输入，脂质-脂质、脂质-水分子之间会发生亲水或疏水相互作用，导致形成双层囊泡，从而在水相中实现热力学平衡。双层结构形成的原因包括：折叠成封闭的同心囊泡，使亲、疏水相之间产生的不利相互作用最小化；大的双层囊泡的形成有效减少了亲水和疏水环境之间存在的大自由能差；通过形成囊泡，脂质体获得了超分子自组装结构的最大稳定性（Kalepu等，2013）。图3-1描述了脂质体（双层囊泡）和磷脂的结构组成。

载药脂质体可以特异性或非特异性地吸附在细胞表面或与细胞膜融合，将药物释放到细胞质中，或者吸附在细胞表面时会被某些细胞膜成分破坏，从而使药物通过微胞饮作用进入细胞。脂质体还能直接通过转移蛋白介导的作用与细胞膜进行脂质成分交换，

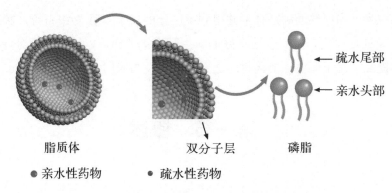

疏水尾部

亲水头部

脂质体　　　　　双分子层　　　磷脂

● 亲水性药物　　● 疏水性药物

**图3-1　脂质体（双层囊泡）和磷脂的结构示意图**

或经特异性/非特异性的内吞作用使药物释放到细胞质中（Almeida等，2020）。其中，亲脂性药物通常几乎完全被包埋在脂质体的脂质双分子层中，由于它们的水溶性较差，很少会发生包埋药物在储存时泄漏的问题；亲水性药物可以被包埋在脂质体的水相内，也可以位于外部的水相中（Johnsson等，2003）。总之，脂溶性/水溶性差异很大的药物均能被脂质体包覆，可根据自身的特性被负载于磷脂双分子层中或者水核内，也可被包覆在双分子层界面上。通过脂质体的负载和释放调节可有效改变药物的生物分布，从而提高其治疗指数。作为多功能型药物载体，脂质体还可用于控制生物液体中游离药物的滞留，调节囊泡在体循环或体内其他腔室中的滞留，并增强靶细胞对囊泡的摄取（Goyal等，2005）。

脂质体可用作各种药物的载体，能有效提高药物的生物利用度与治疗效果，修饰型脂质体给药系统还可以靶向至病变部位（Kalepu等，2013），以改善药物在体内特定靶位的递送。

脂质体由水空间嵌入双分子片的结构组成，对水是可渗透的，对渗透压敏感，带正电的膜对阳离子不渗透，带负电的膜对阴离子相对渗透（Daraee等，2016）。

脂质体的特性使其成为能够运输两亲性、亲水性或疏水性药物的"全能型"脂类载体，其生物毒性较小，与外部环境的兼容性极佳，不会触发免疫系统功能，且具有靶向递送功能。脂质体作为包裹型载体还具有增强保护作用，防止外部环境对药物的直接降解作用（Hernandez等，2022）。脂质体还可与带负电或带正电的大分子复合，为基因/多肽类药物提供了一定程度的保护，使其免受降解过程的影响。此外，脂质体生物相容性好，固有毒性低；可以靶向至特定的细胞或组织（被动或主动靶向性）；不产生抗原或热原反应；表面易于修饰、易制备；可以封装各种药物和活性分子；在静脉给药方面，脂质体清除速率快、循环半衰期短。脂质体在人体中的平均半衰期约为55h，而游离药物在几分钟内就会分布到组织中，并在24h内从体循环中被完全清除，因此脂质体具有良好的长效缓释效果（Bobo等，2016；Daraee等，2016；Goyal等，2005；Hernandez等，2022）。

脂质体的缺点：被封装的药物分子易产生渗漏与融合；磷脂有时会发生氧化和类

似水解的反应；稳定性差，这是由于潜在的脂质氧化、水解、泄漏等，易产生粒子的裂变和融合以及亲水载体的还原；相较于一些新型纳米载体其半衰期仍较短；溶解度低等（Daraee等，2016）。

因为脂质体具有上述特点，包裹在其中的药物可以受到保护，不受外部介质尤其是酶和抑制剂的影响，使药物在运输过程中不发生快速降解，对机体的副作用最小，此外，脂质体通过脂融合或内吞机制为药物进入靶细胞提供了机会（Goyal等，2005）。脂质体还可携带亲脂性或亲水性药物穿过血脑屏障进入脑细胞，可用于运输无法跨越血脑屏障的药物（Mufamadi等，2011；Hernandez等，2022）。由于具有上述的广泛优点，作为一种较早出现的纳米级药物递送载体，脂质体越来越受到人们的重视并得到广泛的应用（Liu等，2006）。

## 二、分类

### 1.按照大小和双层结构数量划分

脂质体根据其尺寸大小和双层结构的数量可分为小单层囊泡（SUV）、中单层囊泡（MUV）、大单层囊泡（LUV）、巨大单层囊泡（GUV）、多层囊泡（MLV）等（Sheoran等，2019；Moghimipour等，2013；Szoka等，1978；Mayer等，1986）。

小单层囊泡为单一脂质层包围结构，大小仅为25～50nm，是一种单室囊泡，其表面积与胶囊体积之比非常大，以至于每摩尔脂质只能获得很小的水体积，SUV可通过超声波处理法或压榨挤出技术生产。大单层囊泡也是单一脂质层包围结构，其大小通常大于50nm。LUV可通过有机溶剂稀释、洗涤剂透析或MLV挤出法生产。LUV是一种适合核酸药物的递送载体。中单层囊泡的尺寸通常大于100nm。巨大单层囊泡是一种体积非常大的囊泡，其尺寸从10μm至1000μm不等，可通过电铸法制备。GUV脂质体是细胞膜的理想模型，可以用作微型生物反应器。多层囊泡脂质体由数个（一般多达10个以上）脂质层组成，脂质层被一层水溶液隔开，通常大小在500nm～10μm之间，适合于包封各种亲脂性药物。MLV是水合脂质分散体的通称，其尺寸可大可小，因此存在大量脂质体亚类，可通过多种技术制备，尤其是选用不同有机溶剂和冻融方法，可以获得具有优异水合与捕集性能的MLV。

### 2.按照制备方法划分

根据制备方法不同可将脂质体分为反相蒸发囊泡（REV）、基于反相蒸发法的多层囊泡（MLV-REV）、稳定的多层囊泡（SPLV）、冻融多层膜囊泡（FAT-MLV）、基于挤压技术的囊泡（VET）、脱水-再水合囊泡（DRV）、基于融合法的囊泡（FUV）以及乙醚注射囊泡（EIV）（Sheoran等，2019；Moghimipour等，2013；Szoka等，1978；Mayer等，

1986；Pidgeon等，1987；赵海霞等，2000；Gruner等，1985；Kirby等，1984）。

（1）反相蒸发囊泡（REV）

将脂质混合物添加到长颈圆底烧瓶中，通过旋转蒸发器在减压条件下去除溶剂。通氮气，使脂质在有机相中重新溶解，形成反相囊泡，即通过反相蒸发法制备出单层或低片层囊泡。分散法可用于制备单层或多层脂质体，如果需要高溶质截留率，REV在实验上是制备单层囊泡的首选方法。

（2）基于反相蒸发法的多层囊泡（MLV-REV）

传统的MLV是通过在圆底烧瓶内使用PBS等介质将干燥的脂质膜水合而制备的。用液体脂质制备MLV-REV：在通氮气条件下，经1～2min的超声处理，用PBS溶液（0.3ml或0.5ml）将脂质-乙醚溶液（10ml）与药物溶液（0.3ml或0.5ml）混合，将乳化乙醚在30℃下分两个阶段去除。用固体脂质（如DPPC）制备MLV-REV：在通氮气条件下，经1～2min的超声处理，用PBS溶液（0.3ml或0.5ml）将脂质-乙醚溶液（10ml）与药物溶液（0.3ml或0.5ml）混合，将乳化乙醚在30℃下分两个阶段去除，去除乳化醚后，在脂质组装成膜后加热脂质体，此方法截留效率高。

（3）稳定的多层囊泡（SPLV）

将含有氯仿或其他脂质的EPC在圆底烧瓶中旋转蒸发至干燥，将脂质膜溶解在5ml乙醚中。然后，向乙醚-脂质溶液中添加0.3ml水相（通常为HEPES缓冲液），如果某一特定溶质被截留，则在将其加入乙醚-脂质溶液之前将其溶解在水相中。两相混合物（水和乙醚）在浴式超声波仪中乳化，在此期间通氮气，持续约2min，直到乙醚完全蒸发。将所得滤饼重新悬浮在10ml缓冲液中，再将悬浮液制成颗粒并清洗。虽然SPLV和经典的MLV由相同的材料制成，在电子显微镜下表现出明显的相似性，但这两种囊泡的稳定性、包封效率、电子自旋共振（ESR）、核磁共振（NMR）、X射线衍射和生物效应均不同。例如，包裹在SPLV中的抗生素对治疗布鲁菌感染有效，相比之下，相同抗生素的MLV封装在治疗布鲁菌感染方面的效果要差得多，并且经SPLV过程制得的脂质体不会被压缩，具有独特的物理和生物特性。

（4）冻融多层膜囊泡（FAT-MLV）

先制备未包封药物的小单室脂质体，在冻干前将待包封药物加入，在快速冷冻过程中，由于冰晶的形成，使形成的脂质体膜破裂，形成冰晶的片层与破碎的膜同时存在，此状态不稳定，在缓慢融化过程中，暴露的脂膜互相融合并重新形成脂质体，即经反复冻融制备出多层囊泡。

（5）基于挤压技术的囊泡（VET）

通过不同孔径的聚碳酸酯过滤器挤压MLV，可制得不同尺寸的单层或多层囊泡。引入通用术语"VET"来表示"通过挤压技术制备的囊泡"，并用数字下标来表示所采用的孔径。因此，$VET_{50}$系统表示通过50nm孔径的过滤器挤出的囊泡，而$VET_{400}$系统表示通过400nm孔径的过滤器挤出的囊泡。该方法不含有机溶剂或洗涤剂,无任何污染,粒度分布均匀,制备方法简单。

（6）脱水-再水合囊泡（DRV）

这种方法能够以高效、温和的条件将多种材料封装成不同脂质成分的脂质体。该程序基于脱水和控制补液,以诱导预成型脂质体的融合,操作简单。

（7）基于融合法的囊泡（FUV）

通过饱和磷脂酰胆碱的超声作用形成的小单层囊泡,在低于其主要液晶相变温度（$T_m$）时自发融合。这种融合囊泡只含有一种纯化的脂质。此外,FUV是单层的,非常均匀且稳定;FUV的纯度、稳定性和均一性表明其作为药物递送囊泡具有巨大的潜在价值。

（8）乙醚注射囊泡（EIV）

将磷脂与胆固醇等类脂质及脂溶性药物溶入乙醚中,该溶液经注射器缓缓注入加热至50℃（并用磁力搅拌）的磷酸盐缓冲溶液（或含水溶性药物）中,不断搅拌至乙醚完全除去,即得到多孔脂质体。将其混悬液通过高压乳匀机后,所得成品大多为单室脂质体,少量为多室脂质体,粒径绝大多数在2μm以下,如头孢菌素类脂质体可用此法制得。

### 3.按照结构组成和细胞内递送机制划分

根据脂质体的组成和在细胞内递送的机制,可将脂质体分为五种类型:常规脂质体（liposome）、pH敏感脂质体、阳离子脂质体（CL）、免疫脂质体和长循环脂质体（LCL）等（Sheoran等,2019;Bharali等,2009）。

（1）常规脂质体

常规脂质体是脂质囊泡结构物在药物递送应用中的首次创造。常规脂质体载体主要由天然磷脂或脂质组成,如1,2-二硬脂酰-甘油-3-磷脂酰胆碱（DSPC）、鞘磷脂、卵磷脂酰胆碱和单唾液酸神经节苷脂。脂质体制剂可以有效解决药物治疗中的两个关键问题:全身生物分布和靶向特定受体。脂质体能够保护被包封的药物分子不被降解,并且可以被动靶向具有不连续内皮的组织或器官,如肝、脾和骨髓。静脉注射时,脂质体被单核巨噬细胞系统（MPS）迅速捕获并从血液循环中清除。这种特性已被用于有效地输送抗寄生虫和抗菌药物（例如抗利什曼病或抗肌张力药物）,以治疗单核巨噬系统中的局部感染,或用于在癌症模型中将免疫调节剂封装在活化的巨噬细胞中,以产生抗肿瘤效果。但当靶点位于多磺酸黏多糖（MPS）之外时,巨噬细胞对脂质体的有效摄取以及随后从全身循环中将其清除是脂质体用作药物递送系统的主要缺点之一（Mufamadi等,2011;Daraee等,2016;Immordino等,2006）。

（2）pH敏感脂质体

pH敏感脂质体是指磷脂双层中含有特定化合物的脂质体,这些化合物会影响脂质双层特性,以响应pH的变化。脂质体到达靶组织后可以被识别并通过内吞作用吸收,然而，一旦被细胞摄取，它们最终将被输送到溶酶体，脂质体及其内容物可能会被各种水解酶和肽酶降解，其结果可能是大分子药物的生物活性降低甚至丧失。pH敏感脂质体的设计目的是通过在到达溶酶体之前释放其内容物，至少将一部分释放到细胞质中，从而避免这一问题，它们进而可以扩散到其他细胞器或核靶点。pH敏感脂质体通过多种潜在机制之一或组合将其负载物释放到细胞质中，脂质膜被诱导与细胞膜进行融合，直接将内容物释放到细胞质中；或者，脂质体可能变得不稳定，并导致细胞膜不稳定，使脂质体负载的药物泄漏到细胞质中。pH敏感脂质体可由各种脂质组合物制备，该脂质体对环境的pH变化高度敏感，并因部分或全部脂质体的特定性质而释放截留的内容物。pH敏感脂质体可分为两类：PC基型和PE基型。PE基型pH敏感脂质体是研究较广泛的脂质体，通常由涂料和两亲性稳定剂组成；PC基型pH敏感脂质体可以用几种类型的PC和其他两亲性脂质（如PS）制备，它们通常是外界条件pH敏感的。PC基型脂质体的pH敏感性通常需要多组氨酸或凝集素等辅助介质来实现（Daraee等，2016；Torchilin等，1993；Drummond等，2000）。

（3）阳离子脂质体

阳离子脂质最早由Feigner等合成。阳离子脂质体是粒子呈正电性的脂质体制剂，所以使用正电性的阳离子脂质是制得阳离子脂质体的关键。阳离子脂质体可以用作大分子药物如核酸的递送载体，复合物的形成是由脂质体带正电荷的头部基团与带负电荷的DNA磷酸盐基团之间的离子相互作用造成的。目前市场上最为常见且使用较多的阳离子脂质体有DOTAP、DOTMA等，但它们在应用中都表现出了较大的细胞毒性，因此在载药量和安全性两方面较难取得平衡（Daraee等，2016）。

（4）免疫脂质体

免疫脂质体是一种靶向型脂质体，与针对特定细胞的单克隆抗体结合，在表面连接抗体后可对靶细胞进行识别，从而增强脂质体的靶向性，对于负载抗癌药物的免疫脂质体，这种外部修饰增加了其对特定肿瘤细胞的亲和力，提高了治疗指数。脂质体在医学上的另一个功能是作为免疫佐剂增强免疫反应，将抗原重组到脂质体膜上或纳入脂质体内部会引起免疫反应增强，如巨噬细胞激活、抗体产生等。脂质体作为免疫佐剂的优势在于其优良的生物降解性、低毒性、低抗原性以及具有在体内靶向特定细胞的潜力。多项实验结果表明，脂质体是良好的实用型佐剂，可以提高对特定抗原的免疫原性，包括糖脂（神经节苷脂）、蛋白质、致病病毒的抗原等。考虑到许多潜在的靶向应用，如在不同体腔注射，免疫脂质体在免疫分析和诊断测试中可发挥重要作用。免疫脂质体还具有"旁观者杀伤"效应，因为药物分子可以扩散到邻近肿瘤细胞中，为了以这种方式更好地发挥作用，可以使用隐形技术构建免疫脂质体，使其具有长循环和非免疫原性。例如将聚乙二醇（PEG）链末端含有马来酰亚胺基团的PE或DSPE的PEG（分子量3400）衍生物混合到脂质体配方中，再通过表面连接将Fab或scFv片段的还原性硫醇基团连接到PEG脂质体的马来酰亚胺基团上，获得稳定的硫醚键，目前，这种从预成型脂质体开始制备免疫脂质体的方法获得了广泛的应用（Daraee等，2016；Hernandez等，2022；Immordino等，2006）。

（5）长循环脂质体

经过PEG修饰可增强脂质体的柔顺性和亲水性，通过单核巨噬细胞系统吞噬，减少脂质体脂膜与血浆蛋白的相互作用，延长循环时间，称为长循环脂质体。用PEG对脂质体进行表面修饰可以通过几种方式实现：以物理吸附方式聚合到囊泡表面，在脂质体制备过程中加入PEG-脂质结合物，或通过共价键将PEG中的反应基团附着到预成型脂质体表面。长循环脂质体对除肝脾以外的组织或器官具有较强的靶向作用，同时，将抗体或配体结合在PEG的末端，既可保持长循环，又能获得对靶体的特异性识别。通过减少多磺酸黏多糖的摄取，长循环脂质体可以被动地积聚在其他组织或器官内，这种被称为被动靶向的现象在正在进行血管生成的实体瘤中尤为明显：在血管生成过程中，肿瘤血管系统中存在不连续的内皮衬里，有助于脂质体外渗到间质空间，由于肿瘤缺乏有效的淋巴引流，脂质体在间质空间积聚后可作为一个持续的药物释放系统，使得其在肿瘤区域优先积聚（这一过程被称为增强的渗透或滞留效应，即EPR）（Immordino等，2006）。

#### 4.其他类型脂质体

（1）磁性脂质体

含有药物和铁磁性物质的脂质体被称为磁性脂质体，可用于靶向给药。磁性纳米粒在药物和基因递送、癌症诊断和治疗领域有着巨大潜力。由于生物相容性好，磁性脂质体（包裹在脂质体中的磁性纳米粒）似乎是一种多功能的高效递送系统，例如经功能化修饰后负载药物并结合热疗手段的磁性纳米粒和磁性脂质体均可被用作抗肿瘤药物载体，可通过梯度磁场积聚在靶组织（如肿瘤）中，这一概念被称为磁性药物靶向（MDT）。磁性纳米粒和磁性脂质体也可用作磁共振成像（MRI）的T2（自旋-自旋弛豫）对比剂，因此它们的生物分布可以通过MRI在体内进行无创监测。另外，磁性纳米粒已经成功地经磁热疗方式用于癌症治疗，例如Pradhan等设计了用于热化疗的叶酸受体靶向型热敏磁性脂质体，该脂质体旨在结合生物和物理（磁性）机制的靶向性，用于磁热疗触发的药物释放，通过磁性作用靶向治疗肿瘤，并配备生物靶向配体，可进一步增强肿瘤细胞的摄取率。此外，该纳米粒对温度敏感，磁性纳米粒在交流磁场中产生的热量会触发化疗药物的释放，增加其在肿瘤细胞内的积累量。研究结果表明，生物和物理源性靶向作用、药物触发释放和基于磁场影响的热疗的综合概念可以被高效地整合并用于癌症的热化疗（Moghimipour等，2013；Pradhan等，2010）。

（2）ATP脂质体

三磷酸腺苷（ATP）是细胞能量的来源，缺乏ATP会引起许多问题。ATP脂质体在细胞培养模型中可保护人体内皮细胞，使其免于能量衰竭，例如Verma等设计通过冷冻-解冻法使脂质体中ATP含量增加，从而制成ATP脂质体，研究发现，在离体大鼠心脏模型中，ATP脂质体可有效保护心肌机械功能，防止心肌缺血（Moghimipour等，2013；Verma等，2005）。

（3）脂质体-血红蛋白（血小体）

脂质体-血红蛋白可以用作血液替代品，如聚乙二醇化脂质体-血红蛋白，即使在室温下也能稳定储存1年，在兔子体内循环时间更长。Phillips等设计用聚乙二醇修饰脂质体并包裹血红蛋白作为一种长循环红细胞的替代物，此研究将二硬脂酰磷酸乙醇胺-聚乙二醇5000（DSPE-PEG5000）（摩尔分数10%）添加到脂质体包裹血红蛋白（LEH）的配方中，以减少网状内皮系统（RES）的摄取并延长LEH循环的持续时间。将PEG-PE添加到LEH配方中可大大延长后者的循环持续性。该研究表明在开发具有长时间氧气输送的红细胞替代品方面取得了重要进展（Moghimipour等，2013；Phillips等，1999）。

（4）病毒体结合型/刺激型脂质体

融合病毒包膜可与脂质体非共价连接组成病毒体结合型脂质体，囊泡表面被融合病毒包膜蛋白修饰。病毒体的构建是通过使用病毒片段和非病毒转运体来完成的，还可以构建伪病毒粒子来实现治疗。病毒体有助于增强组织靶向性，其主要用于药物的细胞内递送，使其成为开发用于人类或动物免疫的新疫苗的合适候选物。通过融合作用的病毒体向免疫系统输送蛋白质抗原非常有效，含有流感病毒刺突蛋白的病毒体可产生高滴度的流感特异性抗体，尽管它们的稳定性和免疫原性仍存在一定的问题，但它们也是有效递送各种抗原和药物（如核酸、类毒素和细胞毒性药物）的合适载体（Drummond等，2000）。刺激敏感型脂质体通常依赖不同的环境因素来触发所负载药物、蛋白质或基因的释放，刺激因素包括pH、光、磁、温度和超声波（Mufamadi等，2011）。

（5）磷脂复合物

磷脂复合物是由磷脂和各种植物（如水飞蓟、银杏和人参）的天然产物成分组成的新型化合物，与纯提取物相比，它们的生物利用度更高，并能促进肠道吸收。磷脂复合物主要用于治疗各种急性疾病（Moghimipour等，2013）。

（6）光体

光体即光解酶包被的脂质体，可以负载各种诱变剂以改变DNA中的核苷酸序列。例如胸腺嘧啶二聚体是由紫外线辐射形成的，光活化是一种修复胸腺嘧啶二聚体的过程，在光解酶催化的光化学反应中，在可见光照射下，胸腺嘧啶二聚体分裂成单独的胸腺嘧啶。目前，光体在光动力治疗中已得到广泛应用（Moghimipour等，2013）。

（7）隐体

隐体是以磷脂酰胆碱和磷脂酰乙醇胺的聚氧乙烯衍生物包被药物而制得的脂质囊泡。隐体常被用作配体介导的药物递送（Moghimipour等，2013）。

（8）古生体

古生体由古生细菌中的脂质或合成型古生脂质制成，与传统脂质体相比，古生体在高温、碱性或酸性环境、血清培养基、磷脂酶、氧化、高压和胆盐等条件下更稳定。古生体可用于药物和基因递送（Moghimipour等，2013）。

（9）隐形脂质体

隐形脂质体是新一代脂质体制剂，具有更优异的生物分布特性，可使包裹的药物在循环中保留更长时间，并降低蛋白质诱导的药物渗漏。隐形脂质体还具有更强的稳定性，能够降低吞噬细胞对自身的清除率。隐形脂质体技术是最常用的基于脂质体的活性分子输送系统之一，该策略旨在克服传统脂质体技术遇到的常见挑战，例如无法逃避免疫系统的拦截、带电脂质体的毒性较高、血液循环半衰期短、空间稳定性差等。隐形脂质体策略仅通过修饰脂质体膜的表面即可实现，主要与亲水性聚合物共轭，所使用的多为天然或合成聚合物，如聚乙二醇（PEG）、壳聚糖、丝素蛋白和聚乙烯醇（PVA）等，这些聚合物通常具有高生物相容性、无毒性、低免疫原性和抗原性等优点。尽管大多数亲水性聚合物均符合上述标准，但PEG仍然是目前应用最广泛的聚合共轭物，它专门用于通过交联脂质表面来增加脂质体的亲水性。聚乙二醇化脂质体负载多柔比星是隐形脂质体技术的一个典型案例，已获得美国食品药品管理局（FDA）和欧盟的批准。尽管该模型取得了显著的正面结果，如巨噬细胞摄取减少、循环时间长、毒性低，但被动靶向性差仍然是其主要缺点。这是因为脂质体不仅可将活性分子输送到异常/病变细胞，还能输送到敏感的正常细胞（Mufamadi等，2011；Moghimipour等，2013）。

（10）载基因脂质体

DNA是一种带负电荷的大分子，很难跨细胞运输，脱氧核糖核酸酶可以循环方式分解DNA，使其不能完整地到达目标位置。载基因脂质体的校正重点是通过快速摄取，在不降低DNA活性的前提下使其有效地达到治疗阈值。其策略是通过添加适当配体，在细胞水平上高效靶向病变组织，而不牺牲阳离子脂质体的治疗效果。当前，人类基因组领域的新进展与重组DNA技术相结合，为基因治疗创造了前所未有的机会，这种技术可用于治疗癌症、动脉硬化、囊性纤维化、血友病、镰状细胞贫血和其他遗传性疾病。理想情况下，施用相关基因应诱导具有治疗效果的蛋白质的表达，但通过细胞递送大量阴离子型生物活性DNA一直是最困难的工作之一。DNA很容易被循环系统中和细胞内的脱氧核糖核酸酶降解，但其必须完整地通过细胞与核仁膜并递送到细胞核才能发挥作用。脂质体已被证明能有效地在细胞内递送DNA，这种脂质体由具有胺亲水性头基的磷脂制备，胺可以是季铵、叔胺、仲胺或伯胺中任一种，以这种方式制得的脂质体通常被称为阳离子脂质体，其表面在生理pH值条件下带正电荷。20世纪80年代末首次使用阳离子脂质体作为基因递送系统。从那时起，各种各样的阳离子脂质体被用于促进细胞对DNA药物的摄取，从而在体内的不同器官中表达治疗性蛋白质。尽管实验数据已经证明阳离子脂质体可以促进DNA转移到活体哺乳动物细胞中，但为了有效地实现这一目标，仍然存在一些需要解决的关键问题，包括减少阳离子脂质体的快速清除并提高靶向脂质体的生产效率，在细胞水平上，可以通过使用合适的配体改善受体介导的摄取来解决这些问题。脂质体具有内体逃逸机制，再加上其可将DNA有效地转移到细胞核，以及游离DNA进入细胞核前脂质体的有效解离，这可能有助于创建解决该问题的有效策略（Mufamadi等，2011；Hernandez等，2022）。

## 三、脂质体的制备方法

脂质体的制备方法有很多种，常规的制备方法主要包括薄膜分散法、逆相蒸发法、化学梯度法、复乳法、溶剂注入法等；工业化生产过程中的制备方法主要包括冷冻干燥法、冻融法、超临界法以及微流控流体技术等（Moghimipour等，2013；Szoka等，1978；刘璐等，2022）。

### 1.常规制备方法

（1）薄膜分散法

此法应用最为广泛，首先将脂质和脂溶性药物混合，溶解于有机溶剂如氯仿或乙醇中，得到均匀的混合溶液，通常通过减压旋蒸法除去有机溶剂形成脂质薄膜；加入水性介质振摇，过程中需保证水化温度在脂质的相变温度之上；最后以超声、过膜挤压等方法处理得到脂质体，控制样品粒径。该方法是将脂质膜材在有机溶剂中水化，再在真空下去除有机溶剂；在完全去除溶剂后，固体脂质混合物被水性缓冲液水化，脂质自发膨胀并水合形成脂质体。这种方法的主要缺点是对药物的封装效率较低。

（2）逆相蒸发法

首先将溶解脂质的有机相和水相混合，经简单超声形成W/O型乳剂，再通过减压旋蒸法除去有机溶剂形成有黏性的凝胶，继续减压蒸发形成脂质体。用此法制备的脂质体包封率可达65%以上，由于其内水相体积较大，因此尤其适用于包裹水溶性药物及大分子物质如核酸、蛋白质等。在该方法中，可将脂质混合物置于圆底烧瓶中，通过旋转蒸发器减压除去有机溶剂（乙醚或异丙醚）。使用该方法可以高效地包封大分子药物。此法的缺点是需要使用大量的有机溶剂，易导致溶剂残留，而且负载的药物会完全暴露于有机溶剂中。

（3）化学梯度法

此法是利用两亲性药物在非离子状态下呈现脂溶性、可以跨越脂质双分子层，但处于电离形式时则呈现亲水性而无法跨越的特点来实现对药物的包载，主要包括pH梯度法、硫酸铵梯度法和醋酸钙梯度法。其中硫酸铵梯度法以及醋酸钙梯度法载药的推动力也可以归结为pH梯度的作用，但它们是通过间接作用来产生pH梯度。硫酸铵梯度法一般适用于包载弱碱性药物如多柔比星（DOX），醋酸钙梯度法适用于包载弱酸性药物如双氯芬酸钠。通过化学梯度法可将一些两亲性药物负载于脂质体中，在一定程度上解决其工业化生产的难题。

（4）复乳法

首先将少量的含药水相加入较多的脂相中进行乳化，形成W/O型初乳，再将初乳加至较大量的水相中进行混合，乳化后得到W/O/W型复乳，最后通过减压蒸发除去有机溶剂，得到脂质体。DepoFoam™是美国科学家在20世纪80年代使用复乳法制得的脂质体制剂，该法制备的脂质体属于多室脂质体，粒径较大（3～30μm），可负载多肽、蛋白质和小分子药物，并实现缓慢释药。目前使用此技术制备的上市产品有阿糖胞苷脂质体DepoCyt、硫酸吗啡脂质体DepoDur和布比卡因脂质体注射混悬液Exparel。

（5）溶剂注入法

常用方法为乙醇注入法和乙醚注入法。首先将脂质和脂溶性药物混合并溶于乙醇或乙醚中，再把脂相注入大量的水相中，此时会得到单层小脂质体悬液，通过搅拌使有机溶剂完全蒸发，最后进行过膜挤压或超声得到脂质体。乙醇注入法可以产生大的单层囊泡，每摩尔脂质的表面积很高，但包封效率相对较低。制备大体积囊泡的其他技术需要使用特殊条件或仅限于制备单一磷脂型样品。

### 2.工业化制备方法

（1）冷冻干燥法

冷冻干燥法主要涉及的过程是在极低压力下去除冰冻状态下脂质体中的水分，再将其分散到水性介质中，重新获得脂质体悬液。此法广泛适用于制备含热不稳定或在加热干燥条件下易被破坏成分的脂质体制剂。此外，在冷冻干燥和重悬脂质体的过程中，被包封的药物也可能会泄漏。为了解决这一问题，加入冻干保护剂如海藻糖、甘露醇等，能够大大降低冷冻和干燥过程对脂质体的破坏，避免冻干脂质体在复水化过程中出现粒径增大和药物泄漏等现象。该方法还能够延长脂质体的贮存时间。

（2）冻融法

此法首先将制备好的脂质体混悬液进行冷冻，在冷冻过程中磷脂双分子层由于冰晶的形成而受到破坏，随后在融化过程中磷脂重新融合形成脂质体。此法制备的脂质体包封率较高，适合大批量生产，尤其适用于不稳定型药物。在该方法中，将薄膜法形成的脂质体与待截留的溶质一起旋转，直至整个薄膜悬浮。然后脂质体在干冰-乙醇（-80℃）或液氮中冷冻，解冻后再次旋转，冻融循环需反复进行。这种方法被广泛应用于脂质体对蛋白质的包埋。

（3）超临界法

超临界法是通过使用超临界流体代替氯仿、乙醚等有机溶剂来制备脂质体的方法。

超临界流体是指具备一些理想性能的液体和气体，压强和温度都会对超临界流体的密度和溶解度产生较大影响，其中，在大多数研究中使用的超临界流体是二氧化碳（$CO_2$）。首先通过超声将含有脂质和药物的乙醇溶液混合，再将其加至高压釜内，通入 $CO_2$，升压使 $CO_2$ 达到超临界状态，孵育 30min，即得。

（4）微流控流体技术

使用微流控流体技术制备脂质体的特点是能够准确分配纳升级体积、具备以扩散为主的轴向混合以及低容量的连续运行方式，其中微流控流体动力聚焦法是目前研究最广泛的微流体技术，可通过控制脂质体的粒径产生小单室脂质体或大单室脂质体。该设备主要由载有脂相的中央通道和载有水相的两侧通道组成，脂相和水相通过在微通道中流动、扩散混合形成脂质体，其机制是水和乙醇互相溶解导致醇浓度下降，最终使磷脂自组装形成脂质体。Jahn 等报道水相和脂相的流速比由 5 ∶ 1 变为 50 ∶ 1，脂质体的粒径则从 140nm 减小到 40nm。最近有研究表明，与直通道相比，在周期性弯曲的通道中可以获得更小的质粒 DNA-阳离子复合物。此外，也有报道称随着水相和脂相流速比的增加，脂质体的产量会下降。目前应用微流控技术可以包裹小分子药物、siRNA、DNA 及蛋白质等，如工业化应用较多的 NanoAssemblr 就是通过将水相和脂相分别以独立液体流入微流通道，通过通道的微流特性，重复控制流动过程从而在极短时间内完成两相液体混合，引起液体极性的快速改变，并引发纳米粒的自组装。总的来说，众多研究表明，可以通过控制水相和脂相的流速比而不是单纯改变二者的流速来调控脂质体的产量、粒径、多分散系数及包封率。

## 四、发展历程

现代药物递送技术始于 1952 年开发的缓释胶囊，该技术通过口服速释，并伴随着 12 小时的缓释，实现了可控的口服给药。到 20 世纪 80 年代，口服和经皮给药提供了长达 24 小时的治疗效果并且主导了药物递送领域的市场。1989 年，Lupron Depot（醋酸亮丙瑞林可注射缓释制剂）的推出为长效注射剂和植入剂的研发打开了大门，将药物递送的时间从几天延长到几个月，甚至几年。1990 年出现的第一个 PEG 修饰型蛋白制剂 Adagen 代表着 PEG 化时代的开始，之后陆续有 1995 年的 Doxil®（多柔比星-PEG 化脂质体），2014 年的 Movantik®（PEG 化纳洛酮凝胶），以及 2018 年的 Onpattro®（载 siRNA 的 Patisiran-PEG 化脂质纳米粒）。近三十年来，纳米脂质体制剂得到了广泛研究，特别是设计用于被肿瘤细胞摄取后可从胞内体逃逸的制剂，PEG 化技术最终成就了脂质纳米粒的开发和 2020 年新冠疫苗的产生。

PEG 化技术的应用是脂质体制剂实用性开发的重要开端。在 Alec Bangham 于 1964 年首次观察到多层脂质结构后，脂质体最初被称为 Bangosomes 或近晶相，由于脂质结构是用磷脂配制而成的，所以后来更名为脂质体。脂质体作为药物递送系统首先由 Gregory Gregoriadis 提出，随后也被用于递送 DNA 等大分子物质。自从 PEG 化脂质体制剂 Doxil® 被批准以来，已有十多种脂质体制剂被用于临床。2000 年，美国政府推出了一项名为国家纳米技术计划（NNI）的新战略，其在药物发现和递送领域的应用被称为纳米医学。起初，纳米医学领域几乎完全专注于肿瘤靶向药物的递送，但结果仍远低于预期，被批准的新抗癌制剂数量很少，Doxil®、Mylotarg®（单抗 - 奥佐米星抗体药物偶联物）和 Abraxane®（紫杉醇 - 白蛋白复合物）已成为纳米制剂主要的成功代表。Doxil® 和 Abraxane® 的获批主要是基于其较低的毒副作用，而非治疗效果的提升，然而，该结果并不完全符合高通透性和滞留（EPR）效应，纳米制剂应该具有靶向递送抗肿瘤药物的作用，理论上可以增强抗肿瘤疗效的同时减少副作用。大多数药物的递送需要克服血脑屏障（BBB）的阻碍，Movantik®（PEG 化纳洛酮凝胶）于 2014 年获批，是一种 PEG 化的 $\alpha$- 纳洛醇衍生物，可减少跨 BBB 的转运，以降低对中枢神经系统的副作用。除了脂质体，含有 PEG 化脂质的脂质纳米粒在递送寡核苷酸方面也取得了成功，例如 2018 年的 Onpattro®；另一项重大成就是开发出基于 mRNA 的 PEG 化脂质纳米粒的新冠疫苗，Comiranty®（新冠疫苗，辉瑞/BioNTech 研制的 mRNA 疫苗）于 2021 年 8 月获得 FDA 批准。新冠病毒流行极大地重振了脂质纳米粒的研究，其中基于脂质纳米粒的技术可能催生出下一代新冠疫苗、新的基于 mRNA 的疫苗和基因编辑疗法，如 CRISPR-Cas9。尽管纳米医学领域在研制肿瘤靶向给药系统方面取得的进展缓慢，但在此期间开发的技术促进了针对新冠病毒的 mRNA 疫苗的超快速开发，从公布 SARS-CoV-2 基因序列到启动 mRNA 疫苗临床试验仅用了 2 个月时间。截至 2021 年 12 月，已有 9 种疫苗获批并得到全面使用，FDA 批准的两种疫苗——Comiranty® 和 Moderna® 均使用 mRNA。mRNA 非常不稳定，需要进行适当的保护性负载，之后将其有效地递送至细胞并从胞内体中逸出，这样才能有效。结果证明，PEG 化脂质纳米粒的工作原理与预先设计的一样，这是制剂科学家们一项了不起的成就。

　　纳米医学研究的另一项重大改进是调控脂质分子结构使载体更有效地从胞内体中逃逸，一个代表性产品是 Onpattro®——用于递送 siRNA 的脂质制剂，该制剂于 2018 年获得 FDA 批准。Onpattro® 中含有一种可离子化的阳离子脂质，该脂质针对 RNA 封装和细胞内递送进行了优化，而 PEG 的加入使得脂质纳米粒的大小可进行进一步的调节。用于递送 mRNA 的功能性脂质纳米粒的快速发展，主要得益于对基因药物（如 siRNA、mRNA 和质粒 DNA）复杂递送系统的研究在近二十年间取得了持续进展。虽然脂质纳米粒对于 RNA 递送效果很好，但仍需进一步改进，包括增强"内体逃逸"以到达细胞质。可电离的脂质在内体中的酸性 pH 条件下易形成不稳定的非双层结构，最终导致内体逃逸。随着对 PEG 功能化技术的进一步研究，可电离脂质的概念被引入并指导构建出可电离脂质纳米粒，以有效递送核酸类药物。可电离的脂质在胞内体的酸性环境中形成阳离子，与阴离子脂质相互作用形成倒锥形，导致膜融合、胞内体破裂以及核酸类药物被成功释放到细胞质中。

大多数纳米医学研究都聚焦于肿瘤靶向，有两个因素对靶向递送药物至肿瘤至关重要：① 聚乙二醇化可延长循环时间并提高纳米药物的稳定性；② 有效的胞内体逃逸并在细胞质中释放药物。为了递送不稳定的RNA药物，开发出了由PEG化脂质和可电离的阳离子脂质组成的脂质纳米粒，以最大限度地提高被负载RNA的稳定性和胞内体逃逸能力。具有不同可电离阳离子脂质的脂质纳米粒配方经过优化，可用于mRNA疫苗的开发。

虽然药物递送系统的研究在过去几十年里得到了飞速发展，但是它们只是尚未批准的制剂，甚至是尚未完全开发出的技术中的冰山一角。随着人类预期寿命的不断增加，越来越多的人需要对各种疾病进行长期的护理性治疗，这就需要不断取得新的技术突破来解决问题，例如如何提高难溶性药物的水溶性、克服生物障碍、开发更有效的长效制剂等。从过去的研发经历中汲取经验教训是开发新产品的有效途径，正如新冠疫苗的开发，应对不确定的未来和不可预见的医学危机需要科研人员们不断积累经验、知识和技术，有意识地整合多元化的学科知识和技术将有助于更深远的发展（Park等，2022）。

# 第二节　脂质体纳米递送系统的研究与应用

## 一、用作药物载体的优势

随着越来越多的纳米制剂进入临床，纳米载体在体内输送药物方面的优势已经得到了很好的证实。纳米载体解决了传统药物递送系统的一些局限性，如水溶性差、非特异性生物分布和生物利用度低，最终导致活性药物到达预定靶点的比例非常低（Sawant等，2012）。在过去的几十年里，利用纳米载体进行安全有效的药物递送得到了快速发展（Sajid等，2016）。纳米脂质体是一种多功能的药物递送载体，由具有水性储层的双层脂质制成，该载体能够有效递送亲水性和疏水性药物。纳米脂质体由于具有良好的安全性、稳定性、生物相容性和生物可降解性，在纳米医学和纳米生物技术中有着广泛的应用前景。与聚合物纳米胶束相比，纳米脂质体具有更好的药物释放特性，将其用作载体，嵌入脂质体中的水凝胶可以成功地控制药物的释放（Hami等，2021）。

### 1.生物相容性好

脂质体由类脂质（磷脂）及附加剂组成。① 磷脂类：包括天然磷脂与合成磷脂两类。② 胆固醇：胆固醇与磷脂是共同组成细胞膜和脂质体的基础物质成分，胆固醇具有调节膜流动性的作用，被称为脂质体的"流动性缓冲剂"。基于组成成分的特性，脂质体具有良好的脂溶性，进入机体后易穿过多层生物屏障到达作用部位，同时易与细胞膜发生融合而使负载药物进入细胞发挥药效。由于脂质体的磷脂双分子膜与细胞膜的磷脂双分子层结构相似，并且脂质体膜可以经人为修饰获得与生物体细胞膜相似的性质，因此脂质体也常作为细胞膜模型应用于生物体结构功能的研究和模拟。

### 2.载体空间大，可包覆多种药物

脂质体的粒径大小与分布均匀程度影响其稳定性和包封率，对细胞摄取机制也有很大影响。各类脂质体的内部空间相对其他载体均较大，可有效包覆多种药物。

### 3.易于修饰，靶向性好

将化疗药物、生物药物等共载于脂质体中组成共递送系统具有许多优势。首先，在脂质体表面可进行多种修饰（如靶头、细胞穿膜肽、肿瘤微环境响应性多肽等），利用实体瘤的EPR效应，使共载药脂质体富集于肿瘤组织并高效集中释药；其次，脂质体中药物的释放速率具有可控性，可使药物间的比例长时间维持在共递送系统中的比例，从而更好地发挥协同作用。经功能化修饰改性的多种刺激响应型脂质纳米载体可作为更先进的递送平台发挥抗肿瘤作用，其作为一种新型载药系统，可在正常条件下制备并稳定存在。当该系统暴露于刺激环境（pH、GSH、酶、光热、磁、超声等内部或外部条件）中时，其自身结构或存在状态会发生较大改变并释放化疗药物，同时其表面的靶向修饰基团及"门控"类修饰剂有效解决了靶向性差和药物控释难的问题，抗肿瘤效果良好。

## 二、修饰策略与功效

脂质体作为药物载体，包封药物后能够很好地保护其免受外部介质如酸、酶的破坏，并减少药物所引起的副作用，但普通脂质体缺乏肿瘤靶向性，难以对药物进行精准递送并达到良好的治疗效果。为了克服该缺点，研究者们开发出多种靶向修饰型脂质体（Zhu等，2012）。肿瘤细胞会高表达一些受体，靶向脂质体，即在脂质体表面插入可以与肿瘤细胞表面受体识别的修饰物，利用修饰物与受体的特异性识别与结合作用，将脂质体携带的药物递送进肿瘤细胞，进而达到治疗肿瘤的目的（Immordino等，2006）。根据靶向修饰物的类型不同，可将其分为5个主要类型：多肽类、抗体类、糖类、配体类、核酸适配体类。通过靶向修饰，可以使脂质体拥有精准定位肿瘤细胞并释放药物的能力，从而进一步增强药物的有效利用率，减少毒副作用。

### 1.脂质体修饰

Paul Ehrlich提出的靶向药物的最初概念是使抗毒素或抗体能够选择性靶向细菌而不

影响其他生物体，其中，选择性靶向仅仅意味着"选择性杀死"细菌，抗体仍然分布在全身，但选择性地与目标相互作用。人类服用的大部分药物主要与靶标相互作用，但它们也会与正常细胞发生作用，从而引起副作用。当前使用纳米药物靶向给药的概念已经与最初的靶向药物概念有很大不同。所有的抗癌药物仍然对正常细胞有害，因此，使用"靶向给药"而完全不影响正常细胞的想法并不能实现。此外，将药物或纳米粒递送到实体瘤是不够的，因为药物必须通过肿瘤微环境扩散并进入肿瘤细胞才能有效，因此，将药物递送到目标部位不一定能得到所期待的功效。靶向药物递送在基因治疗中是必不可少的，功能性基因进入非靶细胞会带来副作用。在基因治疗的早期，甚至是目前的临床基因治疗试验中，可刺激免疫反应的灭活腺病毒载体意外递送到错误的体内区域已导致了一些死亡事件，同样的问题现在仍然存在，且亟须解决（Park等，2022）。

脂质体的特性使其成为性能优良的囊泡，能够运输两亲性、亲水性与疏水性药物，毒性较低，与外部环境的兼容性极佳，无免疫系统触发性。尽管脂质体制剂有许多优点，且在开发过程中取得了巨大的成功，但稳定性差仍是限制其广泛应用的一大缺陷。脂质体稳定性差的主要原因是潜在的脂质氧化、水解、泄漏，粒子的裂变和融合以及亲水载体的还原等。脂质体给药系统的另一个限制性缺点是药物的载药量和包封效率。如果载药量过低，则意味着负载一定量的药物需要在制剂处方中投入大量的脂质组分，这可能会使潜在的毒性增高，并导致药物的饱和药代动力学。脂质体中的药物装载可通过两种方式完成，一种是被动的（在脂质体形成期间装载或封装药物），另一种是主动的（在脂质体形成之后进行负载）。亲水性药物的被动封装取决于脂质体在囊泡形成过程中捕获溶解药物的水性缓冲液的能力，如果脂质体对药物的捕获效率低于30%，则表明药物负载受限于脂质体中的捕获体积和药物的溶解度（Hernandez等，2022）。在大多数情况下，基于纳米载体的长效性和肿瘤的渗透性与滞留效应的被动靶向策略往往不足以在肿瘤部位积累最佳剂量的药物。为了提高纳米制剂对肿瘤的靶向性，最常用的策略是用靶向性分子对纳米载体进行表面修饰，以提高抗癌药物的疗效（Zhu等，2012）。许多靶向配体，包括整个抗体、抗体片段、小分子、肽和碳水化合物等，已被测试并应用为抗癌制剂的靶向分子，并取得了不同程度的成功（Wang等，2011）。为了增加脂质体制剂在所需靶位中的累积，产生更高和更具选择性的治疗活性，可以使用靶向脂质设计处方，与通过聚合物或抗体靶向的单个药物相比，靶向型脂质体具有多种优势，其中最显著的优势是使能够输送到靶点的药物量大幅增加（Immordino等，2006）。

位点特异性靶向型脂质体可由不同类型的靶向基团进行功能化，如抗体、肽、糖蛋白、寡肽、多糖、生长因子、叶酸、碳水化合物和受体等。靶向配体还可以通过过度表达的受体、抗原和不受调控的选择素进一步增加靶组织/细胞中脂质体及负载药物的积累速率。由于多肽、蛋白质和抗体的分子结构基本上均由已知的氨基酸序列组成，它们作为一种配体得到了广泛研究，用于将载药脂质体靶向至作用位点。此外，通过调节暴露在脂质体表面的配体分子数量，可进一步提高配体亲和力和摄取效率（Immordino等，2006）。此外，已经确认配体可以通过不同方法进行偶联，例如以共价或非共价结合方式偶联到聚乙二醇化脂质体上。当新型配体通过疏水锚，以硫醚、腙键、抗生物素-生物素相互作用、通过羧酸和氨基基团交联在脂质体表面时，就会发生共价偶联（Zhu等，2020）。

研究发现，普通脂质体存在诸如药物释放受血清蛋白影响、封装的药物分子易渗漏或融合、磷脂有时会发生氧化和类似水解的反应、半衰期短、溶解度低、易在单核巨噬细胞系统（MPS）中迅速累积等问题（Allen等，2013；Daraee等，2014；Agrawal等，2000），这些问题阻碍了脂质体制剂的进一步发展，因此需要对其进行进一步的功能化修饰。已经提出了两种克服脂质体在药物递送中的相关干扰因素的方法，第一种方法是对脂质体表面进行部分修饰，第二种方法是将预包封的载药脂质体整合到聚合物支架中，进而提出了膜修饰脂质体和复合磷脂脂质体。通过对载药量和药物释放速率的控制、克服脂质体的快速清除和调控药物在细胞内运送三个方面来对脂质体进行深度改性（Allen等，2013）。

**2.膜修饰脂质体和复合磷脂脂质体**

脂质体的表面经过修饰后，可进一步提高载药效果，有效解决普通脂质体的现存问题。目前用于修饰脂质体的组分主要有糖类及其衍生物、抗体类、聚合物类及肽类等。其中经糖类及其衍生物、抗体类或肽类修饰后的脂质体具有专一靶向性，能提高药物的生物利用度。聚合物可以保护单个分子和固体颗粒不与溶质相互作用，这种现象与各种水分散体的稳定性有关。特别是脂质体结构中附着聚合物的亲水性片段暴露在溶液中，可保护脂质体不与血液中的血浆蛋白相互作用。聚合物保护作用的分子机理由溶液中柔性分子的性质决定，包括在脂质体（颗粒、分子）表面形成聚合物层，即使在相对较低的浓度下，也不渗透其他溶质。聚合物的分子组成越灵活，其可能构象的总数越大，从一种构象到另一种构象的转化率越高，在统计学上以可能构象存在的分布形式就越多。因此，相对少量的较为灵活、水溶性的聚合物分子可以在脂质体表面形成足够密度的构象云，以防止血液成分的调理作用。聚合物修饰可显著提高脂质体的体内外稳定性，改善其在长期储存过程中常见的粒径变大、絮凝等问题。目前广泛使用的修饰材料有聚乙二醇、泊洛沙姆、壳聚糖和聚乙烯等高分子物质（Zhu等，2020）。传统的脂质体多由卵磷脂和胆固醇组成，很容易被血液中的血浆调理素结合，随后，网状内皮细胞很容易吞噬这些脂质体并将其从全身循环中移除。许多研究人员试图通过引入PEG包裹的空间稳定型脂质体来克服这一局限性，该脂质体可逃避吞噬作用，从而有利于改变药物的吸收、生物分布和清除率等性质，以速率控制的药代动力学表现出延长的循环时间。PEG涂层还能阻碍脂质体与靶向递送部位的结合，导致截留的药物在脂质体内部不受代谢的影响，在释放之前不能发挥活性或被代谢（Chandra等，2016）。

复合磷脂脂质体是用两种或两种以上不同相变温度的磷脂材料作为膜材制备得到的脂质体。在储存和使用过程中，脂质双分子层中同时存在胶晶相和液晶相，可将双分子层分为若干个不连续的区域，与单一磷脂脂质体（双分子层中只存在一相）相比，复合磷脂脂质体具有包封率和载药量高、稳定性好、长期贮存时药物不易泄漏等优点，具有良好的应用前景。

### 3.控制载药量和药物释放速率

传统脂质体制剂用于体内存在许多问题，比如其内部难以保留某些类型的包埋分子、药物释放易受血清蛋白的负面影响等，可以通过掺入胆固醇来改变脂质双层的含量，从而"收紧"液体双分子层，并减少脂质体内容物的泄漏（Allen等，2013）。例如Allen等设计了包埋钙黄绿素的脂质体，钙黄绿素可用于监测脂质体的通透性，与渗透性较差的蔗糖分子相比，脂质体对钙黄绿素的渗漏似乎有限。钙黄绿素分子由于其带电羧基而具有部分极性，由于芳香环而具有部分非极性，钙黄绿素荧光法已被证明是简单、快速、可靠的脂质体通透性检测方法。此外，与6-羧基荧光素不同，钙黄绿素在接近生理环境的pH范围内稳定性很好。使用该方法需在缓冲液中，通过柱色谱将负载钙黄绿素的脂质体与游离钙黄绿素分离，随后收集脂质体组分。该脂质体由卵磷脂酰胆碱、二棕榈酰磷脂酰胆碱或二硬脂酰磷脂酰胆碱制成，同时还含有胆固醇。结果表明，增加胆固醇含量可降低脂质体在血清培养过程中的渗漏（Allen等，1980）。此外，将液相磷脂双分子层转换为固相双分子层，也可减少渗漏率（Allen等，2013），如Cullis等设计将鞘磷脂掺入脂质体。鞘磷脂是一种普遍存在的脂质，在哺乳动物膜中以高浓度存在，如红细胞、髓鞘和构成动脉内膜壁的细胞质膜。鞘磷脂的典型特征在于其在红细胞膜中具有替代磷脂酰胆碱的显著能力，以及高含量的鞘磷脂总是与高内源性胆固醇水平相关。鞘磷脂主要用于稳定脂质双层结构，尤其是在存在胆固醇的条件下，鞘磷脂可更有效地维持双层结构，从而保持细胞完整性。研究结果表明，在不含胆固醇且存在"非双层"磷脂的条件下，鞘磷脂与饱和或不饱和磷脂酰胆碱诱导双层构型的能力大致相当。然而，最重要的观察结果是，在含有胆固醇时，鞘磷脂维持双层结构的能力明显优于所研究的两种磷脂酰胆碱。总之，鞘磷脂在生物膜中起主要的结构维持作用，用于维持脂质双层结构，与磷脂酰胆碱相比，它在含有高浓度胆固醇的膜中这一作用尤为有效（Cullis等，1980）。

选择具有物理特性的药物，使其易于被包封在脂质体中，是控制药物释放速率的另一种方法。这一领域的一个重大进展是药物装载技术的进步，其优点是药物的装载可以独立于脂质体的制备过程（Allen等，2013），如Drummond等研制了伊立替康（CPT-11）纳米脂质体。该方法通过使用聚合物或非聚合物高电荷阴离子、聚磷酸盐或蔗糖八硫酸盐作为脂质体内捕获剂，结合高$pK_a$聚烷基胺完成载药。脂质双层以极高的药脂比保留药物，从而将CPT-11封装到长循环脂质体纳米粒中，封装CPT-11后的纳米载药系统具有高载药量和高体内稳定性，并且该载药系统可显著延长CPT-11在体内的保留时间，同时保护药物不受内酯酶水解或过早激活的影响。与游离CPT-11相比，这种基于脂质体的载药纳米粒在大鼠体内的宿主毒性降低至1/4，并在动物模型中大大提高了抗肿瘤效果，同时该制剂还可以防止CPT-11水解以及过早转化为SN-38（Drummond等，2006）。Zhigaltsev等研制了多西紫杉醇衍生物的脂质纳米粒（LNP）。多西紫杉醇等疏水性且不带电荷的药物很难被包封和保留在LNP中，LNP技术的治疗效益取决于能否有效地将药物装载到载体中并长时间保留，从而将其输送到疾病部位，并以适当的速率释放。对于弱碱类药物（包括许多抗癌药物），这一点很容易实现，它们可以在高浓度下加载到LNP中，以响应跨膜pH梯度。在多西紫杉醇衍生物的LNP制备方法中，该衍生物可通过pH梯度加载技术主动负载于LNP中，以实现稳定的药物包封和控释性能，且衍生物在体外与母体药物一样具有活性。使用pH加载技术，可将多西紫杉醇衍生物在高药脂比下高效加载到LNP中，实验结果首次证明了紫杉烷具有治疗活性、远程加载、LNP制剂控制释药等能力（Zhigaltsev等，2010）。药物释放速率对包括脂质体在内的所有类型的药物递送系统的疗效都具有重要影响。重要的是，包封于脂质体中的药物是不可生物利用的，只有当其被释放后才成为生物可利用物质。因此，只有当脂质体中截留药物的释放速率得到优化时，累积的脂质体才能增加局部药物浓度以提高治疗效果（Deamer等，2010）。

### 4. 克服脂质体的快速清除

单核巨噬系统（MPS）主要由肝脏和脾脏细胞组成，会快速清除"经典"或普通型脂质体（Allen等，2013）。为了延长脂质体的循环半衰期，Allen等设计将单唾液酸蛋白神经节苷脂（GM1）添加到由鸡蛋磷脂酰胆碱（鸡蛋PC）组成的脂质体中，并结合胆固醇来增强膜硬度，制成了不需要规避MPS的清除作用就能达到理想效果的长循环脂质体。该研究结果对脂质体用作血管内缓释药物递送系统具有重要意义，尤其是对于具有大截留体积和高效药物捕获特性的大型单层脂质体，已经实现了较长的体内循环时间。此外，修饰型脂质体也有类似的功能和同样重要的应用，通过在脂质体表面共价偶联组织特异性抗体，可将药物靶向于除脾、肝和肺以外的组织（Allen等，1987）。Klibanov等设计了吸附PEG衍生物（PEG-PE）的新型长循环脂质体，结果表明，在脂质体表面涂覆PEG可增加其亲水性，减少脂质体与网状内皮系统细胞的非特异性相互作用。此外，PEG能够在空间上阻止调理素被包覆到脂质体上，从而减少与RES细胞的特异性相互作用，大幅降低脂质体在MPS中的快速清除率（Klibanov等，1990）。Vaage等设计了包裹多柔比星的隐形脂质体，用来治疗原发性和转移性小鼠乳腺癌。常规脂质体制剂很快就被RES细胞从全身循环中移除，从而减少了直接到达非RES部位肿瘤的药物量。隐形脂质体可避免被RES快速吸收，因此在循环中保持较长时间，增加了自身在RES器官外的肿瘤中积累量，使药物得到定位集中释放并被肿瘤细胞持续吸收。隐形脂质体的长循环时间使更多的药物能够直接到达肿瘤，这可能是提高抗癌药物治疗效果的主要原因。研究发现，相比于游离药物或传统脂质体，隐形脂质体（多柔比星的脂质体制剂）明显具有更强的抗肿瘤效果（Vaage等，2010）。

此外，传统脂质体通常会被RES频繁摄取（Chandra等，2016），静脉注射的脂质体在肝脏和脾脏等富含网状内皮细胞的器官中积聚，肝脏因质量较大而成为主要摄取部位（Kao等，1981）。为解决这一问题，可采用两种涉及聚合物修饰的方法，第一种方法主要使用亲水性聚合物如PEG对脂质体表面进行修饰，第二种方法是将预包封的载药脂质体整合到基于聚合物的系统中（Mufamadi等，2011）。为了减少RES的摄取并延长生物半衰期，可以制备以带电或中性粒子作为表面改性剂的空间稳定型脂质体，用于靶向治疗或诊断各种疾病，如采用薄膜法、超速离心和超声处理制备含有脂肪囊泡的半胱氨酸乙酯二聚体（ECD）、苯丙氨酸（Phe）和苯丙氨酸-苯丙氨酸-半胱氨酸（ffc）。为了使脂质体能够通过血脑屏障并使药物被快速有效地摄取，可以选择受体类似物、抗体或其他小分子肽，如使用含有中性氨基酸（如苯丙氨酸、半胱氨酸）的小分子肽附着在脂质体表面。例如Chandra等设计以苯丙氨酸修饰脂质体，选择苯丙氨酸是因为它能以高亲和力穿过血脑屏障。此研究采用薄膜法制备脂质体，在水合期间，用苯丙氨酸处理脂质膜，从而制备苯丙氨酸包被型脂质体。已知血脑屏障中存在许多受体，这些受体与部分含有苯丙氨酸的分子有亲和力，比如大型中性氨基酸受体（LNAA）等。用苯丙氨酸修饰的脂质体表面性质优良，是较理想的药物载体。其具有良好的尺寸、体内外稳定性、脑摄取效率、脑滞留模式，在进入脑部后可逐渐释放药物。苯丙氨酸包被型脂质体不仅具有诊断作用，而且是一种潜在的中枢神经系统靶向型药物制剂。研究结果表明，使用中性肽或氨基酸对脂质体进行表面修饰后，所获得的结构和功能改进对其在体内发挥载体特性有显著的正面影响，能够改变脂质体和表面配体的生理行为，如果二者之间的结合作用很强，它们的体内稳定性就会明显增加。同时本研究为进一步分析不同表面修饰类型的脂质体在成像和治疗中的有效性奠定了基础（Chandra等，2016）。

### 5.药物的细胞内递送

脂质体药物递送的另一个问题是如何跨越细胞膜将药物分子运送到细胞内的特定作用部位。疏水性弱碱药物，如多柔比星或长春新碱，可以通过被动扩散沿浓度梯度以不带电形式进入细胞，而小型亲水性药物则可使用细胞膜转运体作为"载具"实现入胞（如阿糖胞苷可通过核苷转运体进入细胞）。因此，这些药物被脂质体负载后可以循环被动给药的方式到达病变组织，再以游离（生物可利用）形式在其预期作用部位释放。然而，在没有对脂质体递送系统进行适当修饰或结构改进的情况下，其携载的很多药物无法有效穿过细胞膜并进入胞内的作用部位（细胞核或特定的细胞器）。某些类型的内吞细胞，例如巨噬细胞，会自发地将脂质体内吞到细胞内部（Allen等，2013）。肿瘤相关巨噬细胞（TAMs）在肿瘤发展和转移中起着关键作用，TAMs的选择性靶向治疗在改善免疫抑制肿瘤微环境和提高抗肿瘤治疗效果方面具有巨大潜力。目前已经开发出多种脂质体，通过连接细胞特异性表面受体靶向TAMs，以消耗或重新培养TAMs。由于免疫刺激通常始于纳米载体与固有免疫细胞（如巨噬细胞）的相互作用，因此脂质体对巨噬细胞活化和极化的内在影响是纳米医学中促进有效免疫治疗的最关键问题之一。例如Ye等研究开发了甘露糖基化脂质体，在甘露糖受体介导的TAMs靶向效应的帮助下，该脂质体在体外表现出优越的细胞内化和肿瘤穿透能力，特别是，由于TAMs的极化，甘露糖基化脂质体可以抑制G422胶质瘤的生长。结果表明甘露糖基修饰型脂质体在设计合理的给药系统中具有潜在应用价值（Ye等，2019）。

此外，受体介导的配体靶向脂质体的内吞作用及其所负载的药物进入溶酶体也是一种将分子引入细胞内部的常用方式。只要治疗分子能够在细胞内和溶酶体的酸性和富含酶的环境中存活，即可考虑使用该方式。脂质体的早期研究已证实，受体介导的靶向内吞作用可高效增加脂质体与病变细胞相互作用的选择性。例如Heath等设计将免疫球蛋白G（IgG）结合到脂质体上，使用逆相蒸发法制备囊泡，然后在囊泡与蛋白质偶联之前，用高碘酸盐氧化，以在脂质体表面生成醛类，醛基再与蛋白质上的氨基反应。这种方法无须预先对脂质体进行修饰，且能有效地促进其内容物在细胞内的运输（Heath等，1980）。

## 三、应用实例

脂质体作为纳米药物载体在肿瘤治疗中具有极大的优势，近几十年的研究与应用实践已充分证明，脂质体是一种有效且相对安全的纳米递送系统。由于脂质体的独特特性，与其他纳米载体相比，其具有更好的载体与治疗特性，因此可被用于输送多种药物。脂质体技术的快速发展使其成功且广泛地应用于临床试验和治疗实践，迄今为止，美国FDA批准临床使用的脂质体主要用于负载癌症治疗药物和抗生素。除了运送抗癌药物、抗菌剂与抗真菌药物外，脂质体还可被用作非病毒载体，在基因治疗时靶向特定细胞，或作为免疫治疗中使用的抗原载体（Bao等，2006）。Wang等制备了一种可以靶向SCCHN细胞的免疫脂质体（IL），该脂质体利用抗EGFR人源scFv作为靶向修饰物，包载DOX用以杀伤肿瘤细胞。体外试验结果显示，相比于非靶向脂质体，IL增强了SCCHN细胞的内吞作用，并显著降低脂质体制剂的半数抑制浓度（$IC_{50}$）。小鼠实验结果显示，使用IL治疗的小鼠的中位生存时间显著延长，且没有明显的全身毒性增加（Wang等，2020）。Saeed等以黑色素瘤抗原A1的T细胞受体样抗体的scFv片段为靶向物，修饰包载DOX的脂质体（IL），用于靶向治疗黑色素瘤。通过对比非靶向型脂质体，黑色素瘤细胞在体外对IL的结合和内化更明显，细胞毒性结果显示，虽然非靶向型脂质体和靶向型IL的体内药代动力学特征相似，但靶向型IL的蓄积量要明显高于非靶向脂质体，抗肿瘤活性也明显优于后者（Saeed等，2019）。

葡萄糖是细胞能量来源的基本物质，正常细胞表面都会表达葡萄糖转运体（GLUT）用于摄入葡萄糖。由于肿瘤失去生长控制能力，对于能量的需求极大，这就导致肿瘤细胞表面过量表达GLUT以维持其能量需求（Ancey等，2018）。葡萄糖修饰型脂质体就是以过表达的GLUT为靶向目标来实现对肿瘤细胞的精准靶向药物递送。Mu等设计了一种新型功能性葡萄糖偶联材料TPGS1000-Glu，由葡萄糖衍生物4-氨基苯基-$\beta$-D-吡喃葡萄糖苷（4-aminophenyl-$\beta$-D-glucopyranoside，Glu）和维生素E衍生物D-$\alpha$-生育酚聚乙二醇1000琥珀酸酯（D-$\alpha$-tocopherol polyethylene glycol 1000 succinate，TPGS1000）组成。Glu具有肿瘤靶向性，TPGS1000具有抑制肿瘤外排药物和改善药物溶解性的作用，TPGS1000-Glu通过插入到脂质体以实现靶向性修饰，同时脂质体携带表柔比星用于治疗脑胶质瘤。实验结果表明，TPGS1000-Glu修饰的表柔比星脂质体包封率高且多分散指数小，与非靶向脂质体对比，其不仅能够跨过血脑屏障（BBB），还具有更强的药物摄取和抗胶质瘤作用（Mu等，2016）。Shen等以含有烷基葡萄糖苷的葡萄糖片段作为靶向头部对脂质体进行修饰，包载双氢青蒿素（dihydroartemisinin，DHA）用于肝癌治疗。实验结果显示，该脂质体对人肝癌HepG2细胞具有良好的靶向性，且抗肿瘤活性明显增加（Shen等，2020）。

叶酸（FA）是一种水溶性维生素，是机体中参与一碳单位转移的重要辅助因子，也是基因复制的必需物质。叶酸受体（folate receptor，FAR）是细胞有效摄入FA而特异性表达的糖蛋白膜受体，对FA具有高亲和力，当FA与靶细胞上的FAR特异性结合时，能通过受体介导的内吞作用被内化进入细胞。研究发现一些肿瘤细胞表面会天然高表达FAR，以便摄取大量的FA，这提示FAR可作为潜在的靶点用于肿瘤靶向治疗（Kumar等，2019）。Min等以FA修饰于脂质体表面，内部包裹金纳米棒（AuNR）和DOX，制备了FA修饰的靶向型脂质体（FA@AuNR-DOX-脂质体），用于协同化疗和光热疗法治疗乳腺癌。实验结果表明，与非靶向型脂质体相比，FA修饰的脂质体具有更高的细胞摄入率，即更强的靶向亲和性与摄取能力。此外，荷瘤小鼠体内实验结果表明，使用靶向脂质体联合光热疗可以有效地抑制肿瘤的生长（Min等，2019）。Tie等使用FA修饰的脂质体（F-PLP/pBIM）递送BIM-S基因，并用于治疗肺癌。BIM-S基因可翻译促凋亡蛋白BIM，而BIM已被证明是细胞凋亡的关键调节因子。实验结果显示，F-PLP/pBIM能特异性抑制肺癌细胞生长，减少肿瘤结节数，减轻肿瘤重量（Tie等，2020）。

EGFR是细胞生理的重要调节因子，在细胞增殖、存活和分化过程中起着重要的调节作用（Talukdar等，2020）。Thomas等报道了一种具有EGFR靶向能力的脂质体（[111]In-EGF-LP-DOX），使用脂质体装载DOX并以高剂量的放射性[111]In对其标记。研究对比了

EGFR高表达的MDA-MB-468和低表达的MCF-7两种细胞的摄取差异，结果表明[111]In-EGF-LP-DOX在MDA-MB-468细胞中摄取量更多，且联合治疗的实验组对肿瘤细胞杀伤效果更好（Thomas等，2019）。Wang等为了克服顺铂（cisplatin，CDDP）的毒副作用大和溶解性差等缺点，使用海藻酸钠（sodium alginate，SA）包裹CDDP，构建了以顺铂-海藻酸钠（CS）为偶联物的靶向型脂质体（CS-EGF-Lip），并在脂质体上插入EGF用于靶向治疗高表达EGFR的卵巢癌。实验结果显示，对比非靶向型脂质体和游离CDDP，CS-EGF-Lip能明显抑制肿瘤的生长和迁移，基本不会影响小鼠的体重，且肾毒性较低（Wang等，2014）。

核酸适配体（aptamer）是通过富集配体系统进化技术（SELEX），从随机的DNA或RNA文库中筛选出来的一类具有高特异性、强亲和力、能精准识别目标物的单链寡聚核苷酸。核酸适配体可通过二、三级结构的折叠形成特定的三维空间构型，从而与靶分子以高亲和性、高特异性的方式高效地相互作用。相比于传统的抗体，核酸适配体具有合成简单、分子量更小、稳定性更高、毒性更低、程序可控等优点。此外，有研究表明，在肿瘤学领域，核酸适配体不会在全身给药中刺激免疫系统的Fc区域，同时具有更高的肿瘤穿透性与保留性，且能够均匀分布。Cao等于2009年第一次使用核酸适配体修饰脂质体，用于药物的靶向递送及治疗。该脂质体包载顺铂，表面以适配体AS1411（5'-GGT GGT GGT GGTTGT GGT GGTGGTGGT TTT TTTTTT TT-3'）修饰。AS1411与核仁素有很高的亲和力，而核仁素在多种癌细胞表面过度表达。利用这个特性，AS1411修饰的脂质体可以特异性地靶向于癌细胞表面，将化疗药物富集于癌细胞内，达到精准治疗的目的（Xiao等，2021；Kim等，2021）。Bandekar等同样以PSMA适配体A10作为靶向修饰物，包载α-粒子生成器225Ac，利用225Ac的高放射性实现杀死肿瘤细胞的目的。实验结果表明，每个脂质体表面平均结合有（9±2）个A10，平均粒径为（107±2）nm，且能够很好地选择性结合、内化并杀死PSMA阳性的癌细胞（Bandekar等，2014）。Zhen等以A10作为靶向修饰物，包载PLK1 CRISPR/Cas9系统，该系统可沉默肿瘤细胞中的生存基因Polo样蛋白激酶1，进而杀死肿瘤细胞。实验结果显示，A10-脂质体-CRISPR/Cas9递送嵌合体能有效靶向肿瘤细胞，不仅在体外具有显著的基因沉默能力，同时在体内可以观察到明显的肿瘤消退作用，且免疫应答等副作用低（Zhen等，2020）。

以下是几种研究较充分或已得到成功应用的脂质体制剂。

### 1. 多柔比星脂质体

聚乙二醇化脂质体多柔比星（盐酸多柔比星脂质体注射液；Doxil®或Caelyx®）是多柔比星的脂质体制剂。由于PEG聚合物附着在脂质锚定物上而减少RES的摄取，并通过硫酸铵化学梯度法实现脂质体对药物的包封和稳定保留，从而延长循环时间并减少分布体积，促进肿瘤细胞对其高效摄取。聚乙二醇化的多柔比星脂质体在人体临床研究中的病例包括与艾滋病相关的卡波西肉瘤、多种实体瘤、卵巢癌、乳腺癌和前列腺癌（Gabizon等，2003）。

### 2. 柔红霉素脂质体

柔红霉素脂质体可以用来治疗与艾滋病相关的卡波西肉瘤（Kaposi's sarcoma，KS）。KS是在患有艾滋病的同性恋男性中最常见的恶性肿瘤，其发病率高达25%，它在临床过程中变化很大，且往往是多灶性的，并随着患者免疫功能的恶化而进一步发展。除晚期导致的严重内脏疾病外，KS通常不会危及生命，但可能会造成严重的毁容和痛苦。早期KS通常可通过局部治疗进行控制，如放疗或病灶内化疗，晚期或快速发展的KS通常需要细胞毒性化疗（Petre等，2007）。Money-Kyrle等报道了用柔红霉素脂质体治疗KS的研究，结果表明，柔红霉素脂质体是治疗KS的有效且耐受性良好的纳米药物制剂，其应答率与目前使用的其他化疗方案相当（Money-Kyrle等，1993）。

### 3. 伊利替康脂质体

Rahman等研究了伊立替康纳米脂质体在转移性胰腺癌（MPC）治疗中的作用。外科手术切除是一种可选择的治疗MPC的方法，但只有20%的胰腺恶性肿瘤未发生转移的患者可以选择胰腺切除术，80%的患者会出现局部肿瘤扩展或远处转移，因此对于大多数患者来说，化疗仍然是MPC的主要治疗手段，可在症状缓解和生存方面提供有效治疗。伊立替康脂质体联合5-氟尿嘧啶（5-FU）/FA的制剂方案被评估为吉西他滨基础治疗后的二线药物，根据纳米脂质体（NAPOLI-1）的研究报告，这是美国FDA批准的治疗MPC的第一个二线疗法药物。该研究表明，与单独使用5-FU/FA相比，该疗法显著延长了无进展生存期和总生存期，此外，这项研究还证实了通过使用纳米制剂延长药代动力学的优势，如缓慢清除、低稳态分布体积和更长的半衰期等，从而提高了化疗药物的疗效。然而，与单独使用5-FU/FA相比，伊立替康脂质体表现出比5-FU/FA更常见的某些不良反应，如中性粒细胞减少、疲劳、腹泻和恶心/呕吐等，这些不良反应可能需要通过减少剂量和使用生长因子进行控制，因此需要对使用这种药物组合的患者进行密切监测（Rahman等，2017）。

### 4. 紫杉醇脂质体

Sharma等设计制备了紫杉醇（PTX）脂质体，用于腹腔内注射后治疗P388肿瘤。PTX是一种被批准使用的抗肿瘤药物，在腹腔注射后可从腹腔缓慢清除，因此对于腹腔恶性肿瘤的腔内治疗有较明显的疗效。然而，PTX的常规剂型均具有极明显的剂量限制性毒性，主要表现为严重的腹痛，这可能是由为克服药物低溶解度而加入处方的赋形剂（聚氧乙烯蓖麻油EL和乙醇）引起的。脂质体制剂可在增强抗肿瘤活性的同时降低PTX药物和赋形剂的毒性（Sharma等，1996）。Sharma等制备了PTX脂质体用于治疗卵巢

A121肿瘤，其所用的配方分别为ETL和TTL，TTL被用作重组冻干液或稳定的水悬浮液，ETL仅用作重组冻干剂。研究结果表明，这两种脂质体制剂的耐受性均高于PTX，并且在给药后未出现游离PTX表现出的急性反应。ETL和TTL配方在临床上不仅可以消除克赋形剂引起的毒性作用，还能改变给药途径、优化给药时间表（Sharma等，1997）。

### 5.其他复方脂质体

Fu等以自主合成的三肽头部的类脂 *N,N*-双十四烷氧酰胺-乙基三聚鸟氨酸酰胺（CDO14）和二油酰磷脂酰乙醇胺（dioleoylphosphatidyletha-nolamine，DOPE）为基础，制备了cRGD修饰型脂质体（cRGD/CD），同时负载DOX用以靶向治疗肺癌。cRGD/CD-DOX的细胞摄入率更高，由于cRGD能实现对肺癌细胞的靶向，同时CDO14修饰的脂质体具有酸不稳定性，即在溶酶体的酸性环境下，能够解组装，并实现溶酶体逃逸，从而释放DOX以高效杀死肿瘤细胞。体内外研究结果均表明，相比于对照组，cRGD/CD-DOX有更强的抗肿瘤活性。由天冬酰胺（N）-甘氨酸（G）-精氨酸（R）组成的三肽NGR可以与肿瘤细胞膜上的氨基肽酶N（aminopeptidase N，CD13）特异性结合，因此也被用于脂质体的靶向修饰（Fu等，2021）。Gu等将NGR肽插入到包载PTX的pH敏感型脂质体表面，以CD13高表达的人纤维肉瘤细胞HT-1080为实验对象，实验结果证实NGR肽修饰的脂质体能特异性地靶向HT-1080细胞，并显著提高脂质体制剂的抗肿瘤活性（Gu等，2017）。反式激活转录蛋白（transactivative transcription protein，TAT）是从艾滋病毒中发现的一个富含精氨酸序列的多肽，具有CPP的性质。Kuai等设计了一种由PEG和TAT修饰的可控型脂质体，其中PEG由二硫键连接，可为TAT提供保护性遮挡，当添加完全裂解剂L-半胱氨酸（L-Cys）时可使二硫键断裂，释放PEG，引入空间位阻，并暴露"功能分子"TAT，TAT可提高脂质体的细胞摄取量，实现控制性释药与摄入（Kuai等，2010）。由于CPP本身缺乏靶向性，以CPP单独修饰的脂质体往往无法实现靶向肿瘤的目的，为了解决这一问题，Shi等设计了一种同时具有主动靶向整合素$\alpha_v\beta_3$和细胞穿膜功能的多肽，这是由cRGD和CPP组成的串联肽。研究结果显示，该串联肽修饰的PTX脂质体对荷瘤小鼠的抑瘤率达到85.04%，且小鼠的存活率明显高于其他各对照组（Shi等，2015）。靶向细胞穿膜肽（cell-penetratinghoming peptides，CPHPs）同时具有细胞靶向和细胞穿膜的功能。Sugahara等筛选出一种靶向细胞穿膜肽（internalizing RGD，iRGD），iRGD肽是指可内化型RGD，其氨基酸序列为CRGDKGPDC，具有穿膜作用。iRGD遵循多步肿瘤靶向机制（Sugahara等，2015）。Deng等制备了iRGD修饰、包载DOX的脂质体制剂（iRGD-LTSL-DOX）。该制剂利用iRGD的靶向性和细胞穿透性，将脂质体带入肿瘤细胞并缓慢释放DOX。实验结果证实，iRGD修饰的脂质体能有效靶向至肿瘤细胞中并实现对肿瘤细胞的杀伤效果（Deng等，2016）。

# 第三节　总结与展望

基于其优良特性，纳米脂质体在生物医药，尤其是药物递送与肿瘤治疗领域的应用迅速增加，但是脂质体或其组成成分本身可能也具有某些潜在安全问题。由于纳米脂质体的尺度小，可以穿透体内很多屏障，可能使药物进入细胞、细胞核甚至穿过血脑屏障，一方面为颅内肿瘤的治疗带来希望，另一方面也可能因药物的重新分布而产生新的毒性，如造成线粒体破坏、血小板聚集及其他心血管疾病等，因此限制了脂质体制剂的临床应用。另外，很多不确定因素可影响纳米脂质体的递送效果，如肿瘤血管通透性，这与肿瘤类型、大小以及肿瘤微环境相关，个体差异极大；由于缺乏脉管系统，体积小于100mm³的肿瘤可能不适合使用脂质体制剂进行靶向治疗，而较大的肿瘤内部有坏死组织，其血管密度下降、间质液压增加，使脂质体对其穿透性较低，削弱了药物递送效果和抗肿瘤疗效。这些因素都会影响脂质体的临床前研究与临床应用。随着生物技术、纳米技术和化学等学科的交叉融合发展，出现了各种具有特殊性质的新型脂质体，先后有一系列的脂质体制剂上市，这些上市产品主要集中在抗肿瘤和抗感染两大领域，用于治疗恶性肿瘤的有紫杉醇、多柔比星、柔红霉素、阿糖胞苷和顺铂等传统药物的脂质体制剂，通过脂质体包装，这些传统的抗肿瘤药物实现了更广泛的临床应用。随着相关技术的进一步发展和研究的不断深入，脂质体会朝着更安全、更高效和更稳定的方向前进，针对肿瘤等重大疾病的各种新型脂质体产品会相继出现并服务临床，改善患者的生存质量。

在各学科的共同发展和相关技术进步的推动下，作为药物载体的纳米脂质体在制备方法、工艺及给药途径等方面正逐步走向成熟，应用日趋广泛。随着对人体正常组织与肿瘤病灶组织的深入了解，以及纳米科学与技术的快速发展，纳米脂质体领域的发展也日新月异。尽管目前还存在一些问题和不足，但是相信随着科技的发展，脂质体递送系统将会在临床治疗中发挥其特有的优势而造福于人类。

## 参考文献

[1] Gyanani V, Haley J C, Goswami R. Challenges of current anticancer treatment approaches with focus on liposomal drug delivery systems[J]. Pharmaceuticals, 2021, 14(9): 835.

[2] Bobo D, Robinson K J, Islam J, et al. Nanoparticle-based medicines: a review of FDA-approved materials and clinical trials to date[J]. Pharmaceutical Research, 2016, 33: 2373-2387.

[3] Liu Y, Lü W L, Zhang Q. Recent advances in liposomes and nanoparticles as drug carriers for drug delivery[J]. Acta Academiae Medicinae Sinicae, 2006, 28(4): 583-589.

[4] Allen T M, Cullis P R. Liposomal drug delivery systems: from concept to clinical applications[J]. Advanced Drug Delivery Reviews, 2013, 65(1): 36-48.

[5] Markovic M, Ben-Shabat S, Aponick A, et al. Lipids and lipid-processing pathways in drug delivery and therapeutics[J]. International Journal of Molecular Sciences, 2020, 21(9): 3248.

[6] Mufamadi M S, Pillay V, Choonara Y E, et al. A review on composite liposomal technologies for specialized drug delivery[J]. Journal of Drug Delivery, 2011, 2011:939851.

[7] Daraee H, Etemadi A, Kouhi M, et al. Application of liposomes in medicine and drug delivery[J]. Artificial Cells, Nanomedicine, and Biotechnology, 2016, 44(1): 381-391.

[8] Kalepu S, Sunilkumar K T, Betha S, et al. Liposomal drug delivery system—a comprehensive review[J]. Int J Drug Dev Res, 2013, 5(4): 62-75.

[9] Almeida B, Nag O K, Rogers K E, et al. Recent progress in bioconjugation strategies for liposome-mediated drug delivery[J]. Molecules, 2020, 25(23): 5672.

[10] Johnsson M, Edwards K. Liposomes, disks, and spherical micelles: aggregate structure in mixtures of gel phase phosphatidylcholines and poly (ethylene glycol)-phospholipids[J]. Biophysical Journal, 2003, 85(6): 3839-3847.

[11] Goyal P, Goyal K, Kumar S G V, et al. Liposomal drug delivery systems-clinical applications[J]. Acta pharmaceutica, 2005, 55(1): 1-25.

[12] Hernandez C, Shukla S. Liposome based drug delivery as a potential treatment option for Alzheimer's disease[J]. Neural Regeneration Research, 2022, 17(6): 1190.

[13] Sheoran R, Khokra S L, Chawla V, et al. Recent patents, formulation techniques, classification and characterization of liposomes[J]. Recent Patents on Nanotechnology, 2019, 13(1): 17-27.

[14] Moghimipour E, Handali S. Liposomes as drug delivery systems: properties and applications[J]. Res J Pharm Biol Chem Sci, 2013, 4(1): 169-85.

[15] Szoka Jr F, Papahadjopoulos D. Procedure for preparation of liposomes with large internal aqueous space and high capture by reverse-phase evaporation[J]. Proceedings of the National Academy of Sciences, 1978, 75(9): 4194-4198.

[16] Mayer L D, Hope M J, Cullis P R. Vesicles of variable sizes produced by a rapid extrusion procedure[J]. Biochimica Et Biophysica Acta (BBA)-Biomembranes, 1986, 858(1): 161-168.

[17] Pidgeon C, McNeely S, Schmidt T, et al. Multilayered vesicles prepared by reverse-phase evaporation: liposome structure and optimum solute entrapment[J]. Biochemistry, 1987, 26(1): 17-29.

[18] 赵海霞, 郭兴奎, 孔德亮, 等. 脂质体制备技术[J]. 山东中医杂志, 2000, 19(7): 435-437.

[19] Gruner S M, Lenk R P, Janoff A S, et al. Novel multilayered lipid vesicles: comparison of physical characteristics of multilamellar liposomes and stable plurilamellar vesicles[J]. Biochemistry, 1985, 24(12): 2833-2842.

[20] Kirby C, Gregoriadis G. Dehydration-rehydration vesicles: a simple method for high yield drug entrapment in liposomes[J]. Bio/Technology, 1984, 2(11): 979-984.

[21] Bharali D J, Khalil M, Gurbuz M, et al. Nanoparticles and cancer therapy: a concise review with emphasis on dendrimers[J]. International Journal of Nanomedicine, 2009: 1-7.

[22] Immordino M L, Dosio F, Cattel L. Stealth liposomes: review of the basic science, rationale, and clinical applications, existing and potential[J]. International Journal of Nanomedicine, 2006, 1(3): 297-315.

[23] Torchilin V P, Zhou F, Huang L. pH-sensitive liposomes[J]. Journal of Liposome Research, 1993, 3(2): 201-255.

[24] Drummond D C, Zignani M, Leroux J C. Current status of pH-sensitive liposomes in drug delivery[J]. Progress in Lipid Research, 2000, 39(5): 409-460.

[25] Pradhan P, Giri J, Rieken F, et al. Targeted temperature sensitive magnetic liposomes for thermo-chemotherapy[J]. Journal of Controlled Release, 2010, 142(1): 108-121.

[26] Verma D D, Levchenko T S, Bernstein E A, et al. ATP-loaded liposomes effectively protect mechanical functions of the myocardium from global ischemia in an isolated rat heart model[J]. Journal of Controlled

Release, 2005, 108(2-3): 460-471.

[27] Phillips W T, Klipper R W, Awasthi V D, et al. Polyethylene glycol-modified liposome-encapsulated hemoglobin: a long circulating red cell substitute[J]. Journal of Pharmacology and Experimental Therapeutics, 1999, 288(2): 665-670.

[28] 刘璐, 贾殿隆. 脂质体制备工艺的研究进展[J]. 药物化学, 2022, 10: 144.

[29] Park H, Otte A, Park K. Evolution of drug delivery systems: from 1950 to 2020 and beyond[J]. Journal of Controlled Release, 2022, 342: 53-65.

[30] Sawant R R, Torchilin V P. Multifunctional nanocarriers and intracellular drug delivery[J]. Current Opinion in Solid State and Materials Science, 2012, 16(6): 269-275.

[31] Sajid M. Toxicity of nanoscale metal organic frameworks: a perspective[J]. Environmental Science and Pollution Research, 2016, 23(15): 14805-14807.

[32] Hami Z. A brief review on advantages of nano-based drug delivery systems[J]. Annals of Military and Health Sciences Research, 2021, 19(1).

[33] Zhu L, Kate P, Torchilin V P. Matrix metalloprotease 2-responsive multifunctional liposomal nanocarrier for enhanced tumor targeting[J]. ACS Nano, 2012, 6(4): 3491-3498.

[34] Wang T, Kulkarni N, Bedi D, et al. In vitro optimization of liposomal nanocarriers prepared from breast tumor cell specific phage fusion protein[J]. Journal of Drug Targeting, 2011, 19(8): 597-605.

[35] Zhu K, Zhou L, Zou M, et al. 18-GA-Suc modified liposome loading cantharidin for augmenting hepatic specificity: preparation, characterization, antitumor effects, and liver-targeting efficiency[J]. Journal of Pharmaceutical Sciences, 2020, 109(6): 2038-2047.

[36] Agrawal A K, Gupta C M. Tuftsin-bearing liposomes in treatment of macrophage-based infections[J]. Advanced Drug Delivery Reviews, 2000, 41(2): 135-146.

[37] Chandra S, Misra M, De K, et al. Effect of surface modification in conventional liposome with lipophilic agents[J]. IOSR Journal of Pharmacy and Biological Sciences, 2016, 11(2):75-81.

[38] Allen T M, Cleland L G. Serum-induced leakage of liposome contents[J]. Biochimica Et Biophysica Acta (BBA)-Biomembranes, 1980, 597(2): 418-426.

[39] Cullis P R, Hope M J. The bilayer stabilizing role of sphingomyelin in the presence of cholesterol. A 31P NMR study[J]. Biochimica Et Biophysica Acta (BBA)-Biomembranes, 1980, 597(3): 533-542.

[40] Drummond D C, Noble C O, Guo Z, et al. Development of a highly active nanoliposomal irinotecan using a novel intraliposomal stabilization strategy[J]. Cancer Research, 2006, 66(6): 3271-3277.

[41] Zhigaltsev I V, Winters G, Srinivasulu M, et al. Development of a weak-base docetaxel derivative that can be loaded into lipid nanoparticles[J]. Journal of Controlled Release, 2010, 144(3): 332-340.

[42] Deamer D W. From "banghasomes" to liposomes: a memoir of Alec Bangham, 1921—2010[J]. The FASEB Journal, 2010, 24(5): 1308.

[43] Allen T M, Chonn A. Large unilamellar liposomes with low uptake into the reticuloendothelial system[J]. FEBS Letters, 1987, 223(1): 42-46.

[44] Klibanov A L, Maruyama K, Torchilin V P, et al. Amphipathic polyethyleneglycols effectively prolong the circulation time of liposomes[J]. FEBS Letters, 1990, 268(1): 235-237.

[45] Vaage J, Mayhew E, Lasic D, et al. Therapy of primary and metastatic mouse mammary carcinomas with doxorubicin encapsulated in long circulating liposomes[J]. International Journal of Cancer, 1992, 51(6): 942-948.

[46] Kao Y J, Juliano R L. Interactions of liposomes with the reticuloendothelial system effects of reticuloendothelial blockade on the clearance of large unilamellar vesicles[J]. Biochimica Et Biophysica Acta (BBA)-General Subjects, 1981, 677(3/4): 453-461.

[47] Ye J, Yang Y, Dong W, et al. Drug-free mannosylated liposomes inhibit tumor growth by promoting the polarization of tumor-associated macrophages[J]. International Journal of Nanomedicine, 2019, 14: 3203-

3220.

[48] Heath T D, Fraley R T, Papahdjopoulos D. Antibody targeting of liposomes: cell specificity obtained by conjugation of F (ab′) 2 to vesicle surface[J]. Science, 1980, 210(4469): 539-541.

[49] Bao A, Phillips W T, Goins B, et al. Potential use of drug carried-liposomes for cancer therapy via direct intratumoral injection[J]. International Journal of Pharmaceutics, 2006, 316(1/2): 162-169.

[50] Wang Y P, Liu I J, Chung M J, et al. Novel anti-EGFR scFv human antibody-conjugated immunoliposomes enhance chemotherapeutic efficacy in squamous cell carcinoma of head and neck[J]. Oral Oncology, 2020, 106: 104689.

[51] Saeed M, Zalba S, Seynhaeve A L B, et al. Liposomes targeted to MHC-restricted antigen improve drug delivery and antimelanoma response[J]. International Journal of Nanomedicine, 2019, 14: 2069-2089.

[52] Ancey P B, Contat C, Meylan E. Glucose transporters in cancer-from tumor cells to the tumor microenvironment[J]. The FEBS Journal, 2018, 285(16): 2926-2943.

[53] Mu L, Wu J, Xie H, et al. The use of a new functional glucose conjugate material, TPGS1000-Glu, in treatment of brain glioma by incorporating into epirubicin liposomes[J]. J Chin Pharm Sci, 2016, 25(4): 266-274.

[54] Shen S, Du M, Liu Q, et al. Development of GLUT1-targeting alkyl glucoside-modified dihydroartemisinin liposomes for cancer therapy[J]. Nanoscale, 2020, 12(42): 21901-21912.

[55] Kumar P, Huo P, Liu B. Formulation strategies for folate-targeted liposomes and their biomedical applications[J]. Pharmaceutics, 2019, 11(8): 381.

[56] Min H K, Kim C S, Han J, et al. Folate receptor-targeted liposomal nanocomplex for effective synergistic photothermal-chemotherapy of breast cancer in vivo[J]. Colloids and Surfaces B: Biointerfaces, 2019, 173: 539-548.

[57] Tie Y, Zheng H, He Z, et al. Targeting folate receptor β positive tumor-associated macrophages in lung cancer with a folate-modified liposomal complex[J]. Signal Transduction and Targeted Therapy, 2020, 5(1): 6.

[58] Talukdar S, Emdad L, Das S K, et al. EGFR: An essential receptor tyrosine kinase-regulator of cancer stem cells[J]. Advances in Cancer Research, 2020, 147: 161-188.

[59] Thomas E, Menon J U, Owen J, et al. Ultrasound-mediated cavitation enhances the delivery of an EGFR-targeting liposomal formulation designed for chemo-radionuclide therapy[J]. Theranostics, 2019, 9(19): 5595.

[60] Wang Y, Zhou J, Qiu L, et al. Cisplatin-alginate conjugate liposomes for targeted delivery to EGFR-positive ovarian cancer cells[J]. Biomaterials, 2014, 35(14): 4297-4309.

[61] Xiao X, Li H, Zhao L, et al. Oligonucleotide aptamers: Recent advances in their screening, molecular conformation and therapeutic applications[J]. Biomedicine & Pharmacotherapy, 2021, 143: 112232.

[62] Kim D H, Seo J M, Shin K J, et al. Design and clinical developments of aptamer-drug conjugates for targeted cancer therapy[J]. Biomaterials Research, 2021, 25: 1-12.

[63] Bandekar A, Zhu C, Jindal R, et al. Anti-prostate-specific membrane antigen liposomes loaded with 225Ac for potential targeted antivascular α-particle therapy of cancer[J]. Journal of Nuclear Medicine, 2014, 55(1): 107-114.

[64] Zhen S, Li X. Liposomal delivery of CRISPR/Cas9[J]. Cancer Gene Therapy, 2020, 27(7/8): 515-527.

[65] Gabizon A, Shmeeda H, Barenholz Y. Pharmacokinetics of pegylated liposomal Doxorubicin: review of animal and human studies[J]. Clinical Pharmacokinetics, 2003, 42: 419-436.

[66] Petre C E, Dittmer D P. Liposomal daunorubicin as treatment for Kaposi's sarcoma[J]. International Journal of Nanomedicine, 2007, 2(3): 277-288.

[67] Money-Kyrle J F, Bates F, Ready J, et al. Liposomal daunorubicin in advanced Kaposi's sarcoma: a phase Ⅱ study[J]. Clinical Oncology, 1993, 5(6): 367-371.

[68] Rahman F N U A, Ali S, Saif M W. Update on the role of nanoliposomal irinotecan in the treatment of metastatic pancreatic cancer[J]. Therapeutic Advances in Gastroenterology, 2017, 10(7): 563-572.

[69] Sharma A, Sharma U S, Straubinger R M. Paclitaxel-liposomes for intracavitary therapy of intraperitoneal P388 leukemia[J]. Cancer Letters, 1996, 107(2): 265-272.

[70] Sharma A, Mayhew E, Bolcsak L, et al. Activity of paclitaxel liposome formulations against human ovarian tumor xenografts[J]. International Journal of Cancer, 1997, 71(1): 103-107.

[71] Fu S, Zhao Y, Sun J, et al. Integrin αvβ3-targeted liposomal drug delivery system for enhanced lung cancer therapy[J]. Colloids and Surfaces B: Biointerfaces, 2021, 201: 111623.

[72] Gu Z, Chang M, Fan Y, et al. NGR-modified pH-sensitive liposomes for controlled release and tumor target delivery of docetaxel[J]. Colloids and Surfaces B: Biointerfaces, 2017, 160: 395-405.

[73] Kuai R, Yuan W, Qin Y, et al. Efficient delivery of payload into tumor cells in a controlled manner by TAT and thiolytic cleavable PEG co-modified liposomes[J]. Molecular Pharmaceutics, 2010, 7(5): 1816-1826.

[74] Shi K, Li J, Cao Z, et al. A pH-responsive cell-penetrating peptide-modified liposomes with active recognizing of integrin $\alpha_v\beta_3$ for the treatment of melanoma[J]. Journal of Controlled Release, 2015, 217: 138-150.

[75] Sugahara K N, Braun G B, de Mendoza T H, et al. Tumor-penetrating iRGD peptide inhibits metastasis[J]. Molecular Cancer Therapeutics, 2015, 14(1): 120-128.

[76] Deng Z, Xiao Y, Pan M, et al. Hyperthermia-triggered drug delivery from iRGD-modified temperature-sensitive liposomes enhances the anti-tumor efficacy using high intensity focused ultrasound[J]. Journal of Controlled Release, 2016, 243: 333-341.

# 第四章

## 基于无机材料的纳米递送系统

### 第一节 概述

多年来，纳米医学已经显示出巨大的优势与应用潜力，对人类健康产生了广泛的影响，其在各种疾病的预防、早期检测与诊断、治疗中得到普遍应用。纳米医学的一个重点领域是探索开发可在活生物体内使用以递送活性物质、传感、成像或用于治疗的纳米粒系统/制剂。目前，研究人员已经构建了多种可用于纳米医学的递送系统，包括脂质体、胶束、聚合物、无机纳米粒和其他有机/无机杂化纳米系统。在这些载体中，无机纳米材料/粒子具有独特的物理化学性质，如光学、电学、声学和磁学性质，以及固有的优良特性，包括可调控的形貌和结构、易于功能化修饰、良好的生理稳定性、可与其他载体结合等，这些性质都是常规的有机载体、脂质类或聚合物载体所不具备的。以无机纳米载体作为化疗药物的递送平台，具有增强药物靶向转运、缓释和控释、低毒、生物相容性好等优点。由于正常组织细胞和肿瘤细胞之间的生理差异，无机纳米制剂可以通过EPR效应被摄取进入肿瘤细胞，并在肿瘤间质中实现滞留。金纳米粒、氧化铁纳米粒、碳纳米管、硅纳米粒等是较常用的无机纳米载体材料，在抗肿瘤纳米医学领域极具开发与应用前景。

本章将概述基于无机纳米材料的药物递送系统，主要包括碳基、硅基、金基、铁基、锌基和钛基纳米系统，详细介绍它们的合成或制备方法、理化性质，以及一些具有代表性的无机纳米载体及其在抗肿瘤药物递送等领域的应用。碳纳米材料主要包括富勒烯、碳纳米管、纳米金刚石、碳点和石墨烯衍生物等，由于其独特的理化性质和良好的生物相容性，在过去几十年中引起了极大关注，在生物传感、药物递送、组织工程、成像、癌症诊断和治疗等生物医学领域得到广泛应用。硅纳米材料因具有比表面积大、孔径可调节、生物相容性好等优点被广泛应用于医药领域。常见的硅纳米材料有介孔硅纳米粒（MSNs）、硅纳米线、硅纳米管等。金纳米粒由于其优良的稳定性、生物相容性、独特的光学特性（尤其是较强的近红外吸收）、高光热转换效率等突出优点，在生物医学应用中引起了研究者们很大的兴趣。铁基无机纳米粒（IONPs）包括$\gamma$-$Fe_2O_3$（磁赤铁矿）、

$Fe_3O_4$（磁铁矿）和 FeO（氧化亚铁）等，在局部磁加热、靶向递药和生物成像等方面有广泛应用。氧化锌纳米粒（ZnO NPs）是一种具有正六边形纤锌矿结构的新型无机纳米材料，在过去的几十年里，ZnO NPs 因其出色的生物相容性、低毒性和低成本而成为医药学领域应用较多的无机纳米粒之一。钛纳米材料作为一种优良的载体，可有效负载并递送化疗药物到达肿瘤部位，尤其是二氧化钛（$TiO_2$）纳米粒因其无毒、易制备、可致肿瘤细胞自噬和优良的光动力特性而在药物递送和癌症联合治疗中有极大的应用潜力。

# 第二节　无机纳米递送系统的研究与应用

## 一、碳纳米载体

在科学技术领域，碳纳米材料已经成为极具吸引力的前沿材料之一，并对科学研究和技术进步产生了巨大影响。根据其形态，碳纳米材料可分为富勒烯、纳米管、纳米角、纳米金刚石、碳点和石墨烯衍生物等。由于其独特的物理化学性质和较好的生物相容性，以及优异的电学、光学和机械性能，碳纳米材料在过去几十年中得到了快速发展，并在许多领域获得了广泛应用（Hong 等，2015）。在生物医学领域，碳纳米材料有着作为药物载体、生物传感器和新型仿生材料的巨大应用潜力，近年来，其应用进一步扩展到再生医学、组织工程、生物成像、癌症诊断和治疗等新兴方向。本部分主要介绍几种常见碳纳米材料（碳纳米管、石墨烯、碳点、富勒烯）的基本概念及其在药物递送与癌症治疗中的应用进展，并探讨了每一类碳纳米材料的优点和局限性，以及各类材料的潜在临床应用。

### （一）氧化石墨烯

#### 1.简介

石墨烯是一种重要的碳同素异形体，是由 $sp^2$ 键合的碳原子以蜂窝状排列而成的二维纳米结构，具有独特的结构特征和优异的物理性质，包括高比表面积、优异的热导率和导电性、机械强度以及易于功能化改性。石墨烯的超高比表面积和单原子层状结构使其成为一种有效的药物载体，通过强大的 π-π 堆积作用可将大量药物分子装载到单原子层状薄片的两侧，这种作用已被用于将各种类型的水不溶性药物输送到细胞中。石墨烯强大的光热和机械特性、化学可修饰性与低毒性使其在生物医学等多个领域得到了广泛应用，包括生物传感、组织工程、药物与基因递送、分子成像和光热治疗等（Kumar 等，2015）。此外，石墨烯中的每个碳原子都有自由 π 电子，从而在其 2D 平面两侧提供了高电子密度，使得亲电取代比亲核取代更容易发生（Rahmanian等，2014）。石墨烯还具有控制表面电子重配和分离、高透光率、光致发光以及高电荷迁移率等优势，这使得石墨烯及其衍生物成为磁共振成像（MRI）和生物医学成像应用中的重要材料。石墨烯基材料还表现出了与DNA和RNA的独特相互作用，以及单链DNA优先于双链DNA的吸附，可保护被吸附的核苷酸免受核酸酶的攻击，使其成为DNA和RNA传感与体内递送的有效载体。石墨烯、氧化石墨烯（GO）和还原氧化石墨烯（RGO）是最常见的石墨烯形式，且都获得了广泛应用（Goenka等，2014）。一些研究表明，基于石墨烯的纳米材料在抗癌药物靶向递送方面极为高效，是可用于癌症诊断和治疗的一种很有开发前景的纳米级平台。

### 2.合成

石墨烯通常可以通过自上而下或自下而上两种不同途径合成。自上而下的方法包括石墨的微观机械裂解、液相剥落和石墨的化学剥落以产生GO，再分别进行化学或热处理以获得RGO或热还原石墨烯（TRG）。在自下而上的方法中，石墨烯则是通过三种主要的合成策略从原子水平构建：在碳化硅（SiC）上外延生长、化学气相沉积（CVD）和等离子体增强化学气相沉积（PECVD）。

### 3.在药物递送方面的应用

石墨烯具有极大的表面积和可用的π电子，适合作为药物载体（Wang等，2012）。有研究者将大量多柔比星（DOX）装载在磷脂单层包覆的石墨烯上并进行观察，结果发现与碱性pH相比，在酸性pH条件下，DOX的持续释放程度更大（Liu等，2012）。此外，可通过物理吸附作用将DOX加载到石墨烯片上，并以PEG-NH$_2$进行表面修饰，以增强生物介质中的稳定性和兼容性（Zhang等，2013）。Kundu及其同事利用π-π相互作用、氢键和疏水相互作用将亲水性药物（DOX）和疏水性药物（吲哚美辛）成功地装载在接枝GO（GPNM）的聚N-异丙基丙烯酰胺（PNIPAM）上（Kundu等，2015），再通过自由基聚合过程（FRPP）共价接枝PNIPAM。由于载体的亲水性增强、对药物的溶解度提高，以及DOX与GPNM表面之间的氢键作用被显著降低，DOX在酸性pH条件下的释放得到了有效控制。Zhao等设计了结构独特的聚甲基丙烯酸甲酯（PMMA），以聚乙二醇（PEG）包覆后对氧化石墨烯纳米粒（GON）进行改性，该修饰型GON可在PBS溶液中高度分散，并能作为有效的药物递送系统。刷状的PMMA能够减少正常组织在受到刺激后对DOX的脉冲释放，并加速其在肿瘤组织中释放，以响应还原剂谷胱甘肽（GSH，10μmol/L）的作用。此外，荧光检测结果表明，DOX能从聚乙二醇化海藻酸盐（ALG-PEG）接枝的GON中持续释放，实现高效缓释（Zhao等，2014）。

近年来，GO被认为是一种极具开发前景的纳米材料，其固有的尺寸和形状依赖性光学特性、独特的物理化学行为、超大的表面积-体积比和多种多样的表面特性，使其成为可用于肿瘤医学的理想碳基纳米材料（Nejabat等，2017；Yang等，2010）。Yu等设计了 $\alpha_v\beta_6$ 靶向肽（HK肽）功能化和光敏剂（HPPH）涂层的GO［GO(HPPH)-PEG-HK］。GO(HPPH)-PEG-HK可激活树突状细胞，并通过增加肿瘤内细胞毒性CD8[+]T淋巴细胞的浸润有效防止肿瘤生长和肺转移，体内光学和单光子发射计算机断层扫描（SPECT）/CT成像的结果均证实了这一点（Yu等，2017）。Chen的团队制备了一种装载DOX的RGO金纳米棒载体，用于光热疗和化疗的联合治疗。由于近红外光热作用和肿瘤微环境的酸性，DOX可在肿瘤靶点定位集中释放，实现协同效应（Chen等，2016）。Shao等设计了一种介孔二氧化硅（MS）包覆的聚多巴胺（PDA），以其对RGO进行功能化修饰，负载DOX后再连接透明质酸（HA）。结果表明，近红外光可触发DOX的靶向释放，且具有明显的pH响应性，因此，RGO@MS(DOX)-HA载药系统可高效介导光热疗、化疗协同（Shao等，2017）。

### 4.其他方面的应用

到目前为止，石墨烯在生物医学领域得到了较为广泛的应用，被用于构建生物传感器、组织工程和作为潜在的抗菌剂（Lai等，2013）。由于石墨烯会与体内的溶质、蛋白质等生物大分子或细胞系统发生复杂的相互作用，这些作用将对材料的体内行为或毒性产生重大影响。对石墨烯进行改性或将其与其他化学物质结合，以强化其优势特性或改变不利的相互作用是克服这些挑战的常用方法。此外，由于其独特的光学性质，石墨烯还能直接应用于光疗，石墨烯衍生物在近红外辐射中表现出等离子体效应，可通过等离子体光热转换产生热量杀死癌细胞（Nanda等，2016；Shin等，2016）。石墨烯材料（GO、RGO和GO复合材料）还可以通过近红外线辅助照射实现负载物从表面的快速释放，以及通过增强细胞通透性等作用实现光控内吞。一些新的开发应用模式被不断提出，如双靶向设计策略和更为复杂、精细的联合治疗等，这些新策略将会进一步推动石墨烯材料的发展。尤为值得关注的是，石墨烯优异的机械强度、刚度、导电性、各种二维（2D）和三维（3D）形态可以刺激干细胞向特定谱系的增殖和分化，包括骨、神经、心脏、软骨、肌肉骨骼和皮肤/脂肪等，使其成为组织工程、再生医学领域的明星候选材料（Qu等，2018）。

## （二）碳点

### 1.简介

碳点（carbon dots，CDs）是一种最新发现且极具吸引力的碳家族生物材料。作为一类零维碳纳米材料，它具有优异的光学性能，例如高光稳定性、可调谐发射、双光子激发截面等（Liu等，2012；Cao等，2012）。此外，碳点具有良好的水溶性，且生产成本低廉，不含重金属的碳点更为环保低毒，在生物医学应用中更安全（Tao等，2012）。

从结构上看，碳点是由碳原子组成的团簇，其中含有微量氮和相当一部分氧、氢；就物理性质和化学结构而言，氧化石墨烯和碳点在许多方面较为相似。碳点最早于2004年在碳纳米管的电弧放电合成中被意外发现，从那以后，碳点在化学、材料学以及其他相关研究领域中一直占据重要地位，对其主要关注点包括合成方法、结构分析、物理化学性质，以及在传感、成像和治疗等医学领域的应用（Wu等，2016；Feng等，2016；Liu等，2015；Wang等，2015）。尽管目前已报道了许多种碳点材料，但大多数碳点在紫外线或蓝光激发下仅在蓝光到绿光区域显示出强烈的发射（Strauss等，2015），量子限制和表面态控制着碳点的性质，可以通过使用不同前体或合成策略对其进行调节。碳点还可以被设计成具有各种官能团（包括氨基、羧基、羰基、羟基、醚、环氧和杂原子等）的功能性材料，也可作为化学基团来连接其他材料。获得对不同尺寸和表面官能团的多样化设计能力可为这些系统提供调节其化学物理性质的可能性，特别是光致发光性，它表现出广泛的发射波长，这与材料的尺寸（量子效应）、表面状态和基团有关（Sagbas等，2019；Miao等，2020；Zhu等，2017）。

### 2.合成

根据碳源的不同，碳点的合成方法一般可分为自上而下法和自下而上法。其中，自上而下法主要包括电弧放电法、激光烧蚀法和电化学/化学氧化法，此类方法通常以大块固体或粉末为碳源，通过物理或化学过程获得碳点。自下而上的方法包括燃烧法、微波辅助法、水热/溶剂热法和模板法，用于此类方法的碳源主要是有机小分子或聚合物，碳点通过收缩、缩聚、碳化等过程形成。考虑到在生物医学领域中的应用，在其制备过程中需要关注碳点的尺寸控制、颗粒均匀性、生物相容性、荧光性质和水溶性等方面的问题。

### 3.在药物递送方面的应用

碳点具有低毒、生物相容性好等优点，被认为是安全有效的药物载体。由于表面存在大量官能团，如氨基、羧基、羟基等，因此碳点可以通过共价键的方式在其表面同时携载多种治疗剂，作为载运平台用于疾病诊断、实施治疗和监测治疗反应。在正常的体内微环境中，细胞膜排斥表面荷负电的碳点，因此健康组织的细胞会抑制药物的吸收，从而减少毒性和副作用；而在肿瘤微环境中，癌细胞可与碳点高度亲和，促进其细胞内转移，提高化疗药物的吸收率。据此，Feng等合成了一种负载顺铂的电荷可转换型碳点纳米载体（CDs-Pt），其具有明显的酸碱依赖性。在肿瘤微环境中，共轭阴离子聚合物变成阳离子聚合物，导致静电排斥和阳离子型CDs-Pt的释放，因此，载药的CDs有效地进入肿瘤细胞，并在胞质还原条件下被激活（Feng等，2016）。顺铂前驱药的使用避免了其非肿瘤靶向性，因为该前驱药仅在还原性肿瘤环境中被激活。Gao等合成了一种具有核靶向能力的新型氟掺杂CDs（FCDs），FCDs可与抗癌药物DOX、氟硼二吡咯化合物（BODIPY）通过非共价 π-π 作用分别组装成FCD-DOX和FCD-BODIPY复合载药系统，用于核靶向、生物成像和癌症治疗（Gao等，2020）。Zheng及其同事开发了一种基于荧光CDs与奥沙利铂衍生物Oxa(Ⅳ)-COOH（Oxa-CDs）结合的系统，用作治疗转移性结直肠癌的新制剂。他们认为，由于CDs的存在，Oxa-CDs通过内吞作用进入细胞，Oxa(Ⅳ)-COOH被还原为奥沙利铂（Ⅱ），从而降低其对正常细胞的毒性。此外，尽管DOX等药物被广泛用于癌症治疗，但它们有许多缺点，包括EPR效应低、细胞内化率低以及对正常细胞的毒性较大等（Zheng等，2014；Navya等，2019）。使用多功能纳米载体进行靶向递送能很好地解决这些问题，尤其是可通过增强的EPR效应提高药物在肿瘤部位的定位释放与蓄积。Yang等基于DOX和CDs与核定位信号肽（NLS-CDs）的共价结合，构建了一种核靶向载运系统，该系统可在显著提高递送效率的基础上提高药物的抗肿瘤活性（Yang等，2016）。

　　CDs具有体积小、表面积大、易于功能化等优点，还可用于肿瘤成像，特别是由红外光和近红外光（NIR）触发的CDs具有穿透深层组织的能力，为肿瘤的有效治疗提供了多种手段。在构建用于肿瘤诊疗的CDs纳米系统时，可以通过增强肿瘤微血管的EPR效应或特异性结合肿瘤相关的生物标志物来实现被动或主动靶向（Xu等，2016）。Wang及其同事基于高荧光量子产率CDs设计了一种用于肝癌靶向治疗的DOX递送载体和成像探针，并将其与叶酸共价结合，构建出FA-CDs-DOX纳米系统。体外研究结果表明，FA-CDs-DOX具有良好的荧光成像能力，能够选择性地将DOX导入肝癌细胞。此外，该研究强调了FA-CDs-DOX系统的荧光强度足以穿透肿瘤组织和皮肤。且该系统的靶向能力明显强于游离DOX，肿瘤抑制作用显著增强（Wang等，2020）。Karthik等开发了一种基于光触发共轭抗癌药物［7-(3-溴丙氧基)-2-喹啉甲基氯苯脲（Qucbl）］的光响应递送系统，将药物共价固定在碳点（Qucbl-CDs）表面。体外分析结果表明，Qucbl-CDs很容易内化至HeLa细胞中，并且能够特异性地控制药物释放，从而在照射后杀死癌细胞（Karthik等，2013）。Wu等开发了一种叶酸共轭连接、可还原型聚乙烯亚胺（PEI）修饰的CDs，用作siRNA的递送载体，制得复合型多功能化纳米治疗剂FC-rPEI-CDs/siRNA。体外研究结果表明，FC-rPEI-CDs/siRNA系统具有优良的生物相容性，被摄取后在细胞溶胶中快速释放siRNA，产生了很好的基因沉默和抗癌效果（Wu等，2016）。Kim及其同事开发了一种具有高度生物相容性的PEI钝化型CDs（CDs-PEI），用于递送siRNA，并证明它可以在体外和体内诱导有效的基因敲除。实验结果表明CDs-PEI系统细胞毒性低，可在12小时内集中释放siRNA，并显著提高了细胞摄取率，将其定位在细胞质中。此外，CDs-PEI-siRNA可以显著沉默基因表达，并在乳腺癌小鼠模型中表现出极高的抑瘤效率（Kim等，2016）。

### 4.其他方面的应用

　　碳点具有荧光特性，使其在生物成像方面具有较大的应用潜力。大多数CDs只吸收短波长光，发出蓝色或绿色荧光，在近红外区域表现出高吸光度、高光热转换效率和低毒性（Moore等，2009），在功能化改性后可进一步提高CDs的长波吸收和发射能力（Taghavi等，2020；Peng等，2018；Zhou等，2020）。因此，CDs可被用作多功能化递送载体以实现化疗与光动力疗法（PDT）、光热疗法（PTT）的协同。Sun等证明，红色发光型CDs（R-CDs）能够快速、高效地将激光能量转化为热量，在激光照射10分钟后，随着R-CDs浓度的增加，人乳腺癌MCF-7细胞的存活率显著降低（Sun等，2016）。Huang等基于光敏剂Ce6共轭碳点（CDs-Ce6）制备了一种新的纳米治疗系统。体外试验结果表明，与单独使用Ce6相比，CDs-Ce6在经辐照后具有良好的稳定性和溶解性、低细胞毒性、高生物相容性、增强的光敏剂荧光检测能力（PFD）以及显著的光动力效应。体内试验结果表明，CDs-Ce6系统在不影响光动力效应的前提下具有良好的成像和肿瘤归巢能力，并且能在体内同时高效介导PFD与PDT，显著提高对癌细胞的杀伤作用（Huang等，2012）。

## （三）碳纳米管

### 1.简介

碳纳米管（carbon nanotubes，CNTs）由一个或多个无缝的、由$sp^2$碳原子组成的圆柱形石墨片组成，这些石墨片以六边形网络连接在一起（Ebbesen等，1996）。CNTs可分为两种主要类型：① 单壁碳纳米管（SWCNTs），由一层无缝卷成圆柱形管的石墨烯薄片组成；② 多壁碳纳米管（MWCNTs），由几个同心石墨烯片组成。碳纳米管具有超高比表面积，可将活性物质分子装入内部或附着在其表面以实现有效递送。使用不同的修饰剂或活性基团进行改性后，可获得多功能性CNTs载药系统。从细胞生物学角度看，碳纳米管较容易被细胞内吞，可用作化学药物、核酸、显像剂或光敏剂的载体。碳纳米管还具有较强的红外辐射吸收能力，可用于肿瘤的光热消融（Torres等，2015；Adeli等，2013；Hwang等，2017）。由于C—C键的$sp^2$特性，碳纳米管具有极高的强度，并且其密度低、质量轻，因此成为组织修复和各种其他医疗应用的明星材料（Amenta等，2015）。有研究显示碳纳米管不仅具有较好的生物相容性，经充分功能化后的CNTs在静脉注射后还表现出了选择性靶向癌细胞的能力（Jain等，2011；Bianco等，2005）。所有这些特性使碳纳米管成为生物医学领域中最具应用潜力的纳米材料之一。

此外，碳纳米管具有较高的抗拉强度、超轻的质量和优异的传输导电性，以及热和化学稳定性，其力学性能也很优异。生物医学研究人员以碳纳米管为基础材料，开发出一系列新技术，用于检测、预防和治疗包括癌症在内的多种疾病（Lacerda等，2006；Lacerda等，2012）。将碳纳米管的光学、电学、热学和肿瘤选择特性充分结合，获得集诊断、多种手段治疗于一体的集成型纳米系统，有望在生物医学领域获得更大的发展与应用空间（Shi等，2009；Kostarelos等，2009）。

### 2.合成

虽然已有多种技术用于碳纳米管的开发，但目前常用的仍是碳弧放电技术、激光烧蚀技术和化学气相沉积（CVD）技术三种方法，每种方法都有其优缺点。与其他制备方法相比，CVD被认为是大规模控制碳纳米管物理性能的最有效方法，该法是在金属催化剂的协助下的两步过程。电弧放电法是较传统的碳纳米管制备方法，SWCNTs和MWCNTs的制备方法基本相同，唯一的区别可能是金属催化剂使用上的不同。几种碳前体，包括二甲苯、乙炔、甲苯、甲烷、苯等，都可被用作碳源来合成碳纳米管。但这些碳原料均以化石燃料为基础，因此是不可再生、不可持续的。此外，由于需要催化剂，SWCNTs的制备较难控制，而且与MWCNTs相比，其产品纯度较差。有研究表明，缩短碳纳米管的长度可以减少其引起的炎症和纤维化反应，降低体内毒性（Murphy等，2011）。总之，对具有高可靠性和可控性的SWCNTs合成技术的开发与研究仍在继续。

### 3.在药物递送方面的应用

在不同的碳同素异形体中，碳纳米管作为一种可将各种药物分子输送到活细胞中的高效载体引起了越来越多的关注，因为它们的自然形态有助于以非侵入性的方式穿透生物膜（Panczyk等，2016；Das等，2013）。通常，药物分子通过共价或非共价键连接到CNTs侧壁以实现负载，这两种方式均有优缺点。共价相互作用使载药CNTs在细胞内保持稳定，这意味着其在肿瘤微环境以及癌细胞内无法持续高效地释放药物，这是其主要缺点。非共价相互作用在肿瘤部位的酸性条件下有助于CNTs对药物的控制释放，但其在癌细胞外的环境中不稳定。因此，利用碳纳米管的内空腔进行载药可为在不同生理环境中高效地分离和释放药物提供更可靠的手段。此外，为了克服CNTs负载药物在肿瘤微环境中释放的差异，可通过温度、电场、光照或这些因素的组合来给予外部刺激。已有的大量研究表明，许多药物均能被加载到CNTs载体中，包括DOX、紫杉醇、多西紫杉醇、奥沙利铂等，并以体外和体内试验证明了这些基于CNTs的制剂用于癌症治疗的有效性（Huang等，2011；Singh等，2016；Jain等，2015；Lee等，2016）。Zeglis等制备了叶酸（FA）和雌酮（ES）锚定、PEG功能化的多壁碳纳米管，并负载DOX（DOX/ES-PEG-MWCNTs），在MCF-7荷瘤Balb/c小鼠中评估并比较了该载药系统的体内外肿瘤靶向性（Zeglis等，2015）。结果表明，与给予游离DOX（18天）或PBS（12天）的小鼠相比，使用DOX/ES-PEG-MWCNTs治疗的小鼠显示出更长的生存期。Banerjee研究小组报告了磷酸钙（CaP）修饰型多壁碳纳米管（CNT-GSH-G4-CaP）可被用作抗癌药物细胞内输送的纳米胶囊。他们系统地研究了pH触发的CaP溶解和亚细胞区室中的药物释放，如在溶酶体（pH 5.0）中。此外，该纳米胶囊在生理pH条件下不会过早释放药物，可用于高效的药物运输和抗癌治疗（Banerjee等，2015）。Khalifi小组从理论上研究了顺铂在

CNTs上的装载和释放（Khalifi等，2015）。Su等开发了iRGD-聚乙烯亚胺（PEI）功能化的MWCNTs，再与坎地沙坦（CD）共轭。功能化iRGD-PEI-MWCNTs-CD可以与质粒组装，iRGD和CD分别靶向肿瘤内皮细胞和肺癌细胞的$\alpha_v\beta_3$整合素和AT1R，最终表现出协同下调VEGF的作用，并有效抑制了血管生成（Su等，2017）。

经亲水性基团修饰后的碳纳米管，能够更有效地携载水不溶性抗癌药物并提高递送效率。例如，Sahoo等使用亲水性材料聚乙烯醇（PVA）对MWCNTs和氧化石墨烯（GO）进行功能化，以装载和输送抗癌药物喜树碱（CPT）。他们通过π-π相互作用将CPT装载到PVA化的MWCNTs和PVA-GO中，使用人乳腺癌细胞（MDA-MB-231）和皮肤肿瘤细胞系（a-5RT3）考察了结合物的细胞毒性。结果表明，与二甲基亚砜中的游离CPT相比，该结合物对MDA-MB-231的毒性效应高出约15倍，对皮肤肿瘤细胞的毒性作用也有类似的增强（Sahoo等，2011）。Tian等利用与共聚物的π-π堆积作用制备了负载CPT的MWCNTs，在该研究中，MWCNTs被三嵌段共聚物P123包覆，以提高CPT的溶解性和抗癌效果，所得聚合物包覆型MWCNTs能有效地与CPT形成非共价超分子复合物。使用HeLa细胞进行体外毒性试验，结果表明，与游离CPT相比，MWCNTs复合物具有更好的抗癌效果（Tian等，2011）。在另一项研究中，Tripiciano等使用纯化的开放型MWCNTs装载大量伊立替康，这是一种半合成的CPT类似物，具有增强的水溶性，并实现了约32%的装载效率。稳定性和药物释放实验结果表明，在负载过程中伊立替康分子没有降解或泄漏，在弱酸性环境（pH≈6.0）中伊立替康的释放率极低，而在强酸性条件（pH<5.0）下的释放率显著增加。因此，负载伊立替康的MWCNTs这一pH敏感性释药特性适用于结直肠癌治疗中的药物精准递送（Tripisciano等，2010）。

### 4.其他方面的应用

除上述优良性质外，碳纳米管因其优异的光热转换效率和高近红外吸收截面而兼具应用于光疗、光声成像、组织工程、基因治疗与再生医学的潜力。SWCNTs可强烈吸收NIR，并将激发能量转化为局部热量，即SWCNTs的高光吸收率使其在光照下快速产热，引起高温以杀死癌细胞。聚乙二醇化磷脂修饰型SWCNTs具有固有的NIR吸收能力，并能在808nm波长的照射下热消融肿瘤细胞，修饰后的SWCNTs复合物不仅无毒，而且通过NIR光致发光延长了自身的体内循环时间（Gong等，2014；Zhou等，2014；Liang等，2014）。Geyik等使用羧基化MWCNTs转染质粒DNA，在该研究中，氨基修饰的线性质粒DNA和羧基化的MWCNTs共价结合后，所生成的复合物在没有热休克步骤的情况卜就成功转化进入感受态大肠埃希菌细胞，结果还证实了线性DNA片段传递效率的进一步增强（Geyik等，2014）。Zhang等将功能化SWCNTs与端粒酶逆转录酶（TERT）siRNA结合，以下调靶基因TERT的表达，从而抑制癌细胞增殖与肿瘤生长（Zhang等，2006）。此外，由于碳纳米管具有显著的光热转换性能，其具有用于PTT的巨大潜力，是化疗、

PTT协同应用的理想递送平台。

### （四）富勒烯

#### 1.简介

富勒烯是大碳笼分子，被认为是苯的三维类似物，代表第三个碳同素异形体。作为一种零维（0D）碳纳米材料，富勒烯具有封闭的球形结构，由五元环和六元环组成（Wang等，2016）。已知富勒烯有多种形式，如$C_{60}$、$C_{70}$、$C_{76}$、$C_{82}$和$C_{84}$等，其中对$C_{60}$和$C_{70}$的研究比其他形式更广泛。富勒烯最丰富的形式是巴克敏斯特富勒烯（即$C_{60}$），由60个碳原子排列成球形结构，该分子的形状被称为截断二十面体，类似于足球，其中有两种主要类型的化学键：五边形中的C5—C5单键和六边形中的C5＝C6双键。$C_{60}$是富勒烯家族中最具代表性的成员，包含12个五边形和20个六边形，其中每个碳原子通过$sp^2$杂交与其他三个相邻原子形成连接键（Brotsman等，2018）。自1985年被发现以来，富勒烯因其独特的性质，如拉伸强度、纳米尺寸、对称性、热导率和光导率、易化学改性和高载药能力等吸引了大量研究人员的关注。此外，富勒烯也被证实具有抗病毒、神经保护、抗炎、MRI对比和抗氧化特性。因此，利用其优异的理化特性，科学家们对富勒烯的结构与化学修饰策略、生物医学应用等进行了广泛探索，尤其是对其在抗癌药物递送方面进行了深入的研究与开发。

#### 2.合成

富勒烯是通过固体石墨棒的高温气化或在少量稀有气体存在下的电阻加热来制备的。蒸发产生的煤烟含有不同程度的富勒烯，具体取决于蒸发条件，但富勒烯的形成机制目前仍不清楚。此外，$C_{60}$的常用合成方法有电弧法、激光灼烧法、等离子体法和碳氢化合物燃烧法。富勒烯于1990年首次进入工厂大规模生产。但$C_{60}$不溶于水性介质，极易聚集，不能直接用于生理环境，严重阻碍了其在生物医学中的应用。为了克服富勒烯对水的天然排斥作用，研究者们进行了大量尝试。目前，提高富勒烯水溶性的方法主要有：超声法制备富勒烯水溶胶、制备水溶性富勒烯包合物、在结构表面引入极性基团等。

#### 3.在药物递送方面的应用

具有优异结构特征的富勒烯具有携带多种药物有效载荷并靶向运输的能力，可以解决常规化疗的靶向性差、毒副作用大等问题（Yang等，2019；Housman等，2014）。富勒烯及其衍生物已被证实属于低毒物质，在注入血管后可迅速分布于全身组织，这为以此类材料为载体开发组织靶向型制剂提供了新途径。值得关注的是，与传统抗肿瘤化学物质相比，富勒烯及其衍生物能够更高效抑制肿瘤生长，其抗肿瘤活性机制包括抗血管生成、有效的免疫调节、氧化应激调节、自噬诱导等。例如，DOX的心肌病等相关副作用较大（Kepinska等，2018），有研究人员以富勒烯结合并负载DOX，在不同pH条件下对负载率和释放度进行了测定，结果表明，富勒烯对DOX的负载率高且不受pH影响，在pH值为5.25时，药物释放率达100%。此外，使用该载药系统可对DOX进行靶向递送，明显降低了其副作用。但构建该系统面临的挑战是：DOX为水溶性，而富勒烯是疏水性的，使用乙二醇将甲烷-$C_{60}$与DOX结合，可提高该载药系统的水溶性（Goodarzi等，2017）。在另一项研究中，研制出的Buckysomes是一种球形纳米结构物，由具有疏水区域的两亲性富勒烯组成，用于遮盖紫杉醇的亲水表面。这项研究表明，该复合物能有效地负载紫杉醇并促进其靶向吸收（Kumar等，2017）。

$C_{60}$及其衍生物已被证实具有用作局部癌症化疗药物载体的潜力。将$C_{60}$衍生物与临床上高度有效的抗癌药物结合被认为是一种具有代表性的载药系统构建策略，可以获得性能优良的碳基纳米制剂。Wei等的研究证明，水溶性$C_{60}$衍生物，即$C_{60}$（Nd）纳米粒由于其有效的自噬和细胞杀伤功能，可以作为药物载体用于协同化疗，结果表明，与单独使用DOX分子相比，该混合物对HeLa细胞具有更高的杀伤效率。此外，$C_{60}$（Nd）比纯$C_{60}$纳米粒溶液具有更高的毒性增强效应。$C_{60}$/$C_{60}$（Nd）纳米粒对DOX耐药型MCF-7细胞的杀伤效果也有所提高。另外，富勒烯类纳米载体，尤其是$C_{60}$（Nd），在癌细胞中表现出了高活性氧（ROS）水平，可导致自噬过程（Wei等，2010）。Zhang等将富勒烯$C_{60}$与HA分子偶联，再以转铁蛋白（Tf）进行功能化修饰，该策略可以有效降低细胞毒性，提高$C_{60}$载体的生物相容性。以此为载体负载铁依赖性抗癌药物青蒿琥酯（AS），所得纳米系统的负载效率较高。由于在铁离子存在下内过氧化物桥断裂，AS在体外和体内对肿瘤细胞均具有强毒性，可切割诱导自由基释放，导致肿瘤细胞死亡（Zhang等，2015）。Bogdanovic提出$C_{60}(OH)_{22}$具有抗增殖作用，能调节DOX诱导的人乳腺癌细胞系细胞毒性，这可能是$C_{60}(OH)_{22}$的羟基自由基清除活性介导的结果（Bogdanovic等，2004）。Injac和Perse分别使用体内（Wistar雄性大鼠和Sprague-Dawley雌性大鼠）与体外（人肝癌HepG2细胞、结直肠腺癌Caco-2细胞系）方法研究了$C_{60}(OH)_{22}$对DOX诱导的心脏和肝脏毒性的潜在保护作用，得到了预期的正性结果。有研究人员制备了$C_{60}$和DOX的共价共轭物，所得共轭物具有较好的亲水性，能够更安全、高效地用于体内抗肿瘤研究（Injac等，2008）。

有研究人员开发了一种基于"开-关"策略的新型药物递送系统。该策略是在将亲水壳附着于接合物的外表面后，将DOX与富勒烯接合而成。这种输送系统在生理溶液中非常稳定，即使偏酸性的pH 5.5条件下仍处于"关闭"状态；而在"开启"状态下，富勒烯基载药系统会智能地触发一系列生理活性：首先，产生大量ROS引起癌细胞死亡，其次，破坏活性氧敏感键，使DOX定位释放而产生化疗效果（Shi等，2016）。值得一提的是，在癌症治疗创新策略的开发过程中，特别是对于化疗和PDT，迄今为止已经测试了许多纳米材料，而富勒烯与富勒烯基载药系统由于其独特的结构和性质，一直是最有希望和竞争力的候选材料之一。

### 4.其他方面的应用

富勒烯具有抗氧化活性，与表皮角质细胞可形成较强的相互作用，因此能够用于透皮给药和化妆品制备（Montellano等，2011）。富勒烯对紫外光有强烈的吸收，对可见光也有广泛的吸附力，曾被报道为一种优秀的光敏剂，其量子效率约为1.0（Kumar等，2018）。$C_{60}$的光敏化作用可导致其转变为长寿命的三重态激发态，随后能量或电子转移到氧分子，分别产生高活性的单线态氧（$^1O_2$）或超氧阴离子（$O_2^-$），这些ROS会与各类生物靶标发生反应。富勒烯还具有猝灭或产生细胞损伤性ROS的双重性质，具有被开发为细胞保护或细胞毒性抗癌/抗菌剂的潜力（Markovic等，2008）。在过去的几年里，研究人员已经合成了多种与富勒烯共轭的新型材料，比如将氧化铁纳米粒（IONP）修饰在富勒烯表面，再进行聚乙二醇化，这种$C_{60}$-IONP-PEG纳米复合材料表现出优异的超顺磁性和强大的PDT容量（Yang等，2018）。Tang等开发了一种基于$C_{60}$的pH敏感型光敏剂，其具有螺内酯结构，可在酸性pH下通过开环而被激活，因此该系统具有增强的可见光吸收和单线态氧生成能力（Tang等，2018）。在另一项研究中，$C_{60}$溶菌酶由于在HeLa细胞中的光动力活性，能够在生成外源性$H_2O_2$后诱导内源性ROS大量产生（Solda等，2017）。如今，许多富勒烯半导体材料已成功用于光催化领域，如$TiO_2/C_{60}$（$C_{70}$）、$ZnO/C_{60}$、$CdS/C_{60}$和$C_3N_4/C_{60}$（$C_{70}$）（Panahian等，2018；Hu等，2018；Cho等，2013），这些光催化剂在催化降解污染物、消毒和分解水制氢等方面得到了广泛的研究与应用，而且各类富勒烯还能明显提高光催化效率。

## 二、硅纳米载体

硅纳米材料也是一类新兴的前沿材料，在医药领域具有较为广泛的应用。常见的硅纳米材料有介孔二氧化硅纳米粒子（MSNs）、硅纳米线、硅纳米管等，其中MSNs应用最为广泛，其孔隙率高、负载能力强，本身作为疏水性材料，能很好地吸附疏水性药物。在药物递送载体的研发中，无机纳米多孔材料近年来受到越来越多的关注，其中介孔纳米粒具有介孔结构独特、孔容与比表面积大、表面易修饰等突出优点，已成为高效、智能型药物载体开发的重点对象（Li等，2012；Gu等，2011；Fang等，2010；Zhu等，2012；Kim等，2008）。在各种介孔纳米粒中，MSNs因其比表面积大、孔径清晰、孔结构可调、生物相容性好、易于合成等优点而被广泛应用于纳米递药系统（Zhao等，2010）。与其他载药材料相比，MSNs的多孔结构不仅可以包裹和保护相对大量的药物分子，而且能在生理条件下实现药物的可控释放。最近的研究还表明，MSNs可以较容易地被哺乳动物细胞吸收，并表现出极低的生理毒性与良好的生物相容性。

**1.硅纳米载体的性质与制备**

常见的硅纳米材料如MSNs的制备方法主要有溶胶-凝胶法、微波合成法、水热合成法、模板合成法等（Martínez等，2015）。MSNs是一种良好的药物缓释载体，遇酸可降解、具有pH敏感性，经聚电解质修饰可制得pH响应型载体系统，经温敏性材料修饰可制得温度响应型载体系统，经生物分子如酶、抗原、葡萄糖等功能化修饰可制得微环境响应型载体系统（吕江维等，2018）。Deng等通过溶胶-凝胶法诱导硅烷与表面活性剂组装合成MSNs，并在单个纳米粒上包覆了有序的$mSiO_2$，制得具有垂直取向介孔通道的核-壳结构材料（Deng等，2008）。在获得$Fe_3O_4@SiO_2$后，使用模板法、以十六烷基三甲基溴化铵（CTAB）胶束作为表面活性剂模板，用于涂覆CTAB/二氧化硅复合材料的均匀层，径向的$mSiO_2$外壳经CTAB萃取后得到中孔。这种具有有序$mSiO_2$壳的核-壳结构材料具有2.3nm的均匀孔径、$365m^2/g$的比表面积和$0.29cm^3/g$的孔体积。

MSNs纳米粒是最著名的药物递送载体之一，但其结构性质（如孔径、表面积和孔体积）、各种表观结构（如无序的、虫孔状的、六角形的、立方体的和层状的中间相）与形态（如球体、空心球、核-壳、拨浪鼓型分级结构、纳米纤维、纳米管）等会极大地影响MSNs的药物负载能力和释放速率（马珊等，2019；魏亚青等，2019）。中空型MSNs在壳层上有较大的内部空隙和许多外部介孔，使其具有低密度和高比表面积。Shi的研究小组使用硬模板、胶束聚集体模板和共模板路线合成了各种球形/椭球形中空MSNs纳米结构材料。中空纳米结构具有内部空隙和介孔壳，便于使用官能团进行修饰，可允许与生物活性分子进行有效的相互作用，控制药物吸附和持续释放速率（Feng等，2008）。Shi与其同事报道了一类具有可控颗粒/孔径的高度分散的中空MSNs结构，并显示了对抗癌药物的高负载量。新兴的拨浪鼓型/蛋黄型MSNs纳米材料具有类似于在中空型MSNs中发现的间隙中空空间和介孔壳，也是具有特殊功能和极高负载率的理想的新一代药物递送系统。这些类型的纳米结构通常基于具有金属、磁性或磷光体核的中空MSNs纳米球，该类MSNs可作为多功能输送系统很好地用于成像、靶向药物递送，在医药学领域已经引起了极大的关注（Zhao等，2008）。Chen等通过新型蚀刻策略成功合成了拨浪鼓型$Au@mSiO_2$和$Fe_2O_3@mSiO_2$纳米结构物，$Au@mSiO_2$可用于诊断和治疗疾病，这是由于其强等离子体增强吸收能力、Au的高光散射能力以及用于药物装载和控制释放的介孔二氧化硅壳的介孔结构（Chen等，2010）。表面功能化、端口封闭的多孔二氧化硅纳米材料也可用于制备刺激响应型载体，用于精准控制药物输送（Wang等，2013）。

**2.硅纳米载体的应用**

Meng等设计了一种使用PEI包被的MSNs双药物递送系统，该MSNs可被功能化以将化疗剂DOX和抑制P-糖蛋白（P-gp）的外源性siRNA递送至多药耐药（MDR）型肿瘤细胞，增强化疗效果（Meng等，2010）。MSNs载体可将DOX和siRNA同步递送至

MDR型细胞，其胞内与核内药物浓度远高于游离DOX组或MSNs-DOX组（没有共递送siRNA），随后，在体内MDR异种种植肿瘤模型上证明了MSNs-DOX/P-gp的双重递送作用能更有效地抑制肿瘤生长，还证明了在异质性肿瘤部位存在显著的P-gp敲除，这些部位对应于细胞内释放MSNs并诱导凋亡的区域（Meng等，2013）。Zhang等报道了一种核-壳结构纳米粒肽-HMSN-LA，其中在介孔二氧化硅纳米粒HMSN的表面修饰上靶向多肽CLT1、L-精氨酸和水溶性侧链低聚物（Zhang等，2016）。CLT1的选择性使纳米系统在血液循环中主动蓄积在肿瘤部位，超声可触发该材料的响应性功能，生成NO类似物，增加肿瘤部位的NO含量，抑制肿瘤快速增殖。胰腺癌小鼠模型实验结果证明，在超声波作用下，肽-HMSN-LA纳米系统能有效抑制肿瘤生长。此外，超声波比光具有更强的组织穿透性，引入超声波进行治疗具有更广泛的生物学应用潜力。Chen等报道了一种具有PDT和化疗协同作用的介孔纳米系统TPZ@MCMS，将替拉扎明（TPZ）负载于介孔二氧化硅孔穴中，通过超分子组装策略将透明质酸-环糊精复合物（HA-CD）和光敏剂TPPS4层层包裹（Chen等，2017）。由于癌细胞表面过表达CD44，纳米药物通过尾静脉注射到小鼠体内后，可以主动靶向至肿瘤部位，在过量的透明质酸酶作用下，快速释放抗癌药物TPZ。同时，808nm的NIR激光照射可触发TPPS4介导的PDT，实现与化疗的协同作用，对肿瘤具有优异的治疗效果。此外，该系统还可用于肿瘤的荧光/MRI双模式成像，是一种典型的集诊断和治疗于一体的纳米制剂。

　　MSNs能有效地结合药物，并通过EPR效应将药物有效地输送到肿瘤组织，而载药微球可以保护其核心内的药物，避免被MDR相关的外排转运蛋白识别，从而将药物转运到细胞质中，最终杀死MDR型肿瘤。Meng等报道了一种尺寸为50nm的PEI-PEG包覆型MSNs（Meng等，2013），该MSNs可以有效地携带抑制P-gp的相关siRNA，以下调P-gp的表达，导致DOX在耐药癌细胞中蓄积增加。在用NIR染料标记MSNs后，通过评估小鼠体内的荧光强度来监测MSNs的生物分布。结果显示，约8%的MSNs积聚在肿瘤区域，MSNs负载的双重治疗剂（DOX与siRNA）可在体内很好地发挥协同效应，抑制MDR型肿瘤的增殖。Ma等以不同大小的单分散二氧化硅（SiO2）纳米微球负载RuPOP，制得Ru@MSNs纳米系统，该系统可特异性识别HepG2肝癌细胞，增强其对RuPOP的选择性摄取能力和蓄积效应。实验结果表明，20nm的Ru@MSNs对HepG2细胞表现出较高的抑制活性，而80nm的Ru@MSNs不仅具有较高的抑瘤作用，还能诱导细胞生成大量ROS，促使细胞凋亡；同时其还能抑制R-HepG2细胞中三磷酸结合转运体G1（ABCG1）和G2（ABCG2）的表达，防止药物外排，从而克服肿瘤MDR（Ma等，2018）。

　　Shi等开发出了以TAT肽段修饰的单分散SiO2纳米微球，负载DOX后可促进纳米粒穿过核膜并在核内释放药物，避免其被P-gp外排。Li等开发的DOX-PEG修饰型MSNs载体具有体内半衰期长、可在MDR型肿瘤中高效蓄积的特点，并能有效抑制、杀死肿瘤细胞，与游离DOX相比，修饰型MSNs的体内半衰期延长了约3h（Li等，2020）。Seth等设计合成了一种以PDA为核心、表面涂覆介孔二氧化硅形成的PDA@mSiO₂纳米粒，在二氧化硅外壳中负载免疫佐剂Gardiquimod，制成Gardi-mPDA。由于PDA有光热特性，经NIR照射后，能够升温产生光热效应杀灭肿瘤细胞，还可促进Gardiquimod释放，同时释放肿瘤抗原，Gardiquimod与抗原会有效激活树突状细胞，进而激活肿瘤引流淋巴结中的CD8$^+$T细胞（Seth等，2020）。活化的T细胞不仅可以消除残留的原发肿瘤，还能抑制复发的继发性肿瘤。该研究制备的硅纳米制剂可协同PTT与免疫疗法，发挥强大的抗肿瘤效果，并有效逆转肿瘤MDR。

Sun等成功设计并制备了特殊的核-壳型多壁纳米结构物（H-MSNs），实现了对大尺寸siRNA和小尺寸化疗药物的有序释放（Sun等，2017）。这些H-MSNs结构独特，在基质的不同部分存在大小不一的中孔，小介孔位于H-MSNs的二氧化硅核心部分，为装载小分子药物提供储库，而存在于具有整合的二硫键的有机硅壳中的大中孔可用于包封大尺寸的siRNA分子。在治疗过程中，当共负载DOX/siRNA的H-MSNs-PEI系统被癌细胞内吞后，随着H-MSNs壳层内二硫键对肿瘤微环境（TME）的响应性被打破，大尺寸的siRNA被初步释放以抑制P-gp的表达，从而预先逆转癌细胞的MDR效应，随后由核层内释放的小尺寸药物分子继发性地发挥作用，更有效地杀灭癌细胞。因此，H-MSNs的这种独特的核-壳分级结构使得不同功能的治疗剂能有序释放，获得了针对MDR型肿瘤的协同治疗结果。

Yang的团队开发了有双孔的新型卵黄壳树突状MSNs纳米粒（YS-DMONs），采用小孔蛋黄和大孔壳分别负载缺氧活化药物AQ4N与GOx后进行协同治疗癌症（Yang等，2019）。TME中的GSH降解四硫化物桥联的YS-DMONs后，GOx和前体药物可逐步释放。值得注意的是，YS-DMONs-AQ4N-GOx治疗组小鼠的肿瘤结节只有4.6个，而对照组小鼠的为18.5个。该纳米系统的抑瘤效果和抗肿瘤转移性能表明，消耗GSH的YS-DMONs在癌症治疗方面具有巨大的应用潜力。

Deng等制备了由单分散和pH敏感的壳聚糖硅中空纳米球（CSeSiO₂HNPs）组成的新型MSNs纳米载体（Deng等，2011）。首先使用一步一种介质的工艺合成出二氧化硅HNP，该工艺不需要去除模板剂的后处理、额外的溶解或煅烧等操作，再利用与3-缩水甘油氧基丙基三甲氧基硅烷（GTPMS）的交联反应，将阳离子多糖-壳聚糖修饰于CSeSiO₂HNPs表面，使其产生pH敏感特性。该材料能在细胞周围和间质环境中控制释放药物。具体而言，抗体分子（针对ErbB 2）可以缀合于CSeSiO₂HNPs表面，从而允许中空纳米球充当乳腺癌细胞的靶向递送剂，在体外和体内条件下均能将TNF-α递送至MCF-7细胞，以抑制肿瘤的生长，甚至高效地将其杀死。由于其中空的内腔和多孔结构，CSeSiO₂HNPs被证实是一种优异的pH响应型靶向纳米载体。

He等设计了一种新型的对酸碱度敏感的电荷转换型纳米载体（M-HHG₂C₁₈-L），该载体负载药物组合——埃罗替尼/DOX后，能以顺序交错的方式释放药物，发挥协同作用治疗肺癌（He等，2016）。在本研究中，合成的两性离子寡肽脂质（1,5-二十八烷基-1-谷氨酰基-2-组氨酸-六氢苯甲酸，$HHG_2C_{18}$）被用于构建对pH敏感的脂质双层（$HHG_2C_{18}$-L），随后包覆于氨基官能化的MSNs纳米粒（MSN-$NH_2$）。将埃罗替尼和DOX分别负载于$HHG_2C_{18}$-L与MSN-$NH_2$中，制得pH敏感的电荷转换埃罗替尼/DOX共递送纳米系统［M-$HHG_2C_{18}$-L（E+D）］。实验结果证实M-$HHG_2C_{18}$-L（E+D）的表面电位能在肿瘤细胞外的pH条件下由负转正，促进癌细胞对自身的靶向内化。由于埃罗替尼被隔离在外部脂质双层中，且MSN-$NH_2$具有控制释放能力，因此埃罗替尼在细胞转运过程中比DOX释放得更快。此外，$HHG_2C_{18}$-L在肿瘤细胞内的特定酸碱度下正电性升高，并增强了与MSN-$NH_2$的库仑排斥力，导致埃罗替尼与DOX的顺序交错性释放增加。由于埃罗替尼对EGFR的预处理和时间交错抑制，以及DOX在细胞核内释放量的增加，实现了最大化的协同杀伤癌细胞效果。与非敏感型埃罗替尼/DOX共递送纳米粒［M-SPC-L（E+D）］相比，M-$HHG_2C_{18}$-L（E+D）具有顺序交错释药和对pH敏感的电荷转换特性，在体外对A549人肺癌细胞的增殖和凋亡具有很好的协同抑制作用。体内研究结果表明，在Lewis肺癌荷瘤小鼠中，M-$HHG_2C_{18}$-L（E+D）表现出极大的肿瘤蓄积量和对肿瘤生长的有效抑制，还证明了M-$HHG_2C_{18}$-L（E+D）无全身毒性，对延长动物生存期有显著作用。这些结果表明，M-$HHG_2C_{18}$-L（E+D）在癌症治疗中具有巨大的开发应用价值。

Zhou与其同事为B细胞淋巴瘤（Bcl-2）的联合给药治疗开发了一种载体，使用基于聚赖氨酸共聚物（PEI-PLL）修饰的MSNs诱导乳腺癌细胞凋亡（Zhou等，2016）。PEI-PLL与MSNs之间的二硫键可被GSH切割，通过"开放"的门控作用实现有效释药。同时，PEI-PLL中氨基的质子化增加了DOX分子和聚合物之间的静电斥力，加速药物释放，且离子化氨基带来的库仑斥力会导致MSNs溶胀，进一步促进DOX释放。在加入10mmol/L GSH后，DOX在pH 5.0与7.4条件下的释放率从34%、11%分别增加到58%、45%，这表明酸性、还原性的TME和胞内溶酶体条件可被用于MSNs载体的智能化设计，以加速药物释放。同时，与仅负载DOX的MSNs相比，DOX和Bcl-2 siRNA的联合载运系统可使癌细胞的凋亡率增加14.37%。

## 三、金纳米载体

纳米级金（Au）是最常用的无机构建模块之一，具有易于合成、稳定性强、多分散性低、等离子体特性可调等特点（Shukla等，2012）。同时，因其具有良好的生物相容性、独特的光学特性（尤其是理想的NIR吸收能力）、高光热转换效率、EPR效应等显著优点，在生物医学领域拥有广阔的应用前景。金纳米材料主要包括金纳米粒（AuNPs）、金纳米棒（AuNRs）、金纳米壳（AuNSs）、金纳米团簇（AuNCs）和金纳米笼等（Lepeltier等，2020）。

### 1.金纳米载体的性质与制备

尽管化学方法是制备纳米材料的主要常规手段，但金纳米结构物可通过多种物理、化学或生物学方法合成，具有明显的选择多样性。金纳米材料的化学合成需要氧化金源、还原剂、封闭或稳定型表面活性剂，以防止不可逆的纳米粒聚集，这些试剂的特性和浓度变化会影响纳米样品的最终尺寸和形态（Zhou等，2014）。使用柠檬酸作为稳定剂和还原剂，通过氯金酸（HAuCl₄）的还原反应可以合成出AuNPs，调节金与柠檬酸盐的比例能控制纳米粒的大小。AuNPs也可以通过自上而下的方法合成，如激光烧蚀技术或利用植物源还原剂的"绿色"化学反应（Wang等，2014）。中空型AuNPs则可以通过还原钴纳米粒表面的金离子，同时将核心氧化为氧化钴来合成（Arvizo等，2011）。

金纳米材料是广泛应用于新型抗肿瘤纳米制剂研发的无机材料之一，根据其粒子大小和形状不同可分为金纳米球、金纳米棒、金纳米星等（丁笠等，2021）。纳米金除了对肿瘤组织和免疫系统具有良好的靶向性之外，还具有其他纳米材料所不具备的优点。首先，纳米金是一种生物惰性材料，可塑性极强。对其尺寸和形状的微小调整即可导致其体内分布、代谢、细胞毒性、免疫原性等特性的变化。其次，纳米金具有高度的可修饰性，其表面可容纳较高的分子密度，可通过多种方式偶联不同类型和功能的分子并避免这些分子间的相互干扰。对金纳米材料常用的功能化修饰包括以PEG、精氨酸-甘氨酸-天冬氨酸三肽（RGD）、GSH以及免疫佐剂偶联到其表面，改善其载体性能，提高对药物的靶向递送，激活免疫系统。例如：PEG修饰可降低网状内皮系统（RES）对纳米金的摄取，延长金纳米制剂在血液中的循环时间；GSH修饰使纳米金更易经肾脏随尿液排出，减少其在体内的蓄积以降低不良反应；多种免疫激动剂如TNF-α、TLR受体激动剂（如CPG寡核苷酸等）可与纳米金偶联，利用其光热效应增强药物的免疫调节功效（Dey等，2014）。Dey等的实验结果表明纳米金能上调许多免疫细胞因子的表达水平，证明其具有一定的免疫原性，进入机体后可诱导并激活免疫系统杀伤肿瘤细胞。纳米金还可通过与免疫佐剂及其他免疫功能药物偶联，在肿瘤组织部位靶向释药，实现高效低毒的抗肿瘤效果。

### 2.金纳米载体的应用

作为一种贵金属基纳米粒，人们对AuNPs在医药学领域的探索和开发进度呈指数级增长，这主要得益于其独特的光热特性、精确可调的尺寸与形状，以及易与各种抗体、核酸、聚合物和小分子药物结合的特点（Mout等，2012）。AuNPs具有独特的表面等离子体共振（SPR）特性，可由纳米粒的关键特性（如形状、大小、化学组成和表面性质）和环境的介电性质调控。由于SPR的特点，AuNPs获得了大量的专门化治疗应用，特别是其介导的肿瘤光热消融作用（Rastinehad等，2019）。例如，基于AuNPs的SPR特性，有研究人员开发出一种以二氧化硅为核、涂有PEG的金纳米壳AuroLase®，用于经NIR

照射刺激的实体肿瘤的光热消融（Stern等，2016）。临床前研究结果表明，AuroLase®在体外被辐射激活后，可诱导光热效应，使肿瘤微环境温度升高，引起癌细胞死亡，在荷瘤动物体内注射后可对实体瘤造成不可逆的损伤，表现出良好的抗肿瘤效果。为了研究靶向化疗协同PTT治疗MDR型肿瘤的可行性，Lee等开发出一种Au基纳米载体，将DOX和聚乳酸-乙醇酸（PLGA）负载于Au半壳纳米粒，再将抗死亡受体-4（DR4）单克隆抗体靶向偶联至Au纳米粒表面，制得纳米制剂DR4-PLGA-AuH-S NPs，以结直肠腺癌上皮细胞（DLD-1）和耐DOX的DLD-1（DLD-1/DOX）细胞为体外研究对象（Lee等，2014）。实验结果表明，用DOX处理的DLD-1细胞存活率下降至59%，DLD-1/DOX细胞存活率下降至90%。用DR4-PLGA-AuH-S NPs处理，并经NIR（808nm）照射后，肿瘤部位温度可升高至45℃，DLD-1和DLD-1/DOX的细胞存活率又分别下降了18%和41%，表明这种化学-PTT疗法可有效杀灭MDR型肿瘤。

在大量的临床前研究中，实验药物、蛋白质和核酸等多种治疗剂修饰AuNPs已逐渐成为一种常规策略。考虑到AuNPs对蛋白质的亲和力较强，Paciotti与同事构建了CYT-6091，这是一种用重组人肿瘤坏死因子（rhTNF）修饰的金纳米平台，可用于实体肿瘤治疗。肿瘤坏死因子是一种潜在的抗肿瘤药物，具有严重的全身毒性（如低血压、严重的心血管损害等），限制了其临床应用。在将PEG接头固定至AuNPs表面后，其运载rhTNF进入瘤体内的有效剂量大约是游离rhTNF的3倍而没有明显的毒性作用。在动物体内研究中，CYT-6091显示出改善的生物分布特征和对实体瘤的显著抑制作用。

Huang等用金纳米球作载体制备了U11靶向型AuNCs，其中包含组织蛋白酶E敏感的PDT治疗前药5-ALA和菁染料Cy5.5，用于胰腺导管腺癌的光热和光动力治疗，在被NIR激光（750nm）持续照射5min后，肿瘤部位温度从20℃升高到50℃（Huang等，2020）。Wang等开发了一种以PEG和生物素功能化修饰、DOX富集的硫醚-DNA与AuNRs偶联形成的纳米复合物，用于耐药乳腺癌的靶向化疗协同PTT治疗（Wang等，2017）。药物释放实验结果表明，经NIR照射后，光响应型药物释放率可提高至60%，肿瘤部位温度升至45℃，MCF-7/ADR细胞的死亡率高达81%，有效逆转了肿瘤MDR。Xia等将金属蛋白酶（MMP2）和牛血清白蛋白（BSA）加载至金纳米星上，经功能化修饰后负载NIR荧光剂IR-780，制成金纳米制剂，用于肺癌成像和PTT/PDT治疗（Xia等，2019）。光热转化验证结果显示，用NIR照射可介导肿瘤部位温度升高至63℃；在体内试验中，静脉注射该金纳米制剂，可使肿瘤靶位温度升高至46℃，结合IR-780使肿瘤体积减小93%，高效抑制并杀灭了肿瘤细胞，对于耐药肿瘤细胞也可发挥抑杀作用。

Brown等报道了通过以硫醇化的PEG单层功能化，将奥沙利铂与金纳米粒连接，用于提高药物递送性能（Brown等，2010）。结果表明，这些Pt-AuNPs对A549肺癌细胞的抑制活性比游离奥沙利铂高近6倍，对各种结肠癌细胞系的抑制活性比游离药物高约5倍。此外，Kumar等提出，Pt-AuNPs可能通过增强细胞摄取作用来显著提高抑瘤效率（Kumar等，2016）。更重要的是，该AuNPs输送系统能够不依赖于NIR辐射来诱导其细胞毒性效应，从而大大简化了其在癌症治疗中的应用操作。Dhar等开发了一种与铂（Pt，Ⅳ）多价寡核苷酸结合的新型AuNPs载体，首先合成Pt（Ⅳ）化合物——$c,c,t$-$[Pt(NH_2Cl_2(OH)(O_2CCH_2CH_2CO_2H)]$，将其连接到胺功能化的DNA-AuNPs表面，形成缀合物，该载体可允许Pt（Ⅳ）前药在到达肿瘤组织之前在血流中安全运输。Pt-DNA-AuNPs可被癌细胞快速内化并经还原反应释放顺铂，进入细胞核后再与DNA形成1,2-d（GpG）链内交联。研究结果表明，Pt-DNA-AuNPs在A549肺癌细胞、PC3人前列腺癌细胞、HeLa宫颈癌细胞中均显示出比游离Pt（Ⅳ）更强的抑瘤活性（Dhar等，2009）。

Kumar等开发了一种新型的对GSH稳定的金纳米载体系统Au@GSH CRGDK，用于将药物输送到前列腺癌细胞（Kumar等，2014）。众所周知，GSH不仅可导致铂类药物失活，其抗氧化特性还会使癌症逐级消退。首先构建一个新的纳米系统Au@GSH NPs，充分利用了GSH的抗氧化特性和AuNPs的高表面积-体积比，将药物Pt（Ⅳ）运输到神经纤毛蛋白-1（Nrp-1）受体。随后连接上CendR肽配体Cys-Arg-Gly-Asp-Lys（CRGDK），这是一种针对Nrp-1受体的配体，在体内应用时，可增强组织渗透性并降低光毒性。研究结果表明，Au@GSH CRGDK系统能持续有效地向癌细胞内靶向递送Pt（Ⅳ），在化疗、GSH抗氧化的协同作用下发挥抑瘤效果。

Wang等探索了一种生物响应控制释放的AuNCs系统。在该系统中，AuNCs作为载体，ATP作为靶分子，AuNCs的表面通过Au—S键被两种不同类型的单巯基化链寡核苷酸（SH-DNAs）修饰（Wang等，2015）。两个SH-DNA的互补匹配部分通过双头ATP适体连接而充分结合，与ATP适体连接的AuNCs表面与两个固定的SH-DNA形成碱基配对。这些ATP适体在AuNCs表面聚集并覆盖了微孔，通过添加ATP可打开孔隙，使药物从适体中释放。Vivero-Escoto及其同事开发了一种复合纳米结构物，包括金纳米球包覆的MSNs纳米粒，用于紫杉醇的光诱导控制释放（Vivero-Escoto等，2009）。MSNs纳米粒的表面介孔被金纳米球有效覆盖，以防止紫杉醇过早泄漏，光照射后，共价附着在金纳米球上的可光致断裂型连接体断开，导致介孔暴露、药物释放。同时，金纳米球与光具有强相互作用，可将光照能量转化为局部热能，使其适用于光学响应智能药物输送，发挥化疗与PTT的协同作用。

AuNSs是另一种类型的球形金纳米结构物。与实心纳米球相比，金纳米球壳表现出的光学共振几乎可以调节到红外光谱中的任何波长，增加了其在生物医学方面的应用。纳米壳在NIR波段具有很强的吸收能力，可用作基于超高温的肿瘤消融和药物输送的局部热源。将AuNSs与其他功能性无机纳米粒结合制成具有混合型结构的纳米单元，在药物输送方面具有良好的应用前景（Liu等，2012）。Ma等开发了一种混合纳米结构材料，该结构包含一个涂有胆固醇琥珀酰硅烷分子的AuNSs，并装载有DOX和$Fe_3O_4$磁性纳米粒（Ma等，2013）。该系统具有多种生物医学功能，如磁共振成像、磁场引导药物输送、光触发药物释放和PPT等。

　　AuNRs比普通的金纳米球具有更强的尺寸标准化吸收截面，能进行散射或吸收光线，散射光子可用于成像，而吸收的光子可用于光热效应（Huang等，2006）。Wei等开发了一种基于AuNSs的纳米平台，用于化疗药物的靶向转运和正电子发射断层扫描（PET）成像（Wei等，2008）。在该平台中，DOX通过腙键共价结合到AuNSs表面，引发PNiPAAm的原子转移自由基聚合，这种纳米混合物对温度和NIR光都敏感。金纳米棒/PNiPAAm的温度响应范围为32～37℃，聚合物壳层可通过氢键作用负载去甲万古霉素分子，且其NIR响应释药行为得到了证实。

　　Wang等开发了一种NIR/GSH响应型金纳米载体，以递送p65-shRNA（一种抗核因子NF-κB的试剂），该载体具有肿瘤靶向和双重刺激响应特性，可用于治疗转移性癌症（Wang等，2018）。首先将肿瘤靶向肽与DSPEI（一种短PEI，用于通过静电吸附作用结合基因治疗剂）缀合，再通过PEG间隔物合成PEG-DSPEI。用RGD-PEG-DSPEI链段通过金硫醇键对金纳米粒GNRs进行表面功能化，以获得GSH响应。在GNRs表面形成了一层粒径约为50nm的聚合物层（RDG/shRNA），通过带负电荷的shRNA和RDG化纳米载体表面的阳离子DSPEI之间的静电相互作用，制得杂交纳米复合物。NIR激光照射和DSPEI的"质子海绵"效应有助于肿瘤细胞摄取，纳米复合物从内体/溶酶体中逃逸，同时，NIR诱导的"热"电子转移和肿瘤细胞内高浓度的GSH降低了shRNA的静电吸附，并破坏了二硫键，触发shRNA从复合物中快速释放到胞质溶胶中。该作用可提高基因沉默效率，显著增强了对4T1乳腺癌细胞的抗转移效果，从而抑制细胞增殖和侵袭。此外，由于EPR效应和RGD介导的内吞作用，纳米复合物表现出显著的肿瘤内蓄积。与局部NIR激光照射相结合，纳米复合物可高效地抑制原发性乳腺肿瘤的生长，并且几乎完全抑制癌细胞转移，显著提高了RDG/shRNA纳米复合物的治疗效果。因此，该多模式治疗系统具有深入开发与应用的极大潜力。

## 四、铁纳米载体

　　铁基无机纳米粒（IONPs）已在疾病治疗和生物成像等医学领域得到了广泛深入的研究与开发，并产生了巨大影响。IONPs主要包括$\gamma$-$Fe_2O_3$（磁赤铁矿）、$Fe_3O_4$（磁铁矿）和FeO（氧化亚铁），其中研究较多的是$\gamma$-$Fe_2O_3$和$Fe_3O_4$，因为它们在纳米尺度上具有非凡的性质，如超顺磁性、高比表面积、良好的生物相容性等（Thomsen等，2015；Zamora-Mora等，2017）。多数IONPs还具有较大的表面积-体积比，这使其溶液形式具有优异的分散性。因此，铁基材料在诸如分离技术、磁性分选、药物输送、癌症热疗、传感等方面得到广泛的应用，尤其是作为纳米载体介导磁靶向递送、局部磁加热、肿瘤热消融等，表现出了独特的性能和优势。

**1.铁纳米材料的性质与制备**

常见的铁纳米材料制备方法主要有物理气相沉积法、微乳液法、电沉积法、固相化学还原法等（Mahmoudi等，2011）。尽管制备方法多样，但最重要的目标之一是以高可重现性控制样品的尺寸和性质，以实现成功的应用。使用多种表征技术识别和确认铁的氧化物相可以更准确地鉴定IONPs的性质，而深入了解IONPs的形成机制也非常重要，这有助于更好地控制反应参数和整体反应过程，进而调控IONPs的性质（Vlasov等，2020）。在现有方法中，反应物是部分被动混合的，当发生不期望的反应时，未反应的组分会影响最终产品的质量，因为这些因素的比例在每个反应中是不同的，这使得难以在产品性能方面实现理想的重现性，因此在反应后立即纯化纳米粒以将误差降至最低是十分必要的（Hou等，2020）。Akbar等用溶胶-凝胶法合成了$\alpha\text{-}Fe_2O_3$，通过控制各种反应参数，如浓度、退火温度等，得到尺寸范围为22～56nm的纳米粒，并且发现样品尺寸与浓度成正比，与退火温度成反比（Akbar等，2004）。使用X射线衍射仪（JDX-11 Jeol）对样品进行XRD分析，并进行穆斯堡尔谱学检测以鉴定颗粒的磁性性能。Bonvin及其同事采用共沉淀（CP）和水热处理（HT）相结合的新型水相合成方法（CP+HT）制备了IONPs，并与按标准的CP方法制备的IONPs进行了比较。考察了两种类型离子聚合物的性质，包括它们的形貌、直径、组成、结构和结晶度，以及磁性与毒性，并与合成路线进行了关联，通过比吸收率（SAR）分析评估了它们作为热疗介质的应用潜力。研究结果表明，通过CP+HT路线制得的IONPs具有更可控的形态、结构和结晶度，与通过CP法合成的IONPs相比，前者具有更好的磁性能和SAR，用作热疗介质的潜力也更大（Bonvin等，2017）。

磁性$Fe_3O_4$纳米粒在＜20nm的尺度下是超顺磁性的，随着纳米尺寸的减小，这种性质趋向于顺磁性或超顺磁性磁化，因此，纳米粒尺寸的减小将增强超顺磁性行为并降低铁磁性行为。随着尺寸的减小，纳米粒的相对氧浓度降低，铁价态也会略微下降，同时由于亚铁离子含量增加，纳米粒的磁化强度随之增加。目前，铁纳米材料，尤其是$Fe_3O_4$纳米粒以其显著的优势，在肿瘤诊断治疗学领域受到越来越多的关注，发展势头迅猛。一般而言，裸露的IONPs的主要缺点是胶体稳定性低和药物负载能力差，因此，通常以有机材料或官能团（主要包括亲水基团或聚合物）对其表面进行修饰，以方便其应用。通常选择聚合物作为涂层配体，这是因为聚合物链可在生理条件下为IONPs核心提供胶体稳定性和足够的保护，羧基、硅烷、膦酸酯和邻苯二酚封端的聚合物是被选作表面涂层材料较多的功能化基团或试剂。

Sang等开发了一种负载索拉非尼、锚定线粒体膜的磁性纳米光敏剂复合物自组装体CSO-SS-Cy7-Hex/SPION/Srfn，该复合物可对氧化/还原反应实现响应并且可通过芬顿反应加速释药（Sang等，2019）。壳寡糖（CSO）与Cy7-Hex（线粒体膜锚定光敏剂）之间的二硫键可在肿瘤细胞内高浓度GSH的刺激下断裂，这有利于GSH的耗竭和药物释放。Cy7-Hex可在808nm激光照射下通过能量转移产生ROS，提高芬顿反应的效率。铁离子的释放加速芬顿反应，索拉非尼抑制逆向转运系统xc⁻（肿瘤抗氧化反应的关键调节器），以诱导乳腺癌细胞中快速积累大量的过氧化脂质（LPO）。Yue等通过将发光分子PTTA-Eu$^{3+}$与FA作为靶向分子整合在FePt纳米粒的表面，开发了多功能纳米诊疗剂FePt-PTTA-Eu$^{3+}$-FA（FPEF）（Yue等，2018）。由于FA介导FPEF以内吞作用高效进入肿瘤细胞，PTTA-Eu$^{3+}$复合物可以发射出强而清晰的长寿命红色发光信号，这赋予其高度灵敏的时间门控发光成像特性。此外，实验结果证实LPO在经FPEF处理后的癌细胞中大量产生，以铁下垂死亡途径引起细胞凋亡，4T1荷瘤BALB/c小鼠实验证明FREF能有效抑制肿瘤的生长和转移，提高动物存活率。

### 2.铁纳米载体的应用

超顺磁性氧化铁纳米粒（SPIONs）可被用作磁热疗剂，其应用关键涉及磁场中的能量转换。科学家们研究了多种作为抗癌热疗剂的SPIONs，获得了积极的临床前与临床试验结果。2010年，EMA批准氨基硅烷涂覆的SPIONs（Nanotherm TM）用于通过局部热疗治疗胶质母细胞瘤，在将Nanotherm TM局部注射到肿瘤后，经交变磁场施加器选择性地加热纳米粒，使肿瘤环境的局部温度升高至40～45℃，导致程序性和非程序性细胞死亡。在临床试验中，使用Nanotherm TM治疗的胶质母细胞瘤患者表现出高达12个月的总体生存期延长。该方法的主要优点是来自磁场的外部能量源可以准确定位在肿瘤部位，以避免对健康组织的损伤。

磁性氧化铁纳米粒（$Fe_3O_4$）可以通过外部磁场以可控的方式输送到目标区域。有研究人员使用改进的溶胶-凝胶法合成了一种具有介孔、磁性和发光特性的三明治结构材料（$Fe_3O_4/SiO_2/yvo4:Eu^{3+}$），该多功能复合材料是一种新型、单分散、核-壳结构的药物储存/释放系统，以球形二氧化硅包覆的磁铁矿为核、有序介孔二氧化硅为壳，以沉积磷光体层进行功能化修饰（Yang等，2009）。该复合材料具有超顺磁性，是靶向给药的理想平台，可通过释放体系中$Eu^{3+}$发光强度的变化来监测药物释放。Yang等合成了由空心双壳磁性氧化铁/二氧化硅/硅酸钙组成的复合纳米材料，该材料具有极强的药物负载能力，与传统的单个$Fe_3O_4$纳米粒相比，哑铃状$Fe_3O_4$有助于抗体和药物复合物的逐步附着，该结构物可以作为磁性和光学探针，用于跟踪细胞和生物系统中的药物复合物分布。该团队还报道了一种多功能核-壳结构复合材料（$Fe_3O_4/nSiO_2/mSiO_2/Au$），由介孔二氧化硅涂层的$Fe_3O_4$核和胶体Au壳组成（Xu等，2010）。实验结果表明，该系统具有药物持续释放能力，可在较长时间内实现药物缓释，并能用作靶向药物递送和光热治疗的高效协作平台。

Zhang等以$Fe_3O_4$为核，以聚合物为外层修饰剂，开发了一种负载DOX的纳米递送系统。将M-phMSNs（一种磁性苯基多孔硅材料）包裹在$Fe_3O_4$外层，再将长碳链$C_{18}$和

Eu（DBM）$_3$通过氢键和p-p相互作用连接在其表面并负载DOX，通过酸敏PED实现材料的多孔密封，最终实现在微酸性环境下释放荧光标记药物的功能（Zhang等，2015）。将荷正电修饰剂连接在氧化铁纳米粒的表面，使其能通过静电作用高效地负载具有MDR蛋白沉默功能的siRNA，保护外源性siRNA免受RNase的攻击，增强癌细胞对其内化的效率，并帮助它们逃离内体。例如，聚阳离子包裹的氧化铁纳米簇可以有效地结合P-gp调节性siRNA，以沉默靶信使RNA，导致P-gp外排蛋白的表达量显著减少，最终恢复MDR型癌细胞的药物敏感性。而氧化铁纳米簇部分还能为MR成像提供显著的T2对比度，以监测纳米载体的位置及治疗效果。

Guo等以磁性纳米材料Fe$_3$O$_4$为核、PDA和介孔硅材料为壳，制得复合纳米材料PTNGs，在介孔中负载DOX，最后在材料表面引入修饰性靶向基团。氮前体通过磁场作用，使载药PTNGs能够在癌症组织中富集。纳米系统被细胞内吞后，磁性材料的超顺磁性可通过NIR激光照射产生光热效应，破坏材料表面的SNO键，释放NO并增加其细胞内含量，减少耐药癌细胞中P-gp表达，抑制其外排作用，增加细胞内DOX水平，逆转耐药癌细胞（如乳腺癌MCF-7/ADR细胞）的耐药性。通过尾静脉对小鼠注射纳米药物，结果显示其可在24小时内迅速蓄积到肿瘤部位，通过光照触发DOX释放，有效抑制了肿瘤的恶性增殖，在长期治疗后，小鼠的肿瘤体积明显缩小，生存率提高。

# 五、锌纳米载体

氧化锌纳米粒（ZnO NPs）是一种具有正六边形纤锌矿结构的新型无机纳米材料。在过去的几十年里，ZnO NPs因其出色的生物相容性、低毒性和低成本而成为生物医学应用中最重要的无机纳米粒之一。由于其固有性质，ZnO NPs通过触发细胞内ROS的产生和激活凋亡信号通路，对癌细胞和细菌表现出了强烈的抑制作用，使其成为一种潜在的抗肿瘤和抗菌药物。除了上述的生物医学特性外，ZnO还被美国FDA确认为安全物质（GRAS）（Rasmussen等，2010）。在医学领域，ZnO NPs是一种很有应用前景的纳米平台，特别是在抗癌和抗菌药物递送方面。在临床前研究中，ZnO纳米材料具有基本的蓝色激光和近紫外发射能力，因其使用方便和价格低廉而在荧光成像方面被广泛使用。虽然ZnO NPs被普遍认定为安全物质，但仍有几个关键问题需要进一步阐明或解决，包括：① ZnO NPs的体内毒性，这在其最近的研发中仍是一个最有争议的问题；② 缺乏循证随机研究，特别是在改善抗肿瘤、抗菌治疗效果等方面；③ 动物实验与临床试验结果的关联性，及指导各种疾病治疗的可靠性。对这些问题的深入研究与总结将有助于进一步拓展ZnO NPs在生物医学领域的潜在应用。

## 1.锌纳米材料的性质与制备

ZnO NPs具有一系列优良的物理学、化学和生物学性质，如紫外线过滤能力、光化学特性、高催化活性、抗真菌和抗微生物活性等。锌纳米材料的主要制备方法有表面活性剂辅助电化学沉积法、络合物溶胶凝胶法等。化学和物理合成方法中需要使用高比例有毒化学物质和极端环境的弊端促使绿色合成技术已被用于制备 ZnO NPs，例如使用植物、真菌、细菌和藻类来合成锌级纳米粒。Thema 等首次使用桦木提取物作为有效的氧化/还原剂，通过绿色新颖且环境友好的途径合成尺寸约 15.8nm 的单相结晶 ZnO NPs（Thema 等，2015）。由吡啶红球菌 NT2 快速合成的 ZnO NPs 大致呈球形，平均粒径为 $100 \sim 120nm$，稳定性较高。以六水硝酸锌为前驱体，使用黄荆植物提取物也可制备 ZnO NPs，且该纳米粒显示出了对大肠埃希菌和金黄色葡萄球菌的强抗菌活性。ZnO NPs 可以多种形态存在，且不同形态具有多种性质，这使其成为用途最广泛的纳米材料之一。在化学上，ZnO NPs 的几个特征非常有利于其生物医学应用：合成成本较低且易操作，样品形态和尺寸易于调节，其表面可包覆不同的涂层，修饰性强。

ZnO NPs 的静电特性同样有利于其生物医学应用。由于锌的两性特性，ZnO NPs 的表面被水分子羟基化，在 pH 值大于 9（等电点）的水性介质中，$H_2O$ 分子去质子化，留下带负电荷的表面和可结合的羟基 [Zn-(OH)]；而在较低的 pH 值下（中性或酸性），环境中的质子则转移到颗粒表面。由于形成了 $Zn(OH)^{2+}$ 基团（因缺少表面配体，$Zn^{2+}$ 的未补偿电荷可产生正电荷）或释放 $H_2O$ 后带正电荷的 $Zn^{2+}$ 表面位点，导致在 pH 值约为 7.4 的生理条件下，ZnO NPs 表面带正电荷，这为它们与肿瘤细胞的相互作用提供了有利条件（Kołodziejczak-Radzimska 等，2014）。ZnO 纳米材料的光学性质能够通过添加合适的元素来改变，在癌细胞成像方面，可使用细胞毒性较小的转铁蛋白结合型绿色荧光 ZnO NPs。根据一项研究，ZnO NPs 中掺杂有各种阳离子，如 Co、Cu 或 Ni 等离子，并且其在水性胶体溶液中是稳定的，这有利于将其用于不同肿瘤的细胞成像。

除了生物成像，ZnO 纳米材料同样可作为纳米平台用于药物递送，因为其具有多功能的表面化学性质、大表面积和光毒性效应等，而且微小的 ZnO NPs 还具有穿透细胞核的能力。体外研究结果表明，ZnO NPs 对细菌、癌细胞和白血病 T 细胞均具有很高的毒性，ZnO 量子点的固有蓝色荧光可通过静电相互作用被 FA 偶联的壳聚糖涂覆，将其作为载体，对 DOX 可达到 75% 以上的负载效率。

### 2.锌纳米载体的应用

Wang 等开发了一种多功能核-壳型纳米系统，以上转换纳米粒（UCNP）（NaYF$_4$：20% Yb$^{3+}$，2% Er$^{3+}$/NaGdF$_4$：2%Yb$^{3+}$）为核，二氧化硅为壳，ZnO 被用作 pH 响应的"门阀"，有效地充当 MSNs 的"帽子"，以控制药物释放过程。在酸性条件下，纳米系统进入癌细胞后，ZnO 水解，MSNs 的中孔被打开，药物从其中快速释放。因此，基于正常组织和肿瘤组织之间 pH 环境的差异，该系统可实现载药纳米材料在肿瘤靶位的富集，并通过 ZnO 的"开-关"作用使 DOX 响应性释放。细胞毒性试验结果表明，使用该系统处理癌细胞所得的IC$_{50}$为251g/ml，具有非常显著的抑瘤效果（Wang等，2015）。

Wang及其同事报道了一种基于ZnO量子点的pH响应型纳米给药系统，可用于药物的控制释放。他们使用两性离子聚甲基丙烯酸羧基甜菜碱（PCBMA）和聚甲基丙烯酸2-（二甲氨基）乙酯（PDMAEMA）来修饰ZnO量子点，这有助于增强其水稳定性，延长血液循环时间，并促进内吞作用。在调节PCBMA/PDMAEMA比例后，可制得ZnO@P（CBMA-*co*-DMAEMA）纳米载体，该载体在生理pH条件下具有强蛋白质吸附抗性（表面具有负电荷），在肿瘤的微酸性细胞外pH环境下具有强细胞膜黏附性（表面具有正电荷），而且这两种特性可实现快速灵敏转换。ZnO@P（CBMA-*co*-DMAEMA）能以相对较大的装载含量（24.6%）负载DOX，载DOX的ZnO@P（CBMA-*co*-DMAEMA）可在肿瘤细胞内吞后实现溶酶体酸降解和DOX的集中释放，从而产生对肿瘤的协同治疗效果，这主要归因于Zn$^{2+}$和DOX的抗癌作用的有效组合（Wang等，2018）。

PDT的基本原理是使用光敏剂（PS）暴露在一定波长的光下，通过激发产生大量ROS以杀死癌细胞。ZnO量子点（QDs）具有优异的光动力学性质和良好的生物相容性，常用于生物成像和药物输送。Song等开发了一种以合成聚乙烯吡咯烷酮（PVP40）修饰ZnO量子点的优化方法，以改善其在水溶液中的稳定性，并考察了它们的理化和光学性质。随后检测了ZnO/PVP系统对SW480结肠腺癌细胞和HEK-293T肾癌细胞的毒性，在此基础上全面考察该系统在体外和体内PDT中的应用效果，并分析其介导PDT用于癌症治疗的主要机制。结果表明，ZnO/PVP具有良好的光致发光性能，可有效介导PDT效应，对两种癌细胞均有明显的生长抑制作用。该研究证明了ZnO量子点在光致发光和PDT治疗领域的潜在应用价值（Song等，2021）。

## 六、钛纳米载体

钛纳米材料包括介孔钛、二氧化钛（TiO$_2$）等，其中应用较广泛的是纳米TiO$_2$。根据晶形的不同，TiO$_2$可分为锐钛矿、板钛矿、金红石以及TiO$_2$（B）。纳米TiO$_2$具有理化性质稳定、光学性质好、毒性低、体内循环时间长等优点，被广泛应用于涂料、光催化、光电和医药学领域。例如，由于具有强亮度和高折射率，TiO$_2$常被用于轻工产品的制造中，如制药工业中的赋形剂、化妆品工业中的防晒剂和塑料产品中的着色剂等。在纳米医学领域，二氧化钛纳米粒（TiO$_2$ NPs）可被开发为极有应用前景的治疗剂或递送平台，特别是在抗癌和抗菌、抗感染方面，目前，TiO$_2$ NPs作为PDT疗法的预期光敏剂的可能应用正在评估中，且已取得了令人鼓舞的结果。

### 1.钛纳米材料的性质与制备

钛纳米材料常见的制备方法有：① 气相法，包括物理气相沉积和化学气相沉积；② 固相法，包括高能球磨法、火花燃放法与热分解法；③ 液相法，包括溶胶-凝胶法、电沉积法、微乳液法等（Zhang 等，2013）。

$TiO_2$ NPs 是一种优良的药物载体，可有效负载并运输化疗药物到达肿瘤部位，其具有光动力特性，能引起肿瘤细胞自噬，因此在药物靶向递送和癌症联合治疗中引起了人们极大的兴趣。当 $TiO_2$ NPs 在癌细胞中蓄积后，可诱导 ROS 的产生和/或与 DNA 和其他生物大分子相互作用，这可能导致诱导氧化损伤以及随后的程序性细胞死亡（例如凋亡、坏死和/或自噬性细胞死亡）。通过将 $TiO_2$ NPs 与某些功能性物质结合制成多功能性载药系统，可与光疗等其他抗肿瘤疗法协同以增强疗效。此外，纳米 $TiO_2$ 可上调多种免疫功能因子如 TNF-α、IL-γ 等的含量，增强免疫系统功能，协同免疫疗法有效杀灭肿瘤。对纳米 $TiO_2$ 进行功能化修饰，可使其更好地发挥抗肿瘤作用。例如合成出钨掺杂二氧化钛（TOW）纳米材料，并在其表面修饰上 DSPE-PEG5000，或在 $TiO_2$ NPs 表面以聚乙二醇-双丙烯酸酯（PEGDA）修饰，制成水凝胶体系，均可有效提高抗肿瘤疗效。

### 2.钛纳米载体的应用

Xia 等考察了 $TiO_2$ NPs（10nm）对人肝细胞的生物学功能的影响。他们将正常肝细胞系 L02 和肝癌细胞系 HepG2 与外源性 $TiO_2$ NPs 共培养，测定细胞生长增殖率、细胞周期变化和凋亡率（Xia 等，2018）。通过分析结果确定了 $TiO_2$ NPs 对凋亡相关蛋白 caspase-3 和膜通道蛋白 aENaC 的表达水平和 caspase-3/7 活性的影响。此外还检测了 $TiO_2$ NPs 对线粒体相关蛋白 SIRT3、VDAC1 和 ACSS1 的表达水平、线粒体膜电位和 ADP/ATP 比率的影响。结果表明，$TiO_2$ NPs 可抑制 HepG2 细胞的生长与增殖，抑制其细胞周期中的 S 期，并诱导凋亡。随着浓度的增加，$TiO_2$ NPs 对增殖和细胞周期的抑制作用更加明显，凋亡率以明显的浓度依赖性方式增加，而对 L02 细胞的生长、增殖、凋亡和细胞周期没有显著影响。Western Blot 结果显示，在 HepG2 细胞中，$TiO_2$ NPs 以浓度依赖性方式上调凋亡相关蛋白 caspase-3 和膜通道蛋白 aENaC 的表达，而在 L02 细胞中，caspase-3 或 aENaC 的表达水平没有显著变化。此外，$TiO_2$ NPs 诱导了线粒体膜的去极化，上调线粒体相关蛋白 SIRT3 和 VDAC1 的表达水平，并下调 HepG2 细胞中关键呼吸链蛋白 ACSS1 的表达水平，而在 L02 细胞中，SIRT3、VDAC1 和 ACSS1 的表达没有明显变化。进一步的研究显示，$TiO_2$ NPs 诱导 HepG2 细胞凋亡可能是通过调节细胞内渗透压实现的，其上调 aENaC 或 VDAC1 的表达和去极化线粒体膜的作用导致 Cyt-c 和 ATP 的丢失，并进一步激活 caspase-3。为了充分证实上述结果，他们使用了裸鼠异种移植模型，用 $TiO_2$ NPs 处理一定时间后，处死裸鼠，切除肿瘤，检测相关蛋白表达。免疫组织化学和蛋白质印迹结果显示，在用 $TiO_2$ NPs 处理的组织中，蛋白质 VDAC1 和 SIRT3 的表达明显上调，而 ACSS1 的表达下调，与体外试验结果一致。所有上述结果证实了 $TiO_2$ NPs 可以作为一种安全的抗肿瘤制剂投入使用。

Wang 等研究了 $TiO_2$ 纳米棒（$TiO_2$-NRs）对免疫功能的影响，及其介导免疫疗法对抗肿瘤MDR的潜在作用。该研究发现，发挥关键抗肿瘤作用的细胞因子有TNF-α和IL-γ等，使用高剂量TiO$_2$-NRs（50mg/L）处理12h后，癌细胞产生的TNF-α含量为530.4pg/ml，高于生理盐水处理组的238.2pg/ml，巨噬细胞和淋巴细胞中的TNF-α含量分别增加2.2倍和4.9倍。用接种耐DOX肿瘤的BALB/c小鼠进行试验，结果表明TiO$_2$-NRs可触发T细胞增殖并导致淋巴细胞被长期激活。分别对荷瘤小鼠静脉注射1mg/kg的TiO$_2$-NRs生理盐水悬液和DOX悬液，每24h测量肿瘤大小，结果显示TiO$_2$-NRs对肿瘤细胞的抑制率为26.7%，远远高于DOX组的13.3%，证明了TiO$_2$-NRs可有效增强免疫系统功能，协同免疫疗法发挥高效抗肿瘤作用。

在MDR型肿瘤中，光敏剂分子易被P-gp泵外排，导致ROS生成不足，使光疗（尤其是PDT）效果受到严重削弱。Yu等开发出一种用于MDR型肿瘤PDT治疗的纳米制剂，将光敏剂Ce6修饰在纳米UCNPs@TiO$_2$表面，将核靶向肽TAT固定于载体表面，再掺杂稀土元素铒（Er）和铥（Tm），制得UCNPs@TiO$_2$-Ce6-TAT纳米制剂。经NIR（980nm）照射后，该制剂可有效地在细胞核内产生不受P-gp影响的ROS，并直接破坏DNA双链。以接种耐DOX乳腺瘤（MCF-7/ADR）的Xenogra小鼠为研究对象，用UCNPs@TiO$_2$-TAT、UCNPs@TiO$_2$-Ce6和UCNPs@TiO$_2$-Ce6-TAT分别对小鼠进行处理，结果表明经UCNPs@TiO$_2$-Ce6-TAT样品组处理的小鼠瘤体体积减小到原来的1/3，而其他样品组的小鼠瘤体未见明显差异，由此证明了该纳米制剂能有效逆转肿瘤MDR。Lee等制备了金纳米棒-TiO$_2$纳米复合物（Au NR-TiO$_2$ NCs），以耐DOX的宫颈癌细胞（HeLa/DOX）为体外研究对象，在纳米复合物被摄取后，用可见光照射，可检测到肿瘤细胞内ROS的含量明显升高；经NIR照射后，测得纳米复合物的温度升高至45℃，达到了肿瘤组织的消融温度，表明其可与PDT、PTT协同增强抗肿瘤作用，在逆转MDR方面效果显著（Lee等，2018）。

Han及其同事开发出一种聚（丙烯酸）-磷酸钙钝化的TiO$_2$纳米粒（TiO$_2$@PAA-CaP NPs）。首先以水热法合成并进行表征，分别在pH 7.4和pH 5.2条件下负载DOX并检测释放度，结果显示在不同pH条件下TiO$_2$@PAA-CaP NPs均可对DOX实现有效负载和释放。DOX在TiO$_2$@PAA-CaP NPs中的负载量和包封率分别约为未功能化TiO$_2$ NPs的15倍和8倍，表明PAA-CaP钝化层增强了DOX和TiO$_2$@PAA之间的相互作用。由于PAA-CaP钝化层的pH响应溶解特性，负载DOX的TiO$_2$@PAA-CaP纳米颗粒［TiO$_2$@PAA-CaP(DOX) NPs］在酸性条件下（pH 5.2）比在中性条件下（pH 7.4）表现出更快的DOX释放速率。TiO$_2$@PAA-CaP（DOX）NPs对MCF-7细胞的毒性远高于游离DOX，共聚焦荧光显微观察和流式细胞术结果证实了TiO$_2$@PAA-CaP（DOX）NPs具有更高的细胞摄取效率，可递送DOX在细胞内集中释放。总体而言，TiO$_2$@PAA-CaP（DOX）NPs在UV-A照射下对MCF-7细胞表现出更高的总细胞毒性，这归因于有效的DOX递送和增强的光诱导ROS生成之间的协同效应。该研究提供了一种简便的方法来合成基于TiO$_2$的多功能纳米载体，该载体具有pH响应性药物递送和ROS生成能力，这对于癌症治疗中的高效应用至关重要（Han等，2022）。

Adibzadeh等从机制上评估了$TiO_2$ NPs在小鼠黑色素瘤体外和体内模型中增强化疗效果的潜力。他们将F10黑色素瘤细胞暴露于不同浓度的$TiO_2$ NPs-顺铂中，检测细胞生长、活力和细胞死亡时间；同时，再将$TiO_2$ NPs-顺铂给予C57BL/6同系黑色素瘤小鼠，对药物反应、肿瘤大小和小鼠器官形态进行病理学考察，并通过荧光显微观察和PCR实验分别检测自噬体的形成和自噬标记物（ATG5、ATG6）的基因表达水平。结果表明，低毒浓度的$TiO_2$ NPs（50g/ml）可通过诱导自噬和坏死细胞死亡，提高顺铂在F10黑色素瘤细胞中的抗增殖和毒性作用。尽管$TiO_2$ NPs在黑色素瘤小鼠中没有表现出细胞毒性或抗转移作用，但它与顺铂的组合显著增强了药物反应（高达50%），与每种单一疗法相比，具有更强的肿瘤生长抑制效果。该研究证明$TiO_2$ NPs与顺铂的联合应用在体外和体内黑色素瘤模型中均可增强化疗疗效（Adibzadeh等，2021）。

# 第三节　总结与展望

经过研究人员的不懈努力，数量众多、种类各异的无机纳米材料被不断开发并在多个领域得到应用。将这些性能优异、安全可靠的新型材料用于生物医学领域，使其从实验室走向临床，助力一些重大疾病的诊断与治疗是许多科学家的理想。据报道，目前已经被批准或正在进行临床试验的纳米医药产品超过300种，涵盖药物、治疗剂、诊断、造影剂和医疗设备等。总之，在各种快速发展的纳米材料中，具有独特性质、可调尺寸、可控组成和可适应特性的无机纳米粒为诊断、治疗和预防疾病带来了新的机遇和选择，已成为纳米医学发展中不可或缺的宝贵资源。

本章重点介绍了基于无机材料的纳米递送系统，包括碳基、硅基、金基、铁基、锌基和钛基材料及其递药系统，这些载体系统中的一部分已经进入临床试验阶段，并取得了可喜的研究进展。尽管具有显著的优势和巨大的应用潜力，迄今为止，对无机纳米载体的研发仍处于相对较为初级的阶段，大量的挑战与技术问题阻碍着它们的进一步实用性转化，例如：大多数经注射的纳米粒在给药后几分钟或几小时内会被RES吞没，这削弱了它们向病灶部位的特异性递送效率，并导致其在正常器官的非特异性分布；尽管无机纳米粒具有可修饰性强、理化性质多样等优点，但其在健康组织中的非特异性蓄积所产生的慢性毒性仍严重阻碍了自身的临床实践；另外，临床疾病是高度异质性的，并且随着疾病的进展呈现出患者间和患者个体内的变化特征，因此基于无机纳米材料的诊疗制剂必须进行精细化、个性化的设计，一刀切式的开发方法很难成功地实现临床转化。

当前，纳米医学正在学术研究和临床试验等方面飞速发展，其中，无机材料可能是迄今为止生物医用纳米技术方面最重要的发现之一，它处于该领域研究的前沿。包括无机纳米载体在内，各类基于新型纳米技术的递送系统各有其优缺点，这是由药物与载体材料的理化性质、疾病类型（癌症、感染等）、给药途径（静脉注射、间质注射、局部应用）等共同决定的。对于无机纳米递送系统的研发还有许多工作需要完成，如长期毒性考察、智能响应性特性开发、各类材料的集成性使用等。未来，人们对无机纳米递送系统的研究将继续深入，并在对各种技术瓶颈问题的解决中不断取得新突破，最终实现该类载体系统在临床实践中的安全、高效、智能化应用。

## 参考文献

[1] Hong G, Diao S, Antaris A L, et al. Carbon nanomaterials for biological imaging and nanomedicinal therapy[J]. Chem Rev, 2015, 115(19): 10816-10906.

[2] Kumar S, Ahlawat W, Kumar R, et al. Graphene, carbon nanotubes, zinc oxide and gold as elite nanomaterials for fabrication of biosensors for healthcare[J]. Biosens Bioelectron, 2015, 70: 498-503.

[3] Rahmanian N, Hamishehkar H, Dolatabadi J E, et al. Nano graphene oxide: a novel carrier for oral delivery of flavonoids[J]. Colloids Surf B Biointerfaces, 2014, 123: 331-338.

[4] Goenka S, Sant V, Sant S. Graphene-based nanomaterials for drug delivery and tissue engineering[J]. J Control Release, 2014, 173: 75-88.

[5] Wang X, Wang C, Cheng L, et al. Noble metal coated single-walled carbon nanotubes for applications in surface enhanced Raman scattering imaging and photothermal therapy[J]. J Am Chem Soc, 2012, 134(17): 7414-7422.

[6] Liu Y, Dong X, Chen P. Biological and chemical sensors based on graphene materials[J]. Chem Soc Rev, 2012, 41(6): 2283-2307.

[7] Zhang H, Gruner G, Zhao Y. Recent advancements of graphene in biomedicine[J]. J Mater Chem B, 2013, 1(20): 2542-2567.

[8] Kundu A, Nandi S, Das P, et al. Fluorescent graphene oxide via polymer grafting: an efficient nanocarrier for both hydrophilic and hydrophobic drugs[J]. ACS Appl Mater Interfaces, 2015, 7(6): 3512-3523.

[9] Zhao X, Liu L, Li X, et al. Biocompatible graphene oxide nanoparticle-based drug delivery platform for tumor microenvironment-responsive triggered release of doxorubicin[J]. Langmuir, 2014, 30(34): 10419-10429.

[10] Nejabat M, Charbgoo F, Ramezani M. Graphene as multifunctional delivery platform in cancer therapy[J]. J Biomed Mater Res A, 2017, 105(8): 2355-2367.

[11] Yang K, Zhang S, ZHANG G, et al. Graphene in mice: ultrahigh *in vivo* tumor uptake and efficient photothermal therapy[J]. Nano Lett, 2010, 10(9): 3318-3323.

[12] Yu X, Gao D, Gao L, et al. Inhibiting metastasis and preventing tumor relapse by triggering host immunity with tumor-targeted photodynamic therapy using photosensitizer-loaded functional nanographenes[J]. ACS Nano, 2017, 11(10): 10147-10158.

[13] Chen Y W, Su Y L, Hu S H, et al. Functionalized graphene nanocomposites for enhancing photothermal therapy in tumor treatment[J]. Adv Drug Deliv Rev, 2016, 105(Pt B): 190-204.

[14] Shao L, Zhang R, Lu J, et al. Mesoporous silica coated polydopamine functionalized reduced graphene oxide for synergistic targeted chemo-photothermal therapy[J]. ACS Appl Mater Interfaces, 2017, 9(2): 1226-1236.

[15] Lai J Y, Ma D H, Lai M H, et al. Characterization of cross-linked porous gelatin carriers and their interaction with corneal endothelium: biopolymer concentration effect[J]. PLoS One, 2013, 8(1): e54058.

[16] Nanda S S, Yi D K, Kim K. Study of antibacterial mechanism of graphene oxide using Raman spectroscopy[J]. Sci Rep, 2016, 6: 28443.

[17] Shin S R, Li Y C, Jang H L, et al. Graphene-based materials for tissue engineering[J]. Adv Drug Deliv Rev, 2016, 105(Pt B): 255-274.

[18] Qu Y, He F, Yu C, et al. Advances on graphene-based nanomaterials for biomedical applications[J]. Mater Sci Eng C Mater Biol Appl, 2018, 90: 764-780.

[19] Liu Z, Liang X J. Nano-carbons as theranostics[J]. Theranostics, 2012, 2(3): 235-237.

[20] Cao L, Yang S T, Wang X, et al. Competitive performance of carbon "quantum" dots in optical bioimaging[J]. Theranostics, 2012, 2(3): 295-301.

[21] Tao H, Yang K, Ma Z, et al. *In vivo* NIR fluorescence imaging, biodistribution, and toxicology of photoluminescent carbon dots produced from carbon nanotubes and graphite[J]. Small, 2012, 8(2): 281-290.

[22] Wu H, Zeng F, Zhang H, et al. A nanosystem capable of releasing a photosensitizer bioprecursor under two-photon irradiation for photodynamic therapy[J]. Adv Sci (Weinh), 2016, 3(2): 1500254.

[23] Feng T, Ai X, An G, et al. Charge-convertible carbon dots for imaging-guided drug delivery with enhanced *in vivo* cancer therapeutic efficiency[J]. ACS Nano, 2016, 10(4): 4410-4420.

[24] Liu Y, Tian Y, Tian Y, et al. Carbon-dot-based nanosensors for the detection of intracellular redox state[J]. Adv Mater, 2015, 27(44): 7156-7160.

[25] Wang Y, Jiang K, Zhu J, et al. A FRET-based carbon dot-$MnO_2$ nanosheet architecture for glutathione sensing in human whole blood samples[J]. Chem Commun (Camb), 2015, 51(64): 12748-12751.

[26] Strauss V, Margraf J T, Dirian K, et al. Carbon nanodots: supramolecular electron donor-acceptor hybrids featuring perylenediimides[J]. Angew Chem Int Ed Engl, 2015, 54(28): 8292-8297.

[27] Sagbas S, Sahiner N. Carbon dots: preparation, properties, and application[M]. Nanocarbon and its Composites, 2019: 651-676.

[28] Miao S, Liang K, Zhu J, et al. Hetero-atom-doped carbon dots: doping strategies, properties and applications[J]. Nano Today, 2020, 33: 100879.

[29] Zhu S, Song Y, Wang J, et al. Photoluminescence mechanism in graphene quantum dots: quantum confinement effect and surface/edge state[J]. Nano Today, 2017, 13: 10-14.

[30] Gao P, Liu S, Su Y, et al. Fluorine-doped carbon dots with intrinsic nucleus-targeting ability for drug and dye delivery[J]. Bioconjug Chem, 2020, 31(3): 646-655.

[31] Zheng M, Liu S, Li J, et al. Integrating oxaliplatin with highly luminescent carbon dots: an unprecedented theranostic agent for personalized medicine[J]. Adv Mater, 2014, 26(21): 3554-3560.

[32] Navya P N, Kaphle A, Srinivas S P, et al. Current trends and challenges in cancer management and therapy using designer nanomaterials[J]. Nano Converg, 2019, 6(1): 23.

[33] Yang L, Wang Z, Wang J, et al. Doxorubicin conjugated functionalizable carbon dots for nucleus targeted delivery and enhanced therapeutic efficacy[J]. Nanoscale, 2016, 8(12): 6801-6809.

[34] Xu Q, Kuang T, Liu Y, et al. Heteroatom-doped carbon dots: synthesis, characterization, properties, photoluminescence mechanism and biological applications[J]. J Mater Chem B, 2016, 4(45): 7204-7219.

[35] Wang S, Chen L, Wang J, et al. Enhanced-fluorescent imaging and targeted therapy of liver cancer using highly luminescent carbon dots-conjugated foliate[J]. Mater Sci Eng C Mater Biol Appl, 2020, 116: 111233.

[36] Karthik S, Saha B, Ghosh S K, et al. Photoresponsive quinoline tethered fluorescent carbon dots for regulated anticancer drug delivery[J]. Chem Commun (Camb), 2013, 49(89): 10471-10473.

[37] Wu Y F, Wu H C, Kuan C H, et al. Multi-functionalized carbon dots as theranostic nanoagent for gene delivery in lung cancer therapy[J]. Sci Rep, 2016, 6: 21170.

[38] Kim S, Choi Y, Park G, et al. Highly efficient gene silencing and bioimaging based on fluorescent carbon dots *in vitro* and *in vivo*[J]. Nano Research, 2016, 10(2): 503-519.

[39] Moore C M, Pendse D, Emberton M. Photodynamic therapy for prostate cancer—a review of current status and future promise[J]. Nat Clin Pract Urol, 2009, 6(1): 18-30.

[40] Taghavi S, Abnous K, Taghdisi S M, et al. Hybrid carbon-based materials for gene delivery in cancer therapy[J]. J Control Release, 2020, 318: 158-175.

[41] Peng X, Wang R, Wang T, et al. Carbon dots/prussian blue satellite/core nanocomposites for optical imaging and photothermal therapy[J]. ACS Appl Mater Interfaces, 2018, 10(1): 1084-1092.

[42] Zhou Y, Mintz K J, Cheng L, et al. Direct conjugation of distinct carbon dots as lego-like building blocks for the assembly of versatile drug nanocarriers[J]. J Colloid Interface Sci, 2020, 576: 412-425.

[43] Sun S, Zhang L, Jiang K, et al. Toward high-efficient red emissive carbon dots: facile preparation, unique properties, and applications as multifunctional theranostic agents[J]. Chemistry of Materials, 2016, 28(23): 8659-8668.

[44] Huang P, Lin J, Wang X, et al. Light-triggered theranostics based on photosensitizer-conjugated carbon dots for simultaneous enhanced-fluorescence imaging and photodynamic therapy[J]. Adv Mater, 2012, 24(37): 5104-5110.

[45] Ebbesen T W. Carbon nanotubes[J]. Physics Today, 1996, 49(6): 26-32.

[46] Torres J M, Bakken N, Li J, et al. Substrate temperature to control moduli and water uptake in thin films of vapor deposited *N*, *N'*-di(1-naphthyl)-*N*, *N'*-diphenyl-(1,1'-biphenyl)-4,4'-diamine (NPD)[J]. J Phys Chem B, 2015, 119(35): 11928-11934.

[47] Adeli M, Soleyman R, Beiranvand Z, et al. Carbon nanotubes in cancer therapy: a more precise look at the role of carbon nanotube-polymer interactions[J]. Chem Soc Rev, 2013, 42(12): 5231-5256.

[48] Hwang Y, Park S H, Lee J W. Applications of functionalized carbon nanotubes for the therapy and diagnosis of cancer[J]. Polymers (Basel), 2017, 9(1):1-26.

[49] Amenta V, Aschberger K. Carbon nanotubes: potential medical applications and safety concerns[J]. Wiley Interdiscip Rev Nanomed Nanobiotechnol, 2015, 7(3): 371-386.

[50] Jain S, Thakare V S, Das M, et al. Toxicity of multiwalled carbon nanotubes with end defects critically depends on their functionalization density[J]. Chem Res Toxicol, 2011, 24(11): 2028-2039.

[51] Bianco A, Kostarelos K, Partidos C D, et al. Biomedical applications of functionalised carbon nanotubes[J]. Chem Commun (Camb), 2005, 5: 571-577.

[52] Lacerda L, Bianco A, Prato M, et al. Carbon nanotubes as nanomedicines: from toxicology to pharmacology[J]. Adv Drug Deliv Rev, 2006, 58(14): 1460-1470.

[53] Lacerda L, Russier J, Pastorin G, et al. Translocation mechanisms of chemically functionalised carbon nanotubes across plasma membranes[J]. Biomaterials, 2012, 33(11): 3334-3343.

[54] Shi D. Integrated multifunctional nanosystems for medical diagnosis and treatment[J]. Advanced Functional Materials, 2009, 19(21): 3356-3373.

[55] Kostarelos K, Bianco A, Prato M. Promises, facts and challenges for carbon nanotubes in imaging and therapeutics[J]. Nat Nanotechnol, 2009, 4(10): 627-633.

[56] Murphy F A, Poland C A, Duffin R, et al. Length-dependent retention of carbon nanotubes in the pleural space of mice initiates sustained inflammation and progressive fibrosis on the parietal pleura[J]. Am J Pathol, 2011, 178(6): 2587-2600.

[57] Panczyk T, Wolski P, Lajtar L. Coadsorption of doxorubicin and selected dyes on carbon nanotubes. Theoretical investigation of potential application as a pH-controlled drug delivery system[J]. Langmuir, 2016, 32(19): 4719-4728.

[58] Das M, Singh R P, Datir S R, et al. Intranuclear drug delivery and effective *in vivo* cancer therapy via estradiol-PEG-appended multiwalled carbon nanotubes[J]. Mol Pharm, 2013, 10(9): 3404-3416.

[59] Huang H, Yuan Q, Shah J S, et al. A new family of folate-decorated and carbon nanotube-mediated drug delivery system: synthesis and drug delivery response[J]. Adv Drug Deliv Rev, 2011, 63(14/15): 1332-1339.

[60] Singh S, Mehra N K, Jain N K. Development and characterization of the paclitaxel loaded riboflavin and thiamine conjugated carbon nanotubes for cancer treatment[J]. Pharm Res, 2016, 33(7): 1769-1781.

[61] Jain S, Spandana G, Agrawal A K, et al. Enhanced antitumor efficacy and reduced toxicity of docetaxel loaded estradiol functionalized stealth polymeric nanoparticles[J]. Mol Pharm, 2015, 12(11): 3871-3884.

[62] Lee P C, Lin C Y, Peng C L, et al. Development of a controlled-release drug delivery system by encapsulating oxaliplatin into SPIO/MWNT nanoparticles for effective colon cancer therapy and magnetic resonance imaging[J]. Biomater Sci, 2016, 4(12): 1742-1753.

[63] Zeglis B M, Brand C, Abdel-Atti D, et al. Optimization of a pretargeted strategy for the PET imaging of colorectal carcinoma via the modulation of radioligand pharmacokinetics[J]. Mol Pharm, 2015, 12(10): 3575-3587.

[64] Banerjee S S, Todkar K J, Khutale G V, et al. Calcium phosphate nanocapsule crowned multiwalled carbon nanotubes for pH triggered intracellular anticancer drug release[J]. J Mater Chem B, 2015, 3(19): 3931-3939.

[65] El Khalifi M, Bentin J, Duverger E, et al. Encapsulation capacity and natural payload delivery of an anticancer drug from boron nitride nanotube[J]. Physical Chemistry Chemical Physics : PCCP, 2016, 18(36): 24994-25001.

[66] Su Y, Hu Y, Wang Y, et al. A precision-guided MWNT mediated reawakening the sunk synergy in RAS for anti-angiogenesis lung cancer therapy[J]. Biomaterials, 2017, 139: 75-90.

[67] Sahoo N G, Bao H, Pan Y, et al. Functionalized carbon nanomaterials as nanocarriers for loading and delivery of a poorly water-soluble anticancer drug: a comparative study[J]. Chem Commun (Camb), 2011, 47(18): 5235-5237.

[68] Tian Z, Yin M, Ma H, et al. Supramolecular assembly and antitumor activity of multiwalled carbon nanotube-camptothecin complexes[J]. J Nanosci Nanotechnol, 2011, 11(2): 953-958.

[69] Tripisciano C, Rümmeli M H, Chen X, et al. Multi-wall carbon nanotubes-a vehicle for targeted irinotecan drug delivery[J]. Physica Status Solidi B, 2010, 247(11/12): 2673-2677.

[70] Gong F, Hongyan Z, Papavassiliou D V, et al. Mesoscopic modeling of cancer photothermal therapy using single-walled carbon nanotubes and near infrared radiation: insights through an off-lattice Monte Carlo approach[J]. Nanotechnology, 2014, 25(20): 205101.

[71] Zhou S, Hashida Y, Kawakami S, et al. Preparation of immunostimulatory single-walled carbon nanotube/CpG DNA complexes and evaluation of their potential in cancer immunotherapy[J]. Int J Pharm, 2014, 471(1/2): 214-223.

[72] Liang C, Diao S, Wang C, et al. Tumor metastasis inhibition by imaging-guided photothermal therapy with single-walled carbon nanotubes[J]. Adv Mater, 2014, 26(32): 5646-5652.

[73] Geyik C, Evran S, Timur S, et al. The covalent bioconjugate of multiwalled carbon nanotube and amino-modified linearized plasmid DNA for gene delivery[J]. Biotechnol Prog, 2014, 30(1): 224-232.

[74] Zhang Z, Yang X, Zhang Y, et al. Delivery of telomerase reverse transcriptase small interfering RNA in complex with positively charged single-walled carbon nanotubes suppresses tumor growth[J]. Clin Cancer Res, 2006, 12(16): 4933-4939.

[75] Wang H, Yuan X, Wu Y, et al. In situ synthesis of $In_2S_3$@MIL-125(Ti) core-shell microparticle for the removal of tetracycline from wastewater by integrated adsorption and visible-light-driven photocatalysis[J]. Applied Catalysis B: Environmental, 2016, 186: 19-29.

[76] Brotsman V A, Tamm N B, Markov V Y, et al. Rebuilding $C_{60}$: chlorination-promoted transformations of the buckminsterfullerene into pentagon-fused $C_{60}$ derivatives[J]. Inorganic Chemistry, 2018, 57(14): 8325-8331.

[77] Yang Y, Chawla A, Zhang J, et al. Applications of nanotechnology for regenerative medicine; healing tissues at the nanoscale[M]. Principles of Regenerative Medicine, 2019: 485-504.

[78] Housman G, Byler S, Heerboth S, et al. Drug resistance in cancer: an overview[J]. Cancers (Basel), 2014, 6(3): 1769-1792.

[79] Kepinska M, Kizek R, Milnerowicz H. Fullerene as a doxorubicin nanotransporter for targeted breast cancer therapy: Capillary electrophoresis analysis[J]. Electrophoresis, 2018, 39(18): 2370-2379.

[80] Goodarzi S, Da Ros T, Conde J, et al. Fullerene: biomedical engineers get to revisit an old friend[J]. Materials Today, 2017, 20(8): 460-480.

[81] Kumar M, Dosaj A, Cook J, et al. Use of an anti-helminth tracking card to promote adherence to deworming treatment in rural honduras[J]. Annals of Global Health, 2017, 83(1):156-169.

[82] Wei P, Zhang L, Lu Y, et al. $C_{60}$(Nd) nanoparticles enhance chemotherapeutic susceptibility of cancer cells by modulation of autophagy[J]. Nanotechnology, 2010, 21(49): 495101.

[83] Zhang H, Hou L, Jiao X, et al. Transferrin-mediated fullerenes nanoparticles as $Fe^{2+}$-dependent drug vehicles for synergistic anti-tumor efficacy[J]. Biomaterials, 2015, 37: 353-366.

[84] Bogdanovic G, Kojic V, Dordevic A, et al. Modulating activity of fullerol $C_{60}(OH)_{22}$ on doxorubicin-induced cytotoxicity[J]. Toxicol In Vitro, 2004, 18(5): 629-637.

[85] Injac R, Perse M, Obermajer N, et al. Potential hepatoprotective effects of fullerenol $C_{60}(OH)_{24}$ in doxorubicin-induced hepatotoxicity in rats with mammary carcinomas[J]. Biomaterials, 2008, 29(24/25): 3451-3460.

[86] Shi J, Wang B, Wang L, et al. Fullerene ($C_{60}$)-based tumor-targeting nanoparticles with "off-on" state for enhanced treatment of cancer[J]. J Control Release, 2016, 235: 245-258.

[87] Montellano A, Da Ros T, Bianco A, et al. Fullerene $C_{60}$ as a multifunctional system for drug and gene delivery[J]. Nanoscale, 2011, 3(10): 4035-4041.

[88] Kumar I, Sharma R, Kumar R, et al. $C_{70}$ fullerene-catalyzed metal-free photocatalytic ipso-hydroxylation of aryl boronic acids: synthesis of phenols[J]. Advanced Synthesis & Catalysis, 2018, 360(10): 2013-2019.

[89] Markovic Z, Trajkovic V. Biomedical potential of the reactive oxygen species generation and quenching by fullerenes ($C_{60}$)[J]. Biomaterials, 2008, 29(26): 3561-3573.

[90] Yang N, Ding Y, Zhang Y, et al. Surface functionalization of polymeric nanoparticles with umbilical cord-derived mesenchymal stem cell membrane for tumor-targeted therapy[J]. ACS Appl Mater Interfaces, 2018, 10(27): 22963-22973.

[91] Tang Q, Xiao W, Li J, et al. A fullerene-rhodamine B photosensitizer with pH-activated visible-light absorbance/fluorescence/photodynamic therapy[J]. J Mater Chem B, 2018, 6(18): 2778-2784.

[92] Solda A, Cantelli A, Di Giosia M, et al. $C_{60}$@lysozyme: a new photosensitizing agent for photodynamic therapy[J]. J Mater Chem B, 2017, 5(32): 6608-6615.

[93] Panahian Y, Arsalani N, Nasiri R. Enhanced photo and sono-photo degradation of crystal violet dye in aqueous solution by 3D flower like F-$TiO_2$(B)/fullerene under visible light[J]. Journal of Photochemistry and Photobiology A: Chemistry, 2018, 365: 45-51.

[94] Hu Y, Xie X, Wang X, et al. Visible-light upconversion carbon quantum dots decorated $TiO_2$ for the photodegradation of flowing gaseous acetaldehyde[J]. Applied Surface Science, 2018, 440: 266-274.

[95] Cho B H, Lee K B, Miyazawa K I, et al. Preparation of fullerene ($C_{60}$) nanowhisker-ZnO nanocomposites by heat treatment and photocatalytic degradation of methylene blue[J]. Asian Journal of Chemistry, 2013, 25(14): 8027-8030.

[96]  Li Z, Barnes J C, Bosoy A, et al. Mesoporous silica nanoparticles in biomedical applications[J]. Chemical Society Reviews, 2012, 41(7): 2590-2605.

[97]  Gu J, Su S, Li Y, et al. Hydrophilic mesoporous carbon nanoparticles as carriers for sustained release of hydrophobic anti-cancer drugs[J]. Chemical Communications, 2011, 47(7): 2101-2103.

[98]  Fang Y, Gu D, Zou Y, et al. A low-concentration hydrothermal synthesis of biocompatible ordered mesoporous carbon nanospheres with tunable and uniform size[J]. Angewandte Chemie, 2010, 122(43): 8159-8163.

[99]  Zhu J, Liao L, Bian X, et al. pH-Controlled delivery of doxorubicin to cancer cells, based on small mesoporous carbon nanospheres[J]. Small, 2012, 8(17): 2715-2720.

[100]  Kim T W, Chung P W, Slowing I I, et al. Structurally ordered mesoporous carbon nanoparticles as transmembrane delivery vehicle in human cancer cells[J]. Nano Letters, 2008, 8(11): 3724-3727.

[101]  Zhao Y, Vivero-Escoto J L, Slowing I I, et al. Capped mesoporous silica nanoparticles as stimuli-responsive controlled release systems for intracellular drug/gene delivery[J]. Expert Opinion on Drug Delivery, 2010, 7(9): 1013-1029.

[102]  Martínez-Carmona M, Colilla M, Vallet-Regí M. Smart mesoporous nanomaterials for antitumor therapy[J]. Nanomaterials, 2015, 5(4): 1906-1937.

[103]  吕江维, 孙晗, 魏亚青, 等. 介孔硅材料提高难溶性药物生物利用度的研究进展[J]. 药学研究, 2018, 37(06): 361-364.

[104]  Deng Y, Qi D, Deng C, et al. Superparamagnetic high-magnetization microspheres with an $Fe_3O_4@ SiO_2$ core and perpendicularly aligned mesoporous $SiO_2$ shell for removal of microcystins[J]. Journal of the American Chemical Society, 2008, 130(1): 28-29.

[105]  马珊, 王滨后, 于彩灵. 硅纳米材料[J]. 中国标准化, 2019, S1: 35-40.

[106]  魏亚青, 吕江维, 任君刚, 等. 介孔硅纳米材料的制备及其在药物缓控释中的应用进展[J]. 化学与生物工程, 2019, 36(11): 2-7.

[107]  Feng Z, Li Y, Niu D, et al. A facile route to hollow nanospheres of mesoporous silica with tunable size[J]. Chemical Communications, 2008 (23): 2629-2631.

[108]  Zhao W, Chen H, Li Y, et al. Uniform rattle-type hollow magnetic mesoporous spheres as drug delivery carriers and their sustained-release property[J]. Advanced Functional Materials, 2008, 18(18): 2780-2788.

[109]  Chen Y, Chen H, Guo L, et al. Hollow/rattle-type mesoporous nanostructures by a structural difference-based selective etching strategy[J]. ACS Nano, 2010, 4(1): 529-539.

[110]  Wang L, Kim M, Fang Q, et al. Hydrophobic end-gated silica nanotubes for intracellular glutathione-stimulated drug delivery in drug-resistant cancer cells[J]. Chemical Communications, 2013, 49(31): 3194-3196.

[111]  Meng H, Liong M, Xia T, et al. Engineered design of mesoporous silica nanoparticles to deliver doxorubicin and P-glycoprotein siRNA to overcome drug resistance in a cancer cell line[J]. ACS Nano, 2010, 4(8): 4539-4550.

[112]  Meng H, Mai W X, Zhang H, et al. Codelivery of an optimal drug/siRNA combination using mesoporous silica nanoparticles to overcome drug resistance in breast cancer *in vitro* and *in vivo*[J]. ACS Nano, 2013, 7(2): 994-1005.

[113]  Zhang K, Xu H, Jia X, et al. Ultrasound-triggered nitric oxide release platform based on energy transformation for targeted inhibition of pancreatic tumor[J]. ACS Nano, 2016, 10(12): 10816-10828.

[114]  Chen W H, Luo G F, Qiu W X, et al. Mesoporous silica-based versatile theranostic nanoplatform constructed by layer-by-layer assembly for excellent photodynamic/chemotherapy[J]. Biomaterials, 2017, 117: 54-65.

[115] Meng H, Zhao Y, Dong J, et al. Two-wave nanotherapy to target the stroma and optimize gemcitabine delivery to a human pancreatic cancer model in mice[J]. ACS Nano, 2013, 7(11): 10048-10065.

[116] Ma B, He L, You Y, et al. Controlled synthesis and size effects of multifunctional mesoporous silica nanosystem for precise cancer therapy[J]. Drug Delivery, 2018, 25(1): 293-306.

[117] Li Y, Xu X. Nanomedicine solutions to intricate physiological-pathological barriers and molecular mechanisms of tumor multidrug resistance[J]. Journal of Controlled Release, 2020, 323: 483-501.

[118] Seth A, Gholami Derami H, Gupta P, et al. Polydopamine-mesoporous silica core-shell nanoparticles for combined photothermal immunotherapy[J]. ACS Applied Materials & Interfaces, 2020, 12(38): 42499-42510.

[119] Sun L, Wang D, Chen Y, et al. Core-shell hierarchical mesostructured silica nanoparticles for gene/chemo-synergetic stepwise therapy of multidrug-resistant cancer[J]. Biomaterials, 2017, 133: 219-228.

[120] Yang Y, Lu Y, Abbaraju P L, et al. Stepwise degradable nanocarriers enabled cascade delivery for synergistic cancer therapy[J]. Advanced Functional Materials, 2018, 28(28): 1800706.

[121] Deng Z, Zhen Z, Hu X, et al. Hollow chitosan-silica nanospheres as pH-sensitive targeted delivery carriers in breast cancer therapy[J]. Biomaterials, 2011, 32(21): 4976-4986.

[122] He Y, Su Z, Xue L, et al. Co-delivery of erlotinib and doxorubicin by pH-sensitive charge conversion nanocarrier for synergistic therapy[J]. Journal of Controlled Release, 2016, 229: 80-92.

[123] Zhou X, Chen L, Nie W, et al. Dual-responsive mesoporous silica nanoparticles mediated codelivery of doxorubicin and Bcl-2 SiRNA for targeted treatment of breast cancer[J]. The Journal of Physical Chemistry C, 2016, 120(39): 22375-22387.

[124] Shukla R, Chanda N, Zambre A, et al. Laminin receptor specific therapeutic gold nanoparticles (198AuNP-EGCg) show efficacy in treating prostate cancer[J]. Proceedings of the National Academy of Sciences, 2012, 109(31): 12426-12431.

[125] Lepeltier E, Rijo P, Rizzolio F, et al. Nanomedicine to target multidrug resistant tumors[J]. Drug Resistance Updates, 2020, 52: 100704.

[126] Zhou T, Yu M, Zhang B, et al. Inhibition of cancer cell migration by gold nanorods: Molecular mechanisms and implications for cancer therapy[J]. Advanced Functional Materials, 2014, 24(44): 6922-6932.

[127] Wang D, Xu Z, Yu H, et al. Treatment of metastatic breast cancer by combination of chemotherapy and photothermal ablation using doxorubicin-loaded DNA wrapped gold nanorods[J]. Biomaterials, 2014, 35(29): 8374-8384.

[128] Arvizo R R, Rana S, Miranda O R, et al. Mechanism of anti-angiogenic property of gold nanoparticles: role of nanoparticle size and surface charge[J]. Nanomedicine: Nanotechnology, Biology and Medicine, 2011, 7(5): 580-587.

[129] 丁笠, 张新跃. 纳米金用于肿瘤免疫治疗的研究进展[J]. 中国肿瘤, 2021, 30(01): 58-66.

[130] Dey S, Trau M, Koo K M. Surface-enhanced raman spectroscopy for cancer immunotherapy applications: Opportunities, challenges, and current progress in nanomaterial strategies[J]. Nanomaterials, 2020, 10(6): 1145.

[131] Mout R, Moyano D F, Rana S, et al. Surface functionalization of nanoparticles for nanomedicine[J]. Chemical Society Reviews, 2012, 41(7): 2539-2544.

[132] Rastinehad A R, Anastos H, Wajswol E, et al. Gold nanoshell-localized photothermal ablation of prostate tumors in a clinical pilot device study[J]. Proceedings of the National Academy of Sciences, 2019, 116(37): 18590-18596.

[133] Stern J M, Kibanov Solomonov V V, Sazykina E, et al. Initial evaluation of the safety of nanoshell-directed photothermal therapy in the treatment of prostate disease[J]. International Journal of Toxicology, 2016, 35(1): 38-46.

[134] Lee S M, Kim H J, Kim S Y, et al. Drug-loaded gold plasmonic nanoparticles for treatment of multidrug resistance in cancer[J]. Biomaterials, 2014, 35(7): 2272-2282.

[135] Huang N, Liu Y, Fang Y, et al. Gold nanoparticles induce tumor vessel normalization and impair metastasis by inhibiting endothelial Smad2/3 signaling[J]. ACS Nano, 2020, 14(7): 7940-7958.

[136] Wang Y, Zhang Z, Xu S, et al. pH, Redox and photothermal tri-responsive DNA/polyethylenimine conjugated gold nanorods as nanocarriers for specific intracellular co-release of doxorubicin and chemosensitizer pyronaridine to combat multidrug resistant cancer[J]. Nanomedicine: Nanotechnology, Biology and Medicine, 2017, 13(5): 1785-1795.

[137] Xia F, Niu J, Hong Y, et al. Matrix metallopeptidase 2 targeted delivery of gold nanostars decorated with IR-780 iodide for dual-modal imaging and enhanced photothermal/photodynamic therapy[J]. Acta Biomaterialia, 2019, 89: 289-299.

[138] Brown S D, Nativo P, Smith J A, et al. Gold nanoparticles for the improved anticancer drug delivery of the active component of oxaliplatin[J]. Journal of the American Chemical Society, 2010, 132(13): 4678-4684.

[139] Kumar D, Lee A, Lee T, et al. Ultrafast and efficient transport of hot plasmonic electrons by graphene for Pt free, highly efficient visible-light responsive photocatalyst[J]. Nano Letters, 2016, 16(3): 1760-1767.

[140] Dhar S, Daniel W L, Giljohann D A, et al. Polyvalent oligonucleotide gold nanoparticle conjugates as delivery vehicles for platinum（Ⅳ）warheads[J]. Journal of the American Chemical Society, 2009, 131(41): 14652-14653.

[141] Kumar A, Huo S, Zhang X, et al. Neuropilin-1-targeted gold nanoparticles enhance therapeutic efficacy of platinum（Ⅳ）drug for prostate cancer treatment[J]. ACS Nano, 2014, 8(5): 4205-4220.

[142] Wang W, Zhao N, Li X, et al. Isothermal amplified detection of ATP using Au nanocages capped with a DNA molecular gate and its application in cell lysates[J]. Analyst, 2015, 140(5): 1672-1677.

[143] Vivero-Escoto J L, Slowing I I, Wu C W, et al. Photoinduced intracellular controlled release drug delivery in human cells by gold-capped mesoporous silica nanosphere[J]. Journal of the American Chemical Society, 2009, 131(10): 3462-3463.

[144] Liu H, Liu T, Wu X, et al. Targeting gold nanoshells on silica nanorattles: a drug cocktail to fight breast tumors via a single irradiation with near-infrared laser light[J]. Advanced Materials, 2012, 24(6): 755-761.

[145] Ma Y, Liang X, Tong S, et al. Gold nanoshell nanomicelles for potential magnetic resonance imaging, light-triggered drug release, and photothermal therapy[J]. Advanced Functional Materials, 2013, 23(7): 815-822.

[146] Huang X, El-Sayed I H, Qian W, et al. Cancer cell imaging and photothermal therapy in the near-infrared region by using gold nanorods[J]. Journal of the American Chemical Society, 2006, 128(6): 2115-2120.

[147] Wei Q, Ji J, Shen J. Synthesis of near-infrared responsive gold nanorod/pnipaam core/shell nanohybrids via surface initiated atrp for smart drug delivery[J]. Macromolecular Rapid Communications, 2008, 29(8): 645-650.

[148] Wang F, Huang Q, Wang Y, et al. NIR-light and GSH activated cytosolic p65-shRNA delivery for precise treatment of metastatic cancer[J]. Journal of Controlled Release, 2018, 288: 126-135.

[149] Thomsen L B, Thomsen M S, Moos T. Targeted drug delivery to the brain using magnetic nanoparticles[J]. Therapeutic Delivery, 2015, 6(10): 1145-1155.

[150] Zamora-Mora V, Fernández-Gutiérrez M, González-Gómez Á, et al. Chitosan nanoparticles for combined drug delivery and magnetic hyperthermia: From preparation to in vitro studies[J]. Carbohydrate Polymers, 2017, 157: 361-370.

[151] Mahmoudi M, Sant S, Wang B, et al. Superparamagnetic iron oxide nanoparticles (SPIONs): development, surface modification and applications in chemotherapy[J]. Advanced Drug Delivery

Reviews, 2011, 63(1/2): 24-46.

[152] Vlasov S S, Postnikov P S, Belousov M V, et al. Multiresponsive hybrid microparticles for stimuli-responsive delivery of bioactive compounds[J]. Applied Sciences, 2020, 10(12): 4324.

[153] Hou Z, Liu Y, Xu J, et al. Surface engineering of magnetic iron oxide nanoparticles by polymer grafting: synthesis progress and biomedical applications[J]. Nanoscale, 2020, 12(28): 14957-14975.

[154] Akbar S, Hasanain S K, Azmat N, et al. Synthesis of $Fe_2O_3$ nanoparticles by new sol-gel method and their structural and magnetic characterizations. arXiv preprint cond-mat/0408480, 2004. (网络预印本)

[155] Bonvin D, Arakcheeva A, Millán A, et al. Controlling structural and magnetic properties of IONPs by aqueous synthesis for improved hyperthermia[J]. RSC Advances, 2017, 7(22): 13159-13170.

[156] Sang M, Luo R, Bai Y, et al. Mitochondrial membrane anchored photosensitive nano-device for lipid hydroperoxides burst and inducing ferroptosis to surmount therapy-resistant cancer[J]. Theranostics, 2019, 9(21): 6209.

[157] Yue L, Dai Z, Chen X, et al. Development of a novel FePt-based multifunctional ferroptosis agent for high-efficiency anticancer therapy[J]. Nanoscale, 2018, 10(37): 17858-17864.

[158] Yang P, Quan Z, Hou Z, et al. A magnetic, luminescent and mesoporous core-shell structured composite material as drug carrier[J]. Biomaterials, 2009, 30(27): 4786-4795.

[159] Yang F, Wu C, Yu H, et al. The fabrication of hollow $ZrO_2$ nanoreactors encapsulating Au-$Fe_2O_3$ dumbbell nanoparticles for CO oxidation[J]. Nanoscale, 2021, 13(14): 6856-6862.

[160] Xu Z, Li C, Kang X, et al. Synthesis of a multifunctional nanocomposite with magnetic, mesoporous, and near-IR absorption properties[J]. The Journal of Physical Chemistry C, 2010, 114(39): 16343-16350.

[161] Zhang Y, Shen T, Deng X, et al. Design of a versatile nanocomposite for 'seeing'drug release and action behavior[J]. Journal of Materials Chemistry B, 2015, 3(43): 8449-8458.

[162] Guo R, Tian Y, Wang Y, et al. Near-infrared laser-triggered nitric oxide nanogenerators for the reversal of multidrug resistance in cancer[J]. Advanced Functional Materials, 2017, 27(13): 1606398.

[163] Rasmussen J W, Martinez E, Louka P, et al. Zinc oxide nanoparticles for selective destruction of tumor cells and potential for drug delivery applications[J]. Expert Opinion on Drug Delivery, 2010, 7(9): 1063-1077.

[164] Thema F T, Manikandan E, Dhlamini M S, et al. Green synthesis of ZnO nanoparticles via Agathosma betulina natural extract[J]. Materials Letters, 2015, 161: 124-127.

[165] Kołodziejczak-Radzimska A, Jesionowski T. Zinc oxide—from synthesis to application: a review[J]. Materials, 2014, 7(4): 2833-2881.

[166] Wang Y, Song S, Liu J, et al. ZnO-functionalized upconverting nanotheranostic agent: multi-modality imaging-guided chemotherapy with on-demand drug release triggered by pH[J]. Angewandte Chemie International Edition, 2015, 54(2): 536-540.

[167] Wang Y, He L, Yu B, et al. ZnO quantum dots modified by pH-activated charge-reversal polymer for tumor targeted drug delivery[J]. Polymers, 2018, 10(11): 1272.

[168] Song T, Qu Y, Ren Z, et al. Synthesis and characterization of polyvinylpyrrolidone-modified ZnO quantum dots and their *in vitro* photodynamic tumor suppressive action[J]. International Journal of Molecular Sciences, 2021, 22(15): 8106.

[169] Zhang H, Shi R, Xie A, et al. Novel $TiO_2$/PEGDA hybrid hydrogel prepared in situ on tumor cells for effective photodynamic therapy[J]. ACS Applied Materials & Interfaces, 2013, 5(23): 12317-12322.

[170] Xia Z, He J, Li B, et al. Titanium dioxide nanoparticles induce mitochondria-associated apoptosis in HepG2 cells[J]. RSC Advances, 2018, 8(55): 31764-31776.

[171] Wang Y, Yao C, Ding L, et al. Enhancement of the immune function by titanium dioxide nanorods and their application in cancer immunotherapy[J]. Journal of Biomedical Nanotechnology, 2017, 13(4): 367-380.

[172] Lee J, Lee Y H, Jeong C B, et al. Gold nanorods-conjugated TiO$_2$ nanoclusters for the synergistic combination of phototherapeutic treatments of cancer cells[J]. Journal of Nanobiotechnology, 2018, 16(1): 1-12.

[173] Han J, Jang E K, Ki M R, et al. pH-responsive phototherapeutic poly (acrylic acid)-calcium phosphate passivated TiO$_2$ nanoparticle-based drug delivery system for cancer treatment applications[J]. Journal of Industrial and Engineering Chemistry, 2022, 112: 258-270.

[174] Adibzadeh R, Golhin M S, Sari S, et al. Combination therapy with TiO$_2$ nanoparticles and cisplatin enhances chemotherapy response in murine melanoma models[J]. Clinical and Translational Oncology, 2021, 23: 738-749.

# 第五章

# 聚合物类纳米递送系统

目前，手术切除、化疗和放射疗法是治疗恶性肿瘤的常规方法（Fan等，2017）。手术治疗适用范围窄且会引起并发症；化学治疗简单易操作，但绝大多数化疗药物靶向选择性差，药代动力学和生物分布特性不理想，治疗成本高且对患者有较大毒副作用（Hu等，2020）；放射治疗不具有针对性，对正常组织会产生损伤。此外，大多数抗肿瘤药物为疏水性化合物，在水中的溶解度较小，如紫杉醇（Paclitaxel，PTX）仅有约1μg/ml（Allen等，2004；Danquan等，2011；Liggins等，2002），给药时常需加入特定的助溶剂或表面活性剂，使其临床应用受到限制。因此，设计制备合适的载体构建药物递送系统，实现抗肿瘤药物的有效输送受到了越来越多的重视（Deng等，2012；Mignani等，2013；Goncalves等，2014）。

目前，具有良好生物仿真特性的聚合物因其较好的生物相容性和多样的结构变化被广泛用于药物递送系统中。聚合物纳米药物是一种通过化学键将聚合物与药物连接的纳米制剂，是进入体内后利用外源性或内源性变化使化学键断裂并释药至靶部位的智能递送系统。聚合物作为一种优良的纳米递送载体，能有效改善化疗药物在体内特异性分布差的缺点，利用被动靶向和主动靶向提高肿瘤细胞内的药物浓度，减少化疗药物对正常细胞的损伤，同时提高药物的体内循环稳定性，有效控制药物释放，增加生物利用度。这些特性使聚合物纳米制剂在肿瘤治疗中显示出广泛的应用前景（Li等，2014）。

# 第一节　概述

## 一、简介与分类

### （一）简介

目前已开发的生物相容性聚合物包括天然高分子材料、半合成和合成高分子有机材料。天然高分子材料主要有多糖和蛋白质，如葡聚糖、壳聚糖、海藻酸钠、白蛋白等，

其中应用最广的是 $N,N,N$-三甲基壳聚糖、淀粉接枝吐温-80、聚甲基丙烯酸等。合成材料按高分子主链的结构特点可分为聚酯、聚酸酐、聚酰胺、聚原酸酯、聚 $\alpha$-氰基丙烯酸烷基酯、聚磷腈等，如聚乳酸-羟基乙酸共聚物（PLGA）、聚己内酯（PCL）、聚乳酸（PLA）和聚酰胺-胺（PAMAM）树枝状大分子。聚乙烯亚胺（PEI）、聚氨基酯（PAE）和聚阳离子-聚赖氨酸等带正电荷的聚合物材料还可用于吸附 siRNA 或 DNA 等核酸类药物。

例如，韩国 Samyang Genex 公司研发的胶束化紫杉醇纳米药物 Genexol-PM 注射液，是以聚乙二醇（PEG）和聚乳酸的两亲嵌段共聚物 PEG-PLA 作为高分子药物载体的紫杉醇纳米制剂，已经在韩国、印度、菲律宾、越南、塞尔维亚等上市，主要用于卵巢癌和转移性乳腺癌的治疗（Lee 等，2011）。另外，许多聚合物纳米药物进行了各阶段的临床试验，如日本化药公司研发的由 PEG-聚天冬氨酸嵌段共聚物纳米胶束负载多柔比星的 NK911，在 I 期临床试验用于化疗难以治疗的转移性、复发性实体瘤的研究中，剂量限制性的毒性（DLT）为 $67mg/m^2$，2004 年在日本进行 II 期临床试验，按照 $50mg/m^2$ 的剂量每三周给药，与多柔比星注射液相比，在药物动力学和耐受性方面具有明显优势，该结果支持 NK911 继续开展转移性胰腺癌的治疗，但是自 2004 年后再无相关报道（Matsumura 等，2004）；另一种聚合物纳米药物 NK105 使用 4-苯基-1-丁醇修饰后的聚天冬氨酸嵌段聚合物纳米胶束包载紫杉醇，2016 年，NK105 在转移性或复发性乳腺癌中完成了非劣效性 III 期临床研究，未达到主要终点，但是降低了外周神经疾病的发生概率。临床数据表明 NK105 改善了紫杉醇的药物动力学和毒性，只是未能改善紫杉醇的治疗效果。目前已完成多中心的全球 III 期临床试验，用于乳腺癌和胃癌等的治疗（Hamaguchi 等，2007；Hamaguchi 等，2005；Kato 等，2012）；由聚谷氨酸负载紫杉醇的聚合物纳米粒 CT-2103 正在进行 III 期临床试验（Langer 等，2008）。

## （二）分类

聚合物纳米粒主要由天然或合成的高分子材料构成，粒径一般在 10 ～ 1000nm 范围内。聚合物纳米粒因其尺寸极小，因此具有其他载体不可替代的优势：一方面，它可以改善负载药物的溶解能力进而提高其有效利用率；另一方面，它能够实现对药物在体内吸收、分布和代谢的控制，包括控制释放、组织滞留、跨膜输运和靶向运送等。按照组成成分不同，聚合物纳米粒通常可分为聚合物胶束和纳米水凝胶。

### 1. 聚合物胶束

大多数抗癌药物难溶于水一直是制药科学家们面临的一个具有挑战性的问题，常规化疗剂的治疗效率通常受到水溶性差和全身毒性大等缺点的限制。开发智能靶向型纳米载体可有效改善药物的水溶性和稳定性，增强药物利用率和抗肿瘤活性。聚合物胶束、纳米粒、脂质体和基于脂质的药物递送系统（DDS）已被报道为癌症化疗的新兴纳米平台。然而，癌细胞异质性、靶向困难和多药耐药（MDR）给纳米载体的实用效果带来了更大的挑战。为了克服这些问题，聚合物胶束已被深入研究并开发为新一代靶向载药系统。

聚合物胶束一般是通过嵌段共聚物自组装形成的核-壳结构的聚集体，具有稳定性好、载药量大、易于负载难溶性药物和可修饰性强等显著特点（Jones 等，1999；Roesler 等，2012；Allen 等，1999）。根据在水溶液中胶束核层驱动力的不同，可将聚合物胶束分为三大类，即疏水作用形成的两亲性胶束、静电作用形成的聚离子复合胶束和通过金属配位作用形成的胶束。

两亲性胶束在水溶液中的自组装是基于亲脂性聚合物链段之间的非极性和疏水相互作用。大多数用于药物运输的两亲性胶束均含有聚酯或者聚氨基酸衍生物等疏水部分，如聚乳酸（PLA）、聚己内酯（PCL）和聚谷氨酸（PGA）。聚离子复合胶束是通过具有相反电荷聚合物的中和及分离而形成的核-壳结构物。这种胶束综合了两亲性胶束和分子内聚电解质复合物的特点，含有的亲水部分可伸展在其核层聚电解质复合物的外层，作为亲水性壳层以保证其能在水溶液中稳定存在。在正常生理pH条件下含有质子化胺的聚合物［如质粒DNA、寡脱氧核苷酸（ODN）、聚糖和酶类等］可用来与聚阴离子分子复合形成聚离子复合胶束，常见的有聚醚酰亚胺（PEI）、聚赖氨酸（（PLys）、聚酰胺-胺（PAMAM）和聚$N,N$-二甲基氨乙基甲基丙烯酸酯（PDMAEMA）等。含有负电荷结构单元的聚合物与聚阳离子分子结合形成聚离子复合胶束，如聚甲基丙烯酸（PMAA）和聚天冬氨酸（PAsp）等。配位胶束一般是由聚合物中的特定基团与小分子中的金属原子通过络合作用形成，如聚乙二醇-$b$-聚四乙烯基吡啶（PEG-$b$-P4VP）与锌-四（4-磺基苯基）卟啉（Zn-TPPS）之间通过吡啶中N与Zn之间的配位作用在中性条件下形成配位胶束（Wang 等，2010）。药物递送中最常用的聚合物胶束是由两亲性两嵌段（亲水-疏水）或三嵌段（亲水-疏水-亲水）共聚物形成的胶束（Kataoka 等，2012；Harada 等，1999）。除此之外，还包括一些接枝型的亲水-G-疏水聚合物和离子型的亲水-离子型共聚物。而几乎在所有体系中，亲水性链段都是由PEG连接（Veronese 等，2005）。

### 2.纳米水凝胶

水凝胶是一种高度水合的材料，通过化学或物理交联形成三维网络的分子结构来捕获溶剂，它们结合了固体的弹性行为和流体的微黏性等性质，可被用于创建药物储库，促进局部或全身持续的药物输送，从而提高治疗效果并减少全身给药的不良影响。纳米水凝胶是由载药纳米粒混合到凝胶基质中形成的，因其良好的生物相容性、高负载能力、低细胞毒性和易于结构修饰等特性而被广泛应用于生物医学领域，尤其常用作细胞和组织中的可控给药系统（Buwalda等，2014；Motornov等，2010；Zhang等，2016）。此外，纳米水凝胶的主干结构易被修饰，便于与被包裹的分子进行有效的相互作用，还可添加新的修饰基团，赋予载体智能功能，如生物降解性、pH响应性和还原敏感性（Li等，2015；Pan等，2012；Xing等，2012；Guo等，2012；Li等，2019；Wei等，2014；Zhu等，2019；Zhao等，2020）。在医学、材料科学等领域，纳米水凝胶作为一种高新智能材料已得到了高度关注，并实现了临床应用（Mahinroosta等，2018；Calo等，2015）。

## 二、聚合物纳米递送系统的优势

聚合物纳米递送系统是将高分子材料等与药物通过纳米技术以一定方式结合所制备的药物制剂。大量研究表明，经过一系列的表面修饰与形态结构设计，聚合物纳米载体在递送药物与控释等方面具有明显优势。

### （一）聚合物载体在药物递送方面的优势

#### 1.提高疏水性药物的水溶性

大部分抗肿瘤药物是疏水的有机小分子化合物，在血液环境中很容易聚集沉淀而被网状内皮系统的相关细胞和组织清除至体外，使得其难以到达病灶部位发挥作用。而聚合物纳米载体可通过疏水相互作用等方式把药物包裹起来，载体外层通常为亲水层，增强了载药复合物的分散性，进而有效提高了药物在血液中的溶解能力。

#### 2.提高易降解药物的稳定性

聚合物纳米载体可为药物提供一定的物理屏障，使酶类等外在降解因子不易接触药物，从而提高药物在体内的稳定性，防止其在体内循环过程中过早降解而丧失药效。

#### 3.改善药物在体内的分布

聚合物纳米粒在一定程度上可有效改善药物在体内的分布，减少或避免因药物泄漏而引起的正常组织损伤。网状内皮系统对外源性纳米粒具有一定的吞噬作用，当聚合物纳米粒通过静脉注射进入体内后，在网状内皮系统的作用下，可以快速靶向肝、脾等处的吞噬细胞区。另外，由于聚合物纳米载体的物理化学性质对其在体内的分布有着直接的影响，通过合理的设计，可以调控其在不同器官的分布，增加在病灶部位的分布比例，进而提高药效，并减免正常组织损伤。

#### 4.提高药物的吸收率和生物利用度

聚合物载体具有较大的比表面积和表面功能可修饰性，有利于增加药物在靶部位的接触时间和接触面积，并且能改变药物的生物膜转运机制，提高膜通透性，因此有利于药物穿过生物膜发挥药效，提高药物吸收与生物利用度。

鉴于以上优点，人们对聚合物纳米载体进行了深入系统的研究，尤其是其在抗肿瘤药物载运方面的应用，以提高其用作递送系统的功能。目前，已有一系列新型基于聚合物的抗肿瘤纳米制剂被成功研发。

## （二）聚合物载体在机体运输与药物释放方面的优势

### 1.聚合物纳米粒与血液中的蛋白质相互作用

当聚合物纳米粒进入血液时，血液中的蛋白质会将其包裹吸附。聚合物的粒径、稳定性和表面性质会因此发生改变，吸附的蛋白质不仅会影响细胞对聚合物纳米粒的摄取和在体内的生物分布，还能抑制吞噬细胞对其摄取，从而有助于形成隐蔽效应。同时聚合物纳米粒吸附的蛋白质可能提升其对器官的靶向性。

### 2.聚合物纳米粒在肿瘤微环境的富集

聚合物纳米粒的血液循环半衰期取决于其从血管进入肿瘤微环境的效率。对于血流速度快的组织和循环渗出效率高的纳米粒，能够在较短时间内完成在肿瘤中的富集。相反，对于血液流速慢的组织和渗出效率低的颗粒，就需要更长时间来实现聚合物纳米粒在肿瘤中的富集。限制富集时间的一个主要因素是纳米粒与蛋白质之间的非特异性相互作用。在开发长效循环聚合物纳米粒的各种方法中，使用最广泛的是将聚乙二醇（PEG）接枝到粒子表面，例如已上市的药物Doxil。通过接枝亲水性PEG能够减少蛋白质对粒子的吸附，降低单核吞噬细胞对粒子的清除。例如，增加金粒子表面PEG的密度可以减少吸附在粒子表面的蛋白质数量，同时吸附的蛋白质种类也会发生改变。聚乙二醇-b-聚苯乙烯组装的粒子会在表面选择性地吸附某一种蛋白质，有助于减少非特异性巨噬细胞对粒子的清除。

### 3.肿瘤新生血管对粒子富集的影响

血液循环中的纳米粒进入肿瘤的过程，可能受到异常肿瘤血管系统、血管周围的肿瘤微环境和纳米粒本身的影响。癌细胞的代谢导致新生血管形成，这种血管结构异常通常会表现出"渗漏"现象。正常血管内皮生长周期约为1000天，而肿瘤中的内皮大约每2天更新一次，因此肿瘤产生的微血管没有明显的小静脉、小动脉和毛细血管。然而，肿瘤新生血管的各个部分对聚合物纳米粒进入肿瘤微环境的确切作用仍不清楚，肿瘤的血管通透性和血流速度都非常复杂，并且会在不同的阶段发生动态变化。聚合物纳米粒的理化性质对肿瘤富集也有一定的影响。例如，在易于富集的小鼠结肠癌中，30nm、50nm、70nm和100nm的聚合物胶束显示出类似的富集效果和抗癌活性，而在胰腺肿瘤中，只有30nm的胶束显示出良好的富集效果。

### 4.聚合物纳米粒在肿瘤中的浸润

尽管纳米粒能够有效地从血液中富集到肿瘤微环境，但纳米制剂对肿瘤的治疗效果在很大程度上还取决于它对肿瘤组织的浸润和渗透能力。在聚合物纳米粒表面添加靶向基团的结果具有两面性，虽然靶向基团会增强细胞摄取并延长纳米粒在肿瘤组织中的滞留时间，但也可能会降低粒子对肿瘤浸润和渗透的深度。通常聚合物纳米粒会滞留在肿瘤微血管周围的细胞外基质中，并逐渐被排出，致密的间质基质、异常的血管系统以及无淋巴管等生理特性导致肿瘤微环境的液压较高，从而阻碍了聚合物纳米粒进入肿瘤组织。调整聚合物纳米粒的物理化学性质以克服上述屏障可增强肿瘤的渗透性，粒径较小的聚合物纳米粒更易扩散到整个肿瘤组织，但粒径过小的粒子（＜5nm）载药和释放性能存在一定缺陷并会被肾脏快速清除。

### 5.细胞摄取和胞内运输

由于许多纳米药物是在细胞内发挥作用，所以细胞摄取对纳米药物的影响至关重要，同时有效的细胞内化在增强粒子的滞留、治疗效果方面也发挥着重要作用。为了提高细胞对聚合物纳米粒的摄取，常用的方法是将靶向肿瘤的基团修饰到粒子表面。此外，设计不同形貌和大小的聚合物粒子同样能够增加肿瘤细胞的摄取。在细胞摄取之后，纳米药物必须在特定的环境下才能发挥治疗效果。对于siRNA等生物大分子的胞内递送，内涵体逃逸是至关重要的过程，因此通常使用阳离子脂质、类脂质材料和聚合物纳米粒等作为载体。在治疗癌症的临床试验中，靶向性的聚合物纳米粒递送可进一步增强其在肿瘤的积聚、滞留以及细胞摄取。

### 6.药物控制释放

全身给药后纳米粒负载的药物在血液循环过程中可能被逐渐释放。在血液循环中，到达肿瘤微环境时所负载的药物已经被大量释放，难以起到很好的肿瘤治疗效果。因此，需要考虑如何平衡药物释放速率与粒子进入肿瘤微环境速率二者的关系。为了精确控制药物释放，各种刺激响应性纳米药物系统被开发出来。这些载体系统通常能够识别肿瘤微环境或肿瘤细胞与正常组织的细微差别（如pH、氧化还原和酶等），或被外加条件（如热和光等）激活，从而触发有效载荷的释放，外部刺激更使得药物释放受到时间和空间上的高效控制。

## （三）聚合物纳米粒用于克服肿瘤耐药性

化疗药物能有效地抑制肿瘤的生长甚至将其杀灭，但在临床实践中发现，长期接触化疗药物后肿瘤细胞会出现耐药性，导致其失去抑制肿瘤的药效。耐药性通常分为两种，一种是肿瘤在接触药物初期就对其表现为无任何作用效果，称为原发性耐药；另一种是在接触初期药物有良好的抑瘤效果，但一段时间后就会出现耐药现象，称为获得性耐药，有超过一半的肿瘤患者在化疗过程中会表现出获得性耐药，这一现象的出现通常导致大部分患者的化疗失败。此外，肿瘤细胞对一种化疗药物出现耐药之后，该肿瘤对其他药物也会产生耐药，这种现象即肿瘤的多药耐药（MDR）。因此，研究肿瘤耐药产生的原因和如何逆转肿瘤耐药性，对癌症治疗十分重要。在肿瘤耐药机制探究的过程中发现，肿瘤耐药性的产生主要有以下原因：过度表达的跨膜蛋白降低了化疗药物在胞内的富集、药物作用靶点改变导致药物活性降低，以及DNA损伤之后的自我修复等。

### 1.降低药物在胞内的富集

肿瘤细胞可通过减少对化疗药物的摄入并将已进入细胞的药物外排出去，减少其在细胞中的蓄积量，从而达到耐药的效果（王美怡等，2021）。ABC（ATP-binding cassette）转运蛋白是一种能够调解分子跨膜运输功能的蛋白。在耐药肿瘤细胞中，化疗药物被肿瘤细胞排出的原因之一是过表达的转运蛋白可将药物转运出去，减少药物在胞内的含量。P-糖蛋白（P-gp）是一种主要的转运蛋白，在化疗时P-gp产生耐药的主要机制为：药物在到达细胞时，与细胞膜上的P-gp接触并结合，结合后的药物被直接挡在胞外；而已进入细胞的药物，在ATP供能的作用下，会被P-gp识别并递送出细胞，使其无法在靶细胞中有效蓄积。多药耐药蛋白（MRP）是另一种与耐药相关的转运蛋白，肿瘤细胞中谷胱甘肽（GSH）的浓度较高，进入胞内的药物如多柔比星（DOX）会与GSH结合，再通过MRP作用后，从胞内排出，减少在细胞内的含量，促使耐药性产生。

### 2.DNA损伤之后的自我修复

顺铂类和蒽环类化疗药物可通过直接损伤癌细胞的DNA或干扰新的DNA合成来杀死肿瘤细胞。在DNA受到损伤之后，癌细胞会对损伤部分进行识别，之后启动修复机制，抵消药物对DNA的损伤，从而产生耐药性。DNA修复内切酶XPF和参与核苷酸切除修复（NER）途径的DNA切除修复蛋白ERCC-Ⅰ对DNA损伤的有效修复至关重要，已证实XPF和ERCC-Ⅰ的过度表达与癌细胞耐药的发生有显著的相关性。

### 3.聚合物纳米制剂克服肿瘤耐药

为了逆转肿瘤细胞的多药耐药，多种新型化疗药物和新的药物递送方式被开发出来。从耐药产生原理来看，将药物和聚合物纳米粒相结合能有效地将药物递送至肿瘤细胞，提高药物在细胞中的含量，降低对正常组织的毒副作用，从而有效逆转肿瘤耐药性。

Hu等设计并构建了基于金属有机骨架（MOFs）的聚合物并包裹杂化纳米粒（NPs），将顺铂（CDDP）包裹在骨架内部，将多柔比星（DOX）负载在聚合物外壳中，制备了刺激响应结合电荷反转型MOFs@聚合物杂化纳米复合材料CUDPOE，以增强化疗药物治疗多药耐药肿瘤的效果。实验结果表明CUDPOE的负电荷反转特性可有效延长血液循环时间，增强药物的肿瘤核定位，并改善穿透深度。体外研究表明，CUDPOE显示了较强的细胞内化和对耐药癌细胞较高的毒性作用，而体内研究进一步证实其在实体瘤中的有效积聚，并减轻了全身毒性，具有强大的抗肿瘤活性（Hu等，2022）。因此，智能型MOFs@聚合物杂化纳米载体为多药耐药肿瘤的高效化疗提供了一条很有前景的途径。

Xi等通过连续两步可逆加成-断裂链转移（RAFT）聚合法制备了嵌段共聚物N$_3$-POEGMA-$b$-PCAMA，通过Click反应，将肿瘤细胞和线粒体靶向基团叶酸（FA）与三聚磷酸钠（TPP）修饰到嵌段共聚物的末端，并装载了活性氧（ROS）响应性前体药物BDOX，制备出一种癌细胞和线粒体双靶向型给药系统（DT-NP）。DT-NP与多药耐药乳腺癌细胞MCF-7/ADR孵育后，在酸性条件下从DT-NP中释放的CA能有效诱导细胞内氧化应激的改善，尤其是在线粒体中。对线粒体靶向转运药物后，线粒体中高水平的ROS可以原位激活BDOX与线粒体中DNA相互作用，诱导细胞凋亡。DT-NP对MCF-7/ADR的杀伤作用明显高于游离DOX（Xi等，2021）。因此，DT-NP作为双靶向给药系统在治疗多药耐药癌症方面显示出巨大的潜力，可显著改善细胞内的氧化应激状态，并激活线粒体内的ROS反应性前体药物。

Zeng等以缩醛或酯键的方式合成了吲哚美辛（IND）-葡聚糖接枝共聚物，并将其与DOX自组装成粒径约200nm的前药胶束（ID$_{AC}$/DOX或ID$_{ES}$/DOX）。体外释药试验结果表明，ID$_{AC}$/DOX通过缩醛和酯键的水解作用可引发更多的DOX与IND的释放。细胞实验结果表明，pH敏感的ID$_{AC}$/DOX可显著提高细胞摄取率和胞内药物蓄积，从而增强DOX对耐药肿瘤细胞的毒性。ID$_{AC}$/DOX通过降低多药耐药相关蛋白1（MRP1）水平（只有对照组的0.23倍），调节bcl-2/bax通路，逆转肿瘤多药耐药，最终诱导MCF-7/ADR细胞的凋亡率显著升高。该纳米粒具有长期的血液循环和高肿瘤蓄积性，从而减少了副作用，提高了生物利用度。抗肿瘤实验结果表明，在各实验组中，ID$_{AC}$/DOX具有最高的肿瘤生长抑制率（TGI，92.5%）（Zeng等，2020）。该研究可能为克服乳腺癌耐药性提供了一种有前途的方法。

通过合成功能性聚合物纳米粒并进行修饰，使其具有靶向性及提高递送效率等，可以有效克服肿瘤多药耐药现象，为有效治疗肿瘤提供了可靠的纳米药剂学方法。

# 三、发展历程与载运特点

## （一）聚合物纳米载药系统的发展

聚合物-药物结合物（PDCs，即聚合物纳米载药系统）是被开发较早的聚合物递送系统之一。关于药物与大分子偶联的研究大约是在20世纪50年代开始的，20世纪

50～60年代的早期工作主要是使用聚合物，特别是聚乙烯基吡咯烷酮偶联物，1958年开创了药物与免疫球蛋白的结合，为PDCs的研发奠定了基础。1975年，Ringsdorf提出了将聚合物用作靶向药物载体的明确概念，这激励了第一代用作药物载体的聚合物（以及后来进入临床试验的第一代PDCs）的合理设计。与此同时，Davies和他的同事用PEG修饰蛋白质，以改善后者的循环半衰期、免疫原性和稳定性，这促使了治疗性聚合物-蛋白质结合物的开发。值得注意的是，许多PEG化的蛋白质结合物已被批准用于临床（例如OnCaspar™、用于治疗白血病的PEG-L-天冬酰胺酶）。第一代较为重要的PDCs包括：① 由Ulbrich和Kopeček合成，后来与Duncan共同开发的聚N-羟丙基甲基丙烯酰胺（聚HPMA）；② 由Li和Wallace合成的聚谷氨酸与紫杉醇（Xyoaxor™/Opaxio™）或喜树碱（CT-2106）结合物；③ 聚（苯乙烯-马来酸酐）-新抑癌蛋白质结合物（SMANCS，ZinostatinStimalmer™）在日本已被批准用于治疗肝癌。在20世纪80年代末和90年代初，纳米给药系统，包括PEG化的聚合物胶束和脂质体，在被发现具有EPR效应后迅速得到发展。临床试验中纳米形态的PDCs也进入临床，包括：Davis的CRLX101（IT-101），一种尺寸为30～40nm的PEG-环糊精-喜树碱聚合物胶束；NK-012、NK-911和NC-6004等都是由聚合物胶束为骨架开发的，聚合物胶束是一种分别与SN-38、多柔比星和顺铂偶联的PEG化多肽嵌段共聚物（Mathe等，1958；Feng等，2016；Veronese等，2001）。

在过去的几十年中，聚合物纳米载体从性能单一的体系逐渐向动态、智能化方向转变，以增强最终的治疗效果。但由于体内生理障碍的复杂性，以及肿瘤微环境的异质性，想要实现聚合物纳米载体的体内高效运输还需探索更加有效的载体设计策略。理想的聚合物纳米载体应具有如下特征：细胞低毒性或无细胞毒性，较高的载药量和包封率，适宜的制备和提纯方法，载体材料可生物降解，合适的粒径与形状，具有体内长循环特征以及能够按照特定需求释放负载药物的能力等。目前，有多个纳米体系已经获得临床应用或在进行临床前实验（Cabral等，2014；Min等，2015）。虽然目前临床应用的聚合物纳米载体在实现药物长循环、降低药物毒副作用、改善药代动力学以及组织分布等方面表现出了良好的成效，但最终的肿瘤治疗效果却没有获得根本上的改善。在聚合物纳米载体领域，如何实现对药物的高效、精准运输以及在肿瘤部位或肿瘤细胞内可控释药等方面依然面临着巨大挑战（Torrice等，2016；Venditto等，2013）。

## （二）聚合物纳米系统的载药方式

载药方法使得递送平台的设计受到许多限制。负载药物的递送平台在循环过程中持续释放药物，这使得难以在肿瘤靶点达到所需的药效浓度，并可能在正常组织中引起全身副作用。药物与聚合物之间的共价键在PDCs中提供了仅在肿瘤组织或细胞中触发释放的机会。此外，与包封药物的NPs相比，在PDCs中可以相对容易地实现高载药量，而递送载体的高载药量可增强到达肿瘤的NPs的效力，以获得最佳治疗效果。但PDCs的一个明显缺点是并非所有药物都具有用于共价缀合的化学官能团。幸运的是，许多常见的化疗药物［包括紫杉醇（PTX）、多西他赛（DTX）、喜树碱（CPT）、多柔比星（DOX）、吉西他滨和伊立替康等］都可以与聚合物结合。与封装相比，PDCs结合药物可能有更大的难度，此外，对PDCs的稳定性、释放、代谢、排泄和毒性的体内表征可能要求很高。PDCs被FDA视为一种"新药"，其"代谢物"的毒性和药代动力学特征需要详细考察（Dawidczyk等，2014）。而想要克服这些挑战则需要：① 优异的化学设计，以确保在肿瘤靶位特异性地释放药物；② 对PDCs的药代动力学、药物释放和代谢等性质进行准确的临床前体内表征，以便更好地解释其药效与毒性机制。根据已有的临床前研究结果可总结出一些PDCs设计的基本原则，包括聚合物和共轭接头的化学性质、NPs的物理化学性质，以及需要面对的体内递送障碍以解决PDCs的化学、材料学和体内应用等方面的挑战。

## （三）聚合物纳米载药系统的递送方式

在聚合物纳米载体中，以纳米水凝胶和聚合物胶束最为常见。纳米水凝胶因其具有的三维交联网状结构，易溶胀而不溶解，具有高载药量、高稳定性和良好的生物相容性；聚合物胶束因其粒径较小，具有良好的渗透性，且结构稳定，能包载不同的药物分子，体内循环时间长。鉴于聚合物胶束和纳米水凝胶作为药物载药的优势，它们成为较理想的抗肿瘤药物递送载体被广泛研究。聚合物纳米系统对药物有两种递送方式：被动靶向和主动靶向（李秋，2013）。

### 1.被动靶向的聚合物纳米系统

被动靶向制剂即自然靶向制剂，是进入体内的载药微粒被巨噬细胞作为外来异物所吞噬而实现靶向的制剂，药物可选择性地浓集于病变部位而产生特定的体内分布特征。被动靶向是利用肿瘤血管独特的病理生理特性，使纳米药物能够在肿瘤组织中蓄积。肿瘤血管高度混乱并且具有大量的孔扩张，导致内皮细胞之间的间隙连接扩大并且造成EPR效应，使得直径小于400nm的大分子进入肿瘤微环境。尽管被动靶向构成了临床治疗的基础，但其仍具有一定的局限性：由于某些药物不能有效地扩散，加之这种方法的随机性使其难以被有效控制。

大多数实体瘤中的血管具有以下特征：过度的血管生成和高血管密度、血管结构渗漏、血管通透性增强和淋巴引流受损。渗漏的血管在基底膜中含有间隙，大分子物质和脂质可以通过缝隙进入肿瘤部位，而肿瘤的淋巴引流系统异常，使其在靶部位无法被快速清除从而可实现长时间滞留。这种特点有利于选择性地增强肿瘤的EPR效应，使得负载于聚合物纳米粒中的抗癌药物可以被动靶向至肿瘤细胞。被动靶向作用受到纳米粒的粒径、表面性质和电荷等影响。粒径小于100nm的颗粒不易被网状内皮系统吞噬，可在肿瘤内蓄积；而直径大于100nm的颗粒进入血液循环后，很容易被网状内皮系统消耗，最终被肝脾组织清除。此外，通常是中性或具有低表面电荷密度的颗粒更容易被去除。适当的表面亲水性修饰可防止载药纳米粒在体内被巨噬细胞清除，延长药物在体内的循环时间，从而获得增强的被动靶向功能（Maeda等，2017；Albanese等，2012）。最常见的修饰剂是亲水性聚合物，如PEG、泊洛沙姆和生育酚聚乙二醇琥珀酸酯（TPGS）。例如，Du等采用乳液溶剂挥发法制备了以PLGA为核、DSPE-PEG2000为壳的载补骨脂素（PSO）的脂质聚合物杂化纳米粒（PSO-LPNs），该粒子的粒径为（93.44±2.39）nm，包封率为72%。体外和体内试验结果表明，PSO-LPNs可以延缓PSO的释放，与DOX相比，PSO-LPNs通过EPR效应对MCF-7乳腺癌模型具有更强的抗肿瘤作用，而对健康组织的毒性则更低（Du等，2019）。

Wang等构建了一种被动靶向、长时间滞留的核-壳结构型吉非替尼/PEG-聚酪氨酸纳米络合物（Gef-PY NCs）治疗性纳米平台。Gef-PY NCs具有良好的水溶性、低毒性［相当于1/10剂量的有效盐酸吉非替尼（Gef·HCl）］、缓释效应以及高稳定性（120天，在4℃或25℃下的药物保留率为80%）。核-壳结构的Gef-PY NCs纳米粒还具有较好的肾脏靶向性和药物缓释能力（约72h），其良好的水溶性、低毒性和高稳定性有效地解决了因不溶性和严重的毒性而只能用于腹腔注射给药的瓶颈问题。Gef-PY NCs的一系列优异特性使其具有显著的抗纤维化能力，例如在7天内可减少约40%的肾小管间质纤维化面积和68%的Ⅰ型胶原表达，其疗效与10倍剂量的Gef·HCl相当（Wang等，2021）。Gef-PY NCs有望实现临床应用，这种策略为设计针对肾脏和肿瘤相关疾病的高效治疗剂提供了一条有效的途径。

Szczepanowicz等通过将乳液液滴直接封装在聚电解质多层壳中制备了生物相容性聚电解质纳米粒，该纳米粒可负载抗癌药物，用作肿瘤被动靶向的载体。该纳米粒在含有血清的细胞培养基中稳定，其平均尺寸约为100nm，这使其成为被动靶向药物递送的有力候选者。研究纳米制剂对两种肿瘤细胞系的生物学效应结果进一步证实了此观点：在小鼠结肠癌细胞系CT26-CEA和乳腺癌细胞系4T1中，空的聚电解质纳米粒不影响测试细胞的活力，而封装的紫杉醇则保留了其强大的细胞毒性/细胞抑制活性（Szczepanowicz等，2016）。

虽然EPR效应可以增强纳米药物进入肿瘤的作用，但这种被动转运能力仍然有限。如果纳米粒由于外排转运蛋白（如P-gp）的作用进入肿瘤细胞基质，将增加间质液压力（IFP），使纳米系统难以进入肿瘤。此外，血脑屏障的存在限制了几乎所有药物进入脑肿瘤的能力。因此，被动靶向肿瘤治疗仍有很大局限性。

### 2.主动靶向的聚合物纳米系统

近年来，癌症研究越来越关注受体介导的主动靶向药物递送，以减少异位化疗毒性并增加药物在肿瘤靶细胞中的蓄积。主动靶向是将亲和性配体（可与细胞表面特定受体特异性结合的配体，如肽、适体或小分子等）连接到纳米载体表面，旨在靶向目标组织或细胞并控制药物递送以达到最佳释药浓度，从而实现显著的治疗作用。载体通过配体-受体的特异性相互作用识别并结合靶细胞，这些受体基本上只在肿瘤细胞表面高表达，而在正常细胞中表达量极低或不表达，所以能够获得特异性靶向。靶向基团可以促进内化作用，还能在与靶细胞结合后产生受体介导的内吞，促进药物在细胞内释放。与非靶细胞相比，配体锚定利用靶细胞上大量表达的受体，通过对药物靶向递送使其在治疗浓度下选择性地定位在预定（预选）靶标上，因而限制了其进入健康和/或非靶细胞和/或组织。因此，这种方法可降低毒性作用并最大限度地提高治疗指数。靶向配体大致可分为三类：靶向配体分子（维生素、多糖、小分子肽等）、核酸（核酸适体）和蛋白质（抗体或多肽）。

Kavya等在超临界$CO_2$中合成了一种阳离子氨基酸聚合物纳米载体，即聚（甲基丙烯酰$\beta$-丙氨酸）（PMBA），将姜黄素和siRNA共同递送至癌细胞。实验结果表明，使用包封姜黄素和叶酸（FA）修饰后的PMBA（Poly@Cur-FA）处理24h可激活HeLa细胞中活性氧（ROS）介导的程序性死亡机制。此外，用该载药聚合物（负载姜黄素和Bcl-2 siRNA，即Pol-Cur-siRNA））处理HeLa细胞24h，有效抑制了Bcl-2并可模拟自噬途径。这种共递送系统旨在抑制姜黄素外流，并通过靶向多种信号通路（包括细胞周期、凋亡和自噬通路）来提高治疗效果（Kavya等，2022）。总的来说，Pol-Cur-siRNA系统似乎提供了一种有效的联合治疗策略，有望克服或解决与对标准合成型抗癌药物的化学敏感性相关的问题。

Zhang等使用共轭聚合物聚（芴-共乙烯基）（PFV）、前药BDOX（苯硼酸酯基修饰型多柔比星）和内化RGD肽修饰的两亲性聚合物（DSPE-PEG），以自组装法构建了一种活性靶向型化疗/光动力（PDT）协同治疗的ROS反应给药系统iRGD-BDOX@CPNs。该纳米载体中的PFV可通过光触发产生大量ROS，使BDOX前药处于激活状态，从而实现高效的药物释放。由于iRGD能与肿瘤细胞表面过表达的整合素$\alpha_v\beta_3$受体特异性识别，大大增强了iRGD-BDOX@CPNs对肿瘤细胞的主动靶向和摄取（Zhang等，2021）。本研究表明，ROS响应型靶向系统iRGD-BDOX@CPNs的开发为药物的可控释放和对肿瘤的精准治疗提供了新的思路，刺激响应和主动靶向药物释放对精确有效的癌症治疗具有重要意义和指导价值。

## 第二节 聚合物类纳米递送系统的研究与应用

纳米药物技术是指运用纳米技术将各种诊疗剂应用于临床疾病的预后、诊断、预防和治疗。正如已经报道的那样，纳米药物（或制剂）可以在许多方面提高治疗和诊断能力。在癌症化疗中，由于EPR效应，NPs能够优先将药物输送到肿瘤组织；与小分子相比，NPs优先被肿瘤组织中更易渗漏的血管所吸收，并由于弯曲的淋巴管而被保留。纳米医药处在肿瘤治疗研究与应用的前沿，也是最具前景的治疗方法之一，已有大量文章报道纳米药物疗法在体内外均取得了良好的效果。但是，进入临床试验的纳米制剂却寥寥无几，这是因为纳米载药系统在实际应用中主要存在两个问题：① 在血液循环中，各种载体如聚合物纳米粒可能与血浆蛋白或者脂蛋白相互作用，导致其被过早解体或聚集，继而引起药物的提前释放，对正常组织产生毒副作用等；② 当聚合物纳米递送系统到达肿瘤组织或细胞内，其释放出的药物浓度较低，不足以彻底杀死癌细胞，而且长期使用会导致耐药性的产生，从而引起肿瘤复发。因此，纳米载体在生物体内的药物有效递送是限制纳米辅助化疗技术的一个重要问题，研制出智能响应型且具有靶向功能的纳米递送系统有望改善患者的生活质量，延长生存时间（杨征，2015）。

近二十年来，聚合物类纳米载体因具有良好的生物相容性、结构稳定、药物负载效率高和易于修饰等特性和优点，在成像诊疗、靶向药物递送和生物医学领域中受到极大关注。随着对此类载体的研究不断深入，聚合物纳米粒作为一种重要的递药平台，已经从单一的水溶性载体发展到胶束、树枝状大分子、聚合体和其他聚合物纳米结构（Tong等，2007）。开发多种结构、功能新颖的聚合物纳米载体，并将其用于抗癌药物递送已成为近年来纳米医药学的研究热点。

尽管有人认为EPR效应存在于人类肿瘤中，但纳米药物是否可通过EPR效应显著提高癌症患者的生存率仍然值得怀疑。一些递送障碍限制了NPs深入肿瘤组织内部，使其无法实现对药物的有效运输。肿瘤生理学的最新研究进展表明，异常的肿瘤微环境有助于肿瘤快速生长并抵抗治疗，因此，刺激响应型NPs旨在克服肿瘤微环境中的药物递送障碍，以提高化疗效果。事实上，许多PDCs的结构中都含有位于药物分子和聚合物之间的刺激敏感性接头。药物在体内循环中保留在PDCs上，可通过肿瘤微环境中的内源性刺激（如pH或酶）或对瘤体施加的外源性刺激（如光或热源）而在靶位局部触发释放。

本节主要从以下5个方面对聚合物纳米递送系统进行详细介绍：① 微环境响应型；② 双靶向型；③ 功能协同型；④ 主动调控与分级靶向型；⑤ 半导体。

# 一、微环境响应型

### 1.pH敏感型聚合物递送系统

智能响应型的聚合物递送系统能够提高药物的生物利用度，同时降低其毒副作用。在各类响应型纳米载体中，研究最为广泛的是pH敏感型系统。具有较好生物相容性的pH敏感型聚合物在不同的生理条件下，可通过改变自身的物理化学性质，实现对药物的有效包裹和定位集中释放。多种pH敏感型聚合物载体被开发并用于药物递送的研究，如聚合物胶束、聚合物囊泡、纳米微球、树状大分子和聚合物薄膜等（Guo等，2010；Bhattarai等，2010）。

含有羧基的阴离子聚合物是被研究最充分的pH敏感型纳米递送系统，如聚丙烯酸、聚甲基丙烯酸、聚丁二烯丙烯酸等。在酸性条件下，这些聚合物会发生质子化反应，聚合物链段呈现疏水性；而在中性或者pH值更高的环境下，聚合物发生去质子化，由疏水向亲水转变。Eisenberg等报道聚丙烯酸基水凝胶能够发生pH敏感的溶胀/消溶胀行为，之后，聚甲基丙烯酸接枝PEG的聚合物纳米胶束被用作DOX的递送载体。聚（2-丙基丙烯酸）（PAA）、甲基丙烯酸丁酯（BMA）和甲基丙烯酸二甲氨基乙酯（DMAEMA）的嵌段共聚物曾被用作负载siRNA的酸敏感型聚合物-纳米复合物，其中带正电的DMAEMA单元能够与siRNA吸附结合，PAA链段作为pH敏感链段，可使内涵体膜失稳。该聚合物与siRNA可形成粒径为85 ~ 250nm的纳米复合物，当环境pH值下降到内涵体的pH值时，纳米复合物即显示出极强的pH敏感特性。

与阴离子聚合物相比，阳离子聚合物具有较多优点，如易与癌细胞结合而提高细胞摄取率，通过静电作用吸附带负的大分子基团，增强对核酸、肽类药物的负载效率等。已有大量阳离子聚合物被开发为药物递送系统，而且其中一部分已成功应用于临床研究。例如：聚乙烯基吡咯烷酮（PVP）和聚-L-组氨酸（PHis），它们具有吡啶或咪唑基团，由于在酸性条件下，吡啶发生去质子化，失去氢离子，因此，PVP和PHis都具有pH敏感性。Risbud等研究发现负载阿莫西林的壳聚糖-PVP基水凝胶可在酸性条件下溶胀，从而高效释放负载的药物（Risbud等，2000）。PHis是一种人工合成的聚阳离子多肽，组氨酸中疏水性的咪唑环是一种弱碱，当环境的pH值低于6时，咪唑环带正电荷，使胶束结构失稳而实现释药，因具有良好的生物相容性以及pH敏感性，PHis已被广泛用于药物载体的研究。Lee等制备了PEG/PHis嵌段共聚物，发现该共聚物在pH 7.4的中性条件下能够形成稳定的聚合物胶束，而当溶液pH值低于7.4时，PHis变得亲水，嵌段共聚物胶束会快速解体（Lee等，2003）。Xu等报道了一种PHis-PEG/DSPE-PEG共聚物胶束，将其用于药物的胞内递送，研究发现在微酸性的内涵体中，该胶束结构会在短时间内逐渐失稳，药物被迅速释放，从而提高了靶向蓄积量和抗肿瘤效果（Xu等，2009）。

Kim等以聚（环氧乙烷）-b-聚（甲基丙烯酸）（PEO-b-PMA）共聚物和二价金属阳离子的嵌段离子聚合物为模板，制备了具有交联离子核的pH响应型聚合物胶束，并将DOX通过静电相互作用成功地结合到此胶束的离子核心中。实验结果表明该聚合物胶束具有较高的载药水平（质量分数高达50%），载药胶束在水分散体系中稳定，长时间没有聚集或沉淀。由于结构核心中羧基的质子化，载药胶束表现出明显的pH敏感性，在酸性环境中加速释放DOX。此外，该聚合物胶束制剂对人A2780卵巢癌细胞表现出明显的细胞毒性（Kim等，2009）。这些结果表明具有交联离子核的新型聚合物胶束有望成为输送化疗药物的强效载体。

Tang等将疏水性喜树碱（CPT）通过pH敏感的腙键（hyd）与PLGA聚合物共轭，再将二甲双胍（Metf）物理加载到CPT共轭PLGA纳米复合物的疏水内核中，形成了可同时改善、治疗2型糖尿病（T2DM）和恶性乳腺癌的双载药纳米粒（NP/CPT-Metf）。此外，在NP/CPT-Metf的表面用肿瘤归巢肽CGKRK进行修饰，制得肿瘤靶向和pH敏感双功能型的聚合物纳米粒（CNP/CPT-Metf）。实验结果表明，CNP/CPT-Metf对弱酸性肿瘤微环境具有较强的敏感性，可介导药物在肿瘤组织和细胞中高效释放并蓄积，使得抗肿瘤化疗作用显著增强。此外，还证明了CNP/CPT-Metf能够显著减轻小鼠的T2DM（Tang等，2022）。总之，所开发的多功能聚合物纳米粒可能代表了一种可同时改善T2DM和治疗恶性乳腺癌的有前景的策略。

对于通过肿瘤细胞外基质扩散的纳米粒，尺寸和表面化学是重要的决定因素。有报告表明，小于12nm的颗粒可以有效地渗透到较深的部位并均匀分布在肿瘤组织内，而较大的纳米粒通常分布在肿瘤血管周围（Popovic等，2010；Huang等，2012；Chauhan等，2012）。根据斯托克斯方程，扩散能力与粒径成反比，纳米粒越小，它们外渗到肿瘤组织后会渗透得越深，但小于6nm（肾滤过阈值截止尺寸）的纳米粒会通过肾脏被迅速消除（Kobayashi，2004）。为了达到肾脏排泄、肿瘤穿透和血液循环之间的平衡，尺寸范围在7～12nm的颗粒可能更适合在药物递送中应用。由于树枝状大分子的尺寸较小，循环时间短是其用作药物递送载体的缺点。Guo等制备了pH敏感的吗啉基终止的第5代聚酰胺-胺（PAMAM），在中性pH条件下，该聚合物的中性表面为亲水性，因此具有隐形特性。在肿瘤酸性环境下，树枝状PAMAM由于吗啉基的质子化而产生正电荷，随后细胞对其摄取增强，由于其较小的尺寸（约9nm），再加上较深部位的微环境酸性更强，树枝状PAMAM可在肿瘤内更深地穿透，因此能有效地实现pH敏感功能。此外，与普通型PAMAM和羟基封端的PAMAM相比，吗啉基封端的PAMAM表现出了更长的体内循环时间，部分弥补了树枝状大分子循环时间短的缺点。此外，吗啉基封端的PAMAM也显示出比其他PAMAM聚合物更低的细胞毒性（Guo等，2016）。

### 2.氧化还原响应型聚合物递送系统

在动物细胞中，谷胱甘肽（GSH）和二硫键谷胱甘肽（GSSG）是最重要的氧化还原物质。在细胞外部，GSH的浓度较低，一般为2～20μmol/L，而细胞内部的GSH浓度可达0.5～10μmol/L。肿瘤细胞具有较高的还原环境，GSH浓度是正常细胞的4倍以上，这种还原环境的差别为开发氧化还原响应型纳米载体提供了生理学基础。二硫键在低GSH浓度下较为稳定，而当GSH浓度较高时，通过二硫键与GSH中的硫醇基团发生交换反应，二硫键可快速解离。利用这一特性，在聚合物纳米粒组装过程中，通过加入主链或侧链含有二硫键的聚合物或者利用二硫键的交联作用，能够赋予纳米粒还原响应性。通过合理的设计，载药的GSH响应性聚合物纳米粒在肿瘤细胞中高GSH浓度条件下，结构中的二硫键断裂，可使其结构发生溶胀或者解离，快速释放所负载的药物（刘芷麟，2020）。

近年来，Yan与其同事构建了一系列还原反应型多肽纳米凝胶，用于药物递送和光动力治疗（PDT）（Yan等，2020）。Ma等制备了一种铜-氨基酸自组装的纳米粒(Cu-CysNPs)，纳米粒被肿瘤细胞内吞后，先与局部的GSH反应将$Cu^{2+}$还原为$Cu^+$。随后，$Cu^+$与局部的$H_2O_2$发生类芬顿反应产生具有细胞毒性的$\cdot OH$，在肿瘤弱酸性的微环境中，类芬顿反应的反应速率会增加，进一步诱导肿瘤细胞凋亡（Ma等，2018）。Lin等报道了GSH响应性聚合物胶束，用于逆转细胞内GSH水平上调引起的顺铂耐药性。胶束含有较高密度的二硫键聚（二硫键酰胺），能够有效清除细胞质GSH以激活解毒途径，从而降低释放的顺铂药物失活的可能性（Lin等，2018）。

由此可以看出，目前研究人员已经开发出各种基于二硫键的聚合物纳米平台，用于药物输送、基因转移和癌症治疗，它们旨在防止制剂中的治疗有效载荷在细胞外被过早降解，并保持血液循环中的稳定性，同时在被癌细胞有效内化后，基于二硫键的还原性断裂可使药物快速、集中释放。然而，大多数二硫键官能团以嵌入或分散的方式存在于聚合物纳米粒中，负载量较低，导致所构建的氧化还原型载药体系对肿瘤靶位的敏感性不高，因此，需要开发具有高灵敏度和有序包装的新型含二硫键的聚合物基纳米粒。

Xue等通过N3-TPPC6-N3、PEG-N3和用于PDT的含炔基二硫键之间的点击化学，构建了一种具有极其敏感的氧化还原响应性能的两亲性聚合物（PEG-*b*-PTPPDS-*b*-PEG）。这种聚合物可以自组装成胶束，具有优异的稳定性、氧化还原触发的卟啉释放的超快灵敏度和显著的光动力抗癌性能。氧化还原引发的胶束解离和卟啉释放比普通的含卟啉聚合物快得多，分别通过流式细胞术、激光共聚焦扫描显微镜（CLSM）和MTT法测定并评估该胶束对人肺腺癌A549细胞的生物分布和光毒性。结果表明，PEG-*b*-PTPPDS-*b*-PEG胶束能有效增强卟啉的细胞摄取和内化，对A549细胞具有极低的暗毒性和高效的PDT效果（Xue等，2019）。这种细胞内响应型纳米粒为抗癌治疗应用提供了潜在的载体策略。

Lee课题组合成了壳交联的聚合物胶束，壳层用含有二硫键的交联剂，PEG-*b*-聚赖氨酸-*b*-聚苯丙氨酸（PEG-*b*-PLys-*b*-PPha）与小分子药物甲氨蝶呤（MTX）在水溶液中组装得到以PPha包裹MTX为核、PEG和PLys为壳层的聚合物胶束（Lee等，2021）。加入含有二硫键的交联剂PLys，不仅可以赋予载药胶束还原响应性，还在一定程度上增强了胶束的稳定性，抑制其在血液循环过程中药物的泄漏。A549细胞实验结果证明，在细胞内部较高的GSH浓度条件下，载药胶束能够有效抑制细胞的增殖。Xu等研究了主链二硫键交联的葡聚糖-*β*-聚环己内酯两嵌段共聚物组装得到的生物可降解的胶束体系，聚环己内酯和葡聚糖由二硫键连接，葡聚糖是一种可替代PEG的具有良好水溶性、生物相容性和抗生物质黏附的天然聚合物，在生物医用领域较为常用（Xu等，2009）。在还原剂二硫苏糖醇（DTT）作用下，二硫键断裂，壳层的葡聚糖脱离胶束使其解体。这种胶束体系能很好地负载抗肿瘤药物多柔比星。细胞实验结果表明，多柔比星可被该胶束有效递送到细胞内，随后释放于细胞质和细胞核中。

肿瘤组织中特定的细胞摄取和足够的药物释放对于有效的癌症化疗至关重要。Wang等将二十二碳六烯酸（DHA）和二氢卟吩e6（Ce6）连接到透明质酸（HA）骨架上，得到氧化还原敏感型聚合物HA-cys-DHA/Ce6（CHD），通过物理封装制备纳米粒，并装载化疗药物多烯紫杉醇（DTX），构建了载药纳米粒DTX/CHD。胱胺（cys，含二硫键）是肿瘤细胞内敏感的高还原环境的主要物质基础，被用作连接臂，HA可与肿瘤细胞表面高表达的CD44受体特异性结合，实现主动靶向。体外试验结果证明，MCF-7细胞对DTX/CHD的靶向摄取量高，在高还原条件下可有效释放DTX，与单一的PDT或化疗相比，DTX/CHD通过抑制微管解聚、阻断细胞周期和产生ROS表现出了更优异的抗肿瘤效果。体内试验结果证明，在NIR照射下，DTX/CHD纳米粒与DTX和CHD相比具有最佳的抗肿瘤疗效。研究表明，该氧化还原响应型CHD纳米粒在治疗乳腺癌方面具有巨大潜力（Wang等，2021）。

### 3.酶响应型聚合物递送载体

近几年来，酶响应型纳米药物载体的研究得到了广泛的关注。多种酶（如蛋白酶、羧酸酯酶、葡糖苷酸酶等）在肿瘤细胞中的表达和正常细胞明显不同，如组织蛋白酶B在细胞内的溶酶体中可以降解蛋白质，且在肿瘤细胞中过度表达，基质金属蛋白酶（MMPs）负责细胞外基质和基膜的蛋白质水解作用，为组织重塑、细菌入侵和血管形成过程所需，也在肿瘤组织中过量表达。这些酶在不同组织、细胞中表达量的差异可作为一种特定的刺激信号，通过合理设计引入特定的酶底物序列，从而构建酶响应型纳米载体。

Wang等以ATP分子和嵌段共聚物聚乙二醇-b-聚赖氨酸（PEG-b-PLys）为原料，通过静电吸附作用组装得到聚离子复合胶束。在生理pH条件下，ATP分子中含有四个负电荷，在磷酸水解酶作用下，其被水解为ADP和AMP，并进一步水解得到磷酸小分子和中性的腺苷分子。因此，在磷酸水解酶刺激下，复合胶束中ATP的化学性质会发生巨大变化，导致胶束解离。这种酶响应的聚合物胶束可以作为良好的载体，用于水溶性大分子如蛋白质或RNA类药物的递送（Wang等，2010）。Li等将MMPs的底物多肽片段GPLGVRG连接在PEG和阳离子聚合物侧链二乙基四胺修饰的聚天冬氨酸［PAsp（DET）］之间得到聚合物PEG-GPLGVRG-PAsp（DET），这种阳离子聚合物可与质粒DNA复合形成聚离子复合胶束。在肿瘤细胞外过度表达的MMP-2酶解作用下，GPLGVRG断裂，胶束外层的PEG脱离，促进细胞摄取以及内涵体逃逸作用，使得质粒DNA被有效递送到细胞质中（Li等，2013）。

随着纳米医学的发展，纳米前体药物在癌症诊断和治疗领域得到了迅速发展。Wang等通过可逆加成-断裂链转移（RAFT）聚合，构建了具有良好生物相容性、含糖基聚合物骨架的酶反应聚合物-紫杉醇（PTX）前药，并将近红外荧光分子pheophorbide A和磁共振成像（MRI）造影剂钆-四氮杂环十二烷四乙酸结合到共聚物主链上，赋予该前药多模成像和示踪能力，构建出诊断、治疗一体化的聚合物前药。这种前药具有两亲性，能够自组装成大小均匀的纳米粒（约80.1nm），在酶的特异催化作用下，纳米粒中的PTX可被高效集中释放，杀死癌细胞。近红外荧光成像和MRI结果显示，与游离成像剂相比，诊断前药可优先集中于肿瘤部位，表明其对肿瘤的成像效果更佳且持久，有利于癌症的精确诊断，且给药后可有效抑制小鼠肿瘤生长，直至肿瘤几乎完全消失，抑瘤率高达96.4%。免疫组化分析结果表明，该前药的抗肿瘤作用可能是由于其不仅能诱导癌细胞凋亡，还能抑制肿瘤环境下新血管的形成（Wang等，2019）。因此，这种以含糖聚合物为基础的治疗前药，在构建癌症诊疗一体化的强大纳米级递送平台方面具有巨大的应用潜力。

双响应型聚合物纳米支架可在肿瘤靶位和细胞内高效释放抗癌药物，显著提高治疗效果。Kashyap等以3-十五烷基苯酚（PDP，一种天然物质）为原料，合成了一种疏水性丙烯酸酯单体，再与亲水性单体PEG-丙烯酸酯进行共聚，制备出热反应和酶反应双响应型聚合物两亲体，并采用自由基加成-断裂链转移法与可逆加成-断裂链转移法制备了两亲性聚合物。这些两亲共聚物可在水中自组装成球形核壳纳米粒。药物释放动力学结果显示，在正常体温下DOX被包裹于核壳结构中，在接近癌组织内部的较高温度时，聚合物支架发生快速爆裂并释放DOX，在2h内释放出90%的载药；在存在酯酶的细胞内环境（pH 7.4，37℃）中，该两亲共聚物以缓慢而可控的方式破裂，在12h内释放出95%的载药。因此，使用该单一型聚合物支架，可在肿瘤微环境中分别实现药物的爆裂释放和细胞内延时的控制释放。在MCF-7和宫颈癌细胞（HeLa）中进行了载药聚合物的细胞毒性试验，结果表明，负载DOX的聚合物对MCF-7细胞表现出了更为显著的杀伤作用，此外，还使用共聚焦显微镜和荧光显微镜考察了DOX的细胞摄取行为（Kashyap等，2016）。该研究为化疗药物在癌细胞中的有效递送和可控响应性释放开发了一种新的聚合物支架平台。

## 二、双靶向型

在肿瘤的长期化疗中，绝大部分患者会出现耐药现象，使化疗效果大幅降低，同时药物会带来严重的副作用，极大地限制了抗肿瘤药物的临床使用。耐药细胞可通过减少药物摄取或将已入胞药物排出的方式降低胞内浓度，并且自身能修复被药物损伤的核DNA，释放解毒物质，降低药物杀伤作用并使药物失活。在纳米载体中引入靶向基团可增强肿瘤细胞对药物的摄取率、提高胞内药物浓度，同时将药物递送到线粒体中，破坏无修复能力的线粒体mtDNA，消灭耐药的肿瘤细胞，逆转耐药性。可设计一种癌细胞和线粒体双靶向型药物递送系统（DT-NP），通过可逆加成-断裂链转移（RAFT）制备出末端可修饰的两亲性聚合物，其中疏水段能在酸性环境中特异性响应地释放肉桂醛。之后在聚合物的末端修饰上可靶向肿瘤细胞和线粒体的基团，通过聚合物自组装将疏水前药BDOX包载在聚合物纳米粒中。DT-NP在内涵体的酸性条件下释放肉桂醛，诱导细胞内ROS水平的提升，尤其是在线粒体内。之后靶向粒子进入线粒体，在高水平ROS条件下进一步原位激活BDOX，释放出化疗药物DOX，DOX与线粒体mtDNA相互作用，诱导细胞凋亡，逆转肿瘤耐药性。

Liu等将DTX通过可生物降解连接剂与羧甲基壳聚糖（CMCS）结合，利用cNGR使其具有双重靶向能力，制备出DTX-CMCS-PEG-NGR（DTX-CPN）偶联物，该偶联物具有对CD13过表达的肿瘤新生血管内皮细胞和肿瘤细胞的双重靶向作用。对DTX-CPN的理化性质和稳定性进行表征，以细胞摄取使用来评估DTX-CPN偶联物的靶向能力，通过细胞毒性和凋亡分析评价其体外抗肿瘤作用，以B16黑色素瘤模型小鼠考察其体内抗肿瘤效果。结果表明，cNGR修饰可促进CD13阳性HUVEC和B16细胞对DTX-CPN偶联物的摄取，导致比非靶向偶联物更显著的细胞毒性和凋亡效应；在B16黑色素瘤模型小鼠中，DTX-CPN偶联物也比非靶向偶联物和Duopafei®表现出更好的抗肿瘤效果（Liu等，2014）。总之，DTX-CPN偶联物能有效靶向新生血管细胞和肿瘤细胞，并取得良好的抗肿瘤疗效，可能是一种有希望的双靶向型癌症治疗的候选制剂。

Lei等将多肽Angiopep-2共轭聚乙二醇-β-环糊精（Ang-2-PEG-β-CD）、环状RGD（cRGD）-PEG-β-CD、Ad-PCL-FITC和相应的双靶向聚合物胶束进行组合，通过主客体自组装法成功制备了多功能性胶束（D-T胶束）。荧光显微镜和流式细胞仪的考察结果表明，双靶向胶束在脑微血管内皮细胞和胶质瘤细胞（C6细胞）中均表现出较高的胞内递送效率。正如预期的那样，基于肽和受体之间的特异性识别，D-T胶束在体外和体内都显示出比游离化疗药物和非靶向胶束更好的抗肿瘤功效，这些结果表明开发的D-T胶束具有巨大的潜力，是一种有前途的胶质瘤靶向药物输送载体（Lei等，2022）。

## 三、功能协同型

因功能性强和可控修饰等优点，经高分子自组装得到的纳米粒在用作药物载体领域得到了广泛而深入的研究，促进了新型聚合物类纳米系统的开发与应用。聚合物纳米载体在经系统给药后将面临一系列的体内障碍，主要包括从血液循环到肿瘤组织中富集、在肿瘤细胞膜表面结合、细胞内吞以及胞内药物释放等。因此，为克服在药物输送过程中所遇到的生理屏障，理想的聚合物纳米载体经静脉注射后需满足：①能在血液中长循环；② 可在肿瘤组织中高效富集；③ 细胞高效摄取；④ 在胞内快速释放。针对这些问题，研究者们首先从长循环出发，研究自组装复合胶束的体内生物分布，通过优化设计进一步开发多功能协同的聚合物纳米载体（高红军，2014）。

首先研究胶束表面亲疏水相、分离结构对胶束体内生物分布的影响。通过嵌段共聚物聚乙二醇-*b*-聚赖氨酸（PEG-*b*-PLys）、聚*N*-异丙基丙烯酰胺-*b*-聚天冬氨酸（PNIPAM-*b*-PAsp）及相关聚氨基酸均聚物的静电组装，在保证粒径、粒径分布、核层组成等一致的情况下，得到一系列不同的PEG/PNIPAM亲疏水表面的聚离子复合胶束。进一步使用$^{125}$I核素对胶束进行标记并研究其在小鼠体内不同器官和组织中的分布。通过对照发现，不同的表面性质对胶束在体内的生物分布有重要影响，适当的表面相分离有利于延长纳米粒在血液中的滞留时间，并减少肝脾等器官的截留。与此同时，用类似的组装方法在聚离子复合胶束表面构建了不同比例PEG2000和PEG550混合的壳层，系统考察了不同亲水性表面修饰的纳米粒的体内生物分布。这些聚离子复合胶束具有相对一致的形貌、粒径、粒径分布以及核层组成，但是具有不同PEG修饰的表面结构。通过系统研究胶束的血浆蛋白吸附能力、小鼠巨噬细胞吞噬、在荷瘤小鼠体内不同组织器官的分布等，系统地阐述了不同PEG修饰模式对纳米粒生物体内分布的影响，并作出了机制解释。结果表明，对于亲水性PEG修饰的纳米粒，提高壳层PEG化程度，可以减少巨噬细胞吞噬、降低网状内皮系统的器官如肝脾等对纳米粒的快速清除，提高其血液循环能力，有效增加在肿瘤部位的富集。

基于上述体内生物分布的研究，针对聚合物纳米载体在输送药物过程中所遇到的长循环和肿瘤细胞摄取的矛盾问题，可设计一种新型的自调节多功能协同型复合胶束载药体系。使用嵌段共聚物聚乙二醇-*b*-聚环己内酯（PEG-*b*-PCL）和聚环己内酯-*b*-聚*β*-氨酯-c（RGDfK）［PCL-*b*-PAE-c（RGDfK）］在水溶液中自组装，得到以PCL为核层、以PEG和pH响应的PAE及PAE-c（RGDfK）为混合壳层的复合胶束。在血液循环中，c（RGDfK）隐藏在PEG壳层，避免了胶束被网状内皮系统快速清除，同时，根据之前的研究结果，这种表面相分离的结构对胶束在血液中的长循环和降低肝脾截留量有促进作用。在从血液循环输送到肿瘤组织后，随着pH的改变，复合胶束会发生电荷反转，由负电荷转变为正电荷，并且c（RGDfK）从PEG壳层中伸展并暴露在胶束表面，静电结合及靶向识别的双重作用显著增强了细胞对复合胶束的摄取能力。在以BALB/c荷瘤裸鼠为模型的抗肿瘤体内试验中，这种复合胶束载药体系发挥出了明显的抑瘤优势，进一步证实了设计思路的正确。这种新型的纳米药物载体具有多功能协同的性质，其表面结构可通过自身对肿瘤微环境的响应性调节进行改变，同时实现血液长循环和肿瘤细胞高效摄取，是一种疏水性抗肿瘤药物的高效递送体系。

Ediriwickrema等用聚乳酸-乙醇酸、表面聚乙烯亚胺和功能肽合成了一种多层聚合物纳米粒（MLNPs），用于药物和基因的靶向递送，并通过药物和基因产物的协同作用证实了该载药系统抑制肿瘤生长的能力。使用MLNPs可获得与脂质体相似的转染率，同时保持了更低的细胞毒性。在此基础上，又制备出聚合物基多功能微球（CTMLNPs），其携带喜树碱（CPT）和肿瘤坏死因子相关凋亡诱导配体（pTRAIL）的基因，可抑制多种肿瘤细胞的体外生长。用Chou-Talalay方法证实了CTMLNPs共递送CPT和pTRAIL的协同作用：所有细胞株在50%抑制率时的结合指数（CI）在0.31～0.53之间。此外，与MLNPs联合递药使CPT的剂量减少至1/15～1/3，pTRAIL的剂量减少至1/8～1/5。与单一治疗相比，CTMLNPs在体内对HCT116肿瘤的生长有显著的抑制作用。这些结果支持了Ediriwickrema的假设，即MLNPs可同时递送小分子药物和遗传抑制剂，从而协同抑制肿瘤生长（Ediriwickrema等，2014）。

# 四、主动调控与分级靶向型

主动调节策略，即通过改造肿瘤内部微环境，增强正常组织与肿瘤组织的环境差异，从而更加广泛地使特异响应性聚合物载体在肿瘤组织中富集，为进一步的深层次渗透、响应性释药或靶向输运等提供更大的可能性。聚合物纳米药物/基因载体在体内运输过程中必须克服重重生理障碍才能实现最终的治疗效果。对于全身给药的体内递送过程，从纳米系统被注入血液中开始，需相继通过血液循环、肿瘤富集、组织渗透、细胞内化、药物释放，以及最终作用于靶点等多个关键性步骤，才能有效地触发药效。在不同阶段，聚合物纳米载体在体内环境中会遭遇到不同的生理屏障，要克服这些生物屏障对聚合物载体特征则有不同的要求。但由于体内生理障碍的复杂性，以及肿瘤微环境的异质性，需要探索更加有效可行的载体设计策略。因此，可围绕聚合物纳米载体在体内输送过程中的各个障碍，利用并发展主动调节和分级靶向策略，来实现其高效体内运输与精准药物递送。

## 1. 多壳层PEG化聚阳离子非病毒基因载体的构建

安全有效的递送载体设计是实现基因治疗的关键。传统的非病毒载体由于体内核酸酶和其他生物分子（如硫酸乙酰肝素）的存在，在血液循环中很不稳定，这导致全身基因递送的效率特别低下。有研究人员利用疏水作用来稳定和保护基于聚阳离子的嵌段聚合物，构建了一种多壳层的非病毒基因载体。首先以PEG-b-PAsp（DET）和PNIPAM-b-PAsp（DET）的混合嵌段共聚物（PNIPAM）为基础材料，在室温下通过静电作用与质粒pDNA吸附并络合为聚异丙基丙烯酰胺。其中PAsp（DET）为侧链二亚乙基三胺修饰的聚天冬氨酸，能与DNA高效络合，生物相容性好且可降解，可被用作高效的DNA运送载体。再于人体体温条件下形成最终的多壳层聚离子复合物胶束。由于PNIPAM的温敏效应，该胶束在正常体温下会坍缩，在PEG外壳层和pDNA核之间形成疏水中间层。这种多层结构显示出更紧密的pDNA络合能力，增强了对核酸酶攻击和聚阴离子交换作用的耐受性，导致了更长的血液循环时间和更强的肿瘤富集效果，以及在肿瘤组织的高效基因转染，负载治疗基因sFlt-1 pDNA的复合胶束也显示了较好的抗肿瘤效果。

### 2.去PEG化分级靶向纳米载体的构建

尽管聚乙二醇化纳米载体可在血液循环中达到较好的"隐身"效果，而被认为是很有希望的递送载体，但是PEG化修饰会阻碍载体与靶细胞的结合，降低细胞摄取和内涵体逃逸的效率。为了解决PEG化纳米载体的两难困境，研究人员开发了基质金属蛋白酶（MMP）响应性去PEG化的智能基因[PEG-GPLGVRG-PAsp（DET）]与DOX递送载体[PEG-GPLGVRGDG-P（BLA-co-Asp）][GPLGVRG和GPLGVRGDG为MMP可响应性裂解短肽；PEG为聚乙二醇，PAsp（DET）为侧链二亚乙基三胺修饰的聚天冬氨酸，P（BLA-co-Asp）为部分水解的聚苄基天冬氨酸]，在MMP作用下，该载体可暴露出带正电荷的核层或靶向细胞的RGD配体。研究结果表明，可去PEG化纳米载体表现出更强的细胞内化和内涵体逃逸，最终达到了高效的基因转染或更强的细胞毒性。

进一步构建了一种由三嵌段共聚物PEG-GPLGVRG-b-PCL-b-PGPMA（PCL为聚己内酯，PGPMA嵌段是一种模拟细胞穿透肽CPP的侧链胍基取代聚合物）自组装得到的MMP响应性不对称囊泡。大部分PGPMA（约90%）分布在囊泡不对称结构的内层，可以更加高效地伪装PGPMA的功能。在MMP-2存在下，囊泡逐渐去PEG化，导致结构重排，PGPMA翻转暴露于载体表面（约75%）。因此，该囊泡系统可被用作一种递送药物的动态组装体，能够在MMP高表达的组织中特异性地促进对包封药物的摄取。使用该囊泡分别将亲水性MMP抑制剂和疏水性抗癌药物秋水仙素包封在囊泡内腔和疏水膜内，可以同时实现负反馈调节机制的MMP抑制剂释放和增强的药物细胞内化。实验结果证实，MMP酶的稳态调节和细胞内抗癌药物的高效递送最终实现了载药囊泡对高转移性4T1乳腺癌生长和转移的抑制。

### 3.多级递送体系的构建

以上研究案例均旨在解决聚合物载体在血液循环、肿瘤富集和细胞内化方面的障碍，但在肿瘤实质和间质里，载体还面临一个很重要的问题——组织渗透，这已经成为很多纳米载体在肿瘤组织层面具有抗药性的原因。为了克服聚合物纳米载体的多重生物屏障，同时实现药物的深层次肿瘤渗透和高效细胞内化等，通过阴离子嵌段共聚物PEG-b-PAsp（EDA-DM）[PAsp（EDA-DM）为侧链二甲基马来酸酐修饰的聚天冬氨酸]和阳离子树枝状大分子聚酰胺-胺顺铂前药[PAMAM-Pt（Ⅳ）]之间的静电络合作用，制备了一种多级胶束递送系统。由于PAsp（EDA-DM）的酸响应性电荷反转特性，静电复合物胶束在pH6.8下可以释放出二级载体PAMAM-Pt（Ⅳ）。结果证明释放的小尺寸PAMAM-Pt（Ⅳ）显示出高效的肿瘤组织渗透和细胞内化能力，随后在细胞内还原环境中释放活性抗癌药物顺铂。但仅依靠静电络合作用难以保证聚离子胶束在体内环境中持续保持较高的稳定性，因此，进一步在聚合物中引入了疏水链段聚己内酯（PCL）以形成三嵌段共聚物 PEG-$b$-PAsp（EDA-DM）-$b$-PCL。体内研究结果表明，由于疏水作用的存在，通过 PEG-$b$-PAsp（EDA-DM）-$b$-PCL 胶束和 PAMAM-Pt（Ⅳ）形成的静电复合载体，可以实现长时间血液循环，并通过 EPR 效应实现肿瘤富集，最终在肿瘤组织微酸性环境下，逐步释放小尺寸、正电荷的二级载体，达到深层次组织渗透和高效细胞内化。

负载光敏剂的纳米载体在肿瘤治疗中同样面临组织渗透和细胞内化等问题，此外，肿瘤乏氧环境也严重影响 PDT 的效率。为了解决这些 PDT 的生物屏障，将过氧化氢（$H_2O_2$）和树枝状大分子光敏剂/光热剂（CC-PAMAM）负载到 ROS 响应性聚合物囊泡空腔中构建出多级递送载体。在 805nm 和 660nm 激光作用下，光热效应将热不稳定的 $H_2O$ 分解成 $O_2$，缓解了肿瘤乏氧环境；PDT 中产生的单线态氧使囊泡载体解体，从而释放出光活性的 CC-PAMAM，在渗透性很差的高度乏氧的 BxPC-3 肿瘤中实现深层次渗透，达到光敏剂的均匀分布。基于光敏剂的高效渗透和乏氧环境的改善，BxPC-3 肿瘤可以被 PDT 完全消融。

### 4. 自满足式 $H_2O_2$ 响应性多功能纳米载体的构建

与正常组织相比，肿瘤组织具有明显不同的微环境特征，为聚合物的内源性刺激响应提供了可能，如前文介绍的 MMP 和酸响应性聚合物。然而，正常组织和肿瘤组织微环境之间的特征环境往往差异很小，而且肿瘤微环境具有很大的异质性，这就妨碍了刺激响应性聚合物载体或前药的体内应用。有研究人员提出了一种主动上调肿瘤组织微环境的策略，通过多功能聚合物载体扩大正常组织和肿瘤组织之间的信号差异，为前药的高效释放提供可能。将促氧剂 PA（维生素 C 衍生物）与喜树碱（CPT）共负载于 $H_2O_2$ 响应性聚合物前药胶束 PEG-$b$-PCPTOEMA 中（PCPTOEMA 为 CPT 聚合物前药），PA 赋予了纳米载体在肿瘤组织中自满足式产生 $H_2O_2$ 的性能。$H_2O_2$ 的产生可证实特异性响应发生在肿瘤部位，不仅提高了肿瘤的氧化应激压力，诱导肿瘤细胞凋亡，而且还作为 $H_2O_2$ 来源引发 CPT 从聚合物胶束中释放。系统给药后的药效结果显示这种纳米系统可以通过协同氧化-化疗实现对肿瘤生长的有效抑制。

### 5. "自杀式" 治疗型纳米反应器的构建

在各种疾病的治疗和诊断应用领域，酶负载的纳米反应器已经引起了巨大的研究兴趣。已开发出具有放大肿瘤氧化反应能力的葡萄糖氧化酶（GOD）负载的治疗型纳米反应器（theraNR）。theraNR 由 pH 和 $H_2O_2$ 双重响应性两亲聚合物与 GOD 共组装得到，theraNR 可以成功地将 GOD 递送到肿瘤部位并长期保留酶的活性。在肿瘤微酸和高糖环境中，theraNR 可选择性地在肿瘤部位发生酶催化级联反应以产生 $H_2O_2$，并在刺激条件下响应性释放醌甲基化合物（QM）。QM 可以与谷胱甘肽（GSH）发生亲核加成反应，最

终 $H_2O_2$ 和 QM 协同放大了肿瘤的氧化应激能力，实现了纳米反应器介导的酶氧化高效治疗。这种新型的纳米反应器同样可以解决氧化条件下响应性高分子在肿瘤微环境中响应程度较低、速度慢和肿瘤微环境异质性的问题。此外，该纳米反应器还可被进一步开发为高效的酶/前药递送系统。

类似的载体开发策略也可用于解决全身基因治疗中遇到的重大障碍。有研究人员利用疏水效应，构建了一种温敏性多壳层的 PEG 化聚阳离子基因载体。通过 PNIPAM 的温敏效应，在聚离子复合胶束 pDNA 内核和 PEG 外壳层之间引入 PNIPAM 疏水层，这比单一型 PEG 化聚阳离子载体具有更大的优势，除了可以提高复合胶束对抗体内高盐和聚阴离子广泛存在的环境，还能有效抵御核酸酶对 DNA 的进攻，延长血液循环时间，实现对肿瘤组织的高效基因转染。基因和药物的 MMP 响应性嵌段聚合物载体 PEG-GPLGVRG-PAsp（DET）与 PEG-GPLGVRGDG-P（BLA-*co*-Asp），可以响应性地去 PEG 化，暴露正电荷的内核或配体，从而在不同条件下表现出不同的性质，满足精准递送的需要。MMP 响应性三嵌段聚合物 PEG-GPLGVRG-*b*-PCL-*b*-PGPMA 为囊泡结构，其不对称的膜内层可以作为"特洛伊木马"高效掩蔽功能基元（穿膜肽模拟物），去 PEG 化反应导致囊泡结构重排，动态暴露出穿膜肽模拟物，实现高效细胞内吞，解决了细胞靶向配体的非特异性问题。通过静电作用和疏水作用双重稳定的聚离子复合胶束可以实现稳定的长血液循环，达到高肿瘤富集率，在肿瘤微酸性环境中，能快速响应性释放二级载体 PAMAM-Pt（IV），实现高效肿瘤组织渗透和细胞内化，同时克服多重生理障碍；负载 $H_2O_2$ 和 PAMAM-Ce6/cypate 二级载体的 ROS 响应聚合物囊泡，可以实现光控肿瘤复氧和 PAMAM-Ce6/cypate 的快速释放，有力地解决了 PDT 治疗中面对的肿瘤乏氧环境和光敏剂组织分布不均匀等问题，可完全消融难渗透性肿瘤 BxPC-3。

## 五、半导体

半导体聚合物纳米粒（SPN）作为一类新型有机纳米材料，具有优异的光学性能、良好生物相容性和易于表面功能化修饰等优点。此外，RNA 干扰技术（RNAi）在治疗包括癌症在内的基因相关疾病领域具有广阔的应用前景，引起了研究者的广泛关注。但是，RNAi 在临床转化方面面临巨大挑战：首先，小干扰 RNA（siRNA）分子的高负电荷使其难以穿过细胞膜和生理屏障，导致细胞摄取率低下以及对肿瘤靶点的靶向递送失败；其次，外源性 siRNA 在血液循环和细胞外环境中极不稳定，易受到核酸酶的降解破坏。因此研究开发高效低毒的 siRNA 递送载体至关重要。可构建新型有机半导体聚合物纳米载体，并将其应用于肿瘤的基因多模式治疗（张晶晶，2021）。

作为光学材料，半导体聚合物具有光学特性易调、光收集能力强、光稳定性好等特点，但目前仍缺乏具有理想 NIR-II 光声（PA）成像性质和光热治疗（PTT）应用潜能的半导体材料。Li等（2022）合成了一种以噻吩（TP）为电子给体，噻二唑喹诺啉（TQ）为电子受体的给体-受体（D-A）型半导体聚合物PTPTQ。PTPTQ为枝状拓扑结构，每个重复单元有两条聚乙二醇（PEG）链（分子量2000）。这种独特的结构使其具有高度的亲水性、良好的生物相容性和突出的肿瘤被动靶向能力。PTPTQ在600～1800nm具有较强的吸收，光稳定性好，其光热转换效率约为41.36%，在NIR-Ⅱ PA成像和PTT中表现出了良好的性能。使用PTPTQ作为光敏剂，可有效介导PTT、清除荷瘤小鼠模型中的瘤体组织，优异的整体性能使其有望成为新型癌症治疗药物。

酶活性的调控作用对生物学和医学都具有重要的挑战性和现实意义，但在生命系统中对酶活性的无创远程控制很少被开发用于治疗。Li等合成了一种具有光热活性的半导体聚合物纳米酶，用于增强癌症治疗。在近红外（NIR）光照射下，纳米酶的活性可提高3.5倍，有效消化肿瘤细胞外基质（ECM）中的胶原蛋白，使肿瘤内纳米粒积聚增强，从而改善PTT的效果（Li等，2018）。这项研究为远程调控酶活性的癌症治疗提供了一种有前景的策略。

对于高致死率和高转移率的黑色素瘤，传统的化疗效果有限，局部PTT与免疫疗法的协同治疗可能会改善这种情况。但由于肿瘤基质屏障的存在，药物和免疫细胞的穿透深度有限，往往会限制疗效的发挥。He等通过溶解微针共递送HA修饰的半导体聚合物纳米粒，其中含有聚（环戊二噻吩-氨基苯并噻唑）和免疫佐剂聚肌苷-聚胞苷酸（PIC），创新性地将其用于协同PTT和免疫治疗。得益于细胞外基质透明质酸酶的溶解，半导体聚合物纳米粒和PIC能够深入肿瘤，与PTT高效协同，激活免疫细胞，增强T细胞的免疫应答，抑制肿瘤生长和转移（He等，2021）。这项研究为黑色素瘤的有效治疗提供了一个有前景的递送平台，并为克服基质屏障提供了一种新的策略。

近年来，使用超细纳米粒作为多功能纳米载体，并以放射性核素标记后用于肿瘤治疗的策略备受关注。Yi等开发了基于超小型、超支化半导体聚合物（HSP）纳米粒的多功能载体，用不同的放射性核素标记，包括锝-99m（$^{99m}$Tc）、碘-131（$^{131}$I）和碘-125（$^{125}$I）。$^{99m}$Tc标记的聚乙二醇化热激蛋白纳米粒（HSP-PEG）的SPECT成像显示，在两个独立的肿瘤模型中，包括皮下异种移植和患者来源的异种移植模型中，均有显著的蓄积。尤其是5,6-二甲基杂蒽酮-4-乙酸（DMXAA）作为肿瘤-血管干扰剂（VDA），显著提高了$^{131}$I标记型HSP-PEG的肿瘤蓄积，进一步导致静脉注射后其对肿瘤生长有明显的抑制作用。更重要的是SPECT成像显示，超小的HSP-PEG纳米粒可在1周内通过尿液和粪便从小鼠体内缓慢排出；血液分析和组织学检查结果表明，经HSP-PEG处理后的小鼠未观察到明显的毒性反应。不同独立肿瘤模型的SPECT成像结果均表明，HSP-PEG纳米粒可作为多功能的纳米平台，供不同的放射性核素进行标记，用于监测纳米粒的体内行为和癌症治疗效果（Yi等，2018）。

PTT是一种很有前途的光疗方法，在肿瘤治疗中得到了广泛研究。然而，体内热激蛋白（heat shock protein，HSP）的存在和影响，使PTT的治疗效果受到明显抑制。为了提高疗效，可选择不同的肿瘤特异性治疗方式来联合PTT，但这些方式大多依赖内源性刺激触发联合治疗，可能存在激活不完全的问题。鉴于此，Wang等以第二近红外（NIR-Ⅱ）荧光半导体聚合物（SP）（DPPT）为核心，羧基修饰的两亲共聚物（PSMA-PEG）为外壳，通过静电作用负载偶氮化合物AIPH，开发了一种PTT/热力学组合型治疗纳米系统（ADPPTN），其治疗过程由外部刺激-NIR光控制，在808nm激光照射下，DPPT可以产生热量进行PTT，而升高的温度可进一步触发AIPH自由基的释放，进行热力学治疗（TDT）。此外，DPPT发出的NIR-Ⅱ荧光信号还可以照射肿瘤。与不含AIPH的纳米粒（DPPTN）相比，ADPPTN在体外和体内激光照射下均具有更好的抗癌效果（Wang等，2022）。该研究提供了一种NIR-Ⅱ荧光成像引导的PTT/TDT联合治疗纳米系统，可用于高效的癌症治疗。

## 六、国内外聚合物类纳米递送系统研发现状

### 1.聚合物抗癌药物产品临床研究情况

NK012胶束由化学偶联药物SN-38与PEG-P（Glu）嵌段共聚物组成，主要用于治疗胃癌、直肠癌、乳腺癌。SN-38是伊立替康盐酸盐（Irinotecan hydrochloride，CPT-11）的生物活性代谢物，具有抗肿瘤活性，但极差的溶解性限制了其用作药物的市场潜力。NK012胶束是第一个成功的可用于SN-38递送的纳米载体，其粒径为20nm，载药率约20%。NK012具有清除慢、肿瘤聚集率高的特点，已在日本和美国分别进行了两项独立的Ⅰ期临床试验，研究发现NK102能显著抑制肿瘤活性。目前，NK012正在美国进行用于治疗复发性小细胞肺癌和三阴性乳腺癌的Ⅱ期临床研究。同时，为改善单一疗法，进一步提高疗效，也在研究NK012与5-氟尿嘧啶或者顺铂联合治疗小细胞肺癌。

NK105胶束由PEG-P（Asp）共聚物经4-苯基-1-丁醇修饰，通过物理包埋法包裹PTX，适用于乳腺癌和胃癌的治疗。NK105粒径约为85nm，载药率约23%，易溶于5%葡萄糖溶液，可静脉注射给药。NK105的PEG亲水外壳体积小、亲水性强，可延长药物血液循环时间，显著降低了PTX的毒副作用。Nippon Kayaku公司于2004年开始NK105的Ⅰ期临床试验。2016年，NK105在转移性或复发性乳腺癌中完成了非劣效性Ⅲ期临床研究，未达到主要终点，但是降低了外周神经疾病的发生概率。临床数据表明NK105改善了紫杉醇的药物动力学特征和毒性，但未能改善紫杉醇的治疗效果。

NK911是负载DOX的PEG-P（Asp）胶束，DOX以物理方式包埋在核中，粒径约为40nm，适用于多种实体瘤。2001年在日本进入Ⅰ期临床试验，结果表明其最低毒性剂量为67mg/m$^2$，推荐剂量为50mg/m$^2$。与多柔比星注射液相比，在药物动力学和耐受性方面具有明显优势，该结果支持NK911继续开展转移性胰腺癌的治疗，但是自2004年后再无

相关报道。

NC-6004是负载CDDP的PEG-P（Glu）纳米胶束，载药率为39%，平均粒径为20nm，主要用于胰腺癌的治疗。体外研究结果表明，该胶束对各种癌细胞株的细胞毒性均较低，体内抗肿瘤活性优于游离药物。其Ⅰ期临床研究于2006年在英国和美国启动，之后NC-6004在中国台湾和新加坡启动了针对晚期或转移性胰腺癌患者的Ⅰ/Ⅱ期临床研究。在Ⅰ和Ⅱ期临床研究中，NC-6004与吉西他滨联合治疗晚期实体瘤，因为血小板减少和白细胞减少等副作用，MTD为135mg/m²。用于治疗晚期或转移性胰腺癌的Ⅲ期临床试验已经完成，目前未公布相关结果。

SP1049C是由泊洛沙姆181（Pluronic L61）和泊洛沙姆407（Pluronic F127）混合胶束组成的负载DOX的新型制剂，主要用于治疗多重耐药性肿瘤，已经通过了Ⅰ期和Ⅱ期临床试验，在Ⅰ期临床对转移性或复发性实体瘤的研究中，相比于普通多柔比星制剂，药物动力学相似，MTD为70mg/m²，但SP1049C能显著降低手足综合征的发生概率，之后又相继完成了Ⅱ期临床研究，进行用于食管胃结合部（gastroesophageal junction，GEJ）腺癌治疗的Ⅲ期临床试验。但后续的开发因经济危机于2008年被中断，2016年辗转到SoftKemo Pharma Corp公司，并被重新编码为SKC1049，继续未完成的研究，目前未有相关进展报道。研究结果表明Pluronic L61共聚物将仓鼠卵巢CHRC细胞的药物摄取率提高了7.2倍，而Pluronic F127使该制剂具有物理化学稳定性，防止液相分离，并将胶束的有效尺寸保持在30nm以下，而不影响胶束体系的细胞毒性（郭娜等，2021）。

### 2. 已上市聚合物抗癌药物产品情况

Genexol-PM是全球第一个上市的PTX聚合物胶束制剂，由mPEG-PLA共聚物自主装形成，平均粒径为20～50nm。Genexol-PM的原研发公司为韩国的Samyang，2007年1月首次在韩国上市，现已在印度、菲律宾、越南、印度尼西亚等多个亚洲国家上市。Genexol-PM作为一线药物主要用于治疗复发性或转移性乳腺癌、卵巢癌，并可与CDDP联合治疗非小细胞肺癌。Genexol-PM在肿瘤中的生物分布显示其PTX水平是游离PTX的2.0～3.0倍，其体内抗肿瘤效果明显强于游离PTX，毒理学试验结果表明Genexol-PM使用安全，无过敏反应，大大降低了微生物污染和免疫抵抗的风险，具有更高的耐受剂量。

Paclical于2015年在俄罗斯获得批准上市，该胶束结构中引入了Oasmia Pharmaceutical公司独有的新型辅料XR-17，这是一种可被机体代谢的维生素A类似物，可形成20～60nm的胶束，对疏水药物PTX有增溶作用。研究结果表明，Paclical与当前市场上销售的PTX制剂（脂质体制剂）、Abraxane（白蛋白结合制剂）、Genexol-PM相比，载药量大大提高。

Nanoxel的原研发公司为Dabur Pharma，2007年在印度上市。Nanoxel是以PVP-PNIPAM为载体制得的PTX聚合物胶束制剂，粒径为80～100nm，组分中不含表面活性剂，主要用于转移性乳腺癌、卵巢癌、非小细胞肺癌及艾滋病相关Kaposi肉瘤的治疗。Nanoxel与PTX具有相同的药代动力学特征和相似的抗肿瘤活性，但其不良反应较少，不会引起过敏反应，安全性更高。

另有Doxil™（约100nm PEG化的载多柔比星脂质体制剂）、Abraxane™（约130nm白蛋白稳定化的载紫杉醇纳米粒）和Onivyde™（负载伊立替康的纳米脂质体）等，这几种纳米药物制剂也已被FDA批准使用，与其游离型的母药相比，显示出更好的药代动力学和更少的不良反应。

# 第三节 总结与展望

近年来，随着成功开发出的聚合物纳米粒的种类和数量越来越多，同时对肿瘤生理学的认知也更加深入，使得聚合物纳米粒在化疗药物递送领域的应用越来越广泛。针对肿瘤微环境的特点可设计出智能响应性的聚合物纳米粒，当其进入到肿瘤组织时，被微环境的低pH、高GSH含量、高酶活性等特殊生理条件刺激而释放抗癌药物，增加了药物的靶向蓄积量，并降低了全身毒性的风险。通过对聚合物粒子结构的分析，可对其进行特异性修饰或结构改进，如使用不同种类的化学基团修饰以实现双靶向性，或使其同时负载不同的药物或诊疗剂，进行多种疗法的协同；聚合物还可以作为修饰剂，与其他纳米粒载体结合，获得功能更强大的复合型递送系统，提高对抗癌药物的输送能力；此外，还可将聚合物载体与光敏剂有效结合，实现光热与化疗的高效协同。

迄今为止，已有几种抗肿瘤药物的胶束制剂在临床前和临床试验中得到了深入研究，明显改善了药物的功效、安全性、理化性质和药物动力学特征，证明了聚合物纳米粒在递送抗癌药物方面的实用性。聚合物纳米粒小于100nm的尺寸使其可在血流中长期稳定循环，并基于EPR效应在肿瘤组织内有效蓄积；良好的生物相容性和生物可降解性充分显示了聚合物纳米制剂在安全性方面的显著优势；其中聚合物胶束特殊的壳-核结构，使其能够包裹不同性质的药物，广泛用于输送疏水性抗癌药物、金属配合物、siRNA等。总之，聚合物纳米粒大小易于控制，且尺寸比其他纳米载体小，稳定性好，血液循环时间长，易于进行功能化修饰，将功能配体连接于聚合物可获得智能型胶束，提高抗癌药物的生物利用度，降低免疫原性。因此，聚合物纳米粒用作抗癌药物的递送载体可以有效降低给药频率，并以相对较强的药理作用和降低的全身副作用达到治疗效果。

尽管在过去几十年中聚合物纳米粒的临床应用取得了显著进展，但癌症的遗传多样性和生理复杂性仍限制着聚合物纳米系统介导的治疗效果，因此开发新的抗癌药物递送策略十分必要，如共递送多种药物、化疗药物与基因药物共同递送、化疗药物与光敏剂共同递送、刺激响应性释药、多重修饰与靶向等新型功能化已成为聚合物递药系统开发的新趋势。虽然人们已在现有的研发中对聚合物纳米粒有了较深入的了解，但在递送抗癌药物方面仍面临许多挑战，如对其潜在的毒性、体内外经时稳定性、药物释放与聚合物结构性能之间的关系、药物递送的具体机制等尚不完全清楚。现阶段，聚合物纳米递送系统面临的主要问题之一是其生产的可扩展性，在实验室中可制备出载药量高、稳定性好的聚合物纳米粒，但在大规模生产中各种变量对物理因素的影响不同，可能导致无法复制具有相同质量属性和规格的聚合物样品，且大量生产成本较高，不能完全满足临床用药的要求。

　　纳米粒要达到临床实用要求还有很长的路要走。理想的聚合物纳米粒应具备以下基本条件：① 对人体健康无害；② 材料的降解时间应与给药频率一致；③ 具有良好的长期储存稳定性并保持其物理和化学性质；④ 应显示出理想的治疗效果和最小的副作用。为了满足以上条件，科研人员需要对聚合物纳米粒的不同性质进行深入研究，彻底阐明并掌握其在体内生物分布、药代动力学、安全特性、免疫原性、免疫反应性和体内降解情况，从而能够调控聚合物纳米粒的物理化学性质，实现对抗癌药物的有效递送。预计在不久的将来，聚合物靶向递送抗癌药物将取代目前的常规化疗，充分发挥纳米医学的巨大潜力。

## 参考文献

[1] Fan W, Yung B, Huang P, et al. Nanotechnology for multimodal synergistic cancer therapy[J]. Chem Rev, 2017, 117(22)：13566-13638.

[2] Hu Q, Huang Z, Duan Y, et al. Reprogramming tumor microenvironment with photothermal therapy[J]. Bioconjug Chem, 2020, 31(5)：1268-1278.

[3] Allen T M, Cullis P R. Drug delivery systems：entering the mainstream[J]. Science, 2004, 303(5665)：1818-1822.

[4] Danquah M K, Zhang X A, Mahato R I. Extravasation of polymeric nanomedicines across tumor vasculature[J]. Adv Drug Deliv Rev, 2011, 63(8)：623-639.

[5] Liggins R T, Burt H M. Polyether-polyester diblock copolymers for the preparation of paclitaxel loaded polymeric micelle formulations[J]. Advanced Drug Delivery Reviews, 2002, 54(2)：191-202.

[6] Deng C, Jiang Y, Cheng R, et al. Biodegradable polymeric micelles for targeted and controlled anticancer drug delivery：promises, progress and prospects[J]. Nano Today, 2012, 7(5)：467-480.

[7] Mignani S, El Kazzouli S, Bousmina M, et al. Expand classical drug administration ways by emerging routes using dendrimer drug delivery systems：a concise overview[J]. Adv Drug Deliv Rev, 2013, 65(10)：1316-1330.

[8] Goncalves M, Maciel D, Capelo D, et al. Dendrimer-assisted formation of fluorescent nanogels for drug delivery and intracellular imaging[J]. Biomacromolecules, 2014, 15(2)：492-499.

[9] Li J, Han Y, Chen Q, et al. Dual endogenous stimuli-responsive polyplex micelles as smart two-step delivery nanocarriers for deep tumor tissue penetration and combating drug resistance of cisplatin[J]. J Mater Chem B, 2014, 2(13)：1813-1824.

[10] Lee S W, Yun M H, Jeong S W, et al. Development of docetaxel-loaded intravenous formulation, Nanoxel-PM using polymer-based delivery system[J]. Journal of Controlled Release, 2011, 155(2): 262-271.

[11] Matsumura Y, Hamaguchi T, Ura T, et al. Phase I clinical trial and pharmacokinetic evaluation of NK911, a micelle-encapsulated doxorubicin[J]. British Journal of Cancer, 2004, 91(10)：1775-1781.

[12] Hamaguchi T, Kato K, Yasui H, et al. A phase I and pharmacokinetic study of NK105, a paclitaxel-incorporating micellar nanoparticle formulation[J]. British Journal of Cancer, 2007, 97(2)：170-176.

[13] Hamaguchi T, Matsumura Y, Suzuki M, et al. NK105, a paclitaxel-incorporating micellar nanoparticle formulation, can extend *in vivo* antitumour activity and reduce the neurotoxicity of paclitaxel[J]. British Journal of Cancer, 2005, 92(7)：1240-1246.

[14] Kato K, Chin K, Yoshikawa T, et al. Phase II study of NK105, a paclitaxel-incorporating micellar nanoparticle, for previously treated advanced or recurrent gastric cancer[J]. Investigational New Drugs, 2012, 30(4)：1621-1627.

[15] Langer C J, O'byrne K J, Socinski M A, et al. Phase III trial comparing paclitaxel poliglumex (CT-2103, PPX) in combination with carboplatin versus standard paclitaxel and carboplatin in the treatment of PS 2 patients with chemotherapy-naive advanced non-small cell lung cancer[J]. Journal of Thoracic Oncology, 2008, 3(6)：623-630.

[16] Jones M, Leroux J. Polymeric micelles - a new generation of colloidal drug carriers[J]. European Journal of Pharmaceutics and Biopharmaceutics, 1999, 48(2)：101-111.

[17] Roesler A, Vandermeulen G W M, Klok H A. Advanced drug delivery devices via self-assembly of amphiphilic block copolymers[J]. Advanced Drug Delivery Reviews, 2012, 64：270-279.

[18] Allen C, Maysinger D, Eisenberg A. Nano-engineering block copolymer aggregates for drug delivery[J]. Colloids and Surfaces B：Biointerfaces, 1999, 16(1)：3-27.

[19] Wang X, Zhao L, Ma R, et al. Stability enhancement of ZnTPPS in acidic aqueous solutions by polymeric micelles[J]. Chemical Communications, 2010, 46(35)：6560-6562.

[20] Kataoka K, Harada A, Nagasaki Y. Block copolymer micelles for drug delivery：design, characterization and biological significance[J]. Advanced Drug Delivery Reviews, 2012, 64：37-48.

[21] Harada A, Kataoka K. Chain length recognition：core-shell supramolecular assembly from oppositely charged block copolymers[J]. Science, 1999, 283(5398)：65-67.

[22] Veronese F M, Pasut G. PEGylation, successful approach to drug delivery[J]. Drug Discovery Today, 2005, 10(21)：1451-1458.

[23] Buwalda S J, Boere K W M, Dijkstra P J, et al. Hydrogels in a historical perspective：from simple networks to smart materials[J]. Journal of Controlled Release, 2014, 190：254-273.

[24] Motornov M, Roiter Y, Tokarev I, et al. Stimuli-responsive nanoparticles, nanogels and capsules for integrated multifunctional intelligent systems[J]. Progress in Polymer Science (Oxford), 2010, 35(1/2)：174-211.

[25] Zhang H, Zhai Y, Wang J, et al. New progress and prospects：the application of nanogel in drug delivery[J]. Materials Science and Engineering C, 2016, 60：560-568.

[26] Li J, Zheng C, Cansiz S, et al. Self-assembly of DNA nanohydrogels with controllable size and stimuli-responsive property for targeted gene regulation therapy[J]. Journal of the American Chemical Society, 2015, 137(4)：1412-1415.

[27] Pan Y J, Chen Y Y, Wang D R, et al. Redox/pH dual stimuli-responsive biodegradable nanohydrogels with varying responses to dithiothreitol and glutathione for controlled drug release[J]. Biomaterials, 2012, 33(27)：6570-6579.

[28] Xing T, Mao C, Lai B, et al. Synthesis of disulfide-cross-linked polypeptide nanogel conjugated with a near-infrared fluorescence probe for direct imaging of reduction-induced drug release[J]. ACS Applied Materials and Interfaces, 2012, 4(10)：5662-5672.

[29] Guo X, Zhang X, Wang S, et al. Sensing for intracellular thiols by water-insoluble two-photon fluorescent probe incorporating nanogel[J]. Analytica Chimica Acta, 2015, 869：81-88.

[30] Li Q, Qiao X, Wang F, et al. Encapsulating a single nanoprobe in a multifunctional nanogel for high-fidelity imaging of caspase activity *in vivo*[J]. Analytical Chemistry, 2019, 91(21)：13633-13638.

[31] Wei H, Xie J, Jiang X, et al. Synthesis and characterization of dextran-tyramine-based $H_2O_2$-Sensitive microgels[J]. Macromolecules, 2014, 47(17)：6067-6076.

[32] Zhu M, Lu D, Wu S, et al. Using green emitting pH-responsive nanogels to report environmental changes within hydrogels：a nanoprobe for versatile sensing[J]. Nanoscale, 2019, 11(24)：11484-11495.

[33] Zhao J, Pan X, Zhu J, et al. Novel AIEgen-functionalized diselenide-crosslinked polymer gels as fluorescent probes and drug release carriers[J]. Polymers, 2020, 12(3)：551.

[34] Mahinroosta M, Jomeh F Z, Allahverdi A, et al. Hydrogels as intelligent materials：a brief review of synthesis, properties and applications[J]. Materials Today Chemistry, 2018, 8：42-55.

[35] Calo E, Khutoryanskiy V V. Biomedical applications of hydrogels：a review of patents and commercial products[J]. European Polymer Journal, 2015, 65：252-267.

[36] 王美怡, 娄佳玉, 王三艳. 刺激响应性聚合物载体在农药减施增效中的应用研究进展[J]. 天津科技大学学报, 2021, 36(06)：67-74.

[37] Hu L, Xiong C, Wei G, et al. Stimuli-responsive charge-reversal MOF@polymer hybrid nanocomposites for enhanced co-delivery of chemotherapeutics towards combination therapy of multidrug-resistant cancer[J]. J Colloid Interface Sci, 2022, 608(Pt 2)：1882-1893.

[38] Xi L, Wang J, Wang Y, et al. Dual-targeting polymeric nanocarriers to deliver ROS-responsive prodrugs and combat multidrug resistance of cancer cells[J]. Macromol Biosci, 2021, 21(9)：e2100091.

[39] Zeng X, Cheng X, Zheng Y, et al. Indomethacin-grafted and pH-sensitive dextran micelles for overcoming inflammation-mediated multidrug resistance in breast cancer[J]. Carbohydr Polym, 2020, 237：116139.

[40] Mathe G, Tran ba L O C, Bernard J. Effect on mouse leukemia 1210 of a combination by diazo-reaction of amethopterin and gamma-globulins from hamsters inoculated with such leukemia by heterografts[J]. Comptes Rendus Hebdomadaires Des Seances De l'Academie Des Sciences, 1958, 246(10)：1626-1628.

[41] Feng Q, Tong R. Anticancer nanoparticulate polymer-drug conjugate[J]. Bioeng Transl Med, 2016, 1(3)：277-296.

[42] Veronese F M. Peptide and protein PEGylation：a review of problems and solutions[J]. Biomaterials, 2001, 22(5)：405-417.

[43] Cabral H, Kataoka K. Progress of drug-loaded polymeric micelles into clinical studies[J]. Journal of Controlled Release, 2014, 190：465-476.

[44] Min Y, Caster J M, Eblan M J, et al. Clinical translation of nanomedicine[J]. Chemical Reviews, 2015, 115(19)：11147-11190.

[45] Torrice M. Does nanomedicine have a delivery problem?[J]. ACS Central Science, 2016, 2(7)：434-437.

[46] Venditto V J, Szoka F C. Cancer nanomedicines：so many papers and so few drugs![J]. Advanced Drug Delivery Reviews, 2013, 65(1)：80-88.

[47] Dawidczyk C M, Kim C, Park J H, et al. State-of-the-art in design rules for drug delivery platforms：lessons learned from FDA-approved nanomedicines[J]. Journal of Controlled Release, 2014, 187：133-144.

[48] 李秋. 抗肿瘤药物pH敏感聚合物纳米载体[D]. 北京：北京工业大学, 2013.

[49] Maeda H. Polymer therapeutics and the EPR effect[J]. Journal of Drug Targeting, 2017, 25(9/10)：781-785.

[50] Albanese A, Tang P S, Chan W C. W. The effect of nanoparticle size, shape, and surface chemistry on biological systems[M]. Annual Review of Biomedical Engineering, 2012：1-16.

[51] Du M, Ouyang Y, Meng F, et al. Polymer-lipid hybrid nanoparticles：a novel drug delivery system for enhancing the activity of Psoralen against breast cancer[J]. International Journal of Pharmaceutics, 2019, 561：274-282.

[52] Wang X, Deng B, Yu M, et al. Constructing a passive targeting and long retention therapeutic nanoplatform based on water-soluble, non-toxic and highly-stable core-shell poly(amino acid) nanocomplexes[J]. Biomater Sci, 2021, 9(21)：7065-7075.

[53] Szczepanowicz K, Bzowska M, Kruk T, et al. Pegylated polyelectrolyte nanoparticles containing paclitaxel as a promising candidate for drug carriers for passive targeting[J]. Colloids Surf B Biointerfaces, 2016, 143：463-471.

[54] Kavya K V, Vargheese S, Shukla S, et al. A cationic amino acid polymer nanocarrier synthesized in supercritical $CO_2$ for co-delivery of drug and gene to cervical cancer cells[J]. Colloids Surf B Biointerfaces, 2022, 216：112584.

[55] Zhang Z, Lu Z, Yuan Q, et al. ROS-Responsive and active targeted drug delivery based on conjugated polymer nanoparticles for synergistic chemo-/photodynamic therapy[J]. Journal of Materials Chemistry B, 2021, 9(9)：2240-2248.

[56] 杨征. 叔胺改性环状缩醛基聚合物纳米递送系统的pH响应性 [D]. 天津：天津大学, 2015.

[57] Tong R, Cheng J. Anticancer polymeric nanomedicines[J]. Polymer Reviews, 2007, 47(3)：345-381.

[58] Guo X D, Zhang L J, Chen Y, et al. Core/shell pH-sensitive micelles self-assembled from cholesterol conjugated oligopeptides for anticancer drug delivery[J]. AIChE Journal, 2010, 56(7)：1932-1945.

[59] Bhattarai N, Gunn J, Zhang M. Chitosan-based hydrogels for controlled, localized drug delivery[J]. Advanced Drug Delivery Reviews, 2010, 62(1)：83-99.

[60] Risbud M V, Hardikar A A, Bhat S V, et al. pH-Sensitive freeze-dried chitosan-polyvinyl pyrrolidone hydrogels as controlled release system for antibiotic delivery[J]. Journal of Controlled Release, 2000, 68(1): 23-30.

[61] Lee M H, Yang Z, Lim C W, et al. Disulfide-cleavage-triggered chemosensors and their biological applications[J]. Chemical Reviews, 2013, 113(7): 5071-5109.

[62] Xu Y, Meng F, Cheng R, et al. Reduction-sensitive reversibly crosslinked biodegradable micelles for triggered release of doxorubicin[J]. Macromolecular Bioscience, 2009, 9(12): 1254-1261.

[63] Kim J O, Kabanov A V, Bronich T K. Polymer micelles with cross-linked polyanion core for delivery of a cationic drug doxorubicin[J]. J Control Release, 2009, 138(3)：197-204.

[64] Tang S, Wen P, Li K, et al. Tumor targetable and pH-sensitive polymer nanoparticles for simultaneously improve the type 2 diabetes mellitus and malignant breast cancer[J]. Bioengineered, 2022, 13(4)：9754-9765.

[65] Popovic Z, Liu W, Chauhan V P, et al. A nanoparticle size series for *in vivo* fluorescence imaging[J]. Angewandte Chemie-International Edition, 2010, 49(46)：8649-8652.

[66] Huang K, Ma H, Liu J, et al. Size-dependent localization and penetration of ultrasmall gold nanoparticles in cancer cells, multicellular spheroids, and tumors *in vivo*[J]. ACS Nano, 2012, 6(5)：4483-4493.

[67] Chauhan V P, Stylianopoulos T, Martin J D, et al. Normalization of tumour blood vessels improves the delivery of nanomedicines in a size-dependent manner[J]. Nature Nanotechnology, 2012, 7(6)：383-388.

[68] Kobayashi H, Brechbiel M. W. Dendrimer-based nanosized MRI contrast agents[J]. Current Pharmaceutical Biotechnology, 2004, 5(6)：539-549.

[69] Guo L, Wang C, Yang C, et al. Morpholino-terminated dendrimer shows enhanced tumor pH-triggered cellular uptake, prolonged circulation time, and low cytotoxicity[J]. Polymer, 2016, 84：189-197.

[70] 刘芷麟. 氧化还原响应性高分子纳米药物的设计及其抗肿瘤研究 [D]. 合肥：中国科学技术大学, 2020.

[71] Yan K, Zhang Y, Mu C, et al. Versatile nanoplatforms with enhanced photodynamic therapy: designs and applications[J]. Theranostics, 2020, 10(16): 7287.

[72] Ma B, Wang S, Liu F, et al. Self-assembled copper-amino acid nanoparticles for in situ glutathione "AND" $H_2O_2$ sequentially triggered chemodynamic therapy[J]. Journal of the American Chemical Society, 2018,

141(2): 849-857.

[73] Lin X, Chen X, Riddell I A, et al. Glutathione-scavenging poly (disulfide amide) nanoparticles for the effective delivery of Pt (Ⅳ) prodrugs and reversal of cisplatin resistance[J]. Nano Letters, 2018, 18(7): 4618-4625.

[74] Xue Y, Tian J, Xu L, et al. Ultrasensitive redox-responsive porphyrin-based polymeric nanoparticles for enhanced photodynamic therapy[J]. European Polymer Journal, 2019, 110：344-354.

[75] Repp L, Rasoulianboroujeni M, Lee H J, et al. Acyl and oligo (lactic acid) prodrugs for PEG-b-PLA and PEG-b-PCL nano-assemblies for injection[J]. Journal of Controlled Release, 2021, 330: 1004-1015.

[76] Wang R, Yang H, Khan A R, et al. Redox-responsive hyaluronic acid-based nanoparticles for targeted photodynamic therapy/chemotherapy against breast cancer[J]. J Colloid Interface Sci, 2021, 598：213-228.

[77] Wang C, Chen Q, Wang Z, et al. An enzyme-responsive polymeric superamphiphile [J]. Angewandte Chemie, 2010, 122(46): 8794-8797.

[78] Li J, Ge Z, Liu S. PEG-sheddable polyplex micelles as smart gene carriers based on MMP-cleavable peptide-linked block copolymers[J]. Chemical Communications, 2013, 49(62): 6974-6976.

[79] Wang B, Lv P, Cai H, et al. Enzyme-responsive copolymer as a theranostic prodrug for tumor *in vivo* imaging and efficient chemotherapy[J]. Journal of Biomedical Nanotechnology, 2019, 15(9)：1897-1908.

[80] Kashyap S, Singh N, Surnar B, et al. Enzyme and thermal dual responsive amphiphilic polymer core-shell nanoparticle for doxorubicin delivery to cancer cells[J]. Biomacromolecules, 2016, 17(1)：384-398.

[81] Liu F, Li M, Liu C, et al. Tumor-specific delivery and therapy by double-targeted DTX-CMCS-PEG-NGR conjugates[J]. Pharm Res, 2014, 31(2)：475-488.

[82] Lei Y, Chen S, Zeng X, et al. Angiopep-2 and cyclic RGDdual-targeting ligand modified micelles across the blood-brainbarrier for improvedanti-tumoractivity[J]. Journal of Applied Polymer Science, 2022, 139(24)：52358.

[83] 高红军. 功能协同的复合胶束作为抗肿瘤纳米药物载体的研究[D]. 天津：南开大学, 2014.

[84] Ediriwickrema A, Zhou J, Deng Y, et al. Multi-layered nanoparticles for combination gene and drug delivery to tumors[J]. Biomaterials, 2014, 35(34)：9343-9354.

[85] 张晶晶. 半导体聚合物纳米载体设计及其肿瘤基因治疗应用研究[D]. 南京：南京邮电大学, 2021.

[86] Li J, Li S, Yang S, et al. Semiconductor polymer with strong NIR-Ⅱ absorption for photoacoustic imaging and photothermal therapy[J]. ACS Applied Bio Materials, 2022, 5(5)：2224-2231.

[87] Li J, Xie C, Huang J, et al. Semiconducting polymer nanoenzymes with photothermic activity for enhanced cancer therapy[J]. Angewandte Chemie-International Edition, 2018, 57(15)：3995-3998.

[88] He T, Luo Y, Zhang Q, et al. Hyalase-mediated cascade degradation of a matrix barrier and immune cell penetration by a photothermal microneedle for efficient anticancer therapy[J]. Acs Applied Materials & Interfaces, 2021, 13(23)：26790-26799.

[89] Yi X, Xu M Y, Zhou H L, et al. Ultrasmall hyperbranched semiconducting polymer nanoparticles with different radioisotopes labeling for cancer theranostics[J]. ACS Nano, 2018, 12(9)：9142-9151.

[90] Wang W Q, Zhang X, Ni X Y, et al. Semiconducting polymer nanoparticles for NIR-Ⅱ fluorescence imaging-guided photothermal/thermodynamic combination therapy[J]. Biomaterials Science, 2022, 10(3)：846-853.

[91] 郭娜, 吕佳琦, 李云, 等. 聚合物胶束作为抗癌药物纳米递送载体的研究进展[J]. 天津科技大学学报, 2022, 4: 37.

# 第六章

# 组合型、新结构、新特性的纳米递送系统

## 第一节 概述

随着纳米技术的发展，以纳米级材料或纳米粒构建抗肿瘤药物递送载体并进行表面功能化修饰，可提高药物的体内外稳定性和生物利用度，降低毒副作用，克服传统化疗的局限性。尽管在该领域已经开展了大量工作，每年均有数以千计的有关药物递送系统（DDS）的研究被报道，但被批准用于临床癌症治疗的DDS数量仍非常稀少。除了纳米载体自身的生物安全性、体内可降解性等问题外，DDS与人体生理环境之间的复杂相互作用会显著影响药物递送与治疗效率。

随着人们对肿瘤生理学、细胞分子生物学及纳米材料学的认识不断深入，目前已能够充分整合这些前沿学科的最新理论知识并进行不断优化，开发出构建智能化、响应型纳米药物载体的新策略，以此制得的新型DDS具有更为优良的物理化学特性和生理环境适应性，无论是在循环系统、肿瘤微环境（TME）中抑或是肿瘤细胞内，均可表现出较低的毒性效应、较高的稳定性和更好的药物控释能力（Bray等，2018）。在此基础上，一些智能型DDS可识别并利用生理微环境之间存在的某些生物信号［如pH、氧化还原条件、活性氧（ROS）或酶］的差异，作为触发刺激源，以位点特异性的方式对该刺激迅速作出响应，改变自身的载体特征，实现对药物的靶向精准输送、释放，或是协助其他治疗手段发挥疗效，最大化地提升癌症治疗效果。根据纳米材料学与纳米医学的最新研究结果，纳米粒或载体的内在特性，如结构、尺寸大小、形状、表面电荷等，在决定其体外和体内生物学功能方面起着关键作用，并进一步深刻影响其载体性能的发挥。

本章将重点介绍几种正在被深入研究的智能型纳米载体，即组合型、具有新结构与新特性的载体系统，并概述它们的激活释药策略、特征改变原理及其在纳米DDS开发中的应用，主要包括核-壳结构型纳米载体、形状或尺寸可转变型纳米载体、电荷反转型纳米载体。按照基础材料的不同进行划分，核-壳结构型纳米载体主要由硅基、碳基、金属有机骨架（MOFs）或其他无机、有机材料组成。内在特性可转变型纳米载体包括形状可转变型载体、尺寸可转变型载体，以及电荷可反转型载体，这些载体均可对TME或外部

刺激实现快速、灵敏响应,改变自身形状、尺寸或表面电荷等性质,实现响应性的药物精准释放,或是增强药物的靶向蓄积与渗透能力,再或是介导其他抗肿瘤手段与化疗有效结合,从而在实质上提高癌症治疗效果。具体的触发性刺激源包括细胞内生化信号与细胞外物理化学信号,如酶、pH值、氧化还原条件、ROS、光照、温度等。

# 第二节 新型纳米递送系统的研究与应用

## 一、核-壳结构型纳米载体

纳米粒(NPs)是纳米技术在多个领域中广泛应用的物质基础,因此NPs的合成方法研究是纳米科学和纳米工程学发展的重要理论与技术支撑。当前,多级复合孔微纳米材料的相关研究受到了人们的广泛关注,这是基于其自身具有较大的比表面积、较丰富的活性位点与较低的密度等多方面的优良特征,对其功能化改性和其他理化性质的调控研究也越来越多元化。中空、核-壳(CS)以及卵黄-壳(YS)等复合孔微纳米材料就是通过结构调控来实现纳米材料的多功能性。核-壳结构型纳米载体通常由两种(或两种以上)材料/纳米粒组成,其分别构成外部壳结构与内部核心,具有高存储容量、丰富的活性位点、低密度和可调光学特性等性能。更重要的是,这种复合结构的载体为负载药物提供了更大的空间选择,外壳的存在可有效防止药物的过早泄漏,具有良好的缓释与控释效果,只要设计合理,还能充分融合内核、外壳两种载体的优点,具有非常明显的组合优势,因此在抗肿瘤药物载运方面有广泛的应用前景。

### 1.基于硅材料的核-壳结构型载体

介孔二氧化硅纳米粒(MSNs或mSiO$_2$)作为最具代表性的硅基材料,具有孔径可调、化学稳定性高、易于表面功能化、生物相容性良好等突出优点,是可用于高效药物递送的一种极有前途的纳米载体。然而,MSNs孔穴中负载的"货物"分子容易过早泄漏,这一缺陷限制了传统型MSNs在药物输送领域的应用。因此,基于生物医学的需要与其自身特性,以MSNs为内核材料构建核-壳结构型载体系统,对于实现可变智能释药、拓宽MSNs的载运应用范围具有重要意义。

Pan等开发了一种组合型智能纳米载体系统,该平台以负载多柔比星(DOX)的MSNs为核心,以负载Bcl-2 siRNA的沸石咪唑骨架-8(ZIF-8)为外壳,其中ZIF-8作为"门卫",其pH敏感性可控制DOX和siRNA的释放。流式细胞术分析结果表明,在经DOX-MSNs-COOH@ZIF-8/Bcl-2 siRNA孵育后,多药耐药肿瘤细胞的凋亡率达到88.2%,显著高于只使用DOX与siRNA的游离药物组,以及DOX-MSNs-COOH单一载药系统组

（Pan等，2018）。

许多无机材料如Au、CuS、氧化石墨烯等都能吸收近红外光并将其转化为热能，引起局部加热，从而有效地杀死肿瘤细胞，光引发热效应的治疗过程称为光热疗法（PTT）。除了通过产生热量直接杀死肿瘤细胞外，热能还可以通过热诱导的分子运动或与热敏"门卫"聚合物结合，作为药物递送的开关。但与其他无机纳米晶体相似，这类纳米粒也存在载药能力低、易聚集等问题。为了弥补上述不足，研究者尝试将光热材料与$mSiO_2$相结合。Yang等合成了立方形的Ag@$mSiO_2$蛋黄壳结构，通过电偶置换得到Au纳米笼@$mSiO_2$，再在单分散$SiO_2$纳米微球外涂上一层热响应聚合物聚$N$-异丙基丙烯酰胺（PNIPAM）作为"门卫"。在近红外辐射下，Au纳米笼产生的热量最终导致PNIPAM壳的坍塌，释放出内部负载的DOX，实现受控的PTT和化疗协同。这种设计防止了药物在体内血液循环过程中的过早泄漏，大大提高了给药效率（Yang等，2013）。Fang及其同事合成了MSNs包覆的金纳米棒（GNR），负载5-氟尿嘧啶（5-FU），并共轭光敏剂吲哚菁绿（ICG），5-FU、ICG和GNR可分别介导化疗、光动力治疗（PDT）和PTT。在MSNs涂层上连接修饰剂能够进一步改善GNR的光稳定性和负载能力，合成的GNR@$SiO_2$-5-FU-ICG实现了多模态影像指导下的PDT、PTT和化疗三模态协同治疗。激光照射下GNR@$SiO_2$-5-FU-ICG对裸鼠的肿瘤生长抑制率为100%，同样条件下GNR@$SiO_2$-5-FU和GNR@$SiO_2$-$NH_2$的抑制率分别为88.27%和69.43%（生理盐水组视为0）。该纳米系统能够完全根除肿瘤而不复发，证明了以组合型载体介导联合治疗的优越性（Fang等，2017）。

在MSNs纳米粒的孔内部进行偶氮苯功能化修饰，可构建出光触发式药物递送系统，通过在特定部位使用紫外-可见光，能够控制药物在目标处的释放（He等，2012）。Li等报道了一种近红外（NIR）激光触发的纳米载体系统，该系统由被MSNs壳包围的金纳米棒核制成，单链DNA阀则被包裹在纳米载体内。该系统表现出良好的稳定性、生物相容性、对核酸酶的抗性以及对激光开/关条件智能响应触发的"货物"分子的受控释放。在激光辐射下，这种纳米载体的阀门被打开，药物分子通过中孔释放出来；细胞内成像实验结果表明，药物的可控释放在活细胞中成功实现。Li等制备了$NaYF_4$: Tm-Yb@$NaYF_4$核-壳纳米粒，在近红外区发射紫外/蓝光，随后用$mSiO_2$涂覆UCNPs，再将"光机械"偶氮苯基团安装到介孔中，作为紫外/蓝光响应的"搅拌器"，将负载的客体分子发送到$mSiO_2$中。这种精密的设计可通过改变NIR照射的强度或时间来精确地控制DOX的释放量与部位（Li等，2013）。

近年来，具有不同药效的双药（或多药）联合应用策略在疾病治疗领域表现优异，尤其是在耐药癌症治疗方面，使用该策略实现最佳治疗效果的主要挑战在于需在不同临床表现和不同治疗时期优化药物的种类、剂量与配比（Zhang等，2010）。然而，简单的给药系统无法满足这种联合用药的要求，因为目前广泛使用的载体如单分散二氧化硅微球、卵黄壳纳米粒、中空结构纳米粒等通常具有对称的几何形状，其单一型的存储空间有限，很难用于装载多种药物。当双药（或多药）被装载在一个存储空间时，则无法对每种药物的释放进行单独控制。因此，研制具有独立存储空间的非对称多室药物载体十分必要。一些纳米粒（如MSNs）具有独特的化学组成、表面性质和功能，尤其是具有非对称的几何结构，与传统的对称混合材料相比，这种结构不对称材料更适合在单粒子水平上进行多组分共轭、加载或智能递送系统的设计（Fan等，2013）。由几何不对称性纳米粒构建的核-壳复合载体可使各组分独立发挥功能而不相互干扰或影响，这一特性使其成为真正的"多功能实体"，非常适于双药（或多药）的有效负载与递送（Liu等，2015）。

Li等首次开发了一种新颖的各向异性生长策略，用于制备Janus结构双室多功能UCNP@SiO$_2$@mSiO$_2$&PMO（PMO为周期性介孔有机硅）纳米复合材料。从核-壳-壳结构的UCNP@SiO$_2$@mSiO$_2$纳米球开始，PMO单晶纳米立方体可在初始纳米球侧面岛形核以各向异性方式生长，形成独特的Janus形貌。所制备的复合材料不仅在形态上而且在孔径和疏水/亲水性上也是不对称的，这对于多客体（药物分子）共负载是非常重要的。使用化学性质不同的硅源、形成不同的介观结构是制成不对称复合材料的两个关键因素。根据介孔入口开关的具体设计，使用双室-Janus介孔SiO$_2$纳米复合材料进行双药物共载和可控释放，可实现高效杀伤癌细胞（Li等，2014）。

Adhikari等报道了一种新的裸MSNs修饰方法，由该法制得的载体可有效抑制药物突释（Adhikari等，2018）。这项工作的主要目标是将MOFs与MSNs结合，制成纳米复合材料，构建出混合型核-壳递送系统，以防止药物从MSNs中过早释放。首先将DOX封装在MSNs内，在水性介质中通过原位室温反应使MSNs@DOX与两种生物相容的MOFs即Fe-BTC和Zn-BTC组合并形成核-壳复合物。使用两种外部触发剂来引导药物从MSNs和复合系统中释放，其中pH触发释放分别在4、6和7.4三种pH值条件下进行，结果显示MSNs在所有pH条件下均可在2～3小时内释放药物，而复合系统可以控制释放，释药时间超过4天。结果还证明，当新开发的DDS与人工膜如脂质体接触时，药物释放会持续很长时间（＞4天）。使用HeLa细胞与小鼠胚胎成纤维细胞（NIH3T3）评估了这些载体材料的生物相容性，结果显示与早期报道相比，该DDS具有高度的生物相容性，此外，细胞摄取实验结果表明，复合物系统可被快速摄取，且没有造成任何形态学损伤。

### 2. 基于碳材料的核-壳结构型载体

碳纳米材料（CNMs）主要包括碳纳米管（CNTs）、碳纳米角（CNHs）、石墨烯（GOs）、金刚石、碳量子点（CQDs或CDs）和多羟基富勒烯（PHFs）等，因具有独特的物理性质和表面化学特性，这些CNMs在生物医学领域被深入研究并得到了广泛应用。尤其是一些CNMs由于优异的表面碳结构（sp$^2$）和内在疏水性，被用作多种抗癌生物活性物质（包括化疗药物、基因药物和siRNAs等）的运输载体（Bernabeu等，2017）。负载药物的CNMs可在体内通过EPR效应在TME中选择性蓄积，此外，CNMs的表面还能与特定的靶向配体结合，即化学修饰，使其"主动靶向"肿瘤细胞上的过表达特异性受体，从而高效递送负载的药物或基因。共价修饰包括在其表面赋予羟基、羧基或氨基，这些基团可进一步与保护性长链聚合物聚乙二醇（PEG）结合，而非共价修饰主要是在CNMs上装载两亲性分子或基团。由于独特的表面和内部结构，许多CNMs还可用于荧光探针、癌症诊断或成像模式开发，这有助于在癌细胞或实体瘤增殖、扩散的早期阶段对其进行定位和检测，此外，一些CNMs本身还是性能优良的光敏剂。

Chen及其同事报道了一种可用于药物封装和发光成像并高效介导化疗的纳米粒（PLNP）-MOFs衍生型介孔碳（MC）核-壳纳米复合材料（PLMC），该材料合成方法简单，其直径小于100nm，具有可控中孔尺寸与近红外持续发光能力，是一种很有开发前景的可跟踪式药物递送载体（Chen等，2020）。在该材料表面进一步包覆巨噬细胞膜仿生涂层后，其具备了更长的体内循环寿命和增强的肿瘤靶向能力（MPLMC）。负载紫杉醇（PTX）后得到纳米载药系统MPLMC-PTX，对其体内抑瘤效果与毒性进行考察。肿瘤生长曲线结果表明，在给予MPLMC-PTX和PLMC-PTX的组中，肿瘤生长均被显著抑制，且MPLMC-PTX比PLMC-PTX表现出更强的抑瘤效果，证实了PTX的疗效和MPLMC的优越肿瘤蓄积性。苏木精-伊红（H&E）染色实验结果证实在肿瘤组织中注射后，MPLMC-PTX可显著诱导坏死反应，且在分别静脉注射MPLMC、PLMC和PBS后，在来自健康小鼠的主要器官染色实验结果中均没有发现损伤迹象。这些结果表明MPLMC是一种很有前途的体内给药载体，该载体的开发策略将为设计具有持续发光和高负载能力的集成纳米系统开辟新的方向，成为个体化治疗应用的有力工具。

Wang及其同事设计合成了一种多功能纳米复合载体，即$Ag@Fe_3O_4@C$核-壳-壳型纳米粒，其尺寸均匀、结构规整，对DOX具有高负载量，可用于FL/MR成像引导的癌症增强型PTT（Wang等，2014）。在这种核-壳-壳结构中，Ag核可以增强光热能力；$Fe_3O_4$内壳在磁共振成像中提供T2对比度；碳外壳易于修饰，且富含表面官能团，具有良好的亲水性，也可用作光热转换剂。用PEG共价包覆纳米粒后，得到的$Ag@Fe_3O_4@$C-PEG载体在生理溶液中表现出高溶解性和良好的生物相容性；叶酸（FA）修饰可提高复合载体的体内外靶向作用；负载DOX后得到复合载药系统$Ag@Fe_3O_4@$C-PEG-FA/DOX，该系统可介导化疗-PTT协同治疗，其化学性质还能被用于FL/MR成像以分析纳米粒在活体中的分布。进一步考察了复合载药系统的体内外治疗效果，结果证明该系统具有优异的生物相容性、药物靶向作用和刺激响应性释药能力，它们对肿瘤区域的T2增强磁共振成像和DOX荧光成像具有多模态特异性，并通过协同PTT的方式显著提高了对肿瘤增殖的抑制效果，并且在治疗组和对照组动物中均未观察到明显的毒副作用。因此，$Ag@Fe_3O_4@$C-PEG-FA纳米粒是多模式成像和化疗-PTT协同治疗的理想纳米平台。

Chen 等制备了一种新型的核-壳-壳结构纳米粒，其由上转换（UC）核（NaYF₄: Yb，Tm@NaYF₄）、竹红菌素 A（HA）/碳点（C-Dots）包覆的 SiO₂ 内壳和介孔 SiO₂ 外壳组成，并以该纳米粒为平台介导成像、PDT、PTT 和化疗协同以增强抗肿瘤效果（Chen 等，2017）。首先制备出光不稳定的邻硝基苄基衍生物接头（NB 接头）作为敏感性的"控制阀"，将 DOX 包封在介孔中，在 980nm 激光照射下，紫外发射可诱导 NB 接头的键断裂，引起药物释放。以可见光照射能刺激 HA 产生单重态氧，掺入的 C-Dots 也可吸收这些光并放出热量。由于肿瘤细胞上乳糖酸（LA）受体过量表达，以乳糖酸进行修饰可进一步增强载体的特异靶向性。此外，450～480nm 的可见光发射可以激活 HA 产生活性氧（ROS）以实现 PDT。将 UCNPs@SiO₂-C3/HA3@mSiO₂-DOX@NB2 纳米系统暴露于 NIR 光照射，体外释放试验结果显示，在黑暗条件下，该系统仅释放少量药物 [低于（19.2±0.15）%]，而在光照射下释放量明显增加，达到最大释药量需要 4.5h，总释药率超过（54.8±0.21）%。在光照射下，紫外辐射可以诱导 NB 连接体发生光降解，使 DOX 释放，而无光照条件下，NB 连接体仍作为"门控"在外层将 DOX 包封在孔中。用 MTT 法测定与不同纳米样品共孵育后的 HePG2 细胞的存活率，其中 LA-UCNPs@SiO₂-C3/HA3、LA-UCNPs@SiO₂-C3/HA3@mSiO₂-DOX@NB2 均显示了可忽略的细胞毒性，在浓度增大到 500g/ml 时，其细胞存活力仍保持在（88.89±2.05）% 以上，表明该纳米复合材料具有良好的生物安全性。在 980nm 激光照射 20 分钟后，LA-UCNPs@SiO₂-C3/HA3 的细胞存活力下降至（72.26±1.32）%，这是由于产生了 ROS 和光热（来源于 HA 和 C-Dots）。LA-UCNPs@SiO₂-C3/HA3@mSiO₂-DOX@NB2 能进一步诱导细胞存活力降低约（25.26±1.32）%，这是细胞内 DOX 释放、ROS 生成和近红外条件下产生光热共同作用的结果，且随着照射时间延长，细胞毒性显著增强。这种可控的光照依赖性细胞毒性效应使得 UCNPs@SiO₂-C3/HA3@mSiO₂-DOX@NB2 载药系统在抗癌治疗中具有极大的应用潜力。

碳基量子点主要分为石墨烯量子点（GQDs）和碳量子点（CDs），作为一种粒径小于 10nm 的新型 CNMs，其具有可调节发射波，被认为是纳米生物技术领域的高效荧光标记材料。目前已证实 CDs 在光学亮度、光稳定性和水溶性等方面优于传统的有机染料，并且在材料毒性、生态友好性和低成本方面优于半导体量子点。由于具有较好的生物相容性，SiO₂ 微球被认为是最有前途的载体系统之一（Gong 等，2016）。Mehdi 等制备了新型核-壳结构的 SiO₂ 微球，该载体可在释放药物后自行分解，将紫杉醇负载至 SiO₂ 核心中，载药量约为 16.95%（Mehdi 等，2018）。为了实现合成材料的荧光性质，将生物相容的光致发光碳点插入到 PTX-SiO₂ 核周围的 SiO₂ 壳中，所得核-壳型纳米粒（PTX-SiO₂@CDs-SiO₂）的平均粒径约为 100nm，显示出了较高的荧光特性，在 365nm 紫外光下进行的光照实验也证实了样品的光致发光性。PTX-SiO₂@CDs-SiO₂ NPs 具有高度水溶性，能以 pH 敏感方式持续释放药物。使用 PTX-SiO₂@CDs-SiO₂ NPs 孵育 A549 细胞系，显示出了高细胞摄取效率。$SiO_2$核的生物可降解性与PTX-$SiO_2$@CDs-$SiO_2$ NPs的高生物相容性有助于药物缓释，同时使该载体在通过肾脏系统发挥功能后易于体内排泄，这些性质使得其成为可用于抗癌药物递送和细胞生物成像的有前途的纳米载体。

### 3. 基于MOFs的核-壳结构型载体

MOFs是由金属离子和有机配体配位形成的杂化型纳米结构物，通常具有高度有序和可调的多孔结构，赋予了其较大的吸附表面积和负载容量。由于其高载药量、易于功能化、良好的生物可降解性和生物相容性等一系列优点，MOFs材料近年来被广泛用于药物输送研究（Tan等，2015）。其中，沸石咪唑骨架-8（ZIF-8）具有较大的孔穴和典型的方钠石（SOD）型结构，还有明显的酸敏感特性，因此显示出优异的药物负载和pH响应性释药性能，是最常用的智能型MOFs材料，并能与其他纳米材料组合制成复合型药物载体。

Li及其同事通过整合$NaYF_4$: $Yb^{3+}$, $Er^{3+}$NPs（UCNPs）的优势，以UCNPs和FA修饰的ZIF-8作为靶向配体，构建了一种多功能上转换纳米MOFs药物载体（UCNP@ZIF-8/FA），该载体具有靶向细胞成像和pH响应性药物释放能力（Li等，2018）。将抗肿瘤药物5-氟尿嘧啶（5-FU）负载于该载体中，在37℃的假生理pH培养基（PBS，pH 7.4）和溶酶体pH培养基（pH 5.5）中分别测试5-FU的体外释放。结果显示，在pH 7.4条件下，UCNP@ZIF-8/FA载体在12h和24h后分别释放了35%和41.5%的5-FU；而在pH 5.5条件下，由于ZIF-8壳层在酸性环境中分解，5-FU的释放量分别为71%和82%。此外，由于FA受体介导的内吞作用，负载5-FU的UCNP@ZIF-8/FA载体对HeLa细胞表现出极大的细胞毒性。

He等报道了一种用于药物递送的多功能$Fe_3O_4$@Carbon@ZIF-8（FCZ）杂化纳米载体。由于ZIF-8的包封和FCZ纳米粒与DOX之间的氢键作用，该载体对DOX显示出极强的负载能力，同时还具有优异的pH响应性释药特征。实验结果表明，在酸性（pH 5.5）条件下释放的DOX量远高于生理条件下（pH 7.4），在pH 5.5下释放更快，累计释药率达94.7%，而在中性条件下仅释放37.7%。此外，嵌入在多孔碳壳中的碳点和$Fe_3O_4$纳米晶可以分别作为细胞内荧光成像和T2加权磁共振成像（MRI）的造影剂发挥作用（He等，2015）。

过氧化氢（$H_2O_2$）是组织缺血/再灌注期间产生的最丰富的ROS分子之一，通常会诱导炎症并引发细胞凋亡，导致组织的氧化损伤。因此，以内源性$H_2O_2$作为靶标开发出的诊断/治疗剂在癌症治疗中具有巨大的应用潜力。Liu等制备了一种基于NCPs的可用于药物递送的$H_2O_2$响应系统，该系统构建过程如下：以经牛血清白蛋白稳定后的$MnO_2$ NP（BM）为核，使用由Hf离子和顺铂前药 c,c,t- (diamminedichlorodisuccinato) Pt（Ⅳ）(DSCP) 组成的NCPs壳对其进行包覆，再用PEG进行表面修饰，制得粒径约为160nm的BM@NCPs（DSP）-PEG NPs。该纳米粒可用于Hf离子的放射治疗，也可在还原环境中响应性释放顺铂，以进行化学治疗。该研究表明，这些NPs中的$MnO_2$核心可使癌细胞中的内源性$H_2O_2$分解而原位产生$O_2$，虽然将这些纳米粒添加至$H_2O_2$溶液中会引发其降解产生$O_2$，但在未加入纳米粒的条件下，$H_2O_2$溶液可保持高度稳定，几乎没有自发分解。此外，没有$MnO_2$核心的NPs也不能诱导$O_2$产生。$H_2O_2$分解生成的$O_2$有助于克服缺氧相关的放射抗性，而$MnO_2$分解还可用于增强体内肿瘤MR成像时的T1对比度。因此，这种可生物降解的治疗-诊断一体化系统在介导体内化学-放射联合治疗方面具有极大功效（Liu等，2020）。

磁性纳米粒，如$Fe_3O_4$纳米粒或其他形式的铁氧体和掺杂$Gd^{3+}$、$Mn^{2+}$等的颗粒，在用于磁性靶向给药和介导体内MRI方面具有极大的优势（Sahoo等，2014）。然而，纯$Fe_3O_4$或其他氧化铁纳米粒通常具有很强的聚集趋势，且在长时间的内部循环中不稳定，限制了其在生物医学领域的应用。因此，目前对磁性纳米粒的研究大多集中在它们与$mSiO_2$的组合上，将二者合用可制成多功能纳米复合材料，这种材料既具有可用于MRI的磁性，又具有可用于载药和递送的介孔结构。Kim等将$Fe_3O_4$纳米粒离散封装在单分散$mSiO_2$中，得到直径约为40～90nm的$Fe_3O_4$@$mSiO_2$核-壳纳米粒，研究结果证明该粒子是较理想的T2 MR造影剂（Kim等，2008）。Chen等将$SiO_2$和$mSiO_2$先后涂覆在功能性磁芯上，再选择性地蚀刻致密的$SiO_2$层，得到具有介孔壳、大空洞的椭圆形蛋黄壳结构复合材料。一系列实验结果表明，该材料具有良好的生物相容性，且对化疗药物具有高负载率和磁性靶向递送能力（Chen等，2010）。

Yang等制备了一种智能磁性MOFs纳米复合材料，用于糖蛋白的pH响应性释放。首先使用一层聚乙烯吡咯烷酮（PVP）和聚醚酰亚胺（PEI）修饰$Fe_3O_4$纳米粒，再加入$Fe^{3+}$和有机配体1,4-亚苯基双硼酸（PBA），即制得复合材料$Fe_3O_4$@PVP-PEI@MOFs-PBA，其中PBA也是MOFs壳中的功能分子。由于这种独特的外壳结构，复合材料在中等pH条件下可选择性地捕获和释放糖蛋白，即在pH 7条件下捕获，在pH9条件下释放。PBA中硼原子上的电子密度受到铁离子配位电子损失的影响，从而改变了PBA的p$K_a$。这种纳米复合材料显示了可将糖蛋白高效分离与响应性释放的巨大潜力（Yang等，2017）。

Zhu等以$Fe^{3+}$和2-氨基-对苯二甲酸为金属离子和配体，使用微波辐射法制备了$Fe_3O_4$-$NH_2$@MIL-101(Fe)-$NH_2$核-壳磁性纳米粒，并连接上聚吡咯（PPy），该纳米粒粒径范围为140～330nm。以$Fe_3O_4$-$NH_2$@MIL-101(Fe)-$NH_2$为载体，其对DOX的负载率高达36.02%，这可能是由于MIL-101(Fe)壳的高孔隙率、DOX与壳层中羧酸基团之间的静电相互作用以及Fe原子与DOX生成的配位键。该磁性载体具有优异的磁响应性能，对DOX的释放可通过调节pH来改变。在pH 7.4的模拟体液中仅有部分药物缓慢释放，而由于MIL-101(Fe)-$NH_2$可在酸性条件下分解，因此在模拟肿瘤细胞微环境的条件下（pH 6.5），在8h内的释药量达到53.9%。此外，PPy核可以用作有机光热转换剂以提高治疗效果（Zhu等，2016）。

Wang等还制备了核-壳结构型PB@MIL-100（Fe）双MOFs（d-MOFs）纳米载体，该载体的内部PB MOFs和外部MIL-100（Fe）MOFs使其可用作荧光成像和T1-T2双模式MRI造影剂。该d-MOFs载体对疏水性抗癌药物青蒿素（ART）的负载量达848.4mg/g。在肿瘤细胞的低pH溶酶体环境中，MIL-100（Fe）MOFs可发生降解，从而使ART被响应性释放。内部PB MOFs在近红外区的强吸收使该载体可有效介导PTT，在双模态成像的指导下，使用载药d-MOFs在荷瘤动物模型中进行体内PTT和化疗，产生了有效的肿瘤消融效果（Wang等，2016）。

Zhou等使用具有氧化还原反应特性的含硒聚合物和具有pH敏感性的ZIF-8制备了一种纳米复合材料（P@ZIF-8），用作双刺激响应型药物释放系统。在这种复合材料中，含硒聚合物和ZIF-8分别作为内核和外壳，在氧化还原剂和pH刺激的条件下，负载DOX的复合材料在体外表现出双刺激响应释药能力。在pH 7.4条件下，向释放介质中添加高浓度谷胱甘肽（GSH），DOX的释放被明显抑制，由于ZIF-8壳的阻隔作用，24小时内的释药率仅有21.1%；而在pH 5.0条件下，释药率达81.2%；在pH 4.2条件下，释药率可达100%，这些结果表明ZIF-8壳层对pH响应性释药是有效的"看守"。在释放介质中添加$H_2O_2$或较低浓度的氧化还原剂，也观察到了类似的释放趋势。在未加入氧化还原剂时，48小时后在pH 7.4条件下DOX的释放量仅为5.1%，在pH 5.0条件下仅为1.6%，在pH 4.2条件下为14.5%。以上结果证明该复合载体在PBS介质中稳定，是pH和氧化还原剂的协同作用触发了DOX的高效释放（Zhou等，2017）。

### 4.基于其他材料的核-壳结构型载体

胶束是由两亲分子的浓度超过临界胶束浓度（CMC）所形成的自组装结构物，其核-壳结构由疏水和亲水相互作用产生的热力学平衡来维持。纳米胶束系统的pH敏感外壳有利于肿瘤酸性pH环境中的药物响应性释放。Xiong等开发了一种用于在癌细胞中递送DOX的pH/氧化还原敏感性胶束，该纳米系统由聚（ε-己内酯）-β-聚[甲基丙烯酸2-（二甲氨基）乙酯]的两亲共聚物（PCL-β-PDMAEMA）制成，将DOX负载在疏水的PCL区域，金纳米粒装载在亲水性PDMAEMA区域。在肿瘤靶位的低pH条件下，PDMAEMA部分经历质子化，导致外壳膨胀破裂，从而释放药物。类似地，二硫键在响应GSH时发生断裂，引起胶束壳降解并释放药物和显像剂金纳米粒（Xiong等，2018）。Yang等使用甲氧基聚乙二醇和聚[2-（二丁氨基）乙胺-L-谷氨酸盐]共聚物（mPEG-SS-PNLG）之间的二硫化物接头，开发出一种氧化还原/pH双重刺激响应的纳米多肽胶束系统，以其作为载体负载DOX用于治疗肝癌。观察到在pH 7.4条件下DOX的释放速率低，而在pH 5.0和较高的氧化还原条件下释放速率显著加快。与游离DOX治疗组相比，载药的DOX-mPEG-SS-PNLG胶束系统显示出更好的靶向给药效果，以及更强的体内抗

HepG2肝癌模型活性（Yang等，2016）。Dai等报道了一种由三嵌段共聚物自组装并由PEG修饰的胶束载体，该胶束由pH响应性水化核心、二硫交联夹层和PEG连接链组成（Dai等，2011）。其中水化核心在中性pH条件下不易膨胀，交联夹层与PEG链使胶束稳定，可减少载体与生物成分的非特异性相互作用，在血液循环过程中避免了药物泄漏。被细胞内化摄取后，在低pH条件下，胶束通过溶胀水化核心并裂解内小体或溶酶体中交联的二硫键层而解体，使负载药物得到爆裂式集中释放。

Liu等制备了一种肿瘤相关刺激激活型纳米凝胶（aNG），用于细胞毒性核糖核酸酶a（RNase a）与多西环素（DOC）的共递送（Liu等，2018）。以aNG（约100nm）为基础材料，首先将RNase a包裹在还原响应型单蛋白基纳米胶囊中，形成粒径小于10nm的R-rNC，再以丙烯酰胺、阳离子单体 $N$-（3-氨基丙基）甲基丙烯酰胺、叠氮修饰单体（AAm-N$_3$）和酸可裂解型甘油二甲基丙烯酸酯（GDA）作为交联剂形成聚合芯，负载R-rNC和DOC。所得聚合物的核心被二苯并环辛烷修饰的透明质酸（DBCO-HA）屏蔽，与AAm-N$_3$的叠氮基团结合，以提高aNG的循环和靶向能力。aNG可主动靶向肿瘤组织并向深部扩散，在酸性条件下还能直接裂解，释放出DOC和R-rNC，二者对肿瘤细胞均有较好的杀灭效果。小分子的R-rNC表面带正电荷，易被肿瘤细胞吸收，在被降解后释放RNase a，而DOC则通过抑制线粒体的能量供应发挥抑瘤作用（Wang等，2014）。

Wu等制备了一种由壳聚糖/透明质酸（HA）组成的GSH/Hyals/pH响应性NPs（NX@Cs-SNX/cHA），用于在细胞内有效释放SNX2112（乳腺癌细胞中热休蛋白90的抑制剂）。以hA为壳，通过二硫键与壳聚糖核结合，带负电荷的HA可延长NPs在血液系统的循环时间，并能与CD44受体特异性结合，提高对乳腺癌细胞的靶向性。该NPs具有良好的血流稳定性和细胞内环境敏感性。当NX@Cs-SNX/cHA进入肿瘤细胞后，HA被透明质酸酶（Hyals）降解，二硫键被GSH的还原作用破坏，暴露出具有pH不稳定性的核心，有利于SNX2112在酸性环境（pH≈5.0）中的释放和从内体/溶酶体中的逃逸。在模拟肿瘤细胞内环境的条件下，NX@Cs-SNX/cHA在72h内释放了约84%的有效载荷，而在pH 7.4条件下仅释放了28%（Wu等，2018）。

Zhang等以牛血清白蛋白为外壳，以交联聚电解质 $N$-赖氨酸-$N'$-琥珀酰壳聚糖和聚（$N$-异丙基丙烯酰胺）为内核构建了纳米粒系统，并设计出一种膨胀-收缩可逆策略来实现纳米粒在细胞内的递送和肿瘤穿透（Zhang等，2017）。在中性的血流环境中，该纳米粒略带负电荷的表面和致密的核心结构可成功保持自身的稳定性，进入肿瘤细胞后，壳聚糖的氨基基团在内溶酶体中迅速质子化，并在带正电荷的核心中产生静电排斥，导致颗粒膨胀、内体逃逸，并触发药物释放。有趣的是，逃逸的纳米粒可以再次收缩回初始状态，并且能进一步从已被杀死的肿瘤细胞中释放出来，这种特性类似于病毒。因此，这种结构有序的纳米粒可以逐层杀死肿瘤细胞，并不断深入到整个肿瘤组织以"循环往复"的方式发挥作用，具有非常强大的抗肿瘤作用。

## 二、形状、尺寸可转变型纳米载体

为了将纳米粒被动输送到肿瘤靶部位，EPR效应是最常用的策略，由于肿瘤细胞的快速增殖和异常的肿瘤血管系统，该策略仅在肿瘤中具有特异性。然而，越来越多的研究发现，仅将纳米系统输送到靶部位是远远不够的，蓄积和渗透等问题在很大程度上仍会影响肿瘤内药物递释的效果。因此，科学家们试图开发在肿瘤组织中具有良好蓄积和渗透能力的纳米制剂，以实现原位药物浓度的最大化利用（Wu等，2018）。目前，在所有的可用策略中，设计形状、尺寸可转变型纳米粒是最直观和可控的方法。本节对这些诱导转变策略进行了系统讨论，按照不同的内外部刺激进行划分，如酶、pH、氧化还原条件、光、温度等。

### （一）形状可转变型纳米载体

纳米递送系统在肿瘤治疗中面对的最具挑战性的问题包括：体内循环时间短、缺乏靶向性、细胞摄取率低以及药物在肿瘤部位的蓄积效果差等。通常，传统的具有固定形状的纳米粒仅能满足其中一个或两个功能要求，很难做到对各种要求的兼顾，例如，延长纳米粒的循环时间，则可能会削弱其细胞摄取能力。因此，常规纳米载体不能满足高效靶向递送所需的所有特性。近年来，形状可变型纳米粒在诸多科学领域受到了大量关注，并在体外和体内抗肿瘤研究中展现出极大的优势。这些新型纳米粒有望解决上述问题，通过利用形状可变换策略以精细化的方式执行药物递释功能（Liu等，2012）。为了最大限度地发挥此类纳米粒的优势，研究者们利用不同的转化机制开发了一系列形状可变的纳米系统，如阻止基团裂解的亲水-疏水比率变化，或由内、外部刺激诱导的构象转化等，形状改变过程中涉及的化学键力包括疏水相互作用、氢键、β折叠和芳香基团之间的π-π堆积力等（Setyawati等，2017）。

#### 1.酶诱导的形状转变

在生物体中，几乎所有的生理过程都需要酶的参与。因此，酶响应性材料因其广泛的适用性与良好的生物相容性而被应用于肿瘤治疗。此外，癌细胞的恶性增殖和转移特性使多种酶在肿瘤部位的表达被上调，包括基质金属蛋白酶（MMPs）、蛋白激酶A（PKA）、弗林蛋白酶（Furin）、Caspase成纤维细胞活化蛋白-α（FAP-α）和碱性磷酸酶等（Carnovale等，2016）。因此，酶响应性载药系统可在肿瘤组织中实现特异性递送。除了在肿瘤部位表达量上调的酶以外，在某些情况下，触发点击反应的酶在肿瘤中会不表达或低表达，对这些酶类可将其与纳米载体一起运输。Hu等制备了表面以透明质酸（HA）修饰的纳米凝胶壳，用于共同递送谷氨酰胺转氨酶（TG）（Hu等，2016）。纳米凝胶壳结构破裂后进入靶位并释放大量TG，催化赖氨酸的游离氨基与谷氨酰胺的酰基之间形成异肽键，其在肿瘤靶点的滞留时间长达72小时，表现出持久抑瘤的优异性能。

MMPs是锌依赖性内肽酶家族的成员，通常参与细胞外基质（ECM）的重塑和消化，它们在多种肿瘤中均过度表达，可促进肿瘤细胞侵袭和转移。Tanaka等报道了一项研究，使用MMPs作为触发器来设计形状可变的纳米凝胶系统，该系统由N-棕榈酰GGGHGPLGLARK（ER-C16）组成，凝胶可在MMPs-7的作用下转变成纤维，而其尾部中额外的阳离子残基Arg-Lys（RK）防止了在酶缺失位点不准确地形成纤维。除了在靶点释放药物来杀死癌细胞，转化后的纳米纤维还能通过增加压力的方式直接诱导细胞死亡（Tanaka等，2015）。Kalafatovic等使用对MMP-9敏感的PhAc-FFAGLDD开发了一种载药系统，该系统中的亲水成分在肿瘤部位发生裂解，诱导分子重排，形成大量具有片层构象的纤维，使自身经历了从胶束到纤维的形态转变。转化后的纳米纤维表现出更强的靶向癌细胞和持续释药能力，而且其细胞毒性较低。更为有趣的是，与传统疗法相比，使用这种形状可变的纳米粒系统很少受到肿瘤耐药性的阻碍（Kalafatovic等，2014）。

与需要修饰其他官能团才能发生聚集的点击反应不同，酶诱导的自组装纳米载体充分利用了自身特性，这种载体通常由两亲性嵌段共聚物组成，在化学性质或物理性质发生改变后，会通过发生特定反应导致结构变化或形态转变（Sundararaman等，2008）。Ku等设计了包含4种不同癌症相关酶底物的肽段共聚物两亲系统：蛋白激酶a（PKA）、蛋白磷酸酶-1（PP1）、MMP-2和MMP-9。PKA的磷酸化可使该系统的水动力直径增加50倍，同时出现非晶态结构的改变，连续经PP1处理去磷酸化后，聚合反应被逆转，为酶的尺寸转换策略提供了可行性（Ku等，2011）。碱性磷酸酶（ALPs）是另一种可用于指导纳米纤维自组装的酶，研究发现ALPs在细胞膜上高表达或在一些癌细胞中大量分泌，且具有响应性剪切磷酸基团的能力。

传统化疗药物非特异性杀伤肿瘤相关成纤维细胞，导致肿瘤细胞和成纤维细胞的酯酶表达水平不同。利用这一性质，Yang等设计了一种形状转换型纳米系统$C_{10}H_7CH_2C(O)$-phe-phe-$NHCH_2CH_2OCOCH_2CH_2COOH$，在对肿瘤中的高酯酶水平作出反应后，该系统中的亲水性酸被消除，这增加了β折叠和疏水相互作用，并将水凝胶转化为纳米纤维，最终通过增加胞内压力杀死癌细胞。因此，该系统在肿瘤细胞和相关成纤维细胞之间实现了更高的选择性，同时还能有效降低肿瘤细胞耐药性（Yang等，2007）。

### 2.光致形状转变

近年来，光响应策略由于其非侵入性、精确性、可遥控操作和便捷性等优点而受到越来越多的关注。通常，这种疗法中使用的光敏材料含有光敏基团，如邻硝基、重氮或叠氮基团、丙烯酸基团等，这些基团在紫外-可见（UV-Vis）光下可发生可逆的结构变化（Zhao等，2019）。具有光响应性且可改变自身形状的纳米粒可用于PDT和PTT，在肿瘤治疗中具有巨大的应用潜力（Xu等，2017）。Zhao等结合了光响应和形状转换的优点，设计了一种基于$BF_2$-氮杂二吡咯亚甲基（aza-BODIPY）染料的纳米药物。基于氮杂硼二吡咯纳米聚集体的固有光热特性，通过升高温度可使处于热力学稳定状态的丝状聚集体转变为亚稳态球形纳米粒，从而将聚集体的体内循环时间延长了7.6倍（Zhao等，2018）。此外，在NIR光的刺激下，纳米纤维可以在不添加其他基团或化合物的情况下快速转化为更小的纳米粒，进而渗透到更深的肿瘤部位。Zhou及其同事设计了一种薄膜包衣的纳米系统IP@NPs@M，它兼具形状可变和光响应性质。光敏剂在特定波长的激光照射下释放ROS，诱导胆红素的亲水特性发生变化，使纳米粒从球形转变为纤维状，大大提高其在了肿瘤部位的滞留率。基于纳米材料形状改变的特性，结合化疗、PDT、PTT和免疫疗法的组合治疗策略已经取得了巨大成功，显示出对肿瘤增殖与转移的高抑制率（Zhou等，2019）。

### 3. 氧化还原诱导的形状转变

由于具有高增殖特性，肿瘤组织和细胞表现出升高的氧化应激能力，导致肿瘤微环境中的氧化还原水平显著高于正常组织，同时产生大量的ROS，例如，肿瘤细胞内GSH水平升高是为了增强抗氧化应激能力，以及调节细胞分化、增殖和凋亡。研究资料显示，肿瘤区域特别是癌细胞内GSH的浓度高达$2 \sim 10mmol/L$，而正常组织中的浓度仅为$2 \sim 20\mu mol/L$（Liu等，2016）。二硫键是对高浓度GSH非常敏感的典型化学基团，可被还原为巯基，因而广泛用于氧化还原环境下的响应性药物递送。GSH作为体内重要的抗氧剂和自由基清除剂，不仅能破坏二硫键，还能降低其他氧化态物质的含量（Yuan等，2018）。Gao等开发了一种氧化还原响应的形状转换策略，以增加宫颈癌中的细胞凋亡。设计了一种纳米环肽（$N$-乙酰化CRRRRFΦECΔDPPLHSpTA-CONH$_2$），其两个侧翼的半胱氨酸残基形成可裂解的二硫键作为还原性触发物。当高浓度的GSH在肿瘤部位断裂二硫键时，环肽转化为线性肽，并加速了大量氢键的形成，使自身自组装成纳米纤维（Gao等，2017）。实验结果表明，氧化还原诱导的形状转变使纳米环肽的最终抑瘤效率高达80.2%，且无严重副作用。

Guo等设计了一种由PEG-二硫代二乙醇酸（TGA）-NapFFKY组成的氧化还原反应性胶束递药系统（Guo等，2019）。在高浓度GSH环境下，该胶束结构中的二硫键断裂，导致其亲/疏水比降低，进而使疏水相互作用和氢键数量增加，促进了β-薄片的形成，以及纳米粒向纳米纤维的形状转变。与游离DOX组相比，载DOX胶束组对正常细胞的毒性更低，而其诱导肿瘤细胞的凋亡率是前者的2.4倍，表明自组装纳米纤维对化疗具有协同作用。此外，这种形状转换系统允许DOX用于全身给药，解决了纳米纤维静脉给药时溶解度差的问题，并提高了药物的有效浓度。

### 4. pH触发的形状转变

由于肿瘤细胞的快速增殖，TME呈微酸性，一些细胞质或细胞器如核内体、溶酶体在被内化后pH值更低，约为5.0～5.5，而人体血液和正常组织的pH值一般维持在7.4左右。与酶诱导的粒子聚集不同，pH引发的反应具有反应快、超敏感的特点，经过修饰的pH敏感型纳米载体能够快速聚集并延长在肿瘤中的滞留时间，这是由沉积驱动的摄取增加和细胞外流出减少所致。pH响应性材料通常是两性离子化合物，如水解敏感的柠檬酸酰胺等（Wang等，2015）。局部酸性可触发纳米载体的质子化，导致结构发生不稳定性变化或膨胀，从而引起药物集中释放。因此，可以利用肿瘤和溶酶体酸性微环境的触发能力来设计pH响应型药物载体。

近年来，研究人员开发了多种可响应pH条件的形状转变型纳米系统。例如，含有酸性或碱性氨基酸残基的天然蛋白质是构建pH敏感型纳米系统的优良基础材料（Yang等，2017）。Li等使用血红蛋白制备了一种具有高生物安全性的pH敏感型纳米载体，用于负载近红外染料IR780（Hb-IR780）（Li等，2018）。动态光散射（DLS）实验结果表明，Hb-IR780在pH 7.4条件下以单一蛋白的形式很好地分散，而在pH 6.5条件下则发生严重聚集，显著改变了自身形状。

肽的二级结构对于肽基纳米粒几何形状的转变至关重要，而氨基酸的质子化可以有效地影响分子间作用力，如氢键、电排斥和疏水相互作用，这些作用力会引起蛋白质二级结构的变化（Ju等，2016）。Yang等构建了肽模块化BP-KLVFF-（His$_6$）-PEG载体，作为肿瘤区域中用于归巢治疗的非侵入性植入物。肽His$_6$在酸性条件的质子化反应增强了缀合物的亲水性，为载体实现肽KLVFF的氢键键合创造了合适的条件。该载体能有效负载DOX与荧光剂尼罗红，在酸性TME中发生响应性结构变化，使DOX与尼罗红在肿瘤靶位高效释放，从而实现瘤内成像和持续化疗的协同（Yang等，2017）。

2,3-二甲基马来酸酐（DMA）可以酰胺化氨基酸并阻断肽之间的静电相互作用。值得注意的是，具有特定氨基酸序列的肽组合物能通过分子间作用力介导纳米粒从球形到纤维状的形状转变，因此，以DMA作肽阻断剂可阻碍纳米纤维的形成（Song等，2016）。基于此，Han等使用光敏剂、原卟啉IX（PpIX）与Lys、Glu和Ala等氨基酸单元合成了PpIX-Ahx-AEAEAKAKAEAEAKAK（PEAK）短肽，该短肽由交替的亲水性和疏水性氨基酸组成，其两亲性使其通常以β折叠的形式存在。DMA与肽链中最后两个氨基酸相连以阻碍分子间相互作用。当短肽到达肿瘤部位时，DMA被解离，离子复合物肽被恢复，导致短棒状纳米粒的形成。实验结果证明，与对照组琥珀酸不敏感型PEAK-SA相比，酸酐修饰的PEAK-DMA在体内的滞留时间明显更长，能够有效地提升PDT的功效（Han等，2017）。

**5. 温度诱发的形状转变**

一些热敏聚合物在环境温度低于上临界溶液温度（UCST）时会发生螺旋-螺旋式结构转变，而另一些聚合物则在温度高于下临界溶液温度（LCST）时发生特别响应，具有这种热响应性能的聚合物如聚（$N$-异丙基丙烯酰胺）（PNIPAM）、聚磷酸酯、聚（$N,N$-二乙基丙烯酰胺）（PDEAM）等得到了广泛应用（Jones等，2016）。但这种策略往往需要与酶或pH等其他刺激因素结合，破坏固有的相互作用，暴露热敏部位，从而对不同的温度做出响应。

PNIPAM是一种经典的可用于构建递药系统的温度响应性材料。在水溶液中，当外部温度低于其UCST时，PNIPAM发生从疏水到亲水的相变，其原因主要是酰氨基与LCST以下的水分子形成氢键。当周围温度高于LCST时，PNIPAM与水之间的氢键被破坏，PNIPAM坍缩成球状，使凝胶网络聚集，产生疏水性（Katsumoto等，2001）。Liang等报道了部分由聚丙烯酸（PAA）和PNIPAM组成的pH与温度响应型聚合物颗粒。由于聚合物颗粒的膨胀，药物（如DOX）可在LCST以下被装载，并在LCST以上被缓慢释放。当微环境pH降低时，由于PAA残基的还原电离作用，导致聚合物与DOX之间的作用力被破坏，使DOX被快速释放。同样，具有pH与温度响应性的聚（$\beta$-氨基酯）树枝状大分子可在LCST以下负载药物，并允许药物在酸性细胞内亚室（例如核内体或溶酶体）中快速释放（Liang等，2011）。

## （二）尺寸可转变型纳米载体

实体瘤内部的高液体压力和致密基质往往会阻碍纳米粒在瘤体内部的深入渗透，使其无法均匀分布（McKee等，2006）。因此，纳米粒载体必须在一定范围内缩小尺寸、增强穿透性，才能实现在靶点的均匀释药。收缩后的纳米粒不仅能保留小尺寸以增强渗透力，而且还有助于药物释放、肾脏快速清除等。到目前为止，基于内源性pH、过表达酶类、氧化还原条件和外源性物理化学刺激的尺寸可转变型纳米粒载体得到了深入研究。

### 1.pH触发的尺寸转变

氨基聚合物含有大量氨基官能团，通常不发生质子化而表现出疏水性，但在酸性条件下氨基可快速发生质子化反应，使聚合物转变为亲水性物质，导致疏水核分解（Zhou等，2011）。Yuan等报告了一种由纳米胶束和纳米凝胶组成的复合组装体，两种纳米组装体均由两亲性共聚物［分别为PDPA30-$b$-PAMA15和P（EGMA-GMAPDSEMA）］在水溶液中自组装而成（Yuan等，2014）。胶束保留了由PDPA组成的疏水核心，其能够响应肿瘤内的酸性条件，并转移到亲水部分，尺寸明显下降，从35nm缩小到约10nm。Ray等报道的另一项类似的工作更适合解决渗透性问题，他们使用2,3-二甲基马来酸酐（DMA）与多种胺反应生成酸性胺，酸性胺在微酸性条件下进一步分解为胺和DMA，在此过程中样品的尺寸收缩范围从100～150nm到2～5nm（Ray等，2007）。Wang的研究小组进一步构建了一个PCL-CDM-PAMAM/Pt聚合物系统，在肿瘤内酸性条件下其尺寸从100nm快速缩小至5nm，表现出极强的响应性缩变性能（Ma等，2014）。

Lei等报道了一种类似"集束炸弹"的刺激响应型NPs，可介导化疗与PTT协同以杀伤不同深度的肿瘤细胞（Lei等，2017）。该NPs结构中含有大量酸不稳定性的苯甲酸亚胺键，以此作为"小炸弹"和"分配器"之间的连接体。当NPs到达酸性TME时，苯甲酸亚胺键迅速断裂，NPs分离成两部分：负载化疗药物的MSNs（作为分配器）集中在肿瘤组织表面并被血管附近的肿瘤细胞摄取；较小尺寸的tLyP-1修饰型二硫化钨量子点（$WS_2$-HP，作为小炸弹）具有较强的肿瘤穿透能力，可吸收NIR并转化为实施PTT的介质，杀灭远离血管的内部恶性细胞。通过深度化疗与PTT的结合，这种"集束炸弹"型载药NPs的抑瘤率达到93%。

Li等合成了2-丙酸-3-甲基马来酸酐（MA衍生物，CDM）偶联的聚酰胺-胺（PAMAM）树突状高分子和聚己内酯（PCL）的可酸解聚合物，并进一步将铂（Pt）偶联到PAMAM高分子上，再以聚乙二醇-*b*-聚己内酯（PEG-*b*-PCL）共聚物与合成的聚合物共组装，构建出pH响应型复合NPs（粒径约100nm）。PEG-*b*-PCL的修饰可延长NPs的血液循环时间，并提高其在肿瘤靶位的蓄积。在酸性的肿瘤细胞外微环境中，CDM发生裂解，大的NPs释放出粒径约为5nm的PAMAM-Pt NPs，这种极小的NPs可有效渗透到肿瘤深层组织。最后，在细胞内还原剂的作用下，PAMAM-Pt在肿瘤细胞中迅速释放Pt，发挥强大的抗肿瘤活性（Li等，2016）。

Yang等以二氢卟吩e6（Ce6）修饰人血清白蛋白（HSA），再与化疗药物他莫昔芬（TAM）共组装成稳定的pH响应型NPs（HSA-Ce6/TAM），可用于向深部肿瘤组织的有效渗透（Yang等，2018）。当暴露于轻度酸性的TME时，由于TAM的质子化转化，HAS-Ce6/TAM迅速分解为小型的HAS-Ce6配合物，而TAM通过抑制线粒体电子传递链可减轻肿瘤缺氧状态，从而显著增强Ce6的PDT疗效。

### 2. 氧化还原触发的尺寸转变

与正常细胞相比，肿瘤细胞内GSH浓度较高，这可能导致蛋白质的功能和结构发生变化，并引起肿瘤增殖或死亡（Kaneda等，1998）。由于GSH在肿瘤组织和细胞质中的高含量和重要作用，基于氧化还原条件的尺寸转变策略也较为常见。Guo等构建了一种由聚乙二醇化聚乳酸（PEG-PLA）和DMA修饰的聚乙烯亚胺（PEI-DMA）组成的纳米胶束，通过二硫键连接，形成PEG-PLA-S-S-PEI-DMA复合物（$PELE_{ss}$-DA）。细胞内高浓度的GSH与二硫键和脱屏蔽的PEI壳发生反应，巨大的尺寸收缩效应使缩变后的纳米粒高效地被摄取并进入细胞核，从而释放DOX以发挥抗肿瘤效应（Guo等，2019）。

### 3. ROS触发的尺寸转变

与正常组织（10nmol/L左右）相比，肿瘤细胞中的ROS水平（10μmol/L左右）相对较高，但仍不足以立即触发ROS反应性化学基团的水解（Pei等，2018）。硫代酮连接物易于合成并可在高浓度ROS条件下发生反应，导致连接键断裂。Cao等设计了具有聚硫代酮磷酸酯（TK-PPE）混合芯的PCL-PEG纳米胶束，胶束中装载的Ce6可将近红外辐射转化为ROS，进一步裂解TK-PPE并分离胶束核心（Cao等，2018）。最终，纳米胶束从154nm缩小到72nm，并快速释放出DOX。与游离药物相比，收缩前的大尺寸胶束具有较长的循环时间，而收缩后的小尺寸胶束能够更有效地深入渗透瘤体内部并均匀分布。可收缩型纳米胶束结合转移的ROS和近红外照射可促进DOX的快速定位释放，在肿瘤深部进行化疗-PDT协同，产生了显著的抑瘤效果。其他ROS响应性结构物或材料，例如聚丙烯硫化物、苯基硼酸酯与硫酯，在设计NIR/ROS触发的尺寸转变策略方面也有较大的应用潜力。不同于其他内源性刺激，由外部近红外辐射触发的ROS响应性疗法更为安全可控，而且在非照射或非药物区域没有活性残留，具有很好的安全性。

### 4.酶诱导的尺寸转变

MMPs和HAase是最常见的肿瘤特异性酶，在递药系统设计中常被用作识别标志物。MMPs是一个大型蛋白酶家族，其中MMP-2和MMP-9是常见的两种亚型，通常在肿瘤中过表达和分泌，在与各种生理或病理过程相关的组织重塑中发挥重要作用（Coussens等，2000）。MMP-2和MMP-9在TME中能识别并消化特异性基质，当被用作药物载体的组成成分时，这些基质可赋予载体对MMP的高度响应性（Vu等，1998）。Wong与其同事设计了第一个基于基质金属材料的尺寸可转变型纳米载体。他们使用小量子点（QDs）结合大的明胶纳米粒（Gel NPs），形成QDGel NPs，在瘤内MMP-2和MMP-9作用下，QDGel NPs迅速解离并从100nm缩小到9.7nm（Wong等，2011）。Sun等构建了酶/pH双响应型纳米系统。使用MMP敏感型多肽将树突状高分子（DGL）与PEG-PCL偶联，再通过pH敏感的腙键将DOX与DGL偶联得到共聚物（DOX/DGL-PEP-PEG-PCL），合成的共聚物可进一步与PEG-PCL共组装，得到DGL/DOX@PP NPs（粒径约100nm）。在酶敏感肽裂解后，DGL/DOX@PP NPs释放出小的DGL/DOX NPs（粒径约30nm），促进了DOX向深部肿瘤的递送。一旦DGL/DOX NPs被细胞内化，随着腙键的断裂，DOX在核内体/溶酶体中迅速释放（Sun等，2015）。酶引发的尺寸收缩通常是通过核-壳纳米粒的壳解离和小尺寸装饰，进而从大颗粒中分离来实现的，该规则具有一定的普适性。例如，当乳酸氧化酶消化复合型纳米粒的外壳时，可以释放出小尺寸的载药粒子（Cun等，2018）。其他酶响应性可变纳米粒也遵循这一设计原则，如α淀粉酶消化的羟乙基淀粉和凝血酶诱导的脱聚反应（Niu等，2018）。由于酶-底物的特异性识别，酶对底物修饰型载体的反应具有超选择性，这对于提高治疗效果和减少相关毒副作用至关重要（Tseng等，2018）。

## 三、电荷反转型纳米载体

随着人们对TME和纳米递药系统（NDDSs）物理化学性质的了解不断深入，目前已证实NDDSs的固有性质，如大小、形状、化学修饰和表面电荷等，会深刻影响其细胞毒性、体内生物分布和内化摄取，并进一步决定了其递药效果和最终的疗效（Dong等，2019；Liu等，2016；Zhang等，2019）。为了充分利用表面电荷这一重要性质，电荷反转型NDDSs（CR-NDDSs）被成功地开发并应用，实践证明此类载药平台能有效提高药物的治疗效果。本节重点介绍NDDSs的表面电荷对药物递送效率的影响，解释了调节NDDSs在生物环境中的化学稳定性和抗肿瘤活性如何发挥重要作用，并讨论了研制CR-NDDSs的不同刺激响应策略，包括TME的细胞内或细胞外信号，如pH、氧化还原条件（GSH）、ROS和酶等，以及相关应用中制备载体所使用的材料。

在NDDSs的理化性质中，表面电荷是一个关键因素，它控制着给药系统进入机体后发生的各种生物反应（Xia等，2019）。研究表明，带电纳米载体与细胞膜之间的静电相互作用对细胞摄取非常重要，荷正电的载体通常比荷负电载体具有更高的内化摄取效率，但正电荷同时也触发了NDDSs从血液循环中的快速清除（Wang等，2020）。人体正常的血液pH值范围是7.35～7.45，而血液中大多数蛋白质的等电点小于7，这意味着多数血浆蛋白都带负电，例如，人血清白蛋白（HSA）的等电点为4.7，在血液循环中即带负电。因此，带正电荷的纳米载体将通过静电吸引与带负电荷的蛋白质强烈结合，这是阳离子载体易被清除的主要原因，而中性或带微负电荷的纳米粒则可以抵抗蛋白质吸附（Qu等，2019）。需要注意的是，纳米粒一旦与生物内环境接触，其表面会吸附生物分子，这种分子被称为蛋白质电晕。蛋白质电晕的形成改变了纳米粒的各种理化性质，如表面电荷、大小、聚集状态等，从而直接或间接地影响纳米系统的递送性能（Ahmedova等，2020）。CR-NDDSs的电荷转换过程很大程度上依赖于纳米载体化学结构的变化，如质子化/去质子化、键断裂、分子结构变异等，这些变化通常是由内部或外部的特定刺激引发的。根据已报道的刺激类型，CR-NDDSs可分为pH、ROS、酶、GSH、ATP、光或热（温度）响应型系统等，此外，还开发了双重或多重刺激响应型CR-NDDSs（Wang等，2018；Zhang等，2018；Chen等，2019）。目前对CR-NDDSs的研究重点主要是其药代动力学特征、细胞摄取与内吞机制、治疗效果等。

## （一）酶响应型电荷反转纳米载体

酶在一系列生物活动和细胞调节中起着核心作用，一些酶被发现在各种肿瘤组织中过度表达，如透明质酸酶（HAase）、$\beta$-葡萄糖醛酸酶（$\beta$-G）、$\gamma$-谷氨酰转肽酶（GGT）、酯酶等。通过将特定的酶底物掺入NDDSs，这些载体即可被靶酶特异性识别并切割（Chen等，2020；Tan等，2011）。因此，酶触发型CR-NDDSs能够通过响应细胞内和/或细胞外过表达的酶，伴随着表面ζ电势转换，按需改变自身结构（Sperker等，2000）。由于酶激活通常发生在肿瘤组织的特定区域，酶触发型CR-NDDSs是一种非常有前途的靶向给药平台，在延长体内循环时间、降低对健康组织和细胞的副作用等方面显示出了巨大的潜力。

$\beta$-G 是糖苷酶家族的一员，可催化 $\beta$-D- 葡萄糖醛酸残基的水解，该酶通常位于内体 / 溶酶体中，在肿瘤细胞外的微环境中过度表达（Niu 等，2012）。通过将 $\beta$- 葡萄糖醛酸接枝到前体多胺的伯胺上，Sun 等开发了一种电荷逆转型前体多胺脂质体 GluAcNA，以实现抗癌药物的延长循环和线粒体靶向输送。当暴露于肿瘤细胞外环境中时，GluAcNA 中的接枝 $\beta$- 葡萄糖醛酸可以被酶水解，并且使纳米载体转化为带正电荷的淀粉样蛋白，从而促进 GluAcNA 的内吞作用（Sun 等，2021）。

GGT 也能作为刺激物触发电荷逆转过程，该酶可裂解 $\gamma$- 谷氨酰胺键产生伯胺，目前已发现 GGT 在几种人类肿瘤中过表达。Zhou 与其同事合成了一种由聚 [2-（1-$\gamma$-谷氨酰 -l-$\alpha$-氨基丁酰氨基）乙基丙烯酰胺)]（PBEAGA）和喜树碱（CPT）组成的响应性聚合物-药物缀合物（PBEAGA-CPT）（Zhou 等，2019）。该缀合物在血流中保持负电荷，可发挥延长循环时间和"隐形"性能。在与肿瘤内皮细胞接触时，微环境中的 GGT 表达水平升高，缀合物经历了 GGT 介导的阳离子化，即 GGT 催化 $\gamma$- 谷氨酰的水解反应，产生氨基衍生物，导致缀合物的负电荷逆转为正电荷。电荷反转后的阳离子缀合物显示出有效的细胞内化，其跨内皮细胞转运能力明显提高。$\zeta$ 电势测定结果显示，在 10U/ml GGT 存在条件下，PBEAGA-CPT 缀合物的电位在 15 小时内从负变为正，而在不含 GGT 敏感键的对照样品中未观察到这种变化。体外试验结果表明，与对照组（即 GGT 阴性成纤维细胞）相比，只有 GGT 阳性癌细胞显示出显著增加的毒性效应。使用多细胞球体模拟进行了肿瘤细胞内化途径和胞内运输机制考察，结果证明 GGT 敏感性 PBEAGA-CPT 缀合物的细胞穿透与摄取主要依赖于胞腔介导的胞吞与胞吐作用。体内试验结果揭示了 PBEAGA-CPT 缀合物在 GGT 过表达的肝肿瘤部位中优先蓄积，并显著增强了抗肿瘤功效，使荷瘤小鼠（原位胰腺肿瘤）的存活率大大延长。

HA 是一种具有优良的生物相容性、生物可降解性和非免疫原性的黏多糖，其作为分化簇 44（CD44）的主要配体，已被广泛应用于药物载体构建。He 等报道了一种联合的双药物化学免疫疗法，在介导该疗法的纳米系统中，HA（表面层）可以促进纳米粒靶向 CD44 受体，并被 HAase 降解，这二者在 TME 中均过表达（He 等，2021）。HA 降解后，内部带正电的载药颗粒被释放，穿透到肿瘤深处，并被细胞有效摄取。HA 和 HA 接枝型聚合物通常被用于屏蔽正电荷，并增强纳米粒在血液循环过程中的稳定性。当响应细胞内外环境的刺激时，HA- 接枝层可被降解以重新暴露阳性成分，促进肿瘤细胞内化效率，提高药物生物利用度（Zhang 等，2020）。基于这一策略，一些具有不同体系结构和特性的 CR-NDDSs 被开发出来。Du 等报道了一种新的 pH 敏感型 CR-NDDSs，其能够在酸性且存在 HAase 的条件下反转表面 $\zeta$ 电势。这种基于 HA 的电荷转换胶束由 HA、聚乳酸（PLA）和 PAMAM 树状大分子组成，并被用于递送多西他赛（DTX）。HA 用于屏蔽PAMAM的正电荷，以降低溶血毒性和细胞毒性，但在HAase的存在下HA会被降解并随后重新暴露阳离子核心。此外，HA会被CD44受体特异性识别，可增加细胞内DTX的蓄积，达到更好的抗肿瘤效果（Du等，2018）。

## （二）pH响应型电荷反转纳米载体

在所有的生物刺激源中，由于生理血液环境和TME之间显著的酸碱性差异，pH是触发电荷转换最常用的内源性因素。一般来说，肿瘤环境的酸性（pH 6.5～6.8）要高于正常组织（pH 7.15～7.45），而内体/溶酶体的pH值甚至更低（pH 4.5～5.0）（Zhang等，2018）。根据已有的研究报道，主要有两种典型方法可用于实现pH触发的电荷转变：① 酸不稳定键的断裂；② 纳米载体中表面基团的质子化/去质子化反应。

### 1.酸不稳定键的断裂

一些共价键通常对环境的酸性较敏感，包括肼、亚胺、酰胺、醚、缩酮、肟等，一个典型的例子是$\beta$-羧酸酰胺键。大多数酰胺键通常是稳定的，但那些$\beta$位上含有羧基的酰胺键（简称$\beta$-羧酸酰胺键）是pH敏感性的，在酸性条件下可以水解成相应的胺衍生物、酸酐或二羧酸（Kim等，2018）。由于羧基的存在，$\beta$-羧酸酰胺键衍生物在中性pH条件下通常带负电荷，但随着酰胺键在酸性pH条件下的降解以及被质子化后伯氨基的恢复，主体化合物将经历一个从负电荷到正电荷的转变过程（Du等，2018）。Du等提出用2,3-二甲基马来酸酐（DMA）掩蔽聚（甲基丙烯酸2-氨基乙酯盐酸盐）（PAMA）的末端胺，使胺转化为酰胺（Du等，2010）。所得聚合物可用于制备pH触发的电荷反转纳米凝胶，其中的酰胺键在中性和碱性条件下稳定，而在肿瘤酸性环境中迅速发生响应性水解，并回收带负电荷的PAMA-DMA凝胶中带正电荷的胺。这种电荷逆转可通过$\zeta$电势和$^1$H-NMR谱测定来验证。由于在pH 6.8下的电荷逆转，PAMA-DMA凝胶的$\zeta$电势在短时间内（35min）快速增大，从负值变为正值；相比之下，在pH 7.4条件下，$\zeta$电势增加得较慢。不含酰胺键的PAMA纳米凝胶在相同条件下没有观察到电荷转变。此外，激光扫描共聚焦显微镜（CLSM）和流式细胞仪被用于考察pH 7.4和6.8条件下纳米凝胶的细胞内化。结果显示，在pH 6.8时，可观察到纳米凝胶的显著内化（荧光检测），而在pH 7.4时，纳米凝胶主要黏附在细胞膜上，内化率较低。这种差异可以解释为由负到正的电荷转化增强了纳米凝胶与细胞膜之间的相互作用，从而提高了细胞内化效率。

在另一项研究中，Li等利用带相反电荷的聚合物之间的静电相互作用，制备了基于N-(2-羟丙基)甲基丙烯酰胺（HPMA）的纳米载体（Li等，2015）。该载体的阴离子组分通过使用电荷反转部分即DMA修饰于HPMA侧链获得，而阳离子组分由DOX和细胞穿透肽（CPP）——八精氨酸肽与NLS（R8NLS）组成。在生理条件下，纳米载体具有中性表面电荷和较为适中的颗粒尺寸，可通过EPR效应延长血液循环时间并增强肿瘤蓄积。

在酸性 TME 中，载体的阴离子组分发生电荷逆转，载体解离并转化为更小的结合物，导致 R8NLS 暴露出来，以促进细胞摄取。随后，在酸性更强的内/溶酶体区域中定位后，载体经历了第二阶段的尺寸减小过程，DMA 从共聚物上脱离并进一步缩小其尺寸，以增强 NLS 介导的核孔复合物转运。荧光共振能量转移（FRET）和 CLSM 检测结果证实，两阶段的电荷反转与尺寸缩小作用使载药系统的细胞摄取和核靶向效果显著增强，与体内抗癌功效提高的实验结果高度一致。

有研究人员基于以 $\beta$-羧酸酰胺键作为酸不稳定性连接剂的电荷反转策略，制备了一种分级酸响应型磁性纳米炸弹 HTAMNs，用于肿瘤诊断成像与 PDT（Yang 等，2019）。HTAMNs 由聚乙二醇、聚（多巴胺-乙二胺-DMMA）-L-谷氨酸盐-二氢卟吩 e6 和超顺磁性氧化铁纳米粒组成，在生理条件下 HTAMNs 具有较长的血液循环时间并能在肿瘤部位靶向蓄积。一旦到达肿瘤细胞外环境，HTAMNs 对局部 pH 快速做出反应，多肽配体中的 $\beta$-羧酸酰胺键被水解，重新暴露氨基，随着 HTAMNs 的表面电荷从负向正转变，其细胞摄取效率显著提高。此外，HTAMNs 还提高了人肝母细胞瘤异种移植的诊断成像灵敏度和 PDT 疗效。

另一种典型的酸不稳定酰胺基团是 1,2-二羧基环己烯酸酰胺键（NH-DCA），NH-DCA 在酸性 TME 中可被水解，含有该化学键的纳米载体能够通过电荷逆转增强对细胞膜的黏附。Chang 等开发了一种可电荷反转两亲性柱状芳烃化合物 P5-NH-DCA。由于具有 DCA 基团，P5-NH-DCA 带负电荷，稳定性好，不利于与细胞膜的结合；而含有初级氨基的 P5-NH-DCA 一旦进入酸性微环境，经 DCA 水解解离后，电荷反转为正值，产物 P5-NH$_3$ 能够与癌细胞膜相互作用并将其破坏，以此来杀死癌细胞（Chang 等，2019）。

亚胺键也可用于制备 CR-NDDSs，例如苯甲酰亚胺键。由伯胺和苯甲醛基团形成的苯甲酸亚胺键在生理 pH 环境下保持稳定，但在酸性条件下会发生断裂（Wu 等，2017）。Yang 等设计了一种 pH 多级响应性嵌段共聚物，聚乙二醇-苯甲酰亚胺-聚（$\gamma$-苄基-L-天冬氨酸）-$b$-聚（1-乙烯基咪唑）（PPBV），用于将 PTX 和姜黄素递送至乳腺癌干细胞（bCSCs）（Yang 等，2017）。通过引入 pH 敏感性苯甲酰亚胺键，PPBV 可以解除其 PEG 层的正电荷屏蔽，将表面电荷从中性转换为正值，并减小其在肿瘤部位的大小，从而促进细胞摄取和肿瘤深层渗透。

Zhang 等建立了用于联合化疗-放疗的自聚集纳米系统 Au@聚（烯丙胺）氯化氢-顺铂/DMMA（Au@PAH-Pt/DMMA）（Zhang 等，2019）。在该系统中，DMMA 的引入实现了 Au@PAH-Pt 纳米粒的不可逆聚集。在酸性 TME 中，DMMA 壳因响应 pH 值而发生脱落，暴露出质子化的氨基，带正电荷的纳米粒可促进细胞摄取，增强化疗效果。同时，DMMA 层的水解，使得 Au@PAH-Pt/DMMA 在生理环境中具有亲水性，而残留的纳米粒则具有疏水性。因此，疏水相互作用和静电作用（带负电的未水解颗粒和带正电的质子化氨基之间通过 DMMA 的解离）促进了自聚集过程的发生。体外试验结果证实这种"电荷反转"诱导的聚集策略能够显著增加顺铂的细胞摄取，并产生更好的抗肿瘤效果。

Zhou 等报道了第一个双 pH 响应性聚合物药物载体的研究实例，将 DOX 与 2,3-二甲基马来酸酐（DMMA）结合至聚（乙二醇）-b-聚（烯丙基乙烯磷酸盐）共聚物（PEG-b-PAEP）上，制得纳米偶联物。组装后的偶联物颗粒可响应肿瘤细胞外的低 pH 条件，通过剥离 DMMA 转化表面电荷，促进药物在肿瘤部位的蓄积和细胞内化。此外，通过切断聚合物和药物之间的腙键，游离 DOX 在细胞内亚室（如核内体和溶酶体）中被集中释放。同样地，将转录激活子肽（TAT）偶联至聚合物颗粒［聚乙烯亚胺改性聚（β-L-苹果酸），PEIPMLA］表面，再连接上 PEG-DMMA，得到另一种偶联物载体。当肿瘤部位的 pH 值降低（pH＜7）时，PEG-DMMA 被剥离以逆转载体表面电荷使其由负变正，TAT 暴露增强了细胞内化，在内溶酶体中（pH＜6）药物被集中释放。这些响应性聚合物载药系统能更有效地促进细胞摄取、增强胞内溶酶体逃逸，显著提高药物递释效果，显示出极强的肿瘤抑制作用，而其系统毒性可以忽略不计（Zhou 等，2017）。

### 2. 聚合物质子化/去质子化

质子化是指在原子或分子中加入质子形成共轭酸的过程；而去质子化则是相反的过程，即质子被去除而产生共轭碱。聚合物的质子化和去质子化均可引起其表面 Zeta 电位的变化，某些基团（如氨基、咪唑磺胺、羧基等）的质子化/去质子化可在生理 pH 条件下动态发生（Wang 等，2015）。当表面可质子化基团的 $pK_a$ 值低于生理 pH 条件时，NDDSs 呈现出去质子化的负电荷状态；反之则呈质子化的正电荷状态。与含酸不稳定键的体系相比，由于质子化过程中不涉及化学键的断裂，基于聚合物质子化/去质子化策略构建的 CR-NDDSs 对 pH 变化的响应更快更灵敏。

一些阳离子聚合物，特别是阳离子中心为咪唑基团或氨基酯的聚合物，在碱性/中性条件下可以去质子化，而在酸性条件下则发生质子化且具有亲水性质（Xie 等，2020）。例如，羧甲基壳聚糖（CMCS）具有两性溶解性，在接近中性的介质中由于胺和羧基的去质子化而显示出负电荷，这种电荷转变可降低 CMCS 的血浆蛋白结合率，延长其血液循环时间，促进 CMCS 基纳米粒的肿瘤聚集。肿瘤的酸性微环境则会诱导 CMCS 的氨基发生质子化，引起的正电荷转换可以通过与阴离子细胞膜的静电作用提高细胞对纳米载体的摄取（Zhao 等，2020）。此外，聚合物的一些质子化官能团（如伯胺和/或仲胺、咪唑基团）不仅可以作为阳离子中心，还能被用作内/溶酶体逃逸基团的模型。Dai 等制备了一种多敏感性前药胶束，由聚［甲基丙烯酸 2-（二乙氨基）乙酯］（PDEA）组成，作为电荷开关的可质子化分支，该胶束被用作治疗宫颈癌的 CPT 和卟啉衍生物光敏剂的细胞与线粒体靶向共递送载体（Dai 等，2017）。在癌细胞内酸性环境中，PDEA 结构中叔胺基团的质子化不仅引发了胶束电荷从负值（−12mV）反转为正值（14mV），还促进了溶酶体通过"质子海绵机制"逃逸到细胞质中。聚（组氨酸）是一种含有咪唑基团的多肽，

其 $pK_a$ 值为6.5。Li等报道了基于聚-L-组氨酸的CR-NDDSs联合递送血管内皮生长因子siRNA（VEGF siRNA）和依托泊苷用于治疗转移性非小细胞肺癌。在血液循环中，组氨酸基团提供带负电荷的外壳以屏蔽正电荷，提高了载药系统的稳定性，延长了循环时间。载药系统通过EPR效应在肿瘤组织中蓄积后，酸性微环境触发组氨酸中的咪唑基团发生质子化，导致电荷由负向正逆转，提高了系统对肿瘤深部的渗透效率，增强了细胞内化（Li等，2019）。

与阳离子聚合物相比，阴离子聚合物可以减少或避免与白蛋白等血浆蛋白质的非特异性相互作用，从而提高NDDSs在血液循环中的稳定性。一些含有磺酰基或羧基阴离子的聚合物可在中性条件下发生去质子化；而在酸性条件下，磺酰基或羧基会接受质子，使NDDSs的表面电荷反转为正值，从而提高肿瘤摄取率（Dube等，2017）。使用阴离子聚合物构建CR-NDDSs主要有两种电荷逆转策略：① 阴离子聚合物在TME中直接质子化；② 通过对质子化阴离子聚合物屏蔽层（核-壳交联型CR-NDDSs）的静电排斥作用来暴露带正电荷的内核（Lin等，2018；Tan等，2017）。纳米粒可通过减小自身尺寸来实现在肿瘤中更深的穿透。Jia等合成了一种pH敏感的阴离子聚合物［聚（2-乙基-2-噁唑啉）-聚甲基丙烯酰磺胺二甲氧嘧啶，PEPSD，$pK_a$=6.96］，使用该聚合物屏蔽聚酰胺/多柔比星复合物（PAMAM/DOX）表面的正电荷，构建出一种具有可变尺寸、电荷可反转的智能型载药系统。在生理环境中，PEPSD和PAMAM/DOX可通过静电吸附形成纳米粒；而在TME中，PEPSD迅速发生质子化，将负电荷转变为正电荷，导致自身从载药系统中分离，暴露出带正电荷的PAMAM/DOX超细纳米粒。实验结果证实，这种尺寸和电荷反转协同策略有效地提高了载药系统在肿瘤靶点的蓄积和内部渗透能力（Jia等，2020）。

有研究人员开发了一种pH敏感的纳米凝胶——［聚（2-甲基丙烯酰氧基乙基磷酰胆碱-ss-乙烯基咪唑）］［p（MPC-ss-VIM），PMV］（Peng等，2019）。由于聚（乙烯基咪唑）中的咪唑环易发生质子化，该纳米凝胶在肿瘤细胞外pH环境中表现出快速的正电荷转变行为，在pH 6.5条件下快速质子化。由于两性离子态的抗吸附性，PMV在pH 7.4环境中表现出很强的抗蛋白吸附能力，使纳米凝胶的循环时间显著延长，而高效的电荷转换能力提高了肿瘤细胞对凝胶的内化效率。

## （三）氧化还原响应型电荷反转纳米载体

GSH是一种由谷氨酰胺酸、甘氨酸和半胱氨酸组成的三肽，是细胞中重要的抗氧化剂（Cui等，2020）。癌细胞内（2～10mmol/L）与细胞外非肿瘤环境（2～20μmol/L）的GSH水平存在显著差异，利用这种差异，可设计开发具有GSH敏感性连接键的CR-NDDSs，这种载体在血液循环中可以很好地保持稳定，但在癌细胞内会快速被降解并释放负载的药物，从而提高递送效果（Yue等，2014；Shao等，2018）。因此，氧化还原条件（即GSH存在下）敏感型载体材料是开发CR-NDDSs的一种理想候选材料。

二硫键（S—S）在低GSH水平的生理环境中是稳定的，但在肿瘤细胞内环境中，通过与谷胱甘肽进行硫醇-二硫醚交换反应而迅速分裂，促进载体降解和药物释放，因此二硫键是最常用于构建GSH响应型CR-NDDSs的化学键（Wang等，2016；Xia等，2022）。Li等研制了一种GSH敏感型电荷逆转核-壳纳米复合物，该复合物由两部分组成：阴离子HA与二硫键接枝于敏感性外壳，PAMAM树突状大分子包载DOX构成阳离子疏水腔（即PAMAM@DOX核）（Li等，2021）。阴离子外壳可通过HA受体介导的内吞作用促进细胞摄取，在进入肿瘤细胞后，纳米复合物的外壳在内溶酶体中通过破坏二硫键被拆解，重新暴露出PAMAM@DOX核心。通过质子海绵效应以及质子化PAMAM与内溶酶体膜阳离子-阴离子相互作用的协同，诱导包裹的DOX释放，并促进内溶酶体逃逸。体外释放试验结果表明，该纳米复合物可在模拟细胞内微环境中响应性释放DOX，4天内累计释放率达80%，而表面电荷则从−18.82mV变为10.95mV。Cui等合成了含二硫基的低聚壳聚糖与羧甲基壳聚糖（COS-SS-CMC），与介孔二氧化硅纳米粒（MSNs）自组装并负载DOX（DOX@MSNs-COS-SS-CMC），用于治疗宫颈癌（Cui等，2020）。在模拟肿瘤细胞内环境下（pH 5.5，GSH 10mmol/L），DOX@MSNs-COS-SS-CMC被分解成尺寸分布较宽的颗粒，表面电荷不断降低，表明二硫键被还原裂解。此外，DOX@MSNs-COS-SS-CMC在TME中200h后的体外释药率比在正常生理条件下的释药率高7倍，胞内摄取率比在胞外环境中（pH 6.5，GSH 10mmol/L）高1.9倍，显示出极强的响应性释药性能。

二硒键（Se—Se）在GSH响应型CR-NDDSs的开发中也引起了越来越多的关注。一方面，二硒键表现出与二硫键相似的氧化还原反应活性；另一方面，硒-硒键的键能（172 kJ/mol）比硫-硫键（268 kJ/mol）低得多。He与其同事开发了含有二硒键的GSH反应性前药（二聚紫杉醇纳米粒，PTXD），用于三阴性乳腺癌（TNBC）的靶向治疗（He等，2018）。在生理条件下，PTXD纳米粒可有效防止前药泄漏，而在肿瘤细胞内，PTXD中的二硒键可被氧化还原微环境中较低的电位选择性地裂解，释放出原型药物。PTXD纳米粒的内在性质，如尺寸和表面电荷，对其细胞摄取结果起着关键作用。这种GSH响应性纳米载体实现了PTX在乳腺肿瘤靶点的高效蓄积，体外和体内试验结果均显示出更强的抗肿瘤功效。

## （四）ATP响应型电荷反转纳米载体

三磷酸腺苷（ATP）作为细胞的重要能量来源，在细胞代谢中起着重要作用，同时，ATP也显示了作为癌症治疗的刺激反应触发物之一的巨大潜力。癌细胞内的ATP浓度（1～10mmol/L）比正常组织中高1000倍以上，这种差异要比两种环境中的pH差异高得多，因此ATP可被用作TME和正常组织之间的高效内源性区分物（Yeung等，2018）。研究人员设计开发了一系列基于细胞内/外高浓度梯度的ATP响应型CR-NDDSs，其中大多数依赖于ATP触发硼酸酯键断裂的独特性质，例如苯基硼酸功能性复合物（Kim等，2016；Zhou等，2018；Jiang等，2021）。苯基硼酸（PBA）能够通过形成可逆的五元环结构，以高亲和力与含有顺式二醇基团的分子结合（Zhou等，2019）。一个分子通过二醇基团与PBA结合后，结合的分子仍可被另一个具有更高PBA亲和力的分子取代，从而导致形成更稳定的苯基硼酸酯结构。ATP的顺式二醇式核糖结构使其对PBA具有高亲和力，并可通过交换反应诱导触发分子（药物或基因）释放（Yoshinaga等，2017；Naito等，2012）。

Zhou等开发了一种对ATP敏感的可渗透纳米簇，用于核磁共振成像（MRI）诊断指导的乳腺癌PTT（Zhou等，2019）。首先制备了电荷可转变型聚阳离子载体糊精-乙二胺-苯硼酸（Dextrin-EDA-PBA，DEP），再将合成的牛血清白蛋白小纳米粒（GdCuB）封装在DEP中，形成了DEP/GdCuB纳米簇，其中GdCuB可在ATP刺激或不刺激的条件下灵敏地调节纳米簇的组装和拆卸。在血液循环中，DEP/GdCuB具有较长的半衰期，增强了GdCuB的肿瘤靶向积累。当纳米簇到达肿瘤靶位时，细胞外的高浓度ATP能有效触发其电荷转变，使GdCuB被快速释放，实现了对瘤体的深部穿透并激活MRI。

### （五）ROS响应型电荷反转纳米载体

由于癌细胞具有较高的代谢活性，细胞内ROS水平较正常组织或细胞外环境高，其存在形式包括羟基自由基（$OH\cdot$）、超氧阴离子自由基（$O_2^-\cdot$）、一氧化氮自由基（$NO\cdot$）和$H_2O_2$等。这种ROS水平的差异可以触发纳米载体的表面电荷逆转过程，提高药物递送与抗肿瘤效果。研究人员发现了多种对ROS敏感的功能性基团，并将其用于构建CR-NDDSs。在这种类型的CR-NDDSs中，敏感性化学键在富含ROS的癌细胞内环境中断裂，纳米载体发生降解以实现电荷转变（Dai等，2019；Jiang等，2019）。硼酸是一种典型的ROS响应性物质，具有可被ROS触发的可氧化结构，能被$H_2O_2$氧化成叔胺。Jiang及其同事开发了一种含硼酸苄基结构的电荷开关聚合物，用于神经干细胞的基因转染。这种基于ROS响应的电荷反转阳离子聚合物聚［（2-丙烯酰基）乙基（对硼酸苄基）二乙基溴化铵］（B-PDEA），可以有效地将脑源性神经营养因子基因浓缩成聚复合纳米粒，用于有效的DNA保护和细胞摄取；被内化后，细胞内的ROS将B-PDEA氧化成带负电荷的聚丙烯酸，快速释放DNA以进行表达（Jiang等，2019）。

除了硼酸酯结构外，硫代缩酮和过氧酸酯也可逆转NDDSs的表面电荷。Wang及其同事开发了一种ROS敏感的表面电荷可变型siRNA载体，以克服树突状大分子的毒性副作用，这是基于阳离子PAMAM大分子与带负电荷的生物膜的相互作用（导致膜破坏和侵蚀）（Wang等，2020）。硫代缩酮作为连接物被引入以制成ROS敏感性树枝状聚合物（ROS-PAMAM），ROS-PAMAM的低毒性机制在于其在ROS丰富的条件下容易断裂，减小了PAMAM的尺寸并降低了表面电荷量。Li等以PEG与PCL的三嵌段共聚物为基础材料，通过引入过草酸酯（PO）作为ROS响应键，开发了一种智能型纳米囊泡（PEG-PO-PCL-PO-PEG），用于缺氧活化前药和葡萄糖氧化酶（GOD）的共递送（Li等，2019）。在癌细胞内，PEG与PCL之间的PO与内环境中高浓度的$H_2O_2$发生反应后被裂解，带负电的PEG链从共聚物中解离出来，极大地提高了纳米囊泡对核膜的通透性与穿透力，使药物与GOD能更好地发挥抑瘤作用。

## （六）多重刺激响应型电荷反转纳米载体

与单一刺激响应型载体相比，一些CR-NDDSs能够连续响应癌细胞外和细胞内环境中的不同刺激，如pH/GSH、pH/ROS、ROS/近红外光、pH/热/GSH等，表现出更强的智能化特性，这些双反应和多反应响应型CR-NDDSs通常具有更精准的药物递释能力和更强的抗肿瘤疗效（Wang等，2019）。

通过将GSH响应性的6-巯基（6MP）前体药物、pH响应性的DOX-前体药物与多聚合物PDPAO结合，Liao等构建了pH/GSH双响应型纳米胶束［M（DOX/6MP）］（Liao等，2020）。在细胞外酸性环境中PDPAO发生质子化反应，纳米胶束的表面电荷从（−7.29±0.76）mV转变为（9.31±1.11）mV，促进了细胞内化。在细胞内环境中（pH 5.0，GSH 10mmol/L），胶束内部的亚胺键断裂，DOX从疏水核心扩散出来，并诱导6MP/DOX快速释放。体外试验结果显示M（DOX/6MP）对HeLa细胞或HL-60细胞表现出较强的协同杀伤效应。Li等报道了一种pH/ROS双重响应型电荷反转纳米胶束（PCDMA），用于共递送鬼臼毒素（PPT）和葫芦素B（CuB）（Li等，2021）。在肿瘤细胞外环境中，PCDMA的表面电荷迅速转化为正值，提高了细胞摄取率，随后，PCDMA在细胞内高ROS条件下发生降解并释放出PPT和CuB。CuB能够产生ROS，这些新生的ROS又促进了PPT和CuB的持续释放。体内和体外试验结果表明，PCDMA能有效地被癌细胞内化，在细胞内产生大量ROS并快速释放药物，有效地杀死多药耐药型癌细胞。Wang等设计制备了双核-壳-核结构的纳米粒，用于将索拉非尼（SF）和IMD-0354（一种肿瘤相关巨噬细胞复极化剂）共递送至肿瘤细胞和肿瘤相关巨噬细胞中（Wang等，2019）。首先以将阳离子脂质纳米粒负载SF（SF-CLN），将IMD-0354封装成甘露糖修饰的CLN（M-IMD-CLN），随后分别在SF-CLN与M-IMD-CLN上包覆pH响应性电荷逆转聚合物O-羧甲基壳聚糖（CMCS）。SF可被认为是一种肿瘤细胞靶向配体，而甘露糖能赋予M-IMD-CLN肿瘤相关巨噬细胞靶向能力。在酸性TME中，CMCS的电荷逆转引发壳脱落，暴露出带正电荷的SF-CLN和M-IMD-CLN，二者均表现出较强的细胞摄取能力。使用Hepa1-6荷瘤小鼠模型的体内试验结果表明，这种复合结构型纳米系统具有优异的递药性能与更强的协同抗肿瘤效果。

# 第三节　总结与展望

近年来，依据合理设计原则开发的纳米药物载体已经在很大程度上提高了药物递送效率和抗肿瘤疗效，但如前文所述，NDDSs在实体肿瘤中的递药效果仍然受到多种因素的阻碍，如网状内皮系统（RES）的快速清除、肿瘤血管的异常状态、密集的ECM和组织间渗透压（IFP等）。因此，抗癌药物的体内给药过程涉及多个阶段，包括血液循环、穿越血管壁、肿瘤组织蓄积、肿瘤内部渗透、肿瘤细胞内的内化摄取和药物处置，任何一个环节出现缺陷都可能导致实际疗效不佳。不幸的是，大多数传统的纳米载体均不能很好地克服这些障碍，这极大地限制、延缓了它们的临床转化过程，研发更智能、能够更高效地克服多种生物屏障的载体系统成为纳米制剂未来发展的必然方向。近年来，人们开发的智能可转化型纳米系统具有改变自身结构或理化性质以响应内/外部刺激的能力，有望克服多重生理障碍，提高药物递释效果。本章概述了组合型、具有新结构与新特性的纳米递送系统的最新进展，包括核-壳结构型纳米载体、形状或尺寸可转变型纳米载体、电荷反转型纳米载体，其中一些可实现多级响应、多重转化的智能型纳米系统在抗癌药物高效递释方面显示出明显的优势。

从已报道的大量研究实例来看，本章介绍的几种智能型纳米载体在提高靶向递送能力、增强细胞摄取和改善治疗效果等方面显示出巨大的潜力，但它们的进一步实际应用仍然面临诸多挑战。首先，治疗剂的过早泄漏和非靶点蓄积等问题仍未解决，治疗剂的泄漏会增加对健康组织产生毒性作用的风险，同时因最终到达病灶区域的有效药量减少还会导致疗效降低；其次，在理论上，智能型纳米载体的合成方法应更经济环保，而在实际制备过程中，大多数载体的合成均需在有机溶剂中进行，使用的相关原料和试剂也较昂贵，这使得此类纳米级制剂难以大规模生产；最后为了更好地评估其临床应用前景，应该投入更多的努力来全面考察这些智能型递药系统在活体中的命运以及对机体的潜在毒性。总之，新型智能化递药系统的优点很多，但在其实现临床应用之前还有很长的路要走，我们期待未来在这一领域有更多的突破性进展，加快推动纳米医药学的实用化发展。

## 参考文献

[1] Bray F, Ferlay J, Soerjomataram I, et al. Global cancer statistics 2018: GLOBOCAN estimates of incidence and mortality worldwide for 36 cancers in 185 countries[J]. CA: A Cancer Journal for Clinicians, 2018, 68(6): 394-424.

[2] Pan Q S, Chen T T, Nie C P, et al. In situ synthesis of ultrathin ZIF-8 film-coated MSNs for codelivering Bcl 2 siRNA and doxorubicin to enhance chemotherapeutic efficacy in drug-resistant cancer cells[J]. ACS

Applied Materials & Interfaces, 2018, 10(39): 33070-33077.

[3] Yang J, Shen D, Zhou L, et al. Spatially confined fabrication of core-shell gold nanocages@ mesoporous silica for near-infrared controlled photothermal drug release[J]. Chemistry of Materials, 2013, 25(15): 3030-3037.

[4] Fang S, Lin J, Li C, et al. Dual-stimuli responsive nanotheranostics for multimodal imaging guided trimodal synergistic therapy[J]. Small, 2017, 13(6): 1602580.

[5] He D, He X, Wang K, et al. A light-responsive reversible molecule-gated system using thymine-modified mesoporous silica nanoparticles[J]. Langmuir, 2012, 28(8): 4003-4008.

[6] Li C, Yang D, Ma P, et al. Multifunctional upconversion mesoporous silica nanostructures for dual modal imaging and *in vivo* drug delivery[J]. Small, 2013, 9(24): 4150-4159.

[7] Zhang F, Braun G B, Shi Y, et al. Fabrication of Ag@ $SiO_2$@ $Y_2O_3$: Er nanostructures for bioimaging: tuning of the upconversion fluorescence with silver nanoparticles[J]. Journal of the American Chemical Society, 2010, 132(9): 2850-2851.

[8] Fan W, Shen B, Bu W, et al. Rattle-structured multifunctional nanotheranostics for synergetic chemo-/radiotherapy and simultaneous magnetic/luminescent dual-mode imaging[J]. Journal of the American Chemical Society, 2013, 135(17): 6494-6503.

[9] Liu B, Li C, Chen Y, et al. Multifunctional NaYF 4: Yb, Er@ $mSiO_2$@ $Fe_3O_4$-PEG nanoparticles for UCL/MR bioimaging and magnetically targeted drug delivery[J]. Nanoscale, 2015, 7(5): 1839-1848.

[10] Li X, Zhou L, Wei Y, et al. Anisotropic growth-induced synthesis of dual-compartment Janus mesoporous silica nanoparticles for bimodal triggered drugs delivery[J]. Journal of the American Chemical Society, 2014, 136(42): 15086-15092.

[11] Adhikari C, Mishra A, Nayak D, et al. Metal organic frameworks modified mesoporous silica nanoparticles (MSN): A nano-composite system to inhibit uncontrolled chemotherapeutic drug delivery from bare-msn[J]. Journal of Drug Delivery Science and Technology, 2018, 47: 1-11.

[12] Bernabeu E, Cagel M, Lagomarsino E, et al. Paclitaxel: what has been done and the challenges remain ahead[J]. International Journal of Pharmaceutics, 2017, 526(1/2): 474-495.

[13] Chen L J, Zhao X, Liu Y Y, et al. Macrophage membrane coated persistent luminescence nanoparticle@ MOF-derived mesoporous carbon core-shell nanocomposites for autofluorescence-free imaging-guided chemotherapy[J]. Journal of Materials Chemistry B, 2020, 8(35): 8071-8083.

[14] Wang H, Shen J, Li Y, et al. Magnetic iron oxide-fluorescent carbon dots integrated nanoparticles for dual-modal imaging, near-infrared light-responsive drug carrier and photothermal therapy[J]. Biomaterials Science, 2014, 2(6): 915-923.

[15] Chen Y, Zhang F, Wang Q, et al. Near-infrared light-mediated LA-UCNPs@$SiO_2$-C/HA@ $mSiO_2$-DOX@ NB nanocomposite for chemotherapy/PDT/PTT and imaging[J]. Dalton Transactions, 2017, 46(41): 14293-14300.

[16] Gong C, Shan M, Li B, et al. A pH and redox dual stimuli-responsive poly (amino acid) derivative for controlled drug release[J]. Colloids and Surfaces B: Biointerfaces, 2016, 146: 396-405.

[17] Mehdi Y A, Itatahine A, Fizir M, et al. Multifunctional core-shell silica microspheres and their performance in self-carrier decomposition, sustained drug release and fluorescent bioimaging[J]. Journal of Solid State Chemistry, 2018, 263: 148-156.

[18] Tan L L, Li H, Qiu Y C, et al. Stimuli-responsive metal-organic frameworks gated by pillar[5] arene supramolecular switches[J]. Chemical Science, 2015, 6(3): 1640-1644.

[19] Li Y, Xu D, Yao L, et al. Enhanced upconversion luminescence in controllable self-assembled BiOBr: $Yb^{3+}$/$Er^{3+}$ 3D hierarchical architectures and their application in NIR photocatalysis[J]. Industrial & Engineering Chemistry Research, 2018, 57(50): 17161-17169.

[20] He M, Zhou J, Chen J, et al. $Fe_3O_4$@ carbon@ zeolitic imidazolate framework-8 nanoparticles as

multifunctional pH-responsive drug delivery vehicles for tumor therapy *in vivo*[J]. Journal of Materials Chemistry B, 2015, 3(46): 9033-9042.

[21] Liu J, Wu M, Pan Y, et al. Biodegradable nanoscale coordination polymers for targeted tumor combination therapy with oxidative stress amplification[J]. Advanced Functional Materials, 2020, 30(13): 1908865.

[22] Sahoo B, Devi K S P, Dutta S, et al. Biocompatible mesoporous silica-coated superparamagnetic manganese ferrite nanoparticles for targeted drug delivery and MR imaging applications[J]. Journal of Colloid and Interface Science, 2014, 431: 31-41.

[23] Kim J, Kim H S, Lee N, et al. Multifunctional uniform nanoparticles composed of a magnetite nanocrystal core and a mesoporous silica shell for magnetic resonance and fluorescence imaging and for drug delivery[J]. Angewandte Chemie-International Edition, 2008, 47(44): 8438-8441.

[24] Chen Y, Chen H, Zeng D, et al. Core/shell structured hollow mesoporous nanocapsules: a potential platform for simultaneous cell imaging and anticancer drug delivery[J]. ACS Nano, 2010, 4(10): 6001-6013.

[25] Yang X, Guo X, Zhang C, et al. Synthesis and catalytic properties of iron based Fischer-Tropsch catalyst mediated by MOFs Fe-MIL-100[J]. Acta Chimica Sinica, 2017, 75(4): 360.

[26] Zhu T T, Zhang Z M, Chen W L, et al. Encapsulation of tungstophosphoric acid into harmless MIL-101 (Fe) for effectively removing cationic dye from aqueous solution[J]. RSC Advances, 2016, 6(85): 81622-81630.

[27] Wang D, Li Z. Coupling MOF-based photocatalysis with Pd catalysis over Pd@ MIL-100 (Fe) for efficient N-alkylation of amines with alcohols under visible light[J]. Journal of Catalysis, 2016, 342: 151-157.

[28] Zhou W, Wang L, Li F, et al. Selenium-containing polymer@ metal-organic frameworks nanocomposites as an efficient multiresponsive drug delivery system[J]. Advanced Functional Materials, 2017, 27(6): 1605465.

[29] Xiong D, Zhang X, Peng S, et al. Smart pH-sensitive micelles based on redox degradable polymers as DOX/GNPs carriers for controlled drug release and CT imaging[J]. Colloids and Surfaces B: Biointerfaces, 2018, 163: 29-40.

[30] Yang H Y, Jang M S, Gao G H, et al. Construction of redox/pH dual stimuli-responsive PEGylated polymeric micelles for intracellular doxorubicin delivery in liver cancer[J]. Polymer Chemistry, 2016, 7(9): 1813-1825.

[31] Dai J, Lin S, Cheng D, et al. Interlayer-crosslinked micelle with partially hydrated core showing reduction and pH dual sensitivity for pinpointed intracellular drug release[J]. Angewandte Chemie, 2011, 40(123): 9576-9580.

[32] Liu M, Shen S, Wen D, et al. Hierarchical nanoassemblies-assisted combinational delivery of cytotoxic protein and antibiotic for cancer treatment[J]. Nano Letters, 2018, 18(4): 2294-2303.

[33] Wang M, Alberti K, Sun S, et al. Combinatorially designed lipid-like nanoparticles for intracellular delivery of cytotoxic protein for cancer therapy[J]. Angewandte Chemie International Edition, 2014, 53(11): 2893-2898.

[34] Wu Y, Zhang X, Li H, et al. A core/shell stabilized polysaccharide-based nanoparticle with intracellular environment-sensitive drug delivery for breast cancer therapy[J]. Journal of Materials Chemistry B, 2018, 6(41): 6646-6659.

[35] Zhang L, Xu L, Zhang F, et al. Doxycycline inhibits the cancer stem cell phenotype and epithelial-to-mesenchymal transition in breast cancer[J]. Cell Cycle, 2017, 16(8): 737-745.

[36] Liu K S, Liu H, Qi J H, et al. SNX-2112, an Hsp90 inhibitor, induces apoptosis and autophagy via degradation of Hsp90 client proteins in human melanoma A-375 cells[J]. Cancer Letters, 2012, 318(2): 180-188.

[37]  Setyawati M I, Tay C Y, Bay B H, et al. Gold nanoparticles induced endothelial leakiness depends on particle size and endothelial cell origin[J]. ACS Nano, 2017, 11(5): 5020-5030.

[38]  Carnovale C, Bryant G, Shukla R, et al. Size, shape and surface chemistry of nano-gold dictate its cellular interactions, uptake and toxicity[J]. Progress in Materials Science, 2016, 83: 152-190.

[39]  Hu Q, Sun W, Lu Y, et al. Tumor microenvironment-mediated construction and deconstruction of extracellular drug-delivery depots[J]. Nano Letters, 2016, 16(2): 1118-1126.

[40]  Tanaka A, Fukuoka Y, Morimoto Y, et al. Cancer cell death induced by the intracellular self-assembly of an enzyme-responsive supramolecular gelator[J]. Journal of the American Chemical Society, 2015, 137(2): 770-775.

[41]  Kalafatovic D. Enzyme responsive nanomaterials for cancer applications[D]. University of Strathclyde, 2014.

[42]  Sundararaman A, Stephan T, Grubbs R B. Reversible restructuring of aqueous block copolymer assemblies through stimulus-induced changes in amphiphilicity[J]. Journal of the American Chemical Society, 2008, 130(37): 12264-12265.

[43]  Ku T H, Chien M P, Thompson M P, et al. Controlling and switching the morphology of micellar nanoparticles with enzymes[J]. Journal of the American Chemical Society, 2011, 133(22): 8392-8395.

[44]  Yang Z, Liang G, Guo Z, et al. Intracellular hydrogelation of small molecules inhibits bacterial growth[J]. Angewandte Chemie, 2007, 119(43): 8364-8367.

[45]  Zhao M, Wang R, Li B, et al. Precise *in vivo* inflammation imaging using in situ responsive cross-linking of glutathione-modified ultra-small NIR- II lanthanide nanoparticles[J]. Angewandte Chemie, 2019, 131(7): 2072-2076.

[46]  Xu J, Xu L, Wang C, et al. Near-infrared-triggered photodynamic therapy with multitasking upconversion nanoparticles in combination with checkpoint blockade for immunotherapy of colorectal cancer[J]. ACS Nano, 2017, 11(5): 4463-4474.

[47]  Zhao T, Wang P, Li Q, et al. Near-infrared triggered decomposition of nanocapsules with high tumor accumulation and stimuli responsive fast elimination[J]. Angewandte Chemie International Edition, 2018, 57(10): 2611-2615.

[48]  Zhou M, Huang H, Wang D, et al. Light-triggered PEGylation/dePEGylation of the nanocarriers for enhanced tumor penetration[J]. Nano Letters, 2019, 19(6): 3671-3675.

[49]  Liu T, Lai L, Song Z, et al. A sequentially triggered nanosystem for precise drug delivery and simultaneous inhibition of cancer growth, migration, and invasion[J]. Advanced Functional Materials, 2016, 26(43): 7775-7790.

[50]  Yuan D, Ding L, Sun Z, et al. MRI/Fluorescence bimodal amplification system for cellular GSH detection and tumor cell imaging based on manganese dioxide nanosheet[J]. Scientific Reports, 2018, 8(1): 1747.

[51]  Gao Z, Hou Y, Zeng J, et al. Tumor microenvironment-triggered aggregation of antiphagocytosis $^{99m}$Tc-Labeled $Fe_3O_4$ nanoprobes for enhanced tumor imaging *in vivo*[J]. Advanced Materials, 2017, 29(24): 1701095.

[52]  Guo W W, Zhang Z T, Wei Q C, et al. Intracellular restructured reduced glutathione-responsive peptide nanofibers for synergetic tumor chemotherapy[J]. Biomacromolecules, 2019, 21(2): 444-453.

[53]  Wang Y, Lin Y X, Qiao Z Y, et al. Self-assembled autophagy-inducing polymeric nanoparticles for breast cancer interference *in-vivo*[J]. Advanced Materials, 2015, 27(16): 2627-2634.

[54]  Yang P P, Luo Q, Qi G B, et al. Host materials transformable in tumor microenvironment for homing theranostics[J]. Advanced Materials, 2017, 29(15): 1605869.

[55]  Li H, Chen Y, Li Z, et al. Hemoglobin as a smart pH-sensitive nanocarrier to achieve aggregation enhanced tumor retention[J]. Biomacromolecules, 2018, 19(6): 2007-2013.

[56]  Ju K Y, Kang J, Pyo J, et al. pH-Induced aggregated melanin nanoparticles for photoacoustic signal

amplification[J]. Nanoscale, 2016, 8(30): 14448-14456.

[57] Song J, Kim J, Hwang S, et al. "Smart" gold nanoparticles for photoacoustic imaging: an imaging contrast agent responsive to the cancer microenvironment and signal amplification via pH-induced aggregation[J]. Chemical Communications, 2016, 52(53): 8287-8290.

[58] Han K, Zhang J, Zhang W, et al. Tumor-triggered geometrical shape switch of chimeric peptide for enhanced *in vivo* tumor internalization and photodynamic therapy[J]. ACS Nano, 2017, 11(3): 3178-3188.

[59] Jones S T, Walsh-Korb Z, Barrow S J, et al. The importance of excess poly (*N*-isopropylacrylamide) for the aggregation of poly (*N*-isopropylacrylamide)-coated gold nanoparticles[J]. ACS Nano, 2016, 10(3): 3158-3165.

[60] Katsumoto Y, Tanaka T, Sato H, et al. Conformational change of poly (*N*-isopropylacrylamide) during the Coil-Globule transition investigated by attenuated total reflection/infrared spectroscopy and density functional theory calculation[J]. The Journal of Physical Chemistry A, 2001, 106(14): 3429-3435.

[61] Liang Y, Song S, Yao H, et al. Triply switchable bioelectrocatalysis based on poly (*N*-isopropylacrylamide) hydrogel films with immobilized glucose oxidase[J]. Electrochimica Acta, 2011, 56(14): 5166-5173.

[62] McKee T D, Grandi P, Mok W, et al. Degradation of fibrillar collagen in a human melanoma xenograft improves the efficacy of an oncolytic herpes simplex virus vector[J]. Cancer Research, 2006, 66(5): 2509-2513.

[63] Zhou K, Wang Y, Huang X, et al. Tunable, ultrasensitive pH-responsive nanoparticles targeting specific endocytic organelles in living cells[J]. Angewandte Chemie International Edition, 2011, 50(27): 6109-6114.

[64] Yuan C, Raghupathi K, Popere B C, et al. Composite supramolecular nanoassemblies with independent stimulus sensitivities[J]. Chemical Science, 2014, 5(1): 229-234.

[65] Ray D, Sengupta S, Sengupta S P, et al. A Study of the mechanical and fracture behavior of jute-fabric-reinforced clay-modified thermoplastic starch-matrix composites[J]. Macromolecular Materials and Engineering, 2007, 292(10/11): 1075-1084.

[66] Ma X, Wang Y, Zhao T, et al. Ultra-pH-sensitive nanoprobe library with broad pH tunability and fluorescence emissions[J]. Journal of the American Chemical Society, 2014, 136(31): 11085-11092.

[67] Lei Q, Wang S B, Hu J J, et al. Stimuli-responsive "Cluster Bomb" for programmed tumor therapy[J]. ACS Nano, 2017, 11(7): 7201-7214.

[68] Li H J, Du J Z, Du X J, et al. Stimuli-responsive clustered nanoparticles for improved tumor penetration and therapeutic efficacy[J]. Proceedings of the National Academy of Sciences, 2016, 113(15): 4164-4169.

[69] Yang Z, Chen Q, Chen J, et al. Tumor-pH-responsive dissociable albumin-tamoxifen nanocomplexes enabling efficient tumor penetration and hypoxia relief for enhanced cancer photodynamic therapy[J]. Small, 2018, 14(49): 1803262.

[70] Kaneda Y, Yamamoto Y, Kamada H, et al. Antitumor activity of tumor necrosis factor α conjugated with divinyl ether and maleic anhydride copolymer on solid tumors in mice[J]. Cancer Research, 1998, 58(2): 290-295.

[71] Pei Q, Hu X, Zheng X, et al. Light-activatable red blood cell membrane-camouflaged dimeric prodrug nanoparticles for synergistic photodynamic/chemotherapy[J]. ACS nano, 2018, 12(2): 1630-1641.

[72] Cao Z, Ma Y, Sun C, et al. ROS-sensitive polymeric nanocarriers with red light-activated size shrinkage for remotely controlled drug release[J]. Chemistry of Materials, 2018, 30(2): 517-525.

[73] Coussens L M, Tinkle C L, Hanahan D, et al. MMP-9 supplied by bone marrow-derived cells contributes to skin carcinogenesis[J]. Cell, 2000, 103(3): 481-490.

[74] Vu T H, Shipley J M, Bergers G, et al. MMP-9/gelatinase B is a key regulator of growth plate angiogenesis and apoptosis of hypertrophic chondrocytes[J]. Cell, 1998, 93(3): 411-422.

[75] Wong C, Stylianopoulos T, Cui J, et al. Multistage nanoparticle delivery system for deep penetration into

tumor tissue[J]. Proceedings of the National Academy of Sciences, 2011, 108(6): 2426-2431.

[76] Sun L, Wu Q, Peng F, et al. Strategies of polymeric nanoparticles for enhanced internalization in cancer therapy[J]. Colloids and Surfaces B: Biointerfaces, 2015, 135: 56-72.

[77] Cun X, Li M, Wang S, et al. A size switchable nanoplatform for targeting the tumor microenvironment and deep tumor penetration[J]. Nanoscale, 2018, 10(21): 9935-9948.

[78] Niu Y, Zhu J, Li Y, et al. Size shrinkable drug delivery nanosystems and priming the tumor microenvironment for deep intratumoral penetration of nanoparticles[J]. Journal of Controlled Release, 2018, 277: 35-47.

[79] Tseng S J, Kempson I M, Huang K Y, et al. Targeting tumor microenvironment by bioreduction-activated nanoparticles for light-triggered virotherapy[J]. Acs Nano, 2018, 12(10): 9894-9902.

[80] Dong D, Hsiao C H, Giovanella B C, et al. Sustained delivery of a camptothecin prodrug-CZ48 by nanosuspensions with improved pharmacokinetics and enhanced anticancer activity[J]. International journal of nanomedicine, 2019: 3799-3817.

[81] Liu J, Wei T, Zhao J, et al. Multifunctional aptamer-based nanoparticles for targeted drug delivery to circumvent cancer resistance[J]. Biomaterials, 2016, 91: 44-56.

[82] Zhang Y, Li M, Gao X, et al. Nanotechnology in cancer diagnosis: progress, challenges and opportunities[J]. Journal of Hematology & Oncology, 2019, 12(1): 1-13.

[83] Xia Q, Huang J, Feng Q, et al. Size-and cell type-dependent cellular uptake, cytotoxicity and *in vivo* distribution of gold nanoparticles[J]. International Journal of Nanomedicine, 2019: 6957-6970.

[84] Wang R, Wang X, Jia X, et al. Impacts of particle size on the cytotoxicity, cellular internalization, pharmacokinetics and biodistribution of betulinic acid nanosuspensions in combined chemotherapy[J]. International Journal of Pharmaceutics, 2020, 588: 119799.

[85] Qu J, Peng S, Wang R, et al. Stepwise pH-sensitive and biodegradable polypeptide hybrid micelles for enhanced cellular internalization and efficient nuclear drug delivery[J]. Colloids and Surfaces B: Biointerfaces, 2019, 181: 315-324.

[86] Ahmedova A, Mihaylova R, Stoykova S, et al. Enhanced cellular uptake of platinum by a tetracationic Pt (Ⅱ) nanocapsule and its implications to cancer treatment[J]. European Journal of Pharmaceutical Sciences, 2020, 155: 105545.

[87] Wang B, Su X, Liang J, et al. Synthesis of polymer-functionalized nanoscale graphene oxide with different surface charge and its cellular uptake, biosafety and immune responses in Raw264. 7 macrophages[J]. Materials Science and Engineering: C, 2018, 90: 514-522.

[88] Zhang D, Wei L, Zhong M, et al. The morphology and surface charge-dependent cellular uptake efficiency of upconversion nanostructures revealed by single-particle optical microscopy[J]. Chemical Science, 2018, 9(23): 5260-5269.

[89] Chen L, Xu S, Li W, et al. Tumor-acidity activated surface charge conversion of two-photon fluorescent nanoprobe for enhanced cellular uptake and targeted imaging of intracellular hydrogen peroxide[J]. Chemical Science, 2019, 10(40): 9351-9357.

[90] Chen L, Zhao T, Zhao M, et al. Size and charge dual-transformable mesoporous nanoassemblies for enhanced drug delivery and tumor penetration[J]. Chemical Science, 2020, 11(10): 2819-2827.

[91] Tan J X, Wang X Y, Li H Y, et al. HYAL1 overexpression is correlated with the malignant behavior of human breast cancer[J]. International Journal of Cancer, 2011, 128(6): 1303-1315.

[92] Sperker B, Werner U, Mürdter T E, et al. Expression and function of β-glucuronidase in pancreatic cancer: potential role in drug targeting[J]. Naunyn-Schmiedeberg's Archives of Pharmacology, 2000, 362: 110-115.

[93] Niu R, Jing H, Chen Z, et al. Differentiating malignant colorectal tumor patients from benign colorectal tumor patients by assaying morning urinary arylsulfatase activity[J]. Asia-Pacific Journal of Clinical

Oncology, 2012, 8(4): 362-367.

[94]　Sun Q, Zhu Y, Du J. Recent progress on charge-reversal polymeric nanocarriers for cancer treatments[J]. Biomedical Materials, 2021, 16(4): 042010.

[95]　Zhou Q, Shao S, Wang J, et al. Enzyme-activatable polymer-drug conjugate augments tumour penetration and treatment efficacy[J]. Nature Nanotechnology, 2019, 14(8): 799-809.

[96]　He Y, Lei L, Cao J, et al. A combinational chemo-immune therapy using an enzyme-sensitive nanoplatform for dual-drug delivery to specific sites by cascade targeting[J]. Science Advances, 2021, 7(6): eaba0776.

[97]　Zhang X, Pan J, Yao M, et al. Charge reversible hyaluronic acid-modified dendrimer-based nanoparticles for siMDR-1 and doxorubicin co-delivery[J]. European Journal of Pharmaceutics and Biopharmaceutics, 2020, 154: 43-49.

[98]　Du X, Yin S, Wang Y, et al. Hyaluronic acid-functionalized half-generation of sectorial dendrimers for anticancer drug delivery and enhanced biocompatibility[J]. Carbohydrate Polymers, 2018, 202: 513-522.

[99]　Zhang S, Wang D, Li Y, et al. pH-And redox-responsive nanoparticles composed of charge-reversible pullulan-based shells and disulfide-containing poly (ss-amino ester) cores for co-delivery of a gene and chemotherapeutic agent[J]. Nanotechnology, 2018, 29(32): 325101.

[100]　Kim H, Kim S, Kang S, et al. Ring opening metathesis polymerization of bicyclic $\alpha$, $\beta$-unsaturated anhydrides for ready-to-be-grafted polymers having tailored pH-responsive degradability[J]. Angewandte Chemie, 2018, 130(38): 12648-12652.

[101]　Du J Z, Li H J, Wang J. Tumor-acidity-cleavable maleic acid amide (TACMAA): a powerful tool for designing smart nanoparticles to overcome delivery barriers in cancer nanomedicine[J]. Accounts of Chemical Research, 2018, 51(11): 2848-2856.

[102]　Du J Z, Sun T M, Song W J, et al. A tumor-acidity-activated charge-conversional nanogel as an intelligent vehicle for promoted tumoral-cell uptake and drug delivery[J]. Angewandte Chemie, 2010, 122(21): 3703-3708.

[103]　Li L, Sun W, Zhong J, et al. Multistage nanovehicle delivery system based on stepwise size reduction and charge reversal for programmed nuclear targeting of systemically administered anticancer drugs[J]. Advanced Functional Materials, 2015, 25(26): 4101-4113.

[104]　Yang H Y, Jang M S, Li Y, et al. Hierarchical tumor acidity-responsive self-assembled magnetic nanotheranostics for bimodal bioimaging and photodynamic therapy[J]. Journal of Controlled Release, 2019, 301: 157-165.

[105]　Chang Y, Chen J Y, Yang J, et al. Targeting the cell membrane by charge-reversal amphiphilic pillar [5] arene for the selective killing of cancer cells[J]. ACS Applied Materials & Interfaces, 2019, 11(42): 38497-38502.

[106]　Wu S, Zheng L, Li C, et al. Grafted copolymer micelles with pH triggered charge reversibility for efficient doxorubicin delivery[J]. Journal of Polymer Science Part A: Polymer Chemistry, 2017, 55(12): 2036-2046.

[107]　Yang Z, Sun N, Cheng R, et al. pH multistage responsive micellar system with charge-switch and PEG layer detachment for co-delivery of paclitaxel and curcumin to synergistically eliminate breast cancer stem cells[J]. Biomaterials, 2017, 147: 53-67.

[108]　Zhang X, Zhang C, Cheng M, et al. Dual pH-responsive "charge-reversal like" gold nanoparticles to enhance tumor retention for chemo-radiotherapy[J]. Nano Research, 2019, 12: 2815-2826.

[109]　Zhou Q, Hou Y, Zhang L, et al. Dual-pH sensitive charge-reversal nanocomplex for tumor-targeted drug delivery with enhanced anticancer activity[J]. Theranostics, 2017, 7(7): 1806.

[110]　Wang Z, Ma G, Zhang J, et al. Surface protonation/deprotonation controlled instant affinity switch of nano drug vehicle (NDV) for pH triggered tumor cell targeting[J]. Biomaterials, 2015, 62: 116-127.

[111]　Xie P, Liu P. pH-responsive surface charge reversal carboxymethyl chitosan-based drug delivery system

for pH and reduction dual-responsive triggered DOX release[J]. Carbohydrate Polymers, 2020, 236: 116093.

[112] Zhao X, Chen M, Zhang W G, et al. Polymerization-induced self-assembly to produce prodrug nanoparticles with reduction-responsive camptothecin release and pH-responsive charge-reversible property[J]. Macromolecular Rapid Communications, 2020, 41(15): 2000260.

[113] Dai L, Cai R, Li M, et al. Dual-targeted cascade-responsive prodrug micelle system for tumor therapy *in vivo*[J]. Chemistry of Materials, 2017, 29(16): 6976-6992.

[114] Li F, Wang Y, Chen W, et al. Co-delivery of VEGF siRNA and etoposide for enhanced anti-angiogenesis and anti-proliferation effect via multi-functional nanoparticles for orthotopic non-small cell lung cancer treatment[J]. Theranostics, 2019, 9(20): 5886.

[115] Dube B, Pandey A, Joshi G, et al. Hydrophobically modified polyethylenimine-based ternary complexes for targeting brain tumor: stability, *in vitro* and *in vivo* studies[J]. Artificial Cells, Nanomedicine, and Biotechnology, 2017, 45(8): 1685-1698.

[116] Lin Y N, Su L, Smolen J, et al. Co-assembly of sugar-based amphiphilic block polymers to achieve nanoparticles with tunable morphology, size, surface charge, and acid-responsive behavior[J]. Materials Chemistry Frontiers, 2018, 2(12): 2230-2238.

[117] Tan J, Wang H, Xu F, et al. Poly-γ-glutamic acid-based GGT-targeting and surface camouflage strategy for improving cervical cancer gene therapy[J]. Journal of Materials Chemistry B, 2017, 5(6): 1315-1327.

[118] Jia N, Li W, Liu D, et al. Tumor microenvironment stimuli-responsive nanoparticles for programmed anticancer drug delivery[J]. Molecular Pharmaceutics, 2020, 17(5): 1516-1526.

[119] Peng S, Men Y, Xie R, et al. Biodegradable phosphorylcholine-based zwitterionic polymer nanogels with smart charge-conversion ability for efficient inhibition of tumor cells[J]. Journal of Colloid and Interface Science, 2019, 539: 19-29.

[120] Cui L, Liu W, Liu H, et al. Cascade-targeting of charge-reversal and disulfide bonds shielding for efficient dox delivery of multistage sensitive msns-cos-ss-cmc[J]. International Journal of Nanomedicine, 2020: 6153-6165.

[121] Yue D, Cheng G, He Y, et al. Influence of reduction-sensitive diselenide bonds and disulfide bonds on oligoethylenimine conjugates for gene delivery[J]. Journal of Materials Chemistry B, 2014, 2(41): 7210-7221.

[122] Shao D, Li M, Wang Z, et al. Bioinspired diselenide-bridged mesoporous silica nanoparticles for dual-responsive protein delivery[J]. Advanced Materials, 2018, 30(29): 1801198.

[123] Wang Y, Zhu L, Wang Y, et al. Ultrasensitive GSH-responsive ditelluride-containing poly (ether-urethane) nanoparticles for controlled drug release[J]. ACS Applied Materials & Interfaces, 2016, 8(51): 35106-35113.

[124] Xia X, Shi J, Deng Q, et al. Biodegradable and self-fluorescent ditelluride-bridged mesoporous organosilica/polyethylene glycol-curcumin nanocomposite for dual-responsive drug delivery and enhanced therapy efficiency[J]. Materials Today Chemistry, 2022, 23: 100660.

[125] Li L, Zhang P, Yang X, et al. Self-assembly of a disulfide-containing core/shell nanocomplex with intracellular environment-sensitive facilitated endo-lysosomal escape for enhanced antitumor efficacy[J]. Journal of Materials Science, 2021, 56: 4380-4395.

[126] He X, Zhang J, Li C, et al. Enhanced bioreduction-responsive diselenide-based dimeric prodrug nanoparticles for triple negative breast cancer therapy[J]. Theranostics, 2018, 8(18): 4884.

[127] Yeung P K, Kolathuru S S, Mohammadizadeh S, et al. Adenosine 5′-triphosphate metabolism in red blood cells as a potential biomarker for post-exercise hypotension and a drug target for cardiovascular protection[J]. Metabolites, 2018, 8(2): 30.

[128] Kim J, Lee Y M, Kim H, et al. Phenylboronic acid-sugar grafted polymer architecture as a dual stimuli-

responsive gene carrier for targeted anti-angiogenic tumor therapy[J]. Biomaterials, 2016, 75: 102-111.

[129] Zhou Z, Zhang M, Liu Y, et al. Reversible covalent cross-linked polycations with enhanced stability and ATP-responsive behavior for improved siRNA delivery[J]. Biomacromolecules, 2018, 19(9): 3776-3787.

[130] Jiang C, Wang Y, Liang P, et al. ATP-responsive multifunctional supramolecular polymer as a nonviral vector for boosting cholesterol removal from lipid-laden macrophages[J]. ACS Biomaterials Science & Engineering, 2021, 7(11): 5048-5063.

[131] Zhou Z, Liu Y, Zhang M, et al. Size switchable nanoclusters fueled by extracellular ATP for promoting deep penetration and MRI-guided tumor photothermal therapy[J]. Advanced Functional Materials, 2019, 29(39): 1904144.

[132] Yoshinaga N, Ishii T, Naito M, et al. Polyplex micelles with phenylboronate/gluconamide cross-linking in the core exerting promoted gene transfection through spatiotemporal responsivity to intracellular pH and ATP concentration[J]. Journal of the American Chemical Society, 2017, 139(51): 18567-18575.

[133] Naito M, Ishii T, Matsumoto A, et al. A phenylboronate-functionalized polyion complex micelle for ATP-triggered release of siRNA[J]. Angewandte Chemie, 2012, 43(124): 10909-10913.

[134] Dai L, Li X, Duan X, et al. A pH/ROS Cascade-responsive charge-reversal Nanosystem with self-amplified drug release for synergistic oxidation-chemotherapy[J]. Advanced Science, 2019, 6(4): 1801807.

[135] Jiang X C, Xiang J J, Wu H H, et al. Neural stem cells transfected with reactive oxygen species-responsive polyplexes for effective treatment of ischemic stroke[J]. Advanced Materials, 2019, 31(10): 1807591.

[136] Wang Y, Li C, Du L, et al. A reactive oxygen species-responsive dendrimer with low cytotoxicity for efficient and targeted gene delivery[J]. Chinese Chemical Letters, 2020, 31(1): 275-280.

[137] Li J, Wei Z, Lin X, et al. Programmable therapeutic nanodevices with circular amplification of $H_2O_2$ in the tumor microenvironment for synergistic cancer therapy[J]. Advanced Healthcare Materials, 2019, 8(10): 1801627.

[138] Wang M, Xiao Y, Li Y, et al. Reactive oxygen species and near-infrared light dual-responsive indocyanine green-loaded nanohybrids for overcoming tumour multidrug resistance[J]. European Journal of Pharmaceutical Sciences, 2019, 134: 185-193.

[139] Liao J, Peng H, Wei X, et al. A bio-responsive 6-mercaptopurine/doxorubicin based "Click Chemistry" polymeric prodrug for cancer therapy[J]. Materials Science and Engineering: C, 2020, 108: 110461.

[140] Li C, Wang Y, Zhang S, et al. pH and ROS sequentially responsive podophyllotoxin prodrug micelles with surface charge-switchable and self-amplification drug release for combating multidrug resistance cancer[J]. Drug Delivery, 2021, 28(1): 680-691.

[141] Wang T, Zhang J, Hou T, et al. Selective targeting of tumor cells and tumor associated macrophages separately by twin-like core-shell nanoparticles for enhanced tumor-localized chemoimmunotherapy[J]. Nanoscale, 2019, 11(29): 13934-13946.

# 第七章
# 金属有机骨架纳米递送系统

　　智能可控的药物载体可在肿瘤细胞中释放药物，而在正常细胞中几乎不释药，从而有效降低化疗毒副作用，并增强肿瘤治疗效果（Xu等，2020）。使用纳米药物递送系统（NDDS），可增强药物的溶解性和稳定性、控制药物释放，提高药物的生物利用度，避免被（生物）降解并实现靶部位释药，从而在提升疗效的同时降低化疗药物的毒副作用。

　　纳米载体是纳米级的亚微粒型递送系统，纳米尺寸的颗粒具有特殊的物理、化学、磁性和生物特性。在过去的几十年，研究人员发现它们在药物递送领域具有巨大的潜力：它们可以将治疗剂负载在其表面或包裹在其内部并运送到特定的组织中，选择性释放药物；纳米载体在机体内的血液循环时间较长，允许药物在空间和时间上被控制释放；细胞对纳米粒的吸收能力较强。纳米载体可以通过两种途径递送药物，即被动递送或自递送。在被动给药中，无论是物理封装还是化学共轭都可将药物与纳米载体结合。此外，其他非共价吸附方法包括氢键法、离子交换法、离子静电相互作用、π-π堆积、卤素键、范德华相互作用和配位键等均可连接药物和纳米载体。另一方面，药物和纳米载体之间若存在直接化学共轭，则更便于药物递送。自递送方法需注意基于药物的自组装，它们是组成纳米载体的结构单元，其分布和含量受到精确控制。

　　用于药物递送的纳米载体可分为三种：有机型、无机型和杂化型。有机纳米载体包括脂质体、聚合物胶束（PMs）、固体脂质纳米粒（SLN）、树状大分子、聚合物纳米粒（PNP）以及基于蛋白质的纳米材料或纳米系统，这类纳米载体毒性相对较小，可以结合各种药物和配体进行药物输送。无机纳米载体种类较多，包括碳纳米管（CNTs）、量子点（QDs）、介孔二氧化硅纳米粒（MSNs）、氧化石墨烯（GO）、金纳米粒（GNP）、磁性纳米粒（MNP）和二维（2D）纳米材料如金属纳米片、石墨烯基材料、$MoS_2$等。杂化纳米载体为复合型纳米系统，它结合了有机与无机纳米载体各自的优点，其理化性质更为稳定，金属有机骨架（MOFs）就属于杂化型载体（Al等，2022）。总体而言，任何纳米载体在临床应用方面都有其自身的缺点和局限性，如脂质体、胶束和树状大分子等对药物的负载能力通常较低，且稳定性差，而无机型尤其是多孔材料的毒副作用大，生物降解性较低。理想的载药系统应具备以下基本特性：具有较大的载药量；载体应为纳米级，便于机体摄取；具有良好的生物相容性，易被机体通过新陈代谢降解。与传统药物载体相比，金属有机骨架材料具有许多明显的优势，如具有精细可调的尺寸、形态和结构特性；大比表面积和高孔隙率使其具有高载药能力；许多铜基、锌基和铁基MOFs毒性低，具有良好的生物相容性；金属离子和有机配体之间的弱相互作用使MOFs能够生物降解。因此，MOFs作为药物递送载体在癌症治疗领域受到了研究人员的广泛关注，已成为纳米医药学的研发重点之一。

# 第一节　金属有机骨架的组成、性质与发展历程

## 一、结构与特征

金属有机骨架材料（metal-organic frameworks，MOFs），也称多孔配位聚合物（porous coordination polymers，PCPs），是一类新兴且有前途的结晶微孔材料（Wu等，2017）。缩写词"MOFs"是由O.M.Yaghi推广的，他在组装含过渡金属阳离子和有机连接体的扩展骨架和分子水平方面取得了重大成就。通过除去孔隙中的溶剂分子，可以完全活化MOFs材料，孔隙被永久性保持（Tan等，2020）。MOFs由多基配体与金属离子或金属簇通过配位作用结合而成，具有无限网络骨架结构，金属原子中心和各种有机配体的空间搭配可实现材料的孔径大小可控，并具有独特的理化性质。利用不同的有机配体和不同的无机金属离子或金属离子团簇，可以得到所需的MOFs结构（赵田等，2017），此外，利用配体的官能化及不同的金属离子还可使MOFs具有不同的多功能性质，如磁性、手性、荧光特性、非线性光学特性等。MOFs的具体特征包括：① 高比表面积和孔隙率，可增加对生物分子的负载量和各种药物的载药量，还可根据装入孔中的分子大小选择性调节孔径；② 开放式结构有助于提高生物分子与外部环境之间的相互作用，控制基质和产物从孔中转移；③ 可根据需求设计几何结构和特性；④ 良好的生物降解性，且由于配位键较弱，可实现药物的可控释放；⑤ 高结晶度，呈现特定的形态信息和明确的网络，这在研究主客体相互作用时至关重要。纳米金属有机骨架材料（nano-crystalline MOFs，NMOFs），既具有传统大块金属有机骨架材料的性质，也有着纳米材料小尺寸所特有的物理化学性质（赵田等，2017）。MOFs的这些特殊性质使其成为疾病诊疗和药物递送的最佳候选者之一（Wu等，2017）。

近年来，纳米级的MOFs在药物递送和癌症治疗平台开发领域受到了广泛关注，与传统的药物载体相比，MOFs具有以下明显优势：① MOFs的结构独特，对其形态、成分、大小等可进行相对精确的调节控制，并实现刺激响应性释药等功能；② 对MOFs的改性不会显著改变其理化性质，即MOFs仍然能保持可控的尺寸、形状和高度均匀性；③ 大比表面积和高孔隙率有利于MOFs高效地负载药物；④ 弱配位键为MOFs提供了良好的生物可降解性，其生物安全性相对较高；⑤ MOFs易通过包合或表面处理实现功能

化修饰，使其用作药物载体的优势进一步拓展。综上，MOFs的这些优越性能使其成为开发药物递送系统的明星候选材料，MOFs在药物递送、临床肿瘤治疗和其他疾病治疗方面应用潜力巨大（Wu等，2017）。

## 二、分类

由于配体和金属离子选择的多样性，各种各样的有机连接物和金属离子可被设计合成数千种MOFs，当MOFs用于药物递送领域时，必须根据它们的组成对其生物相容性和对正常组织的毒性进行综合预测。通常选择毒性较低的有机连接物和金属离子，由于铬、铁、锌、锆、钾和铜等金属的半数致死剂量（$LD_{50}$）较低，所以铬、铁、锌、锆、钾和铜基MOFs是最常用的药物载体，各种抗肿瘤药物、抗生素和抗病毒药物均可被装入其孔道中。值得注意的是，药物和其他活性物质可在MOFs笼子中被共同装载，从而实现协同作用来治疗疾病。许多MOFs作为药物载体已经在制药领域被报道，它们能够实现药物有效负载、增加药物溶解度、改善稳定性、提高药物靶向能力和生物利用度（He等，2021）。

### 1.Cr–MOFs

以铬离子为基底的MOFs材料具有结构稳定的优势，Cr-MOFs材料能够保留较大的孔道体积，并具有较高的化学稳定性。但是以Cr-MOFs材料为基底的乙烯、乙炔分离性能的研究却相对匮乏，需要制备新型铬基骨架材料并探究Cr-MOFs材料在气体吸附与分离性能方面的应用。

李梦娜等通过多步偶联反应合成了两种带有苄羟基的四羧酸配体L1和L2，并利用它们合成了两种稳定的Cr-SXU-6和Cr-SXU-3，Cr-SXU-6由Mg-SXU-6通过金属交换法得到，具有良好的化学稳定性和$C_2H_2/CH_4$分离性能（李梦娜等，2020）。C-SXU-3与Cr-SXU-1同构，她们还通过合成修饰法在MOFs的孔道内引入了一系列活性官能团，如—OH、—COOH和—$N(CH_3)_2$等，并探究了这些官能团对气体吸附性能的影响。2006年，研究人员使用基于铬的MOF（Cr-MOFs）即MIL-100（Cr）和MIL-101（Cr），考察了Cr-MOFs中的具体组成，这两种系统由金属八面体和羧酸的三聚体组成，MIL-100（Cr）由Cr（Ⅲ）离子和1,3,5-苯三甲酸（BTC）或偏苯三甲酸酐（TMA）组成，而MIL-101（Cr）由Cr（Ⅲ）离子和1,4-苯二甲酸（BDC）或对苯二甲酸（PTA）组成（Mehek等，2021；Ferey等，2005）。布洛芬（IBU）是一种常见的模型药物，可被装载在Cr-MOFs中，并显示出了较高的载药量，He等发现在每克脱水MIL-101（Cr）中可负载1.4克IBU，而每克MIL-100（Cr）仅吸附0.35克IBU，说明药物分子的负载量和Cr-MOFs的结构与组成有关（He等，2021）。

## 2.Fe–MOFs

在Cr-MOFs被开发之后，配位金属为铁（III）八面体和配体为对苯二甲酸的铁基MOFs（Fe-MOFs）被命名为MIL-53（Fe）。由于MIL-53（Fe）具有低毒性、构型灵活性和良好的生物降解性，它们被认为是一种应用潜力巨大的药物递送系统。

Horcajada等将抗肿瘤和逆转录病毒药物成功装载于Fe-MOFs纳米系统中，并在体外和体内对其进行了表征，证明了Fe-MOFs纳米系统具有可降解性、良好的生物安全性和成像特性（Horcajada等，2010）。根据Fe-MOFs的构型灵活性，Leng等选择无毒且生物相容性较好的MIL-53（Fe）来负载抗肿瘤药物冬凌草甲素，载药量可达56.25%，并达到了药物缓释的效果（Leng等，2018）。同时Gao等还研究了Fe-MOFs的载药性能和磁/荧光成像，载药量高达35%的中空Fe-MOFs-5-NH$_2$具有pH响应的药物释放特性。由于Fe（III）离子的存在，MOFs还表现出优异的磁共振成像（MRI）性能，且经叶酸（FA）和荧光试剂修饰后，实现了靶向给药和荧光成像（Gao等，2019）。此外，Marcos等利用MIL-100（Fe）共同封装三磷酸核苷逆转录酶抑制剂、三磷酸叠氮胸苷和三磷酸拉米夫定，以达到抗人类免疫缺陷病毒（HIV）的疗效。MIL-100（Fe）中的三磷酸叠氮胸苷和三磷酸拉米夫定的总载药量为9.6%，冷冻干燥后，该纳米粒可以保存2个月，并保持稳定的理化性质（Marcos等，2017）。

## 3.Zn–MOFs

沸石咪唑酸盐骨架（ZIF）是锌功能性有机化合物的一个亚家族，由锌（II）和咪唑酸盐或其衍生物连接，广泛应用于药物递送系统中（He等，2021）。锌基MOFs（Zn-MOFs）由Rojas等开发，是四种吡唑酸锌网状MOFs，由Zn（II）和功能化有机连接物1,4-二（1$H$-吡唑基-4-基）-2-X-苯（X=H，NO$_2$，NH$_2$，OH）组成，用于静脉注射或口服。体外试验证明，在相关生物条件下，该Zn-MOFs具有良好的结构稳定性和黏性耐久性（Rojas等，2017）。

为了提高MOFs的水稳定性和治疗活性，Bag等制造了一种坚固的双羧酸配体4,4'-（9$H$-咔唑-3,6-二酰基）二苯甲酸（H$_2$CDDB），用于构建Zn-MOFs。通过Zn(NO$_3$)$_2$·6H$_2$O和H$_2$CDDB在二甲基甲酰胺（DMF）中的反应，制备了多孔MOF[Zn$_8$(O)$_2$(CDDB)$_6$(DMF)$_4$(H$_2$O)]，该Zn-MOFs对5-氟尿嘧啶（5-FU）的负载率达53.3%。此外，这种Zn-MOFs在水溶液中可以保持三周的理化稳定性，MTT法证明其具有良好的生物安全性（Bag等，2016）。以ClO$_4^-$阴离子为模板、5-（4-苄氧基苯基）烟酸为有机连接剂，Xing等制备了具有三维拓扑结构的Zn-cpon-1。Zn-cpon-1具有pH响应性药物释放能力，是一种优良的药物载体，Zn-cpon-1中5-FU的载药量可达44.75%。另外，该模型受到pH和加热的双重刺激，药物释放行为符合威布尔分布模型（Xing等，2018）。

### 4.Zr–MOFs

自2008年Cavka等发现$Zr_6(\mu_3\text{-O})_4(\mu_3\text{-OH})_4(BDC)_6$(UiO-66)与$Zr_6(\mu_3\text{-O})_4(\mu_3\text{-OH})_4(CO_2)_{12}$团簇和1,4-苯二甲酸酯（BDC）以来，锆基MOFs（Zr-MOFs），受到了越来越多的关注。由于Zr（Ⅳ）在Zr-MOFs中易发生过度氧化，且Zr（Ⅳ）与Zr-MOFs中的羧酸盐配体之间具有稳定的配位键，因此许多Zr-MOFs在有机溶剂和水中，甚至在酸性介质中亦可保持良好的稳定性。此外，Zr在自然界分布广泛，体内毒性低，因此Zr-MOFs被广泛用于生物医学领域。

Lazaro等发现，利用Zr-MOFs向肿瘤细胞协同递送二氯乙酸和5-FU可增强抗肿瘤活性。通过调整颗粒大小和表面修饰可加速Pit介导的内吞作用，提高药物的细胞摄取来进一步增强抗肿瘤效果（Lazaro等，2108）。另一种类型的Zr-MOFs被称为Zr-fum，由内源性富马酸连接组成，Zr-fum在水溶液中可保持良好稳定性，作为药物载体具有很大的应用潜力。He等将抗肿瘤药物分子二氯乙酸盐引入Zr-fum中，其有效载荷为20%，Zr-fum凭借内源性富马酸连接物显示出良好的生物相容性，并可高效地将药物模拟物钙黄绿素递送到Hela细胞中（He等，2021）。

### 5.K–MOFs

近年来，随着锂离子电池在汽车领域的快速发展，锂资源的消耗也在飞速增加。但是，在地壳中锂元素含量较低且分布不均匀，在资源上使锂电池更进一步地开发受到了明显阻碍。钾元素与锂元素属于同一主族，其在地壳中具有较高的丰度并且具有与锂相似的电化学特性，更重要的是，钾离子可以与石墨结合形成石墨插层化合物KC8，从而提供可观的容量，使得钾离子电池进入了研究者的视野。

Smaldone等首次报道了一种可再生、高度对称、多孔、超高比表面积、可食用的MOFs，该MOFs由可食用成分制备，包括钾离子、乙醇和环糊精，因此被称为基于环糊精的金属有机骨架（CD-MOFs）或钾基MOFs（K-MOFs）（Smaldone等，2010）。由于其固有的多孔特性、较高的水溶性和无生物毒性等优点，CD-MOFs在生物医学领域有着广泛的用途。迄今为止，通过浸渍、研磨和共结晶等手段，可将药物成功地装载到CD-MOFs中。使用优化的共结晶方法，在K（Ⅰ）存在下，通过与$\gamma$-CD的组装，Han等合成了兰索拉唑包埋的CD-MOFs，载药量高达23.2%。此外，CD-MOFs可以显著改善不溶性药物的生物利用度和溶解度（Han等，2018）。He等将阿齐沙坦（AZL）装载到CD-MOFs中，与游离AZI相比，以CD-MOFs作为递送载体使得AZI在Sprague-Dawley（SD）大鼠中的生物利用度增加了9.7倍。此外，AZL/CD-MOFs的表观溶解度增加了340倍（He等，2019）。

### 6.Cu–MOFs

铜基MOFs（Cu-MOFs）已被证明具有生物导向的特性，Cu-MOFs复合系统由于其在结构中与金属的可接近性高，为其他修饰成分提供了较强的结合位点。此外，Cu-MOFs可用于抗菌治疗，由戊二酸和吡啶衍生物组成的Cu-MOFs对不同种类的细菌具有极好的抗菌活性（He等，2021）。

Sun等设计了Cu-MOFs、MOF-2和MOF-3混合配体，用于负载IBU和DOX，这些配体可经水热方法制备，并通过改变BTC和间苯二甲酸的比例，实现更优良的递送作用。它们对人类正常细胞、人类胚胎肾293A细胞（HEK293A）无毒，并可装载药物。与单配体MOFs相比，混合配体MOFs用作药物载体表现出更好的载药性能，结果表明，含40% BTC和60%间苯二甲酸的MOF-2的载药性能最好（Sun等，2017）。Hou等使用表面氨基功能化的Cu-MOFs，设计了一种碱性磷酸酶视觉检测系统，该系统具有模拟氧化酶和荧光特性（Hou等，2019），这种技术可用于检测血清样本中的碱性磷酸酶，为识别临床血清样本中的其他生物标志物开辟了广阔的前景。化疗耐药是肿瘤复发的主要原因，Liu等设计了一种基于铜/邻苯二酚的纳米有机骨架（CuHPT）（Liu等，2022），在耐药细胞内，由于持续消耗细胞谷胱甘肽（GSH），CuHPT被触发开始分解，同时释放两种结构元素——邻苯二酚配体和还原性亚铜离子（$Cu^+$），两者通过协同作用自动氧化和耗尽GSH引发的Fenton反应放大细胞内ROS的产生，通过显著增加细胞氧化应激，CuHPT对多种耐药肿瘤细胞显示出有效的细胞毒性。

## 三、常用有机配体

MOFs的主要优点是其在配体金属和有机连接物的组成方面的多样性和可变性，特别是有机连接体在MOFs的3D超分子结构及理化性质表现中起主要作用。羧酸盐、膦酸盐、磺酸盐、杂环化合物和其他有机阴离子是最常见的有机连接物，其中，由羧酸盐配体组成的MOFs占所有合成材料的一半。对于用作药物载体的MOFs，连接剂的选择不仅决定了MOFs的理化性质，还决定了它们在生物介质中的稳定性、可降解性、生物利用度和系统毒性。

连接剂的选择会产生独特的属性，如基于多羧酸或咪唑的连接物由于在生理条件下的强极性和易被代谢清除，对机体毒副作用小而被广泛用于MOFs的制备。类似地，MOFs中的药物有效载荷和释放模式受不同有机连接体和官能团的影响，如活性分子被用作连接物来合成Bio-MOFs，由于活性分子的固有自组装而赋予有效药物负载的同时，也具有了良好的生物相容性。

事实上，各种生物分子，包括氨基酸、碱基或糖等合成或天然的生物分子可以用作有机连接体，Gramaccioli等于1966年通过混合锌（Ⅱ）和谷氨酸合成了一种具有良好生物相容性的3D-MOFs（Gramaccioli等，1966）。然而，由于缺乏对这些系统在机体中稳定性的研究，Bio-MOFs在生物医学领域尚未得到充分的应用。

考虑到许多治疗性分子的结构中具有多个复杂基团，2010年Miller等报道了第一个基于药物的Bio-MOsF研究，该研究由内源性铁和治疗性维生素B₃组成，具有糙皮病治疗、血管舒张和抗脂质特性（Miller等，2010）。类似地，奥沙拉秦是治疗溃疡性结肠炎和其他胃肠道疾病的常用药物，可用作制备新型介孔MOFs的配体，并显示出与CPO-27/MOFs-74家族复合物中二羟基对苯二甲酸相同的配位功能。

对MOFs的常用有机配体可进行大致分类，如表7-1所示（He等，2021）。

**表7-1 MOFs的常用有机配体**

| 有机配体 | 名称 |
|---|---|
| 羧酸配体 | 1,3,5-苯三甲酸 |
| | 4,4′,4″-苯-1,3,5-三苯甲酸 |
| | 5,5′,5″-（1,3,5-三嗪-2,4,6-三酰基）三（氮杂二酰基）三间苯二甲酸 |
| | 联苯-4,4′-二羧酸 |
| | 偶氮苯-4,4′-二羧酸 |
| 吡唑酸配体 | 双（吡唑酯）配体[1,4-二(1H-吡唑基-4-基)-2-X-苯，X=H、NO₂、NH₂、OH] |
| 咪唑酯 | 2-甲基咪唑酯 |
| 多聚糖 | 环糊精 |
| | 琼脂、葡聚糖 |
| BioMOFs | 烟酸 |
| | 琥珀酸 |
| | 富马酸 |

# 四、合成方法

MOFs的合成方法决定了其孔隙率、形态和结晶度等理化特性，因此，选择合适的合成方法来控制所获得产物的理化性质非常重要。此外，在大规模合成中，必须考虑经济和环境方面的因素。根据所需的材料骨架和属性，可以使用多种合成方法制备MOFs，具体包括水溶剂热法、微波辅助法、超声波辅助合成法、机械化学法、微乳液合成法、连续流生产法、扩散法、电化学法和室温法等。

## 1.水溶剂热法

制备纳米级MOFs最典型的方法之一是水溶剂热法，该法也是迄今合成MOFs使用最多的技术。溶剂热法合成过程中可使用任何溶剂，而水热法则可推断使用的溶剂是水。

该技术包括金属盐与有机配体的溶剂反应，以及在密闭容器（高压釜或密封容器）中结晶，高压和超过溶剂沸点的温度有助于自组装和晶体生长。该方法中溶剂的选择影响试剂的溶解度和反应温度，丙酮、乙醇和二甲基甲酰胺是该方法中最常用的有机溶剂。

在合成过程中，传统的电加热是引发和诱导反应的能源，能量也可由电化学、机械化学和电磁源提供（Al等，2022）。溶剂热法涉及中高压和高温下的金属前体和极性溶剂，反应过程中控制颗粒大小的首要参数是温度、反应时间、pH值和化学计量比，一些其他因素（如调节剂）在控制颗粒的成核和晶体形态方面可以发挥关键作用。调节剂包括直接与配体络合竞争、阻碍阳离子配位的试剂，还包括使用聚合物或表面活性剂来控制颗粒生长或形状，从而控制纳米级MOFs的尺寸和形态。使用溶剂热法在高温高压条件下合成出所需粒径和形状的纳米级MOFs可能需要耗时几天，此外，这些合成过程通常需要用到DMF等有毒溶剂。因此，通过水溶剂热法大规模生产纳米级MOFs的安全性和高效性受到一定的限制，通常需要具有更高效率和更低成本的替代方法（Mbese等，2019）。

Ranft等在水-乙醇-DMF混合物中获得了纳米级羧酸铜（Ⅱ）HKUST-1［$Cu_3(BTC)_2$，BTC=1,3,5-苯三甲酸酯］，并在DMF中获得了粒径在30～300nm之间的IRMOF-3纳米粒（Ranft等，2013）。Morris等在DMF中通过溶剂热法获得了三种不同尺寸的UiO-66多孔对苯二甲酸锆，其具有叠氮功能（Morris等，2014）。Munn等通过大规模连续水热合成法制备了ZIF-8，ZIF是MOFs的一个子集，近年来，MOFs和ZIF材料在$H_2$储存和$CO_2$捕获等领域具有较大的应用潜力，ZIF-8在450℃以下具有热稳定性，并且在沸水、氢氧化钠水溶液和苯溶液中具有较好的化学稳定性（Munn等，2015）。Venna等报告了ZIF-8对$CO_2$的选择性超过了$CH_4$，这使得该MOFs成为碳捕获和储存应用中扩大规模的良好候选物。该方法还介绍了一种具有生产活性的ZIF-8，为一些材料的连续合成和活化提供了一条可靠途径（Venna等，2010）。

### 2. 微波辅助法

作为传统加热诱导反应能源的替代品，微波（MW）和超声波（US）源被广泛研究，使用这些技术通常可诱导MOFs快速结晶，特别是，由于局部过热和快速传热，MW加热有利于快速、均匀地成核，从而获得更均匀的粒度分布。这是因为MW辐射的能量足以克服活化能屏障，与传统加热相比，活化能屏障完成反应所需的时间更短。MW合成法作为水热法的辅助手段，已被用于快速合成纳米多孔材料，包括沸石、锰氧化物、介孔分子筛、磷酸铝盐，以及硅铝磷酸盐和其他磷酸盐。在这项技术中，材料可通过微波辐射合成，使用频率范围从300MHz到300GHz的微波，可将反应时间缩短到几小时甚至几分钟，而不会降低产品质量，施加的频率会影响MW与辐照分子电荷之间的相互作用，通过旋转溶剂分子发生碰撞而产生热量。此外，MW加热的反应动力学性质良好，无副产物。

在这类合成过程中，选择合适的溶剂至关重要，所用溶剂必须能够吸收微波能并将电磁能转化为热能，介电损耗角正切可用于测试溶剂的性能，发现介电损耗越高，溶剂的转化效率越高。该法所使用的设备具有压力和温度控制器及可调的功率输出。反应物只需加入MW活性溶剂，转移到密封的聚四氟乙烯容器中，然后将容器放入微波炉中，在特定温度下加热一段时间。这种方法的优点包括快速结晶、易于形态控制、产品纯度高、物相可选择和粒径较小等。

Babu等合成了一种双重多孔金属有机骨架（MOFs-205），采用频率为2.450GHz的多模微波反应器（KMIC-2kW），电源在0～2kW范围内连续调节（Babu等，2016），通过不同时间间隔的微波辐射，在无溶剂条件下通过$CO_2$-环氧化物偶联反应生成环状碳酸盐。另外，对于苯二甲酸铬（III）MIL-101（Cr）的合成，使用氟化氢（HF）存在下的经典溶剂热法，16小时内形成了几微米的多分散晶体，而在水中使用无HF微波路径5分钟可合成高度单分散的纳米粒。Gimenez-Marques等使用微波辅助溶剂热方法，以无毒溶剂可获得纳米级不同的MIL结构。如介孔金属（III）三聚物MIL-100（Al，Cr，Fe）作为单分散纳米粒在水中或水：乙醇=80：20混合物［MIL-100（Fe）］中获得，收率较高。更重要的是，该方法绿色安全，制得的纳米级MOFs可更好地应用于医药学领域（Gimenez-Marques等，2016）。

### 3.超声波辅助合成法

超声波法合成MOFs源于声化学的概念，即通过施加频率在20kHz～10MHz之间的超声波来发生化学反应。声空化的产生是这一过程的内在机制，空化是液体中气泡的产生、发展和破裂，由于气穴破裂，温度和压力升高，加热或冷却速度加快，气泡周围的液体中出现快速冲击波。声化学合成不仅提高了能源利用率和产率，而且改善了粒子合成途径，从而使反应速率增加。与溶剂扩散法、水热法和溶剂热法等传统合成技术相比，超声波法具有高效、环保的特点（Li等，2019）。

Li首次采用超声波法合成了三维金属有机骨架$Cu_3(BTC)_2$，将醋酸铜和$H_3BTC$置于DMF/EtOH/$H_2O$（3：1：2，体积比）混合溶液中，室温下以超声波辐照5～60min，得到高产率（62.6%～85.1%）的$Cu_3(BTC)_2$。这些$Cu_3(BTC)_2$纳米晶体的尺寸范围为10～200nm，比传统溶剂热法合成制得样品的尺寸小。超声波法制备的$Cu_3(BTC)_2$纳米晶体与改进溶剂热法制备的微晶在比表面积、孔体积和储氢能力等物理化学性质上没有显著差异（Li等，2009）。林楚宏等采用超声波辅助法以不同无机铜盐与有机配体均苯三甲酸合成了HKUST-1型MOFs，在300W的超声波功率下间歇超声，温度20～50℃，反应12h，反应过程温度较低，时间短，合成的样品颗粒均匀、尺寸较小，大幅缩短了晶化时间（林楚宏等，2017）。刘艳凤等使用超声波法制备MOFs化合物，将铜盐或锌盐通过搅拌或者超声的方式，溶于有机溶剂或有机溶剂与水的混合液中形成盐溶液，再加入去质子剂三乙胺或二乙胺，于超声波间歇式作用下反应，经过溶剂反复置换，得到MOFs化合物（刘艳凤等，2014）。使用超声波合成法可降低反应温度，缩短结晶时间，大大提高MOFs化合物的产率，具有操作简单、反应条件温和、环境友好、成本低、反应收率高等优点，易于实现工业化生产。

对芳香化合物直接进行羟基化制备相应的酚类物质是经济绿色的合成方法，但由于芳香化合物中C—H键活化能较高，且芳烃羟基化后的产物反应活性高，易被过度氧化，因此会造成酚类产物的选择性低等问题。针对以上问题，刘艳凤等以$H_2O_2$为氧化剂，在温和条件下使用MOFs催化苯、萘的羟基化反应（刘艳凤等，2016），采用超声波辅助合成法或室温搅拌法制备了具有一定芳烃催化羟基化活性的MOFs配合物HKUST-1、MOFs-5、MOFs-74、MOFs-177，并将这些配合物用于苯羟基化反应中，考察其催化活性。结果表明，四种MOFs的催化活性由高到低依次为：HKUST-1、MOFs-177、MOFs-5、MOFs-74。结合反应原料的成本、MOFs的产率、稳定性、催化活性等因素，最终筛选出以HKUST-1作为催化苯、萘的催化剂或催化剂载体。

### 4.机械化学法

最近应用于MOFs合成的多是一些基于自上而下的方法，包括对大型MOFs晶体合成后用机械进行物理研磨。这种机械研磨合成法仅限于在温和条件下制备某些特定的MOFs纳米粒，不包括一些基于Fe、Al、Cr、Zr或Ti的MOFs系统，在最后一步中可能需要使用溶剂来纯化所获得的纳米级MOFs（Gimenez-Marques等，2016）。机械力大小与化学反应速率取决于在研磨过程中试剂或固体直接吸收的机械能，在该方法中，反应物之间的摩擦和碰撞是引发化学反应所需的能量来源，要引起化学反应，需要大的球体碰撞，否则只会发生弹性变形。

该反应在室温下快速发生，从而获得较高的定量产率。该法采用无溶剂条件，在避免使用有机溶剂合成某种特定MOFs时可作为一种有效方法。因此，可以利用在传统MOFs合成中的不溶性金属源作为溶剂，如当不溶性金属氧化物被用作金属供体，它被认为更安全、更环保，并为合成现代材料提供了机会。但这种方法仅限于合成某些类型的MOFs，且很难获得大量产品。

Klimakow等使用机械力化学合成法获得高比表面积的MOFs，通过球磨合成了化合物HKUST-1和MOF-14 [$Cu_3(BTB)_2$，BTB=4,4,4-苯三苯甲酸酯]。研究结果表明，该法对于合成不同的MOFs是一种有前途的替代方法，使用这种简便的方法可以得到比表面积为1713$m^2$/g的材料。此方法提供了无溶剂的合成途径，且可直接得到粉末状的产物（Klimakow等，2010）。Yuan等用机械力法化学合成$Cu_3(BTC)_2$，通过在球磨机中研磨$Cu(OAc)_2 \cdot H_2O$和$H_3BTC$而不添加溶剂来制备，$Cu_3(BTC)_2$的物理性质使其在储存、分离和净化气体、催化和表面沉积方面具有重要意义，这为研究机械化学法制备的材料提供了有价值的参考（Yuan等，2010）。

### 5. 微乳液合成法

获得单分散纳米级MOFs的典型方法是反胶束技术。这种方法需要使用微乳液，微乳液是两种不互溶液体在乳化剂或表面活性剂存在下形成的热力学稳定分散液。这些微乳液可被视为纳米结构的化学反应器，可将MOFs的合成尺寸限制在纳米级，并提供了进行尺寸调整的可能性（Gimenez等，2016）。

Vaucher等使用阴离子表面活性剂双（2-乙基己基）磺基琥珀酸钠（AOT）反相微乳液中形成的纳米级水滴，制备出具有均匀形状和尺寸的疏水普鲁士蓝纳米粒（Vaucher等，2000）。Taylor等开发了一种利用室温反相微乳液法合成了纳米级MOFs，选择具有高度顺磁性的Gd（III）离子作为金属连接器，能够形成稳定Gd NMOFs的苯六羧酸（BHC）部分并作为桥接配体，其可高效携带Gd（III）离子，在高温下使用表面活性剂辅助合成了Gd-BHC-NMOFs（Taylor等，2008）。Xu等制备了基于Eu的纳米级MOFs，由金属盐Eu(NO$_3$)$_3$、有机连接物H$_2$FMA与H$_2$OX在150℃下通过油包水微乳液法合成（Xu等，2012）。郝晓磊等在H$_2$O/TX-10/BmimPF6离子液体微乳液（ILME-1）中合成了粒径可控的ZIF-8和ZIF-67纳米粒（郝晓磊等，2017），通过构建四元组分体系H$_2$O/EtOH/TX-100/BmimPF6离子液体微乳液（ILME-2），将难溶于水的H$_3$BTC增溶到分散相水核中，合成了粒径可控的HKUST-1纳米粒。结果表明，乙醇的加入使有机配体和金属盐均溶于分散相水核内，限制了MOFs颗粒的生长，并将超声和离子液体微乳液法相结合，在超声辅助ILME-2中合成了粒径可控的Zn$_3$(BTC)$_2$·12H$_2$O纳米粒。通过调节微乳液的含水率来进行反应体系的破乳与分离，实现了离子液体的回收与净化，利用回收离子液体重新构建离子液体微乳液（RILME-1），并在RILME-1中合成了粒径可控的ZIF-8，实现了离子液体的再利用。Vaucher等首次将微乳液法应用于NMOFs的制备，他们使用水-异辛烷-AOT（琥珀酸-2-乙基己基磺酸钠）体系成功制备了粒径小于50nm的普鲁士蓝纳米粒（Vaucher等，2000）。Rieter等将微乳液法推广到其他NMOFs的制备过程中，并研究了水与表面活性剂的摩尔比及温度等对MOFs形貌的影响，他们在十六烷基三甲基溴化铵（CTAB）-庚烷-正己醇-水体系中分别制备了金属Gd和BDC的微乳液，然后将二者在室温下搅拌混合均匀，进而得到产物（Rieter等，2006）。通过调节反应物浓度及水与表面活性剂CTAB的摩尔比等参数，制备了不同尺寸的棒状Gd-MOFs。研究结果表明，当水与表面活性剂CTAB的摩尔比为5时，得到长为100～125nm、宽为40nm的纳米棒；当水与CTAB的摩尔比为10时，得到长为1～2μm、宽为100nm的微米棒。Taylo等发现室温下只能得到胶状的无定形产物，而将微乳液的温度升高到120℃时，通过调节水与表面活性剂的摩尔比，可以得到尺寸约为100nm的长方形纳米片；随着水与表面活性剂的摩尔比增加，纳米片的长度也逐渐增加，当摩尔比为15时，可得到长度约为5μm的微米棒（Taylor等，2008）。他们将这种方法称为高温辅助的微乳液法。

### 6. 连续流生产法

MOFs是一种新型的有机-无机自组装晶体材料，在多个领域具有潜在的应用前景，然而，现有的大多数MOFs的合成方法周期长、产率低，不利于其规模化连续合成，制约了其实际应用。而连续流生产法可使每一步合成环节都连续起来，能在短时间内获得大量产品，非常契合MOFs的实际应用要求。

到目前为止，BASF公司已经在工业规模上生产了一些微型MOFs，除了间歇合成路线外，还提出了高效生产MOFs的机械化连续流动方法。其中，羧酸铜HKUST-1是第一个被工业化规模生产的MOFs，利用电化学过程反应时间为3～12小时。连续流动方法的多功能性被证明适用于纳米级MOFs的生产，且产品的质量和粒径可控（Gimenez-Marques等，2016），因此，该方法非常有希望用于MOFs的大规模生产（Ranft等，2013）。

Ranft等使用高通量连续流动方法，从溶解试剂流中诱导结晶，从而实现快速合成HKUST-1，HKUST-1具有高化学稳定性和大比表面积，且具有对各种吸附气体配位的性质（Ranft等，2013）。Faustini等开展了微流法连续合成MOFs材料的研究，通过构建微流连续合成装置，合成了HKUST-1、MOFs-5和UiO-66等MOFs晶体材料，通过调节管道尺寸和反应时间，考察了这两个因素对MOFs晶体粒径、形貌、孔结构和产率的影响（Faustini等，2013）。研究结果表明，随着管道尺寸和反应时间减小，合成的MOFs的尺寸和产率也随之变小、降低，此外，通过改变反应条件，可得到由纳米微晶组装成的梯级孔MOFs材料，该项研究不仅考察了微流反应条件对MOFs晶体生长的作用机制，还实现了MOFs材料高效可控的连续合成。以ZIF-8为例，Kim等进行了MOFs纳米纤维的大规模合成，并使用连续流技术来调节其尺寸。他们在金属盐溶液中加入一定量的NFC模板，并通过离心收集ZIF-8纳米纤维，在洗涤数次后将其分散到乙醇溶液中，再将液流供应到两个硅胶管中，使料流在反应区域汇聚并发生反应，反应时间可通过硅胶管反应器的流速和长度进行调节。结果表明，使用该连续流技术可获得形状、大小、高度均匀的ZIF-8纳米纤维，且其直径与管式反应器中的停留时间呈正相关（Kim等，2019）。

### 7. 扩散法

根据不同溶剂逐渐渗入的作用方式差异，扩散法可被分为两种。一种方法是溶剂-液体扩散，样品体系在反应之初形成两层不同密度的溶剂层，由第三层溶剂层隔开，沉淀溶剂是其中之一，另一层在溶剂中包围产品，在界面处，沉淀溶剂逐渐扩散到分隔层中，导致晶体生长。另一种方法是使用物理屏障逐渐扩散反应物，涉及两个不同大小的容器，凝胶在某些情况下可作为结晶和扩散介质，尤其在降低扩散速度和防止大块材料沉淀方面。使用扩散法可获得用于X射线衍射分析的单晶样品，可作为非晶体或多晶体产品的替代品（Al等，2022）。

解明华等采用缓慢扩散法合成过渡金属-卟啉材料，在烧瓶中将5,10,15,20-四（4-甲酯基苯基）卟啉与无机过渡金属化合物溶于DMF，在150℃回流12h，反应结束在冰水中结晶抽滤，利用冰水洗涤得到产品5,10,15,20-四（4-甲酯基苯基）铜（Ⅱ）卟啉等不同有机骨架过渡金属材料，其合成方法简单且产率较高，但重复性较差（解明华等，2011）。Wu等在对苯二甲酸和$ZrOCl_2 \cdot 8H_2O$中加入表面活性剂和柠檬酸作为螯合剂，120℃反应24h，合成微孔和介孔结构金属有机骨架Zr-MOFs，并在二氧化碳超临界状态下引入平均粒径为2.3nm的Ru，制备了Ru@Zr-MOFs，FT-IR表征结果表明Ru均匀地分散在Zr-MOFs表面（Wu等，2013）。方千荣等采用缓慢扩散法合成三大类MOFs化合物的分子筛，使用传统方法在烧杯中加入相应比例的有机配体、无机金属离子和DMF等静置30天，得到无色八面体晶体（方千荣等，2020）。

### 8. 电化学法

电化学法主要分为阳极合成法、阴极合成法、间接双极电沉积法、电位移法（电镀置换法）和电泳沉积法，具有可快速合成、孔隙率高等优点，能在温和的反应条件下连续合成可控的颗粒形态且降低溶剂需求量。

2005年，BASF的研究人员首次提到了MOFs的电化学合成，为了在MOFs的大规模生产过程中消除阴离子，如氯化物、硝酸盐和高氯酸盐，他们合成了HKUST-1。金属离子作为金属源通过在阳极溶解持续提供给反应介质，使用质子溶剂可防止金属沉积在阴极上，且在过程中可生成$H_2$。解决这个问题的办法是使用其他溶剂，如丙烯腈、丙烯酸或马来酸酯，这种方法的优点包括合成时间较短、易于结晶、反应温度低，以及在整个合成过程中易于控制条件，与正常间歇反应相比，该方法允许运行连续过程且产率较高；另外，这种方法也有一些缺点，与其他方法相比，该方法的发展尚不完善（Al等，2022）。此后，Ameloot等首次在铜基上合成了HKUST-1薄膜，证明了阳极合成法可实现HKUST-1薄膜的均匀生长，其原理是利用电解时阳极金属板生成的金属离子与溶剂中的有机配体在电极表面自组装形成MOFs膜（Ameloot等，2009），后续一系列MOFs材料均通过电化学法被成功合成。邵明飞等发明了一种可快速制备结构可控MOFs的电化学方法（邵明飞等，2017），此方法通过简单快速的一步电合成操作在多种宏观和微观导电基底上合成了MOFs材料，并且通过调控电解质溶液中有机配体和金属离子的种类、浓度、比例及电合成电压、时间等条件，实现了多种MOFs材料在不同类型宏观和微观导电基底上的定向生长，且其粒径大小和形貌可控。电化学法合成时间短、操作过程简单，且可在室温条件下完成，为后续的扩大化制备及工业化应用提供了便利条件。

### 9.室温法

MOFs的室温合成对于满足可持续发展要求非常重要，这类合成侧重于在可持续的条件下直接制备MOFs。使用室温法合成MOFs，需要将一些强毒性、易挥发的有机溶剂用水取代，此外，该方法是基于向金属和配体的混合溶液中添加胺，通过pH的变化诱导沉淀，胺的作用是使配体脱质子，使其与溶液中的金属离子发生反应。

Tranchemontagne等使用室温法合成了MOFs-5、MOFs-74、MOFs-177、MOFs-199，以及IRMOFs-0。作为一种新的网状MOFs，IRMOFs-0具有与MOFs-5相同的立方拓扑结构。研究结果表明，这种合成方法对高效制备含Cu（Ⅱ）和Zn（Ⅱ）的MOFs很有效（Tranchemontagne等，2008）。传统的溶剂热法是Zr-MOFs的主要制备方法，通常需要加热到120℃，高反应温度限制了应用该方法扩大生产规模，也不利于晶体生长过程中热敏材料的封装，由此，开发出在室温下制备稳定Zr-MOFs的方法具有重要意义。丰阳等使用室温法合成了有机骨架物材料PCN-224，该法操作简单且有效降低了生产成本，此发明首次在室温条件下以微滴流的方法成功制备了PCN-224，有利于合成过程中热敏材料如纳米粒的封装，优化了制备条件，有利于投入实际生产（丰阳等，2019）。MIL-101是一种由对苯二甲酸与三价金属（铬、铁等）构建形成的孔道大小为2.8nm的MOFs，具有较高的比表面积和孔隙率。邓茂君等采用蒸汽辅助老化法合成MIL-101，相比大部分热合成法，该方法更加绿色温和。该法以九水硝酸镉与苯甲酸钠作为原料，在室温下通过溶剂热法合成得到前驱体，再与对苯二甲酸混合，并球磨1分钟，得到粉末后分别置于水蒸气、甲醇蒸汽、DMF蒸汽的环境下让其自然老化，最终得到反应产物MIL-101（Cr）（邓茂君等，2019）。

## 五、主要应用领域

由于其特殊的性能，MOFs作为一种有前途的新兴多孔杂化材料，在很多领域中引起了研究人员的关注，包括生物医学、气体储存和分离、催化、传感、分子识别、非线性光学、生物成像、水处理、能源等。目前，可通过多种合成与改性策略对MOFs进行合理设计。此外，与传统上使用的微孔无机材料相比，可通过控制孔隙等微观精细结构，根据实际需求对MOFs材料进行灵活设计（Al等，2022；Liu等，2012）。

### 1.生物医学应用

作为一类新型的多孔杂化材料，MOFs首先被用于化学、化学工程和材料科学等领域，近年来，这些特殊结构在生物医学领域也得到了较为深入的研究。MOFs独特的物理和化学性质包括结构清晰、孔隙率高、骨架可调、孔形状多样、比表面积大、毒性相对较低、易于功能化修饰、生物相容性好等，这些优势使其成为生物医学领域的研发热点，一些MOFs材料被认为是在疾病诊断和药物递送领域具有广阔应用前景的候选物，尤其是在恶性肿瘤治疗方面。已有大量研究证明MOFs可在多种疾病如癌症、糖尿病、神经系统疾病和眼科疾病等的治疗中用作药物输送的有效平台。

由于MOFs的高孔隙率与可调的孔径，许多种类的功能化合物或活性分子都可被装载入孔中，将这些分子捕获到MOFs中的最有效方法是孔封装途径。在合成过程中，MOFs的形成和基板的封装同时发生，因此，这种方法允许将大于MOFs孔径的分子固定到MOFs空腔中。由于其较高的比表面积、孔隙率且易于修饰，它们可以被用作具有靶向性的载体并控制药物释放（Al等，2022）。此外，MOFs的颗粒大小应被控制小于200nm，以便于其作为载体在最小的毛细血管内自由循环。

传统的有机和无机纳米药物载体均存在严重的缺点，如稳定性差、药物负载量低且释放不受控制等，此外，多药耐药（MDR）是导致癌症化疗失败的主要原因之一（Zhang等，2017）。开发新型DDS，提高化疗的有效性，减少不良反应，对肿瘤的治疗具有重要意义，MOFs作为一种载药量高、易于修饰的纳米载体，可增强药物在肿瘤中的蓄积（He等，2021）。Sun等将不稳定且疏水性的D-$\alpha$-生育酚琥珀酸（$\alpha$-TOS）封装于ZIF-8中，再涂上透明质酸（HA）壳以形成HA/$\alpha$-TOS@ZIF-8纳米平台，该研究证实，HA外壳可以作为智能"开关"和肿瘤靶向"引导器"，具有扩展血液循环的能力，并可增强DDS在肿瘤部位特异性蓄积，透明质酸酶（HAase）可在肿瘤微环境（TME）中分解HA外壳，并进一步导致包裹的$\alpha$-TOS@ZIF-8暴露，释放负载的$\alpha$-TOS（Sun等，2019）。因此，HA/$\alpha$-TOS@ZIF-8纳米平台作为肿瘤特异性给药系统，显著提高了肿瘤治疗效率。作为一种生物相容性的MOFs，ZIF-8用作多药协同载体可实现对P-糖蛋白抑制剂盐酸维拉帕米（VER）和抗肿瘤药物DOX的高效共递，以有效克服MDR，同时其主动靶向能力进一步提高了抗肿瘤效果。为此Zhang等使用ZIF-8联合递送DOX和VER，提高了药物在多药耐药肿瘤细胞中的蓄积，将DOX和VER共载于ZIF-8，然后通过配位与聚乙二醇（PEG）-FA连接，实现血药循环延长并主动靶向作用部位，显示出更高的治疗效率，因此，PEG-FA（DOXazaq+VER）@ZIF-8可作为治疗多药耐药型肿瘤的高效纳米制剂（Zhang等，2017）。Sun等选择了六齿配体5,5′,5″-(1,3,5-三嗪-2,4,6-三酰基)三(氮杂二酰基)三间苯二甲酸酯（TATAT）来构建纳米级多孔MOFs，该方法主要基于以下考虑：① 相比其他羧酸配体，能够形成更大的孔隙；② 具有多种可能的金属结合模式；③ 具有多种潜在的氢键结合模式，并提供了主客体相互作用的可能性。使用锌离子和TATAT配体制备了一对三维手性纳米级多孔MOFs，已被用作抗肿瘤药物5-FU的递送材料，结果表明，该MOFs材料具有高载药量并可实现药物缓释（Sun等，2011）。Yang等报道了一种新型的MOFs纳米复合材料——Pd@Au，首先合成了具有均匀尺寸和分散性的钯纳米粒，并将其用作模板用于金纳米片的包覆，得到具有良好分散性和光热转换能力的镀金钯（Pd@Au）纳米粒，随后，采用酸降解型MOFs——ZIF-8进行同步封装 Pd@Au 纳米粒和 DOX，用于制得基于 MOFs 的纳米复合材料（DOX/Pd@Au@ZIF-8），实现了对肿瘤细胞的协同化疗与光热治疗（PTT）（Yang 等，2017）。

化疗和 PTT 的联合疗法以其潜在的高选择性和低侵袭性引起了研究人员的极大关注，但是，MOFs 与一些光热转换剂作为纳米杂化材料，存在合成过程烦琐、产物结构不均等问题。Huang 等使用 MIL-53 作为微反应器原位生长聚吡咯（PPy）纳米粒，以笼中吡咯单体的氧化生成聚吡咯 NP222，聚合后，MIL-53 的大比表面积、孔隙率和初始结构保持不变，可有效装载化疗药物 DOX，同时，PPy@MIL-53 纳米复合材料保留了 MOFs 的固有优势，具有高载药能力，光热转换能力优异且生物相容性好，在肿瘤治疗方面显示了良好的前景（Huang 等，2018）。Wu 等设计了一种核-壳双金属型 MOFs 系统，将光敏剂吲哚菁绿（ICG）与 DOX 逐步封装于 MIL-88 核和 ZIF-8 壳的纳米孔中，以构建可协同PTT/光动力（PDT）/化疗的多功能纳米平台（Wu 等，2020）。除了有效的药物递送外，MIL-88 还可以作为纳米马达，将肿瘤微环境中过量的过氧化氢转化为足够的氧气，以用于 PDT，ICG 可将光能转化为热能或活性氧杀死肿瘤细胞，酸性肿瘤微环境和 PTT 诱导的高温可以触发 ZIF-8 的降解，实现在特定部位和预设时间的药物释放。这种基于 MIL-88 和 ZIF-8 的多功能核-壳双 MOFs 不仅可以作为具有两个单独给药区的载药平台，还能作为释放开关和自激氧发生器，更好地提高治疗效果。

具有靶向功能的药物递送系统在癌症治疗中具有非常重要的意义。Li 等报道了以 DOX@UiO-68FA 作为经尾静脉注射治疗肝癌（HepG2）的多功能给药系统，通过巯基马来酰亚胺-迈克尔型加成反应，将靶向剂 FA 共价修饰于 DOX@MOFs（Li 等，2016），细胞成像、MTT 和体内药效学研究表明，FA 修饰型 DOX@UiO-68-FA 与游离 DOX 相比，显示出更佳的肿瘤治疗效果。铁下垂是一种铁依赖性细胞死亡方式，在形态学、生物化学和遗传学上与其他细胞死亡途径不同。近年来铁下垂受到越来越多的关注，因为它在消除耐药肿瘤细胞方面具有独特的效力。Meng 等合成了基于钼（MO）的纳米载体，其中有机配体是含有咪唑的二硫化物，锌（$Zn^{2+}$）是相应的配位金属，并且选择了无二硫化物咪唑配体来构建 MOFs 载体，将光敏剂（Ce6）物理加载到纳米载体中（Meng 等，2019），MOFs 表面被两亲性聚合物（Pluronic F127）覆盖，用于保持水介质中的空间稳定。该纳米载体可在谷胱甘肽触发时激活，并通过调节载体和光敏剂的剂量及光照条件来适应铁下垂的程度。由于纳米载体本身可能诱发上睑下垂，因此与传统的介导 PDT 的纳米药物相比，它是一种"全活性"给药系统，实验结果也证明了铁下垂是抗肿瘤 PDT 疗法的一个新属性，为肿瘤治疗提供了新方法与新机制。

### 2.气体储存和分离、催化、传感等方面的应用

在过去的几十年里，MOFs 材料已经成为化学与材料科学领域的新研究热点，其应用范围包括气体储存和分离、污染物的富集和催化等。与传统的多孔固体材料（如沸

石、活性炭和MSNs）相比，MOFs材料具有许多优势，包括极高的比表面积、可调节的孔径和框架结构，在分子甚至原子水平上可调整孔环境等。此外，MOFs的独特性质还包括：共轭有机连接体可发光，响应分子吸附或环境条件变化的结构可调性，电荷转移（配体到金属或金属到配体），较高的热稳定性，电子和导电性能，pH敏感稳定性等。尤其是MOFs的孔径可调，非常适合加入气体分子、有机分子、无机和有机物质（Fan等，2018），因此，将其开发成经济、安全、高效的存储介质是充分利用MOFs材料潜力的重点方向之一。例如，氢是清洁能源的载体，能够从可再生能源中高效产生，而MOFs的高比表面积、易合成、低密度等优点，使其成为一种很有前途的储氢材料。

然而，尽管MOFs具有以上显著的优点，但其用作储氢材料必须克服两个主要缺点：第一个缺点是其在室温下的储氢能力较低，通常，氢通过弱范德华相互作用与基底表面结合，吸附焓在4～10kJ/mol，而储氢所需的结合能在20～30kJ/mol，MOFs中的储氢也以弱范德华相互作用为主，其氢结合能为4～6kJ/mol，因此在室温下氢的吸附量明显较低，低吸附焓使MOFs无法与氢结合，不足以将其保留在表面；第二个缺点是MOFs对水分子非常敏感，当暴露于空气中时，有机配体取代空气中的水分，导致MOFs的结构被部分破坏，比表面积也会减少，因此湿敏性是阻碍MOFs实际应用的另一重要因素。

碳基吸附剂被认为是强有力的候选者，其表面积大、质量较轻，使大量的气体储存成为可能。此外，石墨材料的存储容量可以通过金属原子修饰而显著增大，金属原子可通过Kubas相互作用吸收多个$H_2$分子。尽管前景光明，但迄今为止，合成金属修饰的纳米管和富勒烯实验尚未取得成功，此外，金属原子的团簇趋势导致潜在存储容量显著降低。相比之下，石墨材料上的金属团簇可起到催化剂的作用，并提高了底物的氢吸收。目前人们对高效储氢的兴趣越来越大，石墨材料上用于氢原子溢出最广泛的催化剂是镍、钯、铂和其他过渡金属原子。

为了克服当前储氢材料的普遍性缺点，Huang等制备了不同铂含量的载铂MOFs-5，通过氢溢出效应提高储氢能力，使用两种在内孔和外孔中表现出不同极性的溶剂将铂纳米粒装载于MOFs-5的外表面，不会显著降低MOFs-5的表面积，在负载铂的MOFs-5样品上可形成疏水炭黑层，以提高稳定性，形成的炭黑层有助于排除水分和选择性渗透氢。与原始MOFs-5相比，具有铂纳米粒和炭黑层的MOFs-5在室温下表现出更好的储氢能力和在环境湿度下的水稳定性。这项研究成功地实现了在MOFs-5上掺入铂纳米粒和包覆CB层，以克服当前储氢材料中存在的两个主要缺点，即储氢容量低和环境条件下的水稳定性差（Huang等，2018）。

为了提高MOFs在室温下的储氢能力，Lee等制备了活性炭/金属有机骨架-5杂化复合材料（Pt-ACs-MOFs-5）。他们指定Pt-ACs作为催化剂，该催化剂含有5%（质量分数）Pt，负载于ACs上，充当氢解离源。ACs可被认为是氢原子的主要受体，使用

MOFs-5作为第二溢出受体,以提高储氢能力。与其他MOFs样品相比,MOF-5相对更稳定、可用性更广且多孔性更显著。该方法将铂颗粒装载到ACs上,以便将氢通过有利位置结合在ACs表面,以增强储氢能力。MOFs-5在提高储氢能力方面也发挥了重要作用,其可能是一种二级桥联溢出受体。因此,Pt-ACs-MOFs-5是一种潜在的多孔储氢材料(Lee等,2011)。Yang等报告了一种简单的合成方法,用于制备负载铂的杂化复合材料MWCNTs@MOFs-5[$Zn_4O$(苯-1,4-二羧酸盐)$_3$],大大提高了室温下的储氢能力。首先制备了负载铂的MWCNTs,然后将其原位并入MOFs-5晶体中,研究证明,通过在MOFs-5晶体中加入负载铂的MWCNTs,样品的朗缪尔比表面积超过2000$m^2$/g,$H_2$存储容量比未经处理的MOFs-5和负载铂的MWCNTs显著增加,这一显著增强的储氢能力可归因于二级受体MOFs-5的高孔隙率(Yang等,2010)。多孔吸附剂能够在较低的压力下储存气体,这类材料可以取代高压多级压缩机,提供更安全、更经济的储气技术。在MOFs材料中,氢分子吸附在孔隙表面,通常称为物理吸附,许多MOFs材料在低温和高压条件下表现出优异的性能,但在正常环境条件下,它们的储氢效率非常低。大多数研究揭示了氢吸收和材料表面积之间的相关性,因此增加材料的表面积可有效提高吸氢率。目前已有150多种微孔MOFs材料被测试用于储氢,然而,由于室温下储氢能力低,及对水分的敏感性,MOFs在此领域的实际应用受到较大限制。为了提高室温下的储氢能力和不同环境条件下的水稳定性,Kim等通过在MOFs-5、$Zn_4O_3$(1,4-苯二甲酸酯)的外表面引入铂纳米粒,然后用疏水性微孔炭黑(CB)包覆成功制备了铂和CB浸渍的MOFs-5复合材料CB/Pt/MOFs-5(Kim等,2015)。该材料具有高度的结晶结构、较大的比表面积和孔体积,它比原始MOFs-5具有更高的储氢潜力,CB/Pt/MOFs-5复合材料还具有防潮能力,并且在环境条件下表现出良好的水稳定性。总的来说,通过引入铂纳米粒和炭黑层,可成功合成出储氢能力和水稳定性显著提升的MOFs-5材料。

### 3.锂电池方面的应用

截至目前,石墨一直被认为是用作锂电池(LIBs)负极的良好材料,然而,传统的石墨阳极存在理论容量和效率均较低的问题,不足以满足日益增长的储能需求,因此开发和制备具有优良电化学性能的新型阳极材料是当前的实际需要。MOFs作为一种由金属中心和有机连接体组成的新型多孔晶体纳米材料,由于其可调节的孔径、高比表面积和独特的形貌,已被广泛应用于气体储存和分离、催化、药物输送、能量储存和转换等领域。众所周知,电极材料的结构对电池的电化学性能有显著影响,MOFs-177是最早用作LIBs阳极材料的MOFs之一,但是,由于导电性差的缺点,其并不适合直接用作LIBs的电极材料。

MOFs可作为潜在的前驱体和模板,用来制备过渡金属氧化物(TMO),而MOFs衍生的TMO及其复合材料,具有化学成分可控、孔隙率可调、比表面积大、能够缩短离子和电子传输距离等优点，具体来说：① 通过煅烧处理，MOFs 可形成具有可控粒径、形状和形貌的金属氧化物，特别是形成可提供更多活性位点、缩短离子传输距离、缓冲体积膨胀的纳米尺寸和中空/多孔结构；② 多金属氧化物可在煅烧条件下由杂金属 MOFs 作为前驱体制备，由于金属物种之间的协同效应，与单一金属氧化物相比，多金属氧化物具有更好的电化学性能；③ MOFs 被认为是碳和氮的丰富来源，原位生成的碳、氮原子可在适当环境下保留，从而提高材料在 LIBs 应用中的电化学性能和机械稳定性。

同时，另一种有效的方法是将多种导电材料进行混合，如碳布、碳纳米管和碳纤维，以获得 TMOs/碳杂化物作为 LIBs 的优良阳极材料。最近，许多双金属 MOFs 被用作模板以制备具有尖晶石结构的双金属氧化物（$M_xN_yO$），由于两种活性金属的协同效应和较低的电子传输活化能，其电化学性能优于单一金属氧化物（解明华等，2011）。Soundharrajan 等使用 MOFs 基中间体合成了混合金属氧化物 $Co_3V_2O_8$，其在 1000mA/g 的电流密度下表现出了良好的循环性和大比容量，该研究为研制新型高功率活性材料开辟了新的模式（Soundharrajan 等，2016）。Zhang 等合成了一种新型的 $ZnMn_2O_4$ 球中空结构物，其具有高容量、循环稳定性和良好的速率性能，作为 LIBs 的负极材料，$ZnMn_2O_4$ 球中空结构是在热驱动收缩过程中形成的，该方法为制备具有复杂空心结构的多组分功能氧化物材料提供了一种简单且可扩展的合成手段（Zhang 等，2012）。Zhou 等采用燃烧反应技术合成了尖晶石型 $CoFe_2O_4$，这是一种磁性材料，具有丰富的磁学和电学性质，如立方磁晶各向异性、高矫顽力、中等饱和磁化强度、高居里温度（TC）、光磁性、磁致伸缩性、高化学稳定性、耐磨性和电绝缘性等，其应用范围极其广泛，包括电子器件、铁磁流体、磁传输微波器件和高密度信息存储等（Zhou 等，2008）。Guo 等采用典型的水热法合成了具有多孔纳米结构的 $ZnCo_2O_4$（ZCO）微球，并将其用作 LIBs 的高性能阳极，该微球表现出了较高的可逆比容量、优异的循环性能和显著的倍率性能，在电流密度为 100mA/g 的条件下，于 120 次循环后，可保持 1596.2mAh/g 的初始放电容量和 1132mAh/g 的可逆放电容量。尤其是 ZCO 电极表现出显著的速率性能，在 500mA/g 和 6000mA/g 的电流密度下，可逆比容量分别为 1237mAh/g 和 505mAh/g，同时，在尿素的辅助下，微球表面更加规则，结构更加稳定，可以有效地改善循环性能。此外，改进的电化学性能使得这种具有多孔纳米结构的 ZCO 微球成为高功率 LIBs 的有极高开发价值的阳极材料（Guo 等，2015）。Yu 等提出了一种大规模合成多孔纳米结构空心尖晶石 $AFe_2O_4$ 的简单方法，通过此方法可成功地合成出纳米粒均匀分层的 $NiFe_2O_4$、$ZnFe_2O_4$ 和 $CoFe_2O_4$ 空心结构物，将这些空心微管作为 LIBs 的负极，可以获得良好的倍率性能和长期循环稳定性。此外，由于 MOFs 中存在金属离子，且其结构可灵活调整，这一策略也可用于制备其他应用功能的材料（Yu，2015）。Huang 等通过使用核-壳结构的 $Fe_2Ni$-MIL-88/Fe-MIL-88 作为模板，经后退火处理，简单合成了可分层的 $NiFe_2O_4/Fe_2O_3$ 纳米管，并用作 LIBs 的阳极材料，$NiFe_2O_4$ 和 $Fe_2O_3$ 的孔隙率、空心结构和协同效应使该复合材料具有优异的电化学性能，当作为阳极材料接受检测时，纳米管表现出高可逆充放电容量、优异的循环稳定性和速率性能。此外，使用金属氧化物的MOFs模板可合成结构合理的多孔材料，有望制备出高性能的LIBs阳极材料（Huang等，2014）。

### 4.其他应用

可用于生物分子分析的荧光传感器因其灵敏度高、操作方便和原位细胞成像等优点，近年来受到了研究人员的广泛关注。此类传感器通常基于荧光团-猝灭剂对的荧光共振能量转移（FRET），有几种已知的纳米猝灭剂可提高DNA探针的信噪比，其中碳纳米结构物，包括SWCNTs、GO和碳纳米粒是最普遍的荧光猝灭剂，这些碳纳米材料可通过碱基和不同分子之间的疏水或堆积作用与荧光团标记的探针结合，并导致荧光猝灭。尽管此类纳米结构物已被成功地用于分析生物分子，但其制备过程往往复杂而烦琐，因此，研究其他类型的替代新材料十分必要。近几年来，除了在气体储存、分离、成像、催化和药物输送等方面被大量研究，MOFs材料还被报道可更广泛地应用于传感阳离子、阴离子、小分子、蒸汽等领域（Zhu等，2013）。

Xiao等设计了一种微孔发光型MOFs——$Eu_2(FMA)_2(OX)(H_2O)_4 \cdot 4H_2O$（FMA=富马酸盐，OX=草酸盐），用于检测水溶液中的$Cu^{2+}$，具有高选择性和灵敏传感性，为直接、高效、实时检测生物系统中的$Cu^{2+}$提供了有效工具（Xiao等，2010）。Arjmandi等开发了一种提高MOFs-5磁性的简便有效的方法，在MOFs-5的合成过程中包封簇氧成分（即ZnO）以形成ZnO@MOFs-5纳米晶体，磁化测量表明MOFs-5纳米晶体具有抗磁性，对于ZnO@MOFs-5纳米晶体，在扫描场范围内观察到了类似铁磁的特征，表明这种简便易行的方法可能是提高MOFs磁性的有效技术（Arjmandi等，2020）。Zhong等设计并合成了两种基于MOFs-5和姜黄素（CCM）的荧光化学传感器（A-CCM@MOFs-5和B-CCM@MOFs-5）（Zhong等，2022），两种CCM@MOFs-5材料保留了MOFs-5的骨架结构和CCM的荧光特性，更重要的是，两种CCM@MOFs-5材料在乙醇中均表现出对$Al^{3+}$的选择性荧光增强响应，其中MOFs-5的特殊孔结构是其高选择性的主要原因。两种CCM@MOFs-5材料的荧光强度与$Al^{3+}$浓度呈良好的线性关系，A-CCM@MOFs-5与B-CCM@MOFs-5的检出限分别为3.10μmol/L和2.84μmol/L。CCM与$Al^{3+}$的络合抑制了光诱导电子转移（PET）过程，并进一步增强了CCM分子的荧光，因此，两种CCM@MOFs-5材料均可用作荧光传感器来识别和检测水样中的$Al^{3+}$。Rodriguez等检测了MOFs-5在暴露于水后的吸收和发射光谱的变化，结果显示水分子影响了MOFs-5的吸收光谱，同时详细分析了MOFs-5、MOFs-5W（MOFs-5的第一个水解产物）和MOFs-5H（MOFs-5的最终水解产物）的光致发光性质（Rodriguez等，2020）。结果表明，水的存在引起的MOFs-5的骨架变化可以通过发光光谱简单地跟踪，而无须借助XRD技术来分析水解程度。Szczesniak等在三维石墨烯（MG）的介孔MOFs中简单合成了高度多孔的复合材料（Szczesniak等，2019），首先，通过在空气中对氧化石墨进行热剥离制备MG，使得石墨烯片能够相互连接并形成3D结构形式，接下来，将铝基MOFs在3D结构的MG孔中结晶，所得MG-MOFs复合材料的苯吸附能力几乎是纯MOFs的两倍。尽管在相同条件下纯MG捕获了超大量的苯，但这种吸附物在较低的相对压力下吸附能力远低于纯MOFs，因此，MG-MOFs复合材料在较宽的相对压力范围内具有更好的苯吸附性能。此外，与原始MOFs相比，复合材料具有更好的热稳定性。Monama等合成了掺铜（Ⅱ）酞菁的金属有机骨架复合材料（CuPc/MOFs），用作析氢反应（HER）的电催化剂（Monama等，2019），与未改性的MOFs相比，该复合材料表现出优异的电活性，因而有望成为HER的有效电催化剂。用于分离$CO_2$的混合基质膜（MMMs）可在一定程度上克服气体渗透性和气体选择性之间的权衡。然而，由于$CO_2$的渗透性和选择性不足，大多数MMMs仍是在实验室或以中试规模制备的。此外，制造少数具有良好分离性能的MMMs非常耗时或需要苛刻的条件。鉴于此，Fan等通过简便、快速的旋涂方法成功制备了一种新型MOFs基复合膜（PAN-$\gamma$-CD-MOFs-PU膜）（Fan等，2021），应用两步涂层工艺，在多孔聚丙烯腈上涂上一层均匀的选择性$\gamma$-环糊精-MOFs（$\gamma$-CD-MOFs）层，然后在$\gamma$-CD-MOFs层上涂上一层聚氨酯。独特的$\gamma$-CD-MOFs层的形成大大提高了$CO_2$的分离能力，气体分离性能明显超过Robeson上限，此外，PAN-$\gamma$-CD-MOFs-PU膜坚固且柔韧，因此，此项研究开发的PAN-$\gamma$-CD-MOF-PU膜在大规模工业分离$CO_2$方面具有巨大应用潜力。

## 六、发展历程

MOFs材料的前身为配位聚合物（coordination polymers），20世纪90年代开始MOFs材料真正成为热门研究领域。第一代MOFs材料需要依靠溶剂等客体分子支撑其骨架，该结构受加热和加压等外部条件影响时易崩塌，难以进行实际应用。1999年，Li等的研究突破了这一局限，他们成功合成了一种除去客体分子后仍能保持骨架稳定性的多孔材料MOFs-5（Li等，1999）。短短十几年间，具有永久性孔隙结构的第二代MOFs材料和具有刺激响应性骨架的第三代MOFs材料先后出现并快速发展，广泛应用于气体储存、物质分离、催化和非线性光学等领域。这种无机-有机杂化材料不仅具有多样化结构、较大比表面积、可修饰表面、高孔隙率和可调节的孔径尺寸等特点，而且可将药物等目标分子作为客体包裹在孔隙中并在特定条件下释放，从而满足生物医学领域的应用需要（赖欣宜等，2019）。

在过去的十年里，有序杂化多孔材料领域发展非常迅速，MOFs或PCPs是一种特定类型的无机-有机杂化固体，由无机二次构建单元（SBU）和多复合有机连接体组装而成，在其结构中可呈现永久性孔隙。在早期阶段，由于其均匀且较大的多孔结构，此类材料最重要的应用是基于流体混合物的存储和分离。最近，其应用已经扩展到能量存储、传感器、磁性和电子设备、多相催化和生物医学等领域。

为了将MOFs集成到传感或药物递送等应用中，MOFs的小型化开发引起了人们极大的兴趣。这种新兴的纳米级MOFs（NMOFs）材料结合了多孔材料的固有特性和纳米结构的优点，有望在某些情况下改善传统块状晶体MOFs的性能。在生物医学领域，MOFs小型化不仅对给药途径的选择产生了较大的影响，而且还影响了自身在体内的命运（Gimenez-Marques等，2016）。在过去十余年中，基于MOFs的DDS取得了重大进展，但是大多数研究仍处于验证阶段，部分原因是难以在体外和体内实现时空一致性的药物释放。此外，开发具有特定孔径/通道大小、表面性质优良的MOFs，且在不破坏其活性的前提下有效递送治疗药物，仍是一项具有挑战性的工作，而且在基于MOFs的DDS中，药物在体内释放的潜在机制仍有待完全阐明。使用大多数基于MOFs的DDS需选择静脉给药方式，对于其他途径给药也应进行更深入的研究。同样，基于MOFs的DDS的应用也有望扩大，应密切关注除癌症以外的其他疾病，以充分发掘MOFs用于生物医学的潜在优良属性（He等，2021）。

# 第二节　金属有机骨架递送系统的研究与应用

## 一、用作药物载体的优势

纳米递送载体可借助尺寸优势改善药物载运、释放性质；利用细胞的主动摄取，提高药物的生物利用度；很多药物对酸、碱、光、热、氧和水分敏感，易发生氧化、聚合、降解和结晶，稳定性差限制了其开发、储存和应用，可使用纳米载体包埋或负载疏水性药物，提高其溶解性及稳定性。

MOFs是一类由金属离子及有机配体自组装而成的多孔材料，具有孔隙率高、比表面积大和结构多样化等独特优点，可高效递送药物。此外，为了将MOFs应用于生物医学领域，需要对颗粒大小和形态进行精确控制，只有粒度较小的颗粒能够穿透细胞。近年来，随着MOFs材料的小型化开发不断取得突破，出现了被称为NMOFs的新材料，它们有纳米材料的优势，又保留了块状MOFs的基本性质，具有丰富多样的结构、组成和特性。纳米材料的性质取决于其化学成分，以及其形态特性，如形状、尺寸和表面特征，这些变量影响物质的化学性质、反应性、能量特性和（光）催化活性。随着材料的尺寸接近纳米级，并且其表面原子的百分比变得很大，其特性会发生变化。大量研究表明，NMOFs可用于改善药物的稳定性；也可有效透过机体屏障，提高药效并实现靶向递送。NMOFs不仅保持了传统骨架结构的规整性，而且具有纳米粒的特殊性质，在生物医药领域中是十分优良的药物载体。

　　NMOFs有效地集合了纳米结构物的优势以及MOFs的内在特性，因而具备诸多优点：① 相比于传统纳米粒体系，纳米级的尺寸能让粒子通过EPR效应在肿瘤部位实现更多的富集，如果修饰了主动靶向剂，主动靶向作用会让更多的NMOFs特异性地进入肿瘤部位，从而有效地提高药物治疗效果或降低使用剂量；② 作为多孔材料具备极高的比表面积和大孔径，可对药物或其他活性分子进行大量装载或包封，实现药物运输的功能；具有均一可调的孔径、规则的孔道，可对孔径大小进行调节以适应各种客体分子；③ 通过选择具备成像能力的组成模块，可以引入成像能力，如选用一些荧光配体作为构建单元可赋予NMOFs荧光成像的能力，一些特定金属离子的引入使得NMOFs成为磁共振造影剂；④ 易于修饰的特性使其可在材料表面或者孔径中连接上各种功能性分子以实现多功能；⑤ 许多NMOFs具备生物可降解性，可经过人体的代谢系统排出体外，另外组分的可调节性使研究者们可选择低毒性的成分来构建材料，从而有效降低潜在的系统毒性；⑥ 当用作纳米药物载体时，NMOFs的大比表面积不仅有利于增强生物活性，还可进行有效的表面修饰，促进其血液循环、靶向性质并改善其化学和胶体稳定性。

　　相比于传统的纳米药物载体，NMOFs与药物的结合方式更为丰富，展现了多种药物装载模式，可以满足不同药物的制备需求，也可引入不同功能分子来优化自身性能（赖欣宜等，2019）。这种新兴的NMOFs结合了多孔材料的固有特性和纳米结构物的优点，有望在某些情况下改善传统块状晶体MOFs的性能（Gimenez-Marques等，2016），因此在癌症诊断与治疗领域具有巨大的开发应用潜力（Gimenez-Marques等，2016；赖欣宜等，2019）。

## 二、修饰与改性策略

　　MOFs作为药物载体，与传统载体相比具有许多优点，但如何调节MOFs的微观结构以提高药物的释放效率、改善释药行为仍然是临床应用中需解决的一个大问题（Xu等，2020）。由于NMOFs的可调性质，它在各种成像、生物传感、生物标记和药物递送应用中具有极大潜力，然而NMOFs在这些领域是否能成功应用将取决于对其表面进行修饰和功能化，并产生稳定性、生物相容性和特定功能的能力和效果（Rieter等，2007）。

　　通过连接有机物进行改性，人们在设计功能性MOFs材料方面投入了大量精力。如Roy等报告了由呋喃功能化连接物构建的MOFs与马来酰亚胺之间的DA反应（Roy等，2012）。Nayab等通过DA/retro-Diels开发了一个基于$NH_2$-MIL-88B-Fe的可重编程MOFs平台-环戊二烯（Cp）官能化和含有小单元的马来酰亚胺之间的Alder（rDA）反应（Nayab等，2021），这些MOFs系统强调了热可逆DA反应作为制造化学性质可切换型MOFs的可行性，在合成MOFs的过程中加入适当的表面活性剂可以调节其孔穴结构，使材料具有新型的结构特征，从而在载药和释药等方面表现出不同的性质。Liu等研究了离子和非离子型表面活性剂对Al-MOFs的影响，他们发现非离子型表面活性剂只受氢键的影响，氢键更有利于形成大孔径的多孔材料（Liu等，2012）。充足、清洁和安全的供水对生物体的健康至关重要，而地表水和地下水多年来持续受到工业废物的污染。为此，Azmi等制备了具有较大粒径和不同结晶习性的铝基MOFs（MIL96），在合成中加入不同数量的水溶性聚合物水解聚丙烯酰胺（HPAM），可以形成具有结晶习性的较大MOFs晶体（Azmi等，2021）。HPAM是一种低成本且环境友好的添加剂，HPAM改性的MIL-96（MIL-96-RHPAM$_2$）显示出较大的粒径增长率。通过将HPAM纳入MIL-96结构并引入胺功能，可以形成初级铵物种，进而提高了相对于原始形式的全氟辛酸吸附能力。自2008年合成第一个锆基MOFs以来，Zr-MOFs材料引起了越来越多的关注，由于其优异的稳定性和孔隙率，Zr-MOFs不仅成为应用的热点，且是倾向值匹配（PSM）的优秀候选者（Marshall等，2015）。作为一类由二羧酸配体连接、由Zr$^{4+}$构成的三维周期性多孔材料，Zr-UiO基MOFs在许多领域具有巨大潜力，如磺化、酰化、非甲基化、亚胺缩合、配位PSM等。在Zr-UiO基MOFs中，UiO-67-bpy（bpy=2,2-联吡啶-4,4'-二甲酸）因其活性2,2-联吡啶部分而受到特别关注，这表明其具有很强的配位能力，如稀土离子易结合到UiO-67-bpy的框架上，以实现化学传感或白光发射的应用。事实上，在过去几十年中，由于有效的"天线效应"，镧系MOFs已广泛用于发光或化学传感。在此，基于UiO-67-bpy的坚固骨架，Liu等通过PSM方法制备了一种新型宽量程pH传感器，其具有优异的稳定性（Liu等，2020）。将Eu$^{3+}$引入UiO-67-bpy后，$\beta$-二酮配体BTA（BTA=苯甲酰三氟丙酮）与不饱和Eu$^{3+}$配位以构建六元螯合环。具有新配位环境的Eu$^{3+}$在pH 1.05～9.85的条件下显示出宽范围的发光响应，这表明其作为高效纳米荧光探针的潜力。Yang等报道了四种具有合成和储氢能力的结构简单的修饰型MOFs-5材料，即CH$_3$-MOFs-5、OCH$_3$-MOFs-5、Br-MOFs-5和Cl-MOFs-5（Yang等，2013），除OCH$_3$-MOFs-5外，单取代MOFs-5表现出与未取代MOFs-5相同的拓扑结构。引入这些官能团对所得框架的热稳定性有显著影响，CH$_3$-MOFs-5的热稳定性与热处理后的MOFs-5相当，—CH$_3$、—Br和—Cl的引入对MOFs-5等量吸附氢的影响很小，这解释了MOFs-5和CH$_3$-MOFs-5相似的氢吸附能力。然而，与MOFs-5相比，Br-MOFs-5和Cl-MOFs-5的不良多孔结构导致氢吸附容量较低，尽管它们具有相似的等量氢吸附热。

## 三、研究实例

作为一种由金属离子与有机配体相互连接的团簇组成的结晶多孔材料，MOFs在生物医学中显示出巨大的应用前景（Rojas等，2019），与其他MOFs材料相比，使用生物相容性金属离子和具有相对较低毒性有机配体制得的MOFs可施用于生物系统，被认为是非常有开发前景的DDS。对NMOFs进行功能化表面修饰以尽量减少其与非靶标部位的相互作用，可提高其作为靶向载体的特异性并增加摄取效率，从而更好地用作药物递送系统。

叶酸（FA）是一个高效的靶向修饰剂，它是核苷酸碱基生物合成所需的一种必需维生素，FA受体在高增殖率的细胞中过度表达，对FA受体的高亲和力和非免疫原性使其成为药物递送载体的优选修饰剂。然而，用于细胞靶向的有效表面功能化取决于FA与MOFs的特定共轭化学作用，官能团的任何显著构象改变都可能抑制叶酸受体的识别，因此，需将FA以适宜方式黏附到MOFs表面，以保证FA-MOFs载体对受体的高效亲和力。透明质酸（HA）是与FA具有相似功能的另一种靶向修饰剂。Alves等开发了一种通过环加成反应（CuAAC）合成介孔$N_3$-bio-MOFs-100的新方法，在用FA对MOFs进行表面功能化之前，合成$N_3$-bio-MOFs-100并用CCM负载，通过FTIR、热重分析（TGA）、LC-MS和$^1$H NMR等方法对CCM在$N_3$-bio-MOFs-100中的包合以及FA的修饰进行了表征，并进行体外细胞毒性和细胞摄取试验，最终证明该系统具有促进抗肿瘤活性的潜力（Alves等，2021）。化学试剂双硫仑（DSF）虽然被批准为酒精滥用药物，但当与铜螯合时，DSF显示出潜在的抗肿瘤活性。然而，由于内源性铜含量低、外源性铜补充可引起强毒性及DSF在体内的稳定性差等问题，严重限制了其在肿瘤治疗中的应用。在此基础上，Hou等提出了一种使用铜基MOFs开发抗肿瘤触发系统的方法（Hou等，2021），将DSF在MOFs合成过程中封装到Cu-MOFs纳米粒中，再以HA包裹纳米粒以增强对肿瘤细胞的靶向性和生物相容性。负载DSF的Cu-MOFs纳米粒具有良好的稳定性和完整性，能保持DSF的稳定并防止$Cu^{2+}$在血液循环中渗漏，显示出了良好的生物安全性，同时可将二者输送到肿瘤部位。在肿瘤微环境中，DSF@HA/Cu-MOFs-NPs被触发释放DSF和$Cu^{2+}$，导致肿瘤细胞死亡而不影响附近的正常细胞，该系统的研究为肿瘤靶向治疗提供了一种有前景的策略。Lin等将肿瘤靶向多肽环状RGD（cRGD）修饰的红细胞膜（eM-cRGD）包裹在含DOX的ZIF-8纳米粒上，组装了一种用于肿瘤治疗的新型靶向DDS（Lin等，2020）。体内试验结果证实，cRGD修饰的DDS能够延长血液循环时间，通过整合素$\alpha_v\beta_3$受体介导的途径增强纳米递送系统的肿瘤特异性积聚，并产生了显著的抗肿瘤作用。将DOX@ZIF-8@eM-cRGD静脉注射后，该纳米粒可以安全地将化疗药物转移到肿瘤部位，在用eM涂覆后，这些隐形纳米粒还表现出延长的血液循环、免疫逃逸和良好的生物相容性，并进一步增强了肿瘤生长抑制活性。Liu等将中枢神经系统药物西拉美辛重新用于抗肿瘤研究，并构建了一个新型MOFs基纳米平台，用于增强药物在细胞内的蓄积和pH响应性释放。结果显示药物释放后可增强溶酶体膜通透性，引起溶酶体组织蛋白酶泄漏，进而导致细胞凋亡。由于FA的修饰，构建的药物递送系统显示出良好的生物相容性和有效的肿瘤细胞靶向性（Liu等，2020），该递送系统在体外显示出较强的抗肿瘤功效，不仅能有效地杀死普通肿瘤细胞，还能抑制多药耐药性癌细胞。因此，该修饰型MOFs

纳米递送系统具有良好的开发应用前景。

　　此外，外科手术易受到细菌感染，与植入物相关的细菌感染也已成为普遍现象，金黄色葡萄球菌是引起伤口感染的常见病原体，因此，迫切需要开发一种新的抗菌系统来避免或降低细菌感染的风险。将一些抗菌剂负载在无机纳米载体和有机聚合物纳米载体中的策略已经被提出，鉴于创伤和外科手术过程中细菌耐药性的问题，抗菌药物的智能递送具有重要意义。目前，无机载体和有机聚合物载体已被用于靶向抗菌DDS，但其稳定性与生物相容性较差、释药行为不可控，这些缺点限制了其在抗菌方面的应用。MOFs材料结合了杂化无机-有机骨架，由于其独特的介孔结构、高孔隙率、可调粒径和可变的化学表面等优点，成为有前途的抗菌药物输送载体平台。

　　研究表明，由铁离子和对苯二甲酸构建的羧酸铁MOFs纳米递送平台无毒且具有生物相容性。Lin等使用MOFs-53（Fe）作为药物递送平台以增强抗菌效果，在该方法中，MOFs-53（Fe）通过溶剂热法合成，万古霉素（Van）和IBU药物作为客体分子，通过物理吸附被封装到MOFs-53（Fe）纳米粒中，相应的载药MOFs被标记为MOFs-53（Fe）@Van和MOFs-53（Fe）@IBU。在细菌感染条件下，MOFs-53（Fe）对金黄色葡萄球菌的抗菌效率为99.3%，药物释放速率较慢且可控，同时，MOFs-53（Fe）@Van在体外表现出优异的化学稳定性和良好的生物相容性（Lin等，2017）。Sava等将高效抗菌剂头孢他啶包封入ZIF-8中，作为全身或局部感染的潜在治疗剂，实验结果表明，构建的载药系统是一个多功能的纳米粒平台，药物释放可持续一周，能用于体外抗生素高效递送和抗菌诊疗（Sava等，2019）。ZIF-8的另一项抗菌应用由Zhang等报道，在ZIF-8的合成过程中，四环素通过一步反应被封装在MOFs中，该方法将MOFs的合成和抗生素的原位包封结合在一起，此外，为了主动靶向细胞内细菌，将HA以特异性方式连接在载体表面。四环素@ZIF-8@HA纳米复合材料（TZH）可以实现pH响应性抗生素释放，更重要的是，ZIF-8释放的锌（Ⅱ）和抗菌剂可以达到协同抗菌效果。另外，在HA的帮助下，TZH可以更有效地清除细胞内细菌，并显著减少抗生素用量，最终，TZH对细胞内细菌的清除率达到98%以上（Zhang等，2019）。Yang等合成了一种MOFs/Ag衍生复合材料，由金属锌和类石墨碳骨架组成（Yang等，2020），首先合成了由金属锌和类石墨碳骨架组成的MOFs衍生纳米碳，再通过锌和$Ag^+$之间的置换反应均匀地引入Ag纳米粒。在近红外辐射下，所制备的纳米制剂可以产生大量热量来破坏细菌膜，同时，大量的$Zn^{2+}$和$Ag^+$被释放，对细菌细胞内物质产生化学损伤。系统的抗菌实验表明，这种双重抗菌作用使纳米制剂在极低剂量下对高浓度细菌表现出接近100%的杀伤率。因此，该复合材料具有优异的金属离子释放能力和强大的光热转换能力，可用于高效协同杀菌。此外，在系统的抗菌实验中，该纳米复合材料还显示出较低的细胞毒性和较强的抗菌效果。

# 第三节　总结与展望

MOFs材料具有比表面积大、孔隙率高、孔结构可调节和易于功能化修饰等独特性质，可作为一种新的递送平台负载酶、光敏剂和化疗药物等一系列诊疗剂，并有效提高其递送效果和疗效。NMOFs在肿瘤治疗实践中，已被证明是药物负载和可控递送的理想平台，因此被认为是一种很有前途的药物递送系统，甚至能够克服肿瘤多药耐药性，在生物医学领域应用潜力巨大。

虽然新兴的纳米载运系统可将负载药物输送到肿瘤部位，但由于靶向能力不足或药物动力学性质不佳，其递送、释药等性能仍有待提高，需进一步开发具有良好肿瘤靶向性的NMOFs。尽管NMOFs在癌症治疗方面取得了越来越多的进展，但开发具有更好疗效和更低毒性的递送平台策略仍然具有挑战性。由于肿瘤的异质性，单一疗法具有很大的局限性，而协同疗法正引起人们的广泛关注，因此迫切需要开发多功能智能型载体以实现联合治疗。随着进一步优化和深入研究，PTT/PDT/化疗协同治疗将是一种有效、安全、精确的抗肿瘤治疗手段，因此，应继续深化对可实现多种疗法协同、性能更好的NMOFs的研究开发。

## 参考文献

[1] Xu X, Liu Y, Guo Z, et al. Synthesis of surfactant-modified ZIF-8 with controllable microstructures and their drug loading and sustained release behaviour [J]. Iet Nanobiotechnology, 2020, 14(7): 595-601.

[2] Al S M, Sabouni R, Husseini G A. Biomedical applications of metal-organic frameworks for disease diagnosis and drug delivery: a review [J]. Nanomaterials, 2022, 12(2): 277.

[3] Wu M X, Yang Y W. Metal-organic framework (MOF)-based drug/cargo delivery and cancer therapy [J]. Advanced Materials, 2017, 29(23): 1606134.

[4] Tan X, Wu Y, Lin X, et al. Application of MOF-derived transition metal oxides and composites as anodes for lithium-ion batteries [J]. Inorganic Chemistry Frontiers, 2020, 7(24): 4939-4955.

[5] 赵田, 董茗, 赵熠, 等. 纳米金属-有机框架材料的制备及应用 [J]. 化学进展, 2017, 29(10): 1252-1259.

[6] He S, Wu L, Li X, et al. Metal-organic frameworks for advanced drug delivery [J]. Acta Pharmaceutica Sinica B, 2021, 11(8): 2362-2395.

[7] 李梦娜. 功能化铬基金属有机框架材料的合成及吸附性质研究 [D]. 太原：山西大学, 2020.

[8] Mehek R, Iqbal N, Noor T, et al. Metal-organic framework based electrode materials for lithium-ion batteries: a review [J]. Rsc Advances, 2021, 11(47): 29247-29266.

[9] Ferey G, Mellot-Draznieks C, Serre C, et al. Crystallized frameworks with giant pores: are there limits to the possible? [J]. Accounts of Chemical Research, 2005, 38(4): 217-225.

[10] Horcajada P, Chalati T, Serre C, et al. Porous metal-organic-framework nanoscale carriers as a potential platform for drug delivery and imaging [J]. Nature Materials, 2010, 9(2): 172-178.

[11] Leng X, Dong X, Wang W, et al. Biocompatible Fe-based micropore metal-organic frameworks as sustained-release anticancer drug carriers [J]. Molecules, 2018, 23(10): 2490.

[12] Gao X, Cui R, Song L, et al. Hollow structural metal-organic frameworks exhibit high drug loading capacity, targeted delivery and magnetic resonance/optical multimodal imaging [J]. Dalton Transactions, 2019, 48(46): 17291-17297.

[13] Marcos-Almaraz M T, Gref R, Agostoni V, et al. Towards improved HIV-microbicide activity through the co-encapsulation of NRTI drugs in biocompatible metal organic framework nanocarriers [J]. Journal of Materials Chemistry B, 2017, 5(43): 8563-8569.

[14] Rojas S, Carmona F J, Maldonado C R, et al. Nanoscaled zinc pyrazolate metal-organic frameworks as drug-delivery systems [J]. Acta Crystallographica a-Foundation and Advances, 2017, 73: C1190.

[15] Bag P P, Wang D, Chen Z, et al. Outstanding drug loading capacity by water stable microporous MOF: a potential drug carrier [J]. Chemical Communications, 2016, 52(18): 3669-3672.

[16] Xing K, Fan R, Wang F, et al. Dual-stimulus-triggered programmable drug release and luminescent ratiometric pH sensing from chemically stable biocompatible zinc metal-organic framework [J]. Acs Applied Materials & Interfaces, 2018, 10(26): 22746-22756.

[17] Lazaro I A, Lazaro S A, Forgan R S. Enhancing anticancer cytotoxicity through bimodal drug delivery from ultrasmall Zr MOF nanoparticles [J]. Chemical Communications, 2018, 54(22): 2792-2795.

[18] Smaldone R A, Forgan R S, Furukawa H, et al. Metal-organic frameworks from edible natural products [J]. Angewandte Chemie-International Edition, 2010, 49(46): 8630-8634.

[19] Han Y, Liu W, Huang J, et al. Cyclodextrin-based metal-organic frameworks (CD-MOFs) in pharmaceutics and biomedicine [J]. Pharmaceutics, 2018, 10(4): 271.

[20] He Y, Zhang W, Guo T, et al. Drug nanoclusters formed in confined nano-cages of CD-MOF: dramatic enhancement of solubility and bioavailability of azilsartan [J]. Acta Pharmaceutica Sinica B, 2019, 9(1): 97-106.

[21] Sun K, Li L, Yu X, et al. Functionalization of mixed ligand metal-organic frameworks as the transport vehicles for drugs [J]. Journal of Colloid and Interface Science, 2017, 486: 128-135.

[22] Hou L, Qin Y, Li J, et al. A ratiometric multicolor fluorescence biosensor for visual detection of alkaline phosphatase activity via a smartphone [J]. Biosensors & Bioelectronics, 2019, 143: 111605.

[23] Liu J, Yuan Y, Cheng Y, et al. Copper-based metal-organic framework overcomes cancer chemoresistance through systemically disrupting dynamically balanced cellular redox homeostasis [J]. Journal of the American Chemical Society, 2022, 144(11): 4799-4809.

[24] Gramaccioli C M, Marsh R E. The crystal structure of copper glutamate dihydrate [J]. Acta crystallographica, 1966, 21(4): 594-600.

[25] Miller S R, Heurtaux D, Baati T, et al. Biodegradable therapeutic MOFs for the delivery of bioactive molecules [J]. Chemical Communications, 2010, 46(25): 4526-4528.

[26] Mbese Z, Khwaza V, Aderibigbe B A. Curcumin and its derivatives as potential therapeutic agents in prostate, colon and breast cancers [J]. Molecules, 2019, 24(23): 4386.

[27] Ranft A, Betzler S B, Haase F, et al. Additive-mediated size control of MOF nanoparticles [J]. Crystengcomm, 2013, 15(45): 9296-9300.

[28] Morris W, Briley W E, Auyeung E, et al. Nucleic acid-metal organic framework (MOF) nanoparticle conjugates [J]. Journal of the American Chemical Society, 2014, 136(20): 7261-7264.

[29] Munn A S, Dunne P W, Tang S V Y, et al. Large-scale continuous hydrothermal production and activation of ZIF-8 [J]. Chemical Communications, 2015, 51(64): 12811-12814.

[30] Venna S R, Carreon M A. Highly permeable zeolite imidazolate framework-8 membranes for $CO_2/CH_4$ separation[J]. Journal of the American Chemical Society, 2010, 132(1): 76-78.

[31] Babu R, Roshan R, Kathalikkattil A C, et al. Rapid, microwave-assisted synthesis of cubic, three-dimensional, highly porous MOF-205 for room temperature $CO_2$ fixation via cyclic carbonate synthesis [J]. Acs Applied Materials & Interfaces, 2016, 8(49): 33723-33731.

[32] Gimenez-Marques M, Hidalgo T, Serre C, et al. Nanostructured metal-organic frameworks and their bio-related applications [J]. Coordination Chemistry Reviews, 2016, 307: 342-360.

[33] Li Z Q, Qiu L G, Xu T, et al. Ultrasonic synthesis of the microporous metal-organic framework Cu-3(BTC)(2) at ambient temperature and pressure: An efficient and environmentally friendly method [J]. Materials Letters, 2009, 63(1): 78-80.

[34] 林楚宏, 王磊, 蔡阳伦, 等. 金属有机框架材料的合成及运用的研究进展 [J]. 石化技术, 2017, 24(06): 117-118.

[35] 刘艳凤, 张天永, 李彬, 等. 通过超声波制备金属有机框架化合物的方法. CN 103787875A[P]. 2014-05-14.

[36] 刘艳凤. 金属-有机框架配合物催化氧化芳烃制备酚的研究 [D]. 天津：天津大学, 2016.

[37] Klimakow M, Klobes P, Thuenemann A F, et al. Mechanochemical synthesis of metal-organic frameworks: a fast and facile approach toward quantitative yields and high specific surface areas [J]. Chemistry of Materials, 2010, 22(18): 5216-5221.

[38] Yuan W, Garay A L, Pichon A, et al. Study of the mechanochemical formation and resulting properties of an archetypal MOF: Cu-3(BTC)(2) (BTC=1,3,5-benzenetricarboxylate) [J]. Crystengcomm, 2010, 12(12): 4063-4065.

[39] Vaucher S, Li M, Mann S. Synthesis of prussian blue nanoparticles and nanocrystal superlattices in reverse microemulsions we thank the swiss national science foundation for a postdoctoral fellowship to S.V. and the university of bristol for a postgraduate studentship to M.L [J]. Angewandte Chemie (International ed in English), 2000, 39(10): 1793-1796.

[40] Taylor K M L, Jin A, Lin W. Surfactant-assisted synthesis of nanoscale gadolinium metal-organic frameworks for potential multimodal imaging [J]. Angewandte Chemie-International Edition, 2008, 47(40): 7722-7725.

[41] Xu H, Rao X, Gao J, et al. A luminescent nanoscale metal-organic framework with controllable morphologies for spore detection [J]. Chemical Communications, 2012, 48(59): 7377-7379.

[42] 郝晓磊. 离子液体微乳液法可控制备金属有机骨架材料 [D]. 上海：华东理工大学, 2017.

[43] Rieter W J, Taylor K M L, An H, et al. Nanoscale metal-organic frameworks as potential multimodal contrast enhancing agents [J]. Journal of the American Chemical Society, 2006, 128(28): 9024-9025.

[44] Faustini M, Kim J, Jeong G Y, et al. Microfluidic approach toward continuous and ultrafast synthesis of metal-organic framework crystals and hetero structures in confined microdroplets [J]. Journal of the American Chemical Society, 2013, 135(39): 14619-14626.

[45] Kim J, Lee S, Kim J, et al. Metal-organic frameworks derived from zero-valent metal substrates: mechanisms of formation and modulation of properties [J]. Advanced Functional Materials, 2019, 29(8): 1808466.

[46] 解明华. 基于功能配体的金属-有机框架材料的设计合成与催化性能研究 [D]. 杭州：浙江大学, 2011.

[47] Wu T, Zhang P, Ma J, et al. Catalytic activity of immobilized Ru nanoparticles in a porous metal-organic framework using supercritical fluid [J]. Chinese Journal of Catalysis, 2013, 34(1): 167-175.

[48] 方千荣. 功能导向的共价有机框架材料的定向合成 [C]. 中国化学会第三届菁青论坛, 2020.

[49] Ameloot R, Stappers L, Fransaer J, et al. Patterned growth of metal-organic framework coatings by electrochemical synthesis [J]. Chemistry of Materials, 2009, 21(13): 2580-2582.

[50] 邵明飞, 杨绮慧, 栗振华, 等. 一种电化学方法快速制备结构可控金属有机骨架化合物的方法. CN107151331A[P]. 2017-09-12.

[51] Tranchemontagne D J, Hunt J R, Yaghi O M. Room temperature synthesis of metal-organic frameworks: MOF-5, MOF-74, MOF-177, MOF-199, and IRMOF-0[J]. Tetrahedron, 2008, 64(36): 8553-8557.

[52] 丰阳, 孙道峰, 郭兵兵, 等. 一种室温合成金属有机框架材料PCN-224的方法. CN109970985A[P].

2019-07-05.

[53] 邓茂君, 刘凡, 袁文兵. 水蒸气辅助老化法室温合成金属有机框架材料MIL-101(Cr) [J]. 广东化工, 2019, 46(19): 3.

[54] Liu Q, Jin L N, Sun W Y. Facile fabrication and adsorption property of a nano/microporous coordination polymer with controllable size and morphology [J]. Chemical Communications, 2012, 48(70): 8814-8816.

[55] Zhang H, Jiang W, Liu R, et al. Rational design of metal organic framework nanocarrier-based codelivery system of doxorubicin hydrochloride/verapamil hydrochloride for overcoming multidrug resistance with efficient targeted Cancer Therapy [J]. Acs Applied Materials & Interfaces, 2017, 9(23): 19687-19697.

[56] Sun Q, Bi H, Wang Z, et al. Hyaluronic acid-targeted and pH-responsive drug delivery system based on metal-organic frameworks for efficient antitumor therapy [J]. Biomaterials, 2019, 223: 119473.

[57] Sun C Y, Qin C, Wang C G, et al. Chiral nanoporous metal-organic frameworks with high porosity as materials for drug delivery [J]. Advanced Materials, 2011, 23(47): 5629-5632.

[58] Yang X, Li L, He D, et al. A metal-organic framework based nanocomposite with co-encapsulation of Pd@ Au nanoparticles and doxorubicin for pH- and NIR-triggered synergistic chemo-photothermal treatment of cancer cells [J]. Journal of Materials Chemistry B, 2017, 5(24): 4648-4659.

[59] Huang J, Li N, Zhang C, et al. Metal-organic framework as a microreactor for in situ fabrication of multifunctional nanocomposites for photothermal-chemotherapy of tumors *in vivo* [J]. Acs Applied Materials & Interfaces, 2018, 10(45): 38729-38738.

[60] Wu B, Fu J, Zhou Y, et al. Tailored core-shell dual metal-organic frameworks as a versatile nanomotor for effective synergistic antitumor therapy [J]. Acta Pharmaceutica Sinica B, 2020, 10(11): 2198-2211.

[61] Li Y A, Zhao X D, Yin H P, et al. A drug-loaded nanoscale metal-organic framework with a tumor targeting agent for highly effective hepatoma therapy [J]. Chemical Communications, 2016, 52(98): 14113-14116.

[62] Meng X, Deng J, Liu F, et al. Triggered all-active metal organic framework: ferroptosis machinery contributes to the apoptotic photodynamic antitumor therapy [J]. Nano Letters, 2019, 19(11): 7866-7876.

[63] Fan W, Wang X, Xu B, et al. Amino-functionalized MOFs with high physicochemical stability for efficient gas storage/separation, dye adsorption and catalytic performance [J]. Journal of Materials Chemistry A, 2018, 6(47): 24486-24495.

[64] Lee S Y, Park S J. Effect of platinum doping of activated carbon on hydrogen storage behaviors of metal-organic frameworks-5 [J]. International Journal of Hydrogen Energy, 2011, 36(14): 8381-8387.

[65] Yang S J, Cho J H, Nahm K S, et al. Enhanced hydrogen storage capacity of Pt-loaded CNT@MOF-5 hybrid composites [J]. International Journal of Hydrogen Energy, 2010, 35(23): 13062-13067.

[66] Kim J, Yeo S, Jeon J D, et al. Enhancement of hydrogen storage capacity and hydrostability of metal-organic frameworks (MOFs) with surface-loaded platinum nanoparticles and carbon black [J]. Microporous and Mesoporous Materials, 2015, 202: 8-15.

[67] Soundharrajan V, Sambandam B, Song J, et al. $Co_3V_2O_8$ sponge network morphology derived from metal-organic framework as an excellent lithium storage anode material [J]. Acs Applied Materials & Interfaces, 2016, 8(13): 8546-8553.

[68] Zhang G, Yu L, Wu H B, et al. Formation of $ZnMn_2O_4$ ball-in-ball hollow microspheres as a high-performance anode for lithium-ion batteries [J]. Advanced Materials, 2012, 24(34): 4609-4613.

[69] Zhou Z, Zhang Y, Wang Z, et al. Electronic structure studies of the spinel CoFe(2)O(4) by X-ray photoelectron spectroscopy [J]. Applied Surface Science, 2008, 254(21): 6972-6975.

[70] Guo L, Ru Q, Song X, et al. Pineapple-shaped $ZnCo_2O_4$ microspheres as anode materials for lithium ion batteries with prominent rate performance [J]. Journal of Materials Chemistry A, 2015, 3(16): 8683-8692.

[71] Yu H, Fan H, Yadian B, et al. General approach for MOF-derived porous spinel AFe(2)O(4) hollow structures and their superior lithium storage properties [J]. Acs Applied Materials & Interfaces, 2015,

7(48): 26751-26757.

[72] Huang G, Zhang F, Zhang L, et al. Hierarchical $NiFe_2O_4/Fe_2O_3$ nanotubes derived from metal organic frameworks for superior lithium ion battery anodes [J]. Journal of Materials Chemistry A, 2014, 2(21): 8048-8053.

[73] Zhu X, Zheng H, Wei X, et al. Metal-organic framework (MOF): a novel sensing platform for biomolecules [J]. Chemical Communications, 2013, 49(13): 1276-1278.

[74] Xiao Y, Cui Y, Zheng Q, et al. A microporous luminescent metal-organic framework for highly selective and sensitive sensing of $Cu^{2+}$ in aqueous solution [J]. Chemical Communications, 2010, 46(30): 5503-5505.

[75] Arjmandi M, Altaee A, Arjmandi A, et al. A facile and efficient approach to increase the magnetic property of MOF-5 [J]. Solid State Sciences, 2020, 106: 106292.

[76] Zhong T Y, Li D L, Li C, et al. Turn-on fluorescent sensor based on curcumin@MOF-5 for the sensitive detection of $Al^{3+}$ [J]. Analytical Methods, 2022, 14(27): 2714-2722.

[77] Rodriguez N A, Parra R, San R E, et al. A simple computational model for MOF-5W absorption and photoluminescence to distinguish MOF-5 from its hydrolysis products [J]. Journal of Materials Science, 2020, 55(15): 6588-6597.

[78] Szczesniak B, Choma J, Jaroniec M. Ultrahigh benzene adsorption capacity of graphene-MOF composite fabricated via MOF crystallization in 3D mesoporous graphene [J]. Microporous and Mesoporous Materials, 2019, 279: 387-394.

[79] Monama G R, Modibane K D, Ramohlola K E, et al. Copper( Ⅱ ) phthalocyanine/metal organic framework electrocatalyst for hydrogen evolution reaction application [J]. International Journal of Hydrogen Energy, 2019, 44(34): 18891-18902.

[80] Fan S T, Qiu Z J, Xu R Y, et al. Ultrahigh carbon dioxide-selective composite membrane containing a gamma-CD-MOF Layer [J]. Acs Applied Materials & Interfaces, 2021, 13(11): 13034-13043.

[81] Li H, Eddaoudi M, O'Keeffe M, et al. Design and synthesis of an exceptionally stable and highly porous metal-organic framework[J]. nature, 1999, 402(6759): 276-279.

[82] 赖欣宜, 王志勇, 郑永太, 等. 纳米金属有机框架材料在药物递送领域的应用 [J]. 化学进展, 2019, 31(06): 783-790.

[83] Rieter W J, Taylor K M L, Lin W. Surface modification and functionalization of nanoscale metal-organic frameworks for controlled release and luminescence sensing [J]. Journal of the American Chemical Society, 2007, 129(32): 9852-9853.

[84] Roy P, Schaate A, Behrens P, et al. Post-synthetic modification of Zr-metal-organic frameworks through cycloaddition reactions [J]. Chemistry-a European Journal, 2012, 18(22): 6979-6985.

[85] Nayab S, Trouillet V, Gliemann H, et al. Reversible Diels-Alder and Michael addition reactions enable the facile postsynthetic modification of metal-organic frameworks [J]. Inorganic Chemistry, 2021, 60(7): 4397-4409.

[86] Liu C, Li T, Rosi N L. Strain-promoted "Click" modification of a mesoporous metal-organic framework [J]. Journal of the American Chemical Society, 2012, 134(46): 18886-18888.

[87] Azmi L H M, Williams D R, Ladewig B P. Polymer-assisted modification of metal-organic framework MIL-96 (Al): influence of HPAM concentration on particle size, crystal morphology and removal of harmful environmental pollutant PFOA [J]. Chemosphere, 2021, 262: 128072.

[88] Marshall R J, Griffin S L, Wilson C, et al. Single-crystal to single-crystal mechanical contraction of metal-organic frameworks through stereoselective postsynthetic bromination [J]. Journal of the American Chemical Socicty, 2015, 137(30): 9527-9530.

[89] Liu T, Yan B. A stable broad-range fluorescent pH sensor based on $Eu^{3+}$ post-synthetic modification of a metal-organic framework [J]. Industrial & Engineering Chemistry Research, 2020, 59(5): 1764-1771.

[90] Yang J, Grzech A, Mulder F M, et al. The hydrogen storage capacity of mono-substituted MOF-5 derivatives: an experimental and computational approach [J]. Microporous and Mesoporous Materials, 2013, 171: 65-71.

[91] Rojas S, Arenas-Vivo A, Horcajada P. Metal-organic frameworks: a novel platform for combined advanced therapies [J]. Coordination Chemistry Reviews, 2019, 388: 202-226.

[92] Alves R C, Schulte Z M, Luiz M T, et al. Breast cancer targeting of a drug delivery system through postsynthetic modification of curcumin@N-3-bio-MOF-100 via click chemistry [J]. Inorganic Chemistry, 2021, 60(16): 11739-11744.

[93] Hou L, Liu Y, Liu W, et al. In situ triggering antitumor efficacy of alcohol-abuse drug disulfiram through Cu-based metal-organic framework nanoparticles [J]. Acta Pharmaceutica Sinica B, 2021, 11(7): 2016-2030.

[94] Lin Y, Zhong Y, Chen Y, et al. Ligand-modified erythrocyte membrane-cloaked metal-organic framework nanoparticles for targeted antitumor therapy [J]. Molecular Pharmaceutics, 2020, 17(9): 3328-3341.

[95] Liu J, Tang M, Zhou Y, et al. A siramesine-loaded metal organic framework nanoplatform for overcoming multidrug resistance with efficient cancer cell targeting [J]. Rsc Advances, 2020, 10(12): 6919-6926.

[96] Lin S, Liu X, Tan L, et al. Porous iron-carboxylate metal-organic framework: a novel bioplatform with sustained antibacterial efficacy and nontoxicity [J]. Acs Applied Materials & Interfaces, 2017, 9(22): 19248-19257.

[97] Sava G D F, Butler K S, Agola J O, et al. Antibacterial countermeasures via metal-organic framework supported sustained therapeutic release [J]. Acs Applied Materials & Interfaces, 2019, 11(8): 7782-7791.

[98] Zhang X, Liu L, Huang L, et al. The highly efficient elimination of intracellular bacteria via a metal organic framework (MOF)-based three-in-one delivery system [J]. Nanoscale, 2019, 11(19): 9468-9477.

[99] Yang Y, Wu X, He C, et al. Metal-organic framework/ag-based hybrid nanoagents for rapid and synergistic bacterial eradication [J]. Acs Applied Materials & Interfaces, 2020, 12(12): 13698-13708.

# 第八章

# 细胞制剂类、细胞膜基纳米递送系统

## 第一节 概述

截至目前，以纳米材料或纳米粒（NPs）为基础的药物递送系统日益成为医药学、材料学等多学科关注的热点研究领域。尽管取得了一系列可喜的进展与突破，但目前能够用于体内给药的大多数纳米级递药系统均面临着许多难以克服的障碍，如免疫清除、生物黏附、生物相容性差以及对特定病灶部位的靶向性不足等（Malam等，2009；Bartneck等，2010）。因此，许多关于新型递药系统的研究致力于延长其半衰期，减少在血液中的生物黏附等。大量研究证明，聚乙二醇化和磷脂修饰有助于延长纳米载体/递送系统的循环时间，赋予其良好的亲水性，进一步抑制网状内皮系统（RES）的摄取，并减少血液成分的生物黏附（De等，2017）。虽然聚乙二醇化和磷脂修饰是较为成熟的纳米载体改性方案，但在生物体内长期存在的纳米系统仍有潜在的毒性风险，且很容易触发免疫反应，进而被免疫系统快速清除。因此，迫切需要开发一种新型且具有更高适用性的材料以改进当前的纳米系统，实现免疫逃逸并延长循环时间，最好能够兼具靶向性与生物相容性，而广泛存在于人体的各类细胞为解决这些问题提供了一种可能。

人体含有各种生理功能不同的细胞，其功能包括血液长循环、定点迁移、物理屏障跨越等。选择某些类型的细胞，在保留其结构和功能的前提下用于药物递送是有开发价值且可行的。早在20世纪80年代，细胞就已被用作药物或特定纳米粒的载体，以延长其体内循环时间并提高靶向效率。近年来的研究主要集中在使用各种天然细胞或细胞膜进行改造与优化，如红细胞、干细胞、免疫细胞、肿瘤细胞等，以充分发掘其用作药物载体、构建新型递药系统的可能性（Hu等，2012）。此外，许多人体细胞与癌症息息相关，在其基础上衍生出的细胞膜基纳米载体能高度保留这些天然细胞膜的成分和功能，从而赋予递送载体一些十分有利于肿瘤靶向的生物学特性。

现有的大量研究实践证明，在多数情况下将内源性细胞直接用作药物载体的效果并不理想，其尺寸、表面特征等性质会限制其对深层组织的渗透和蓄积，而在细胞生命周期中负责信号转导、免疫防御和新陈代谢功能的细胞膜在此方面则具有较为突出的优势。为了有效保留不同细胞的特定生理功能，可以通过提取细胞膜并将其涂覆在基于传统材料的纳米系统表面，从仿生角度制备类似细胞的膜基载药系统（Stephan等，2011；Parodi等，2013）。目前，已有多种类型的细胞膜被提取出来作为生物隐身材料，通过物理挤出、共孵育或微流控制造等过程覆盖30～300nm大小的纳米粒，这种膜涂层能显著增强纳米粒载体的体内性能，所制得的杂化型递药系统不仅显示出较长的循环时间，还保留了内生性细胞膜良好的生物相容性和靶向性（Kroll等，2017；Dehaini等，2016；Fang等，2018）。

细胞和细胞膜基纳米递送系统的主要优点包括：提供免疫逃逸能力和细胞膜蛋白赋予的特异性肿瘤靶向，增强癌症治疗中的EPR效应；易于在细胞或膜基载体的表面进行修饰改性，以产生期望的毒性或免疫调节效应，更好地致肿瘤消退；具有非常优异的生物相容性和可降解性，能很好地伪装成自体成分从而增强摄取效率。目前，常被用于构建细胞或细胞膜基递送系统的"源细胞"主要有红细胞、血小板、干细胞、免疫细胞、肿瘤细胞等，本章将对这些细胞和细胞膜基纳米递送系统进行详细综述。

# 第二节　细胞制剂的研究与应用

关于细胞的研究最早可追溯到17世纪罗伯特·胡克的描述，但直到19世纪上半叶，系统的细胞理论才正式被提出。作为最基本的生命单位，细胞在多种复杂的生理活动中生长，并通过与周围环境的相互作用和物质交换发挥各种功能，而位于最外层的细胞膜承担着重要的作用（Chen等，2018；Chen等，2020）。脂质、蛋白质和碳水化合物是细胞膜的主要成分，其中脂质的主要功能是维持细胞膜的双层结构和流动性，蛋白质和碳水化合物对于界面相互作用至关重要，尤其是介导信号识别和转导（Gao等，2021；Pomorski等，2001）。此外，细胞膜携带许多天然的"自我标记"，如CD44、CD47蛋白和聚糖，可被用作载药系统的靶标。值得注意的是，由于存在特定的膜蛋白，如$N$-钙黏蛋白、半乳糖凝集素-3和上皮细胞黏附分子（EpCAM），大多数癌细胞显示出优异的同源靶向能力（Oldenborg等，2000；Fang等，2014）。利用细胞的功能性部分，并将其与纳米材料结合构建载体已成为促进药物/治疗剂有效递送的一种新型方法。已有的大量研究证明，基于细胞的药物递送系统比功能化的传统合成型无机/有机载体整体性能更优，细胞类载体介导的药物递送有望成为解决纳米粒载体自身局限性的一种很有前景的新策略。这种创新性策略很好地继承或利用了各种细胞的自然特性，例如延长血流中的循环时间、对肿瘤细胞的特异性和靶向性、跨越多重生物屏障的能力、丰富的表面配体、灵活的形态以及细胞信号转导或代谢功能等（D'avanzo等，2021）。

在癌症治疗领域，已有多种类型的细胞被开发用作潜在的药物载体，如神经干细胞

（NSC）、间充质干细胞（MSC）、巨噬细胞和中性粒细胞（NEs）等，它们对肿瘤细胞有高度的内在亲和性。肿瘤微环境（TME）中释放的各种信号因子，如肿瘤坏死因子-α（TNF-α）（Yekula等，2019）、白细胞介素8（IL-8）和缺氧诱导因子-1α（HIF-1α），也会诱导干细胞发生对肿瘤的趋向性，但其具体机制仍不清楚（Quail等，2017）。一些研究表明，使用RNA修饰的T细胞向脑肿瘤输送免疫调节因子的策略，可延长原位脑肿瘤模型的总生存期（Pohl-Guimarães等，2019）。巨噬细胞的固有特性与迁移能力，使其能调节肿瘤增殖、重新编程代谢活动并诱导血管生成（Lutz等，2019）。除此之外，红细胞、白细胞、血小板等，均是构建细胞类药物载体或细胞制剂的可靠来源。

## 一、红细胞类

红细胞（RBC）是血液中最丰富的成分，负责将气体从肺部输送到组织（Yoo等，2011）。成熟红细胞缺乏细胞核和细胞器，且红细胞膜易于提取和纯化。作为最常用的全细胞，与合成型载体相比，红细胞具有许多显著的特性，如生物相容性、生物可降解性和非免疫原性等，因此成为设计、开发药物递送系统的极佳选择（Xu等，2017；Brenner等，2018；Biagiotti等，2011；Xia等，2016）。作为载体，红细胞能够在自身表面或内部负载药物并在血液系统内高效输送，通过形成自然的"隔间"，在递送过程中有效保护包裹的药物，延长其体内循环时间，避免过早泄漏与失活（Wan等，2018）。此外，红细胞表面高表达CD47受体，可向免疫系统发出信号以避免被摄取，有助于进一步延长载药系统的循环时间并提高药物功效。在过去20年中，红细胞已被广泛用于开发各种仿生型载体系统，包括重新密封的红细胞、基因工程化红细胞，以及用于各种生物医学领域的膜包覆型纳米粒（RBC-m-NP），其中一些已经进行了临床试验。

目前，学术界对于药物装载于红细胞载体的效果存在争议，一些研究表明，无论装载方法如何，负载药物都会对红细胞的耐久性产生不利影响，而另有一些研究则显示，当药物在红细胞载体中的占比较低时，装载过程不会对其产生任何影响（Pan等，2016）。红细胞已被证明是缓解炎症和肺栓塞症状的有效药物载体。Brenner等经过试验研究确定，基于不同注射部位的需求，可将红细胞开发为器官靶向型载体（Brenner等，2018；Wan等，2018）。

目前，研究者们已经开发了几种较为成熟的方法来将药物/试剂装入红细胞载体或通过化学/物理方法将其附着到外表面。

（1）电穿孔法

将红细胞暴露于强大的外部电场中，在其膜上产生孔隙，随后各种"货物"分子可以扩散到细胞中。这种方法可能会破坏细胞膜，导致细胞丧失结构完整性并损伤其功能。研究证实，在被电穿孔法处理后的红细胞中有大量磷脂酰丝氨酸（PS）外流，这是单核巨噬系统摄取的信号物质，表明网状内皮系统（RES）对载体的吞噬被显著增强，这种作用会大大缩短红细胞载体的血液循环时间。

（2）渗透法

这是一种常用的将治疗药物装入红细胞的方法。根据制作程序，渗透法可分为低渗稀释、低渗预膨胀、渗透脉冲、低渗溶血和最常用的低渗透析。尽管这些方法的细节可能有所不同，但均基于相同的原理：红细胞在低渗溶液中膨胀，直至形成直径约10 ～ 500nm的孔隙，膜通透性的增加使可溶性试剂在浓度梯度的驱动下扩散到细胞载体中。随后，在等渗条件下重新密封孔隙，形成载药红细胞系统。与电穿孔法类似，渗透法也可能导致细胞膜破裂，并造成程度不等的不可恢复性结构损伤。

（3）共孵育法

一些膜活性药物，如伯氨喹、氢化可的松、长春花碱和氯丙嗪，可以通过直接孵育被包裹在红细胞中，而NPs则可以通过静电相互作用、范德华力和/或疏水相互作用附着到红细胞表面。这种细胞"搭便车"策略能显著改善药物或NPs的血液药代动力学，简便易行，具有良好的应用前景。

（4）生物桥法

一般而言，这种方法包含一系列通过物理或化学方法装载"货物"的策略，其中亲和素-生物素桥是在红细胞表面结合生物活性剂的最常见方法。例如，$N$-生物素羟基琥珀酰亚胺酯（NHS-生物素）首先与红细胞膜上的氨基反应，生物活性剂随后与亲和素结合，再与生物素修饰的红细胞孵育。

（5）细胞穿透肽法

一种在不改变结构和/或功能的情况下将蛋白质药物载入红细胞的新封装方法。L-天冬酰胺酶可通过二硫键与低分子量鱼精蛋白基细胞穿透肽（CPP）结合，CPP-蛋白质结合物很容易被细胞吸收，随后通过氧化还原反应性的二硫键断裂释放蛋白质。该方法也可用于将脂质体、纳米粒或胶束装载到完整的红细胞中，用于治疗各种系统性疾病。这种方法为红细胞载体提供了一种有效的生物分子修饰策略，该策略对其结构和功能的损伤性影响较小。

红细胞作为化疗药物或NPs载体的优势包括：① 逃离免疫系统，实现长期循环；② 具有明显的固有生物相容性和生物可降解性；③ 避免一些常见的纳米制剂毒性；④ 细胞膜成分较多，具有潜在的高负载能力；⑤ 稳定性强，可延长药物或NPs的体外储存时间，有效阻止聚集（Dehaini等，2017）。

# 二、血小板类

血小板是最小的、无核的血髓样细胞，来源于骨髓中成熟的巨核细胞。成熟血小板呈圆盘状，直径约2～3μm，寿命约为8～10天，人体的每升血液中正常血小板计数范围为（150～400）×10$^9$个（Thon等，2012）。血小板膜是由35%的磷脂双层、57%的蛋白质和剩余的糖类组成的不对称排列结构，糖类和糖蛋白之间分配着几个内陷区域，在磷脂双层上表达有不同的膜受体，负责血小板活化和黏附的功能。血小板具有多种受体家族，包括整合素、富含亮氨酸重复序列（LLR）、七种跨膜受体、免疫球蛋白（Ig）超家族、酪氨酸激酶受体、丝氨酸/苏氨酸激酶受体和其他血小板膜糖蛋白等。血小板可通过聚集形成凝块来防止受伤血管的血液泄漏，因此其能够精确定位特定部位和细胞。血小板寿命长、数量多、载药效率高、能逃避免疫系统捕捉，是较理想的药物载体。此外，患者自身的血小板还可用于治疗疾病，如用于伤口愈合、止血、对抗炎症，以及治疗淋巴瘤和肺腺癌等血管疾病（Wang等，2017；Zhang等，2018）。Xu等证明，血小板在酸性环境中会以更快的速度自然释放其所负载的"货物"，由于癌组织比健康组织的酸性更强，药物的释放率可受TME特性的调控（Xu等，2017）。细胞转移可自发激活血小板，使其聚集在肿瘤细胞周围，帮助它们通过血液循环扩散到新组织（Hu等，2015），因此以血小板为药物载体具有较强的内在靶向性。为了进一步提高靶向效率，Xu等使用CD22抗体修饰血小板载体，再负载药物多柔比星（DOX），CD22是肿瘤的标志物，具有促进内吞作用的额外功能。该修饰型血小板不仅在肿瘤细胞附近释放DOX，还能在被内化入细胞后集中释放DOX，从而显著提高效力（Xu等，2017）。

血小板能通过不同的信号通路以及与肿瘤细胞的循环式信息交换作用促进肿瘤转移，活化的血小板负责包裹肿瘤细胞形成聚集体，这种策略性方法有助于肿瘤细胞逃避白细胞的免疫监视，并保护它们不被清除，从而帮助其在系统中存活。血小板是维持血管完整性与炎症反应的关键效应细胞，尤其受类风湿性关节炎（RA）和动脉粥样硬化等疾病的影响，血小板成为炎症发生的关键因素（Macaulay等，2005）。血小板最初通过P-选择素受体与完整的内皮组织相互作用而被激活，P-选择素受体反过来激活内皮细胞。此外，血小板可黏附在活化的内皮细胞表面，共同释放促炎症介质，如细胞因子、CD40配体和白细胞介素-1β等。随后，在RA等炎症性自身免疫性疾病中，滑膜成纤维细胞相关胶原通过参与刺激成纤维细胞样滑膜细胞分泌细胞因子的GPVI受体操纵血小板释放微粒，从而引起组织和关节炎症。到目前为止，人工模拟化血小板已被用于癌症、急性肝衰竭和心肌梗死等疾病模型的治疗，也可应用于其他心血管疾病的治疗（Hu等，2015；Tang等，2018）。Su等甚至在模拟血小板内捕获了心脏干细胞分泌体，可用于组织再生（Su等，2019）。另外，血小板在血管损伤后的止血、创面愈合、炎症反应和血栓形成等过程中起着重要作用（Shen等，2019）。

鉴于血小板的重要生理和病理功能，人们将其用作药物载体系统并进行深入研究。使用血小板膜构建杂化型纳米载体可赋予其较高的生物相容性，并获得自然归巢能力。血小板及其膜基载体具有能够通过较小毛细血管的灵活性，并能通过与抗体结合来重定向、提高其自然靶向性。血小板膜的包覆可极大地降低纳米载体的免疫原性，延长血液循环时间。血小板类载体的制备是快速、直接和安全的，并且其模拟物在储存中具有较高的稳定性（Tang等，2017）。但在靶向给药系统中，应认真考量其复杂的组成、表达各异的蛋白质，以及易被激活、变形和聚集的能力。近期的大量研究表明，血小板的止血特性能以多种不同的方式促进癌症的转移进展，如促进肿瘤血管生成、协助瘤体在血流中生存、促进肿瘤细胞和血管的相互作用等，循环肿瘤细胞（CTCs）与血小板之间的识别和相互作用已引起医学界的广泛关注。血小板活化后会改变自身形状，释放含有生长因子、趋化因子和蛋白酶的颗粒，并增加其黏附性，与CTCs和白细胞形成异质聚集。

自1950年起，血小板输注即被广泛用于治疗或预防出血，因此血小板的来源广泛可靠。鉴于血小板与肿瘤转移之间密切关联，且其在逃避免疫系统、内皮下黏附以及病原体相互作用等方面发挥的独特作用，再加上与其他核细胞相比，纯血小板的抗原较少，免疫原性较低，因此其非常适合被开发用作潜在的高性能仿生载体。

## 三、干细胞类

干细胞（SCs）是未分化的源细胞，可进化成各种类型的新细胞，因其在癌组织中广泛存在并能耐受化疗药物而受到极大关注。作为一种活细胞，干细胞具有优良的生物可降解性和生物相容性，还具有再生、免疫调节和抗炎特性，此外，干细胞能够基于趋化信号靶向至特定细胞，并浸润特定肿瘤类型。干细胞还能分泌营养因子（Luo等，2017；Salehi等，2018），并用作药物载体以对抗癌症，包括肺腺癌、胶质母细胞瘤和白血病等。

然而，直接使用干细胞作为药物载体面临诸多问题，如免疫原性强、给药困难等（Liu等，2019）。为了防止或减少免疫原性，必须使用自体干细胞，并保证其在储存、运输过程中存活（Qiao等，2019）。通过移植给予干细胞会导致固位不良，移植过程可能会导致机体感染。静脉注射干细胞则意味着需通过肺部进行过滤，这会减少可转移到靶器官的干细胞数量。使用干细胞载体的最大风险是致瘤性，因为它们是活跃的增殖细胞（Liu等，2019）。干细胞有多种类型，其中骨髓间充质干细胞（MSCs）和神经干细胞（NSCs）已被证明具有向TME迁移的能力，因此被广泛应用于肿瘤特异性药物递送。例如，基因修饰型干细胞可以在肿瘤组织中分泌治疗剂，如肿瘤坏死因子相关的凋亡诱导配体（TRAIL）、干扰素-β（IFN-β），以抑制肿瘤生长。干细胞膜能保留自身大部分功能，因此可用于开发膜基药物递送系统（Wang等，2018）。

近年来，将干细胞用作NPs的载体成为热点研究方向。负载NPs的干细胞会自发向肿瘤组织迁移并实现蓄积，实践证明这种"特洛伊木马"式的方法十分有效，并可在各种情况下实施（Ouyang等，2020）。据报道，有两种方法可实现干细胞对NPs的负载，一种是将其连接在干细胞表面，这些SCs-NPs结合物可以克服肿瘤中的高间质压力，改善NPs的分布和保留；另一种是将NPs直接封装在干细胞中。尽管取得了一系列进展，但也有学者指出，外源性干细胞可能会促进肿瘤生长，甚至分化为肿瘤，未来还需要持续关注这一问题。

MSCs因其对炎症和肿瘤的固有靶向性而被用作药物递送系统，作为载体，MSCs可以穿透实体瘤并与靶细胞相互作用。此外，MSCs还能负载基因药物并通过有效递送增强其表达（Kohlscheen等，2017）。例如，Sadhukha等将MSCs作为肿瘤靶向载体，负载紫杉醇（PTX）后制成载药系统。在体外试验中，通过MTS分析确定MSCs纳米载药系统对肺腺癌A549细胞和卵巢癌MA148细胞均具有极强的毒性，结果显示A549细胞和MA148细胞的$IC_{50}$分别为6.71nmol/L、4.52nmol/L。以红外荧光标记后考察载体在动物体内的分布，结果表明外源性的MSCs载体首先会转移到肺部肿瘤，随后快速分布至肝脏和脾脏（Sadhukha等，2014）。Gao等使用MSCs膜包裹纳米凝胶，用作肿瘤靶向递送载体（SCMGs）。纳米凝胶中负载有抗癌药物DOX，将SCMGs-DOX与HeLa细胞共孵育24小时，结果显示细胞对SCMGs-DOX的摄取率接近100%。将SCMGs-DOX注射到荷HeLa肿瘤的小鼠体内，可使肿瘤生长延迟15天，且与其他四个对照组（PBS、明胶、游离DOX和SCMGs）相比，SCMGs-DOX治疗组小鼠的平均瘤重更小，抑瘤效果更强（Gao等，2016）。

干细胞具有分化和产生大量生物活性分子的能力，包括细胞因子、趋化因子和其他生长因子，可在TME中产生免疫调节反应。干细胞中的自分泌信号和旁分泌信号通路可以通过用负载信号分子的NPs标记来实现抑制肿瘤的治疗效果。此外，干细胞膜能够有效定位炎症部位和肿瘤病变区域，使其成为抗肿瘤载体构建的理想选择。已有研究表明MSCs膜包被的NPs具有通过血脑屏障（BBB）输送药物的能力，因此对于脑肿瘤具有靶向性，可提高小鼠的存活率而无伴随的认知性副作用。例如，Wang等使用PLGA纳米粒负载PTX，再以MSCs膜进行包裹，用于治疗大鼠胶质母细胞瘤（Wang等，2018）。将MSCs膜基载药系统（MSCs-NPs）注射到对侧大脑半球，使C6胶质瘤细胞存活率降低了40%，抑瘤效果显著。在右脑半球注射Cm-Dil染色的MSCs-NPs两天后，约44.4%±5.4%的样品迁移至胶质瘤，动物无异常意识或运动反应。此外，在MSCs-NPs、MSCs-PTX、PTX-PLGA-NPs、MSCs和生理盐水这些组别中，MSC-NPs组的荷瘤小鼠生存时间最长，可达35.5天，胶质瘤面积减少最为显著。

## 四、免疫细胞类

肿瘤可被看作是一种炎症组织部位，巨噬细胞、中性粒细胞、淋巴细胞等免疫细胞均可聚集到肿瘤中，这些细胞的独特性质使其能被用作向肿瘤组织靶向输送的"特洛伊木马"系统（Zhang等，2021）。各类免疫细胞已被广泛用作细胞基药物载体，因为它们能够有效到达炎症部位，这种部位通常见于许多疾病，包括癌症。例如以巨噬细胞膜包覆NPs，其血液循环时间与包覆红细胞膜的NPs相似。在过去十年中，研究者们通过各种方法开发出了工程化的淋巴细胞，包括使用"T细胞受体"（TCR）或"嵌合抗原受体"的新型合成方法。使用工程化T细胞等新载体能够使各类NPs以"搭便车"的方式到达靶部位，在靶向给药方面显示出极大的前景。尽管在将T细胞导向肿瘤靶点方面取得了巨大进展，但在TME中高效实施免疫抑制仍然具有很大挑战性（Gooneratne等，2015）。当与特定抗原接触时，使用合成Notch（SynNotch）电路设计的T细胞促进跨膜SynNotch受体的分裂和细胞内附着的转录域释放，在进入细胞核后激活靶基因表达（Roybal等，2016）。诸如此类的细胞工程策略可以用来克服肿瘤免疫抑制和自身免疫激活等挑战。此外，淋巴细胞载体可以成功地将外源性分子输送到特定病理部位，避免了直接注射给药时面临的药物分子稀释和循环半衰期短等问题。

巨噬细胞伪装制成的NPs具有穿越血管屏障的能力，还能通过细胞膜上的功能蛋白特异性地识别肿瘤细胞（Xuan等，2015）。Tasciotti团队开发了一种巨噬细胞膜涂层的多孔二氧化硅，通过带正电荷的粒子和带负电荷的细胞膜之间的静电与疏水作用，将薄膜包覆于二氧化硅颗粒上，再将功能分子如CD45、CD11a和聚糖等连接在颗粒表面，将有助于防止巨噬细胞或静脉内皮细胞的内化/摄取，从而通过肿瘤炎症内皮细胞高效运输。Wang等进一步探究了巨噬细胞膜包被NPs的肿瘤靶向机制（Wang等，2015）。细胞膜上的炎症相关受体负责肿瘤的归巢效应，因为阻断被膜包裹的NPs上的LFA-1或CXCR1、CXCR2等因子可以显著抑制炎症组织对NPs的吸引。与未包被型纳米载体相比，巨噬细胞来源的载体具有优异的肿瘤靶向或归巢效应，但具体的归巢机制仍存在争议。尽管巨噬细胞会在炎症部位蓄积，但其趋化和外渗过程非常复杂（Garrood等，2006）。当被用作载体时，巨噬细胞的黏附、细胞形态形成和细胞间相互作用是药物递送所必需的。除了给药外，巨噬细胞隐形技术还可用于促进光热治疗、肿瘤成像和诊断（Rao等，2017；Xuan等，2016）。

## 五、白细胞类

白细胞（leukocytes，white blood cells，WBC），是源于骨髓中造血干细胞的一类免疫细胞，它们可以保护活体免受各种病原体和其他异物的侵害。大多数白细胞均能做"阿米巴样运动"，这使其很容易在血管和血管外组织之间自由迁移，因此，白细胞广泛分布在血管、淋巴管和其他组织中，其中大量的癌症相关白细胞属于巨噬细胞（Franklin等，2014），而肿瘤细胞会产生各种吸引白细胞的细胞因子和趋化因子。白细胞在总血容量中占比小于1%，健康成年人每微升血液中平均有4000～10000个白细胞。当组织处于感染或炎症状态时，白细胞从血流中被募集到病理部位，它们黏附在激活的内皮细胞壁上，通过所谓的"渗出"过程穿过血管。白细胞从血液中迁移出来后，可以做阿米巴样运动，从而在组织空间中不断移动（Croci等，2007；Filippi等，2016）。质膜上的表面蛋白如CD47、LFA-1（淋巴细胞功能相关抗原1）、MAC-1（巨噬细胞-1抗原）等在白细胞的生物活性中起着关键作用。巨噬细胞、中性粒细胞、T细胞和自然杀伤细胞（NK细胞）等白细胞是许多重要疾病的重要参与者。例如，在癌症中，白细胞可重塑肿瘤细胞外基质，促进肿瘤细胞的迁移和侵袭，并调节肿瘤血管生成。通过这些活动，白细胞积极参与了肿瘤进展的各个阶段。最近的研究表明，在严重急性呼吸综合征2型冠状病毒（SARS-CoV-2）感染中，单核细胞衍生的肺泡巨噬细胞与维持T细胞的炎症信号有关，并在危重患者的肺部传播病毒。白细胞类纳米制剂已被开发并用于炎症靶向药物输送。例如，在炎症过程中，中性粒细胞被促炎因子激活，利用黏附蛋白如选择素、整合素和趋化因子受体等与炎症组织或细胞的相互作用，在疾病部位发挥特定生物活性。

白细胞根据结构和生物学特性不同可分为两大类：① 粒细胞，含有明显的膜结合胞质颗粒，又分为中性粒细胞、嗜碱性粒细胞和嗜酸性粒细胞；② 无核细胞，缺乏可见的细胞质颗粒，可细分为淋巴细胞和单核细胞。淋巴细胞主要有三种类型，即T细胞、B细胞和自然杀伤细胞。单核细胞可以分化成巨噬细胞或树突状细胞，这取决于它们接收到的生物信号。截至目前，单核细胞是制备白细胞膜包覆型核-壳纳米载体最常用的来源细胞。

利用内源性白细胞与周围环境相互作用的固有能力，基于白细胞的纳米平台已显示出治疗多种疾病的高功能性。其中，中性粒细胞因可同时吸收碱性和酸性染料而得名，是存在量最丰富的白细胞，在所有白细胞中占比达50%～70%。以白细胞为基础研发的纳米载体继承了整个源细胞抗原，可充当源细胞诱饵，并能模拟其广泛的生物界面特性，具有巨大的治疗应用潜力。

## 六、癌细胞类

在构建细胞类药物载体方面，癌细胞是一类独特的候选对象。它们易于培养，产量较高。外源性癌细胞在肿瘤相互作用中具有很高的亲和力，因此可靶向其他异源性癌细胞，同时还能有效逃离免疫系统，相较于其他细胞类载体具有更长的血液循环时间。癌细胞膜包覆型纳米粒（CCMNPs）可将肿瘤相关抗原输送至抗原呈递细胞，并可用于免疫调节、抗癌药物或疫苗输送平台（Kroll等，2017）。MDA-MB-435是一种可用于癌症治疗的CCMNPs递送系统，该系统使用具有同质聚集特性的人类癌细胞膜制备而得，并用装载于核心中的荧光染料涂覆在PLGA上（Zhu等，2016）。研究结果表明，CCMNPs对癌细胞的高亲和力归因于其内部的细胞黏附分子，这有助于同型结合。Sun等开发了一种药物输送系统，使用双层镀金纳米笼（AuNP）作为核心，以4T1癌细胞膜（CMV）涂层作为外芯，该递送系统（CDAuNPs）可利用癌细胞膜的同型靶向性和AuNP对热触发药物释放的热疗性能。CDAuNPs对DOX的载药量和包封率分别为5.5%±0.2%和97.3%±0.4%，在体外试验中，CDAuNPs在高温下快速释放DOX，并通过细胞膜相互作用靶向至4T1癌细胞。体内分布考察结果表明，与游离DOX相比，经近红外（NIR）光照射后的CDAuNPs组在心脏组织中的DOX蓄积量高出3倍以上，此外，使用4T1乳腺肿瘤动物模型，CDAuNPs可使肿瘤体积和转移结节分别减少98.9%和98.5%。CDAuNPs展示了将生物基与合成类材料结合起来用于多功能癌症治疗的强大能力（Sun等，2019）。

癌细胞膜具有多种抗原成分，可通过CCMNPs有效地递送至DC以引发所需的免疫反应，而其膜上的黏附分子在将载药NPs同类型靶向至癌组织方面具有极大优势。有研究人员构建了癌细胞基CpG-CCNP纳米载体，将其施用于小鼠中后观察到高T细胞增殖，浸润的T细胞诱发了多种肿瘤抗原特异性，例如增强型IFN-γ和IL-2的产生，在给药150天后，预防了86%的小鼠发生肿瘤。在另一项研究中，Fang等用载药PLGA纳米粒挤压MPLA修饰的小鼠黑色素瘤细胞膜，制成CCMNPs并用作抗癌疫苗和药物载体。这些载体具有双重功能，既可用于免疫治疗的肿瘤抗原呈递，也可用于癌细胞的同型靶向，以提供有效药物载荷。将MPLA-CCMNPs与树突状细胞（DC）孵育以上调DC中的成熟标记物，如CD40、CD80和CD86。与内源性癌细胞共培养后的结果显示，T淋巴细胞聚集在DC周围，DC的激活随后通过IFN-γ进行量化，证实了MPLA-CCMNPs引发的抗原特异性反应（Fang等，2014）。

# 第三节　细胞膜基纳米递送系统的研究与应用

细胞膜是一种极薄的半透性膜，包裹在细胞外部，将其与胞外空间隔开。直到19世纪后期，细胞膜的存在才被学术界广泛承认，随着时间推移，人们对其认识和理解不断加深。从最初提出的脂质基细胞膜到脂质双分子层，再到Singer和Nicholson在1972年描述的流体镶嵌模型，这是一种高度简化的细胞膜模型，其中的脂质双分子层"溶剂"被证实具有静态和动态两种不同的结构形式，而非早期模型中假设的无序结构。该模型是目前理论较完善、认可度最高、被采用最广泛的一种细胞膜模型。

生物膜（以细胞膜为主）的生理功能非常复杂，不仅仅是一个简单的屏障。事实上，生物膜保持了细胞和细胞外环境之间的本质差异，并为重要的细胞过程（如生化、代谢、信号传递、遗传、解毒、分拣、生物合成、分解和回收等）提供了基础结构框架。在结构上，细胞膜是由磷脂组成的复杂超分子液晶组装体，并嵌有生物分子如蛋白质和胆固醇，膜结构的完整性使其具有最重要的功能：保护和运输（Escriba等，2008；Simons等，

2004）。细胞膜保护细胞免受各种不利的外部因素影响，尤其是毒性化合物和外来微生物，这一作用与调节、控制化学物质在膜上选择性渗透的传递功能密切相关。

根据流体镶嵌模型，细胞膜的主要成分是磷脂和胆固醇，还有各种蛋白质、糖类等大分子物质镶嵌在磷脂膜上。不同类型的细胞如红细胞、白细胞、癌细胞和血小板等，其细胞膜的成分构成不尽相同，可以表现出复杂的生物界面功能，因此，将不同来源的细胞膜制成膜基纳米载体，其体内行为也不相同。根据需要可使用不同的源细胞，包括无核细胞（如红细胞和血小板）、原核或真核细胞（如白细胞），通过共挤压、挤压/超声、冻融/超声、挤压/超声/搅拌等方式处理细胞以获得细胞膜材料。

慢性炎症是肿瘤的一大典型特征，炎症细胞（如巨噬细胞、树突状细胞、粒细胞、肥大细胞和淋巴细胞）在癌症病变的进展中起着关键作用。例如，已有研究表明，肿瘤募集的巨噬细胞或成纤维细胞可能有助于瘤体的快速生长，并促进其转移和新生血管的形成。另有研究证实白细胞可用于向具有炎症趋化现象的肿瘤组织靶向递送药物，显示出作为良好载体的潜力，在此方面，使用与白细胞衍生膜结合的NPs在靶向免疫治疗领域具有广阔开发前景（Fang等，2017）。

细胞膜基纳米载体的修饰有三种常用策略，分别为物理修饰、化学修饰、生物修饰。

① 物理修饰。细胞膜由脂类组成，具有良好的膜流动性。糖基磷脂酰肌醇（GPI）等材料可以通过脂质相互作用轻松固定在细胞膜或膜涂层上（Saha等，2016）。这在许多研究中得到了证实，这些研究中大多使用脂质体与细胞膜包裹型NPs融合，有助于在载体的膜内负载各类化学物质，例如探针、蛋白质/多肽、化疗药物等。而将脂质体与富集的内源性白细胞膜蛋白结合，能够开发出一种被称为白细胞小体的新型囊泡类载体。值得注意的是，这些具有多种重要跨膜蛋白的新型颗粒，如CD45、CD47、P-选择素糖蛋白配体1（PSGL-1）、淋巴细胞功能相关抗原-1（LFA-1）和巨噬细胞-1抗原（Mac-1）等，对炎症部位，尤其是内皮部位显示出了优越的靶向性，并能克服炎症血管相关屏障。这种薄膜包覆型NPs的物理改性策略很方便，并已得到了实际应用（Dawson等，2016）。但其在应用过程中的稳定性差和效率不足仍是一个重大挑战。例如，通过疏水相互作用进行物理插入不能确保对细胞膜表面的特异性修饰，细胞培养基中血清蛋白的存在会降低插入效率等。

② 化学修饰。考虑到细胞膜结构中富含带有巯基和氨基残基的相关蛋白，以及带有羟基残基的多糖，细胞膜可以作为不同共价结合反应的发生部位（Sletten等，2009）。细胞膜还带有许多官能团，例如氨基，其可与预活化羧基、N-羟基磺基琥珀酰亚胺钠盐（NHS sulfo）或N-羟基琥珀酰亚胺（NHS）基团反应（Xie等，2005）。因此，带有这些基团的外源性分子、配体如核酸等可以直接结合到膜表面。与物理修饰相比，化学方法对细胞膜的修饰和NPs的包覆更稳定、简单、高效，此外，物理修饰有通过改变脂质结构影响细胞膜通透性的潜在风险，而化学共价结合的方式不会产生这一问题。

③ 生物修饰。该方法使用遗传工具在细胞膜被涂覆到NPs表面之前将所需的蛋白质或肽类等成分引入细胞膜。在过去的数年里，人们设计了多种不同的干细胞膜基因修饰策略，其中大多数旨在改善干细胞膜上表达的配体的靶向性（Kell等，2005）。与物理和化学改性方法相比，生物改性提供了更多的有益选择，使用该法可对存在于细胞膜上的靶蛋白进行选择性上调或下调。例如，MSCs在炎症环境中表现出良好的归巢能力，以及较强的免疫抑制功能。Bobis-Wozowicz等发现，在SCID/NOD小鼠模型中，过度表达CXCR4的人脂肪组织来源的间充质干细胞（hAD-MSCs）表现出更强的侵袭性、运动性和骨髓归巢性（Bobis-Wozowicz等，2011）。Ryser等还发现，具有高CXCR4表达的转基因型MSCs将促进自身动员并转移到体内新肌血管生成的缺血部位（Ryser等，2008）。另一项有趣的研究使用mRNA转染法对MSCs进行基因修饰，以实现炎症部位靶向。例如，白细胞介素-10（IL-10）是一种免疫抑制细胞因子，其在炎症部位大量分泌，IL-10修饰型MSCs显示出作为炎症靶向载体的巨大潜力，可用于高效输送免疫调节剂以治疗远程炎症性疾病（Levy等，2013）。

目前在医药学领域，对生物膜研究的重点是膜结构与功能之间的动态耦合。细胞膜的自然功能可以促进物质外渗、自身趋化和特定的细胞-细胞相互作用，而膜蛋白的保留和纳米级的结构使膜基载体比全细胞能够更有效地实现药物的定点输送。近年来，一些新型的细胞膜包被型载药NPs被开发出来，将天然细胞膜与合成聚合物、无机纳米材料等的优点结合起来，应用于药物递送、毒素吸收和癌症疫苗开发等（Shaikh等，2006；Wang等，2014）。这些新颖的仿生策略通常利用机体内部成分的生理特征，模仿并执行许多自然机制来实现特定的医药学目标。例如，作为人体内最丰富的细胞，人体血液平均每毫升含有50亿个红细胞，为膜基载体开发提供了丰富的涂层材料。红细胞构成双凹盘结构，平均直径约7.8μm，当周围环境的渗透压降低时，红细胞变成杯状，继而变成球状。这种渐变性肿胀特征是用红细胞或其膜成分装载药物或其他化学物质的关键可行性因素。

近年来，红细胞膜（RBCM）包覆型纳米制剂已被广泛用于抗肿瘤研究，并取得了可喜的进展（Wang等，2014；Luk等，2016）。红细胞的一些特性，如结构组成和表面蛋白质成分，可被很好地利用以设计膜基纳米载体（Tsai等，2010），尤其是红细胞寿命较长，以RBCM包裹NPs用于抗癌治疗、光疗和靶向给药，能有效地延长载体的循环时间并增强免疫逃逸。而来自白细胞、巨噬细胞和单核细胞的膜成分同样可被用于开发膜包覆型纳米载体，这些膜基载体具有长血液循环时间、对炎症和肿瘤区域的高亲和力，以及易于通过生物屏障等关键特征。此外，血小板膜也被用于开发具有高免疫相容性以及对肿瘤、病原体和受损血管系统显著亲和力等性能的包覆型纳米载体。

## 一、红细胞膜基纳米递送系统

红细胞作为氧气输送载体，可以自由通过心血管系统中的组织器官，而不会受到免疫系统的攻击和清除（Han等，2018；Jia等，2016）。受这一特性的启发，RBCM被设计成隐形涂层材料，使NPs逃避免疫清除，同时提高其循环寿命。在血流中，红细胞载体中所含的免疫调节相关蛋白有助于实现长循环和免疫逃逸特性（Kim等，2006；Hu等，2013）。由于细胞膜包覆型NPs的上述优点，其在医药学领域的开发与应用呈明显增加趋势。第一批被报道的细胞膜包衣型NPs是通过在聚乳酸-羟基乙酸共聚物（PLGA）粒子上涂覆RBCM而制得的，与传统的合成型PEG涂覆NPs相比，膜包衣型NPs在血液中的保留时间长达72小时，这是由于其通过膜上存在的内源性CD47标记物有效地避免了巨噬细胞的吞噬清除。此外，带有全氟碳核心的RBCM模拟PLGA粒子（PFC-PLGA-RBCM）也可用于膜伪装，以向实体肿瘤输送氧气，展示了细胞膜包覆型NPs体内递送的另一种应用。通过模拟细胞表面功能，伪装型膜基载体借助EPR效应靶向到达特定目标位置，显著改善体内分布并延长血液循环时间。新型RBCM包覆型纳米载体通常可使用三步法制备：首先通过离心分离全血中的红细胞，并用低渗溶液处理以去除血红蛋白，并以聚碳酸酯多孔膜挤压，可以便捷地制备出具有理想尺寸的RBCM囊泡，最后将囊泡与NPs共挤出几次使两者融合。最终能在成品NPs表面观察到厚度约为7～8nm的脂质双层壳，且NPs的Zeta电位接近膜囊泡的测量值，两种结果都证实了RBCM的成功包覆。

大量研究表明，影响膜成分与颗粒物质组装融合效果的界面因素包括膜/聚合物比、表面电荷和NPs直径等。对于直径为100nm的1mg PLGA粒子，需要约85μL的小鼠血液才能完全屏蔽其表面，而最适包覆比例为100μL（血液）∶1mg（聚合物）。带负电荷的核心NPs与不对称带电的外层RBCM之间的静电斥力不仅是制造涂层结构的关键因素，同时也是保证膜结构正确的重要条件。如果内部NPs核的表面带正电荷，就会发生显著的聚集，这是因为静电相互作用会破坏流体脂质双层，阻碍脂质覆盖所需的局部排列。这种RBCM涂层策略也可应用于无机纳米粒系统。与聚合物纳米粒类似，经RBCM包裹后，能观察到核-壳复合型NPs的粒径增大，Zeta电位降低。所有这些结果都显示了这种膜涂层技术的高效率与灵活性，以及将各类纳米载体系统进行膜基功能化开发的巨大潜力。

作为最早被开发的细胞膜类生物界面材料，RBCM隐形载体策略已经得到了很好的发展，作为一种仿生策略，其能够将天然红细胞长循环、安全低毒等独特优势与人工NPs相结合，从而对所包覆的药物起到保护、缓释与高效递送等作用，为小分子药物的定位、持续释放提供条件，同时也能有效滞留大分子类药物如外源性多肽或蛋白质，使其充分接触底物。RBCM中的蛋白质含量和聚糖密度与天然红细胞几乎相同，其表面的聚糖和蛋白质（如CD47）等成分可增强NPs在生理条件下的稳定性，尤其是聚糖具有高度亲水性，有助于维持膜基载体的空间稳定。与其他类型的细胞膜相比，RBCM优势明显，被研究开发为包覆型纳米载体的案例更多，将其制成具备长循环特性的纳米递送系统，已广泛应用于药物输送、临床诊断和治疗等生物医学领域，目前研究人员正在尝试以细胞膜为基础组分，构建具有组织特异性靶向和免疫学特性的新型仿生载体。有多种方法可用于在无机NPs或聚合物表面涂覆RBCM，其中经典方法为将红细胞通过低渗处理首先获得红细胞鬼影，再经挤出和超声处理将红细胞鬼影转化为纳米级囊泡。进一步将合成型NPs与红细胞囊泡混合后，通过机械诱导、物理挤出、共孵育和微流控电穿孔等手段促进融合，使NPs表面发生RBCM的稳定性重构（Rao等，2017）。

与传统的细胞膜包覆型纳米载体制备原理不同，微流控技术主要依赖于膜包覆过程中的微混合和切片力，其制备效率与产品的质量更高。使用该方法，可在各种纳米级NPs或材料如金纳米粒、介孔二氧化硅纳米粒（MSNs）、聚乳酸-羟基乙酸共聚物（PLGA）纳米粒、全氟化碳（PFC）-PLGA纳米粒、金属有机骨架（MOFs）、上转换纳米粒等的表面进行RBCM涂层的高效包覆。使用新方法制成的RBCM基纳米载体能更有效地负载各类诊疗剂，如光敏剂、免疫增强剂等，从而介导光疗、免疫治疗，实现化疗与其他疗法的协同。由于循环时间长，细胞膜基载体可以顺利地穿过血流，并在肿瘤组织周围或内部蓄积，提高了对药物或诊疗剂的输送效率。RBCM也可被用作造影剂或诊断指示剂的载体，如吲哚菁绿（ICG）、异硫氰酸荧光素（FITC）、金纳米粒、超顺磁性氧化铁纳米粒（SPIONs）或其他顺磁性配合物。与游离型药物相比，使用RBCM基载体负载后显著提高了递送效率并降低了毒副作用。通过对合成型NPs上RBCM涂层的详细研究发现，涂覆过程与成品粒子的形态、尺寸和材料类型关系不大。一些非球形颗粒，如金纳米笼、MOFs、磁性团簇和上转换NPs，已成功涂覆上可用于肿瘤成像和光热治疗的RBCM。此外，RBCM可以避免不利的免疫激活或治疗酶的快速清除，但不会阻碍酶底物的摄入，这可能为无法直接注射的酶类治疗剂的临床应用提供了新的策略。而包覆上RBCM的聚合物NPs可作为血液清除剂和抗生素输送载体，以应对细菌感染和生物毒素造成的健康威胁。

## 二、癌细胞膜基纳米递送系统

使用癌细胞膜包裹NPs是另一种构建膜基纳米载体的常见策略，在肿瘤医药学领域的研究日益增多。与红细胞相比，癌细胞具有许多特殊的性质，如无限的复制潜能、免疫逃逸和同源靶向能力。由于具备极强的增殖能力，可以非常便捷地通过体外培养法大量获得癌细胞，而无须从病人的自体血浆或供体中获得。在转移过程中，同型癌细胞聚集对于在远处组织和器官中诱发继发性病变至关重要。癌细胞膜包覆型NPs具有诱导免疫反应的能力。癌细胞膜载体可通过组织相容性复合物（MHC）表达的缺失或失调，并利用肿瘤浸润淋巴细胞的所谓"免疫特权"等性质降低免疫原性或免疫抑制，不仅使自身逃避清除作用，还能有效增强免疫系统对体内癌细胞的杀伤力。除上述策略外，癌细胞膜载体能通过其表面膜蛋白的强黏附性聚集在实体瘤中，通过充分利用EPR效应实现被动靶向。综上所述，癌细胞膜成分的这些独特特征可用于开发具有更强递送能力与治疗效果的膜基纳米载体（Chen等，2016；Yue等，2010）。

鉴于癌细胞膜在归巢能力和降低免疫原性等方面的优势，此类膜基载体具有增强的靶向药物递送能力。Zhu等将NPs包裹在多种癌细胞系衍生的特定细胞膜上，体外试验结果证明了源癌细胞系膜基载体的特异性识别、内化和良好的免疫逃逸能力，而对同系癌细胞的高度自我识别提示此类纳米系统在寻找和进攻转移性癌细胞方面具有极强的"天然"靶向性。此外，该研究中使用的内核磁性NPs表现出良好的磁性性能，如磁靶向性和MRI能力，以及在体内进行肿瘤化疗的强大潜力（Zhu等，2016）。除了药物递送和靶向应用外，膜包衣方法也成了开发癌症疫苗的一个重要工具。在一种组合疗法中，Kroll等将免疫佐剂——寡脱氧核苷酸1826（CpG）封装到PLGA纳米核心中，这可以触发抗原呈递细胞的成熟，因此用含有肿瘤相关抗原的B16-F10小鼠黑色素瘤细胞膜包被的PLGA-CpG纳米系统显著改善了免疫反应，且最终能被开发为针对各种癌症的高效疫苗（例如在该研究中提出的黑色素瘤疫苗制备方法）（Kroll等，2017）。Xuan等开发了一种巨噬细胞膜（MPCM）包覆型介孔二氧化硅纳米胶囊（MSNCs），通过自上而下的组装法制备出仿生载药平台。使用纳米模板技术，制得的MSNCs在清除模板后大大提高了对抗癌药物DOX的负载能力，MPCMs不仅具备伪装功能，而且其表面的功能性蛋白质进一步赋予了其主动靶向能力。该仿生给药平台通过合成性NPs与天然膜系统的有机融合，有效地整合了高载药能力、靶向递送和免疫佐剂的功效，可用于实体肿瘤的靶向协同治疗（Xuan等，2015）。Xuan等使用巨噬细胞膜、通过自上而下的组装法对金纳米壳（AuNSs）进行伪装化涂覆，用作癌症治疗的新一代光热转换剂。在膜表面蛋白质的引导下，MPCM涂层显示出延长的体内循环时间和增强的肿瘤内蓄积效应，可显著提高由AuNSs介导的体内光热治疗的效果，总体上有效整合了AuNSs的近红外热效应、源细胞赋予的长循环功能和主动识别的特性（Xuan等，2016）。Han等以负载PTX的聚乳酸（PLA）纳米粒为内核（PPN），在PPN表面包覆4T1癌细胞膜作为外壳，制备出一种膜包被型仿生纳米给药系统CPPNs。该系统粒径大小适中，具有增强的EPR效应，并能在模拟的生理环境中保持较高稳定性。此外，由于癌细胞膜涂层所赋予的免疫逃逸和同源靶向能力，CPPNs可以有效蓄积并长期滞留于肿瘤部位（Han等，2020）。

治疗性疫苗的应用是癌症免疫治疗领域中的一种新兴策略，最近引起了人们的极大关注。与传统的细胞毒性药物不同，治疗性疫苗的目标是激活免疫系统以对抗癌症，而非直接杀死肿瘤细胞，该策略在疗效与安全性等方面显示出了巨大优势。然而，用疫苗刺激免疫反应来对抗癌症仍然面临着许多困难和挑战，特异性短肽通常作为疫苗诱导树突状细胞活化，由于这些短肽疫苗的半衰期较短且难以到达抗原提呈细胞，其诱导效果较差，难以触发预期的疗效，因此辅助剂或载体的使用是十分必要的。通过对癌细胞及其膜成分研究的不断深入，未来将开发出适用性更强的高效癌细胞膜基纳米载体，用于提高新型疫苗的靶向递送与免疫应答效率，以达到预期的治疗效果。

## 三、白细胞膜基纳米递送系统

在各种细胞膜包覆型纳米递送平台中，白细胞膜基纳米制剂因其从源细胞遗传而来的多样性和多功能性而备受关注。例如，该纳米制剂继承了白细胞的自我识别特性，能"机智"地避免源细胞的吞噬作用，同时还"继承"了白细胞的大量表面配体（Dawson等，2016），可优先结合病变部位的受体。这些突出的优点使其成为抗肿瘤药物/治疗剂输送的极具潜力的新型仿生载体。

白细胞在体内能够迁移到发炎的血管外部位，还具有根除病原体的功能，它们可通过阿米巴样运动通过血管，并在肿瘤部位高效富集。就生理机制而言，为了确保机体能对任何可能发生的入侵做出充分、及时的反应，血液、次级淋巴组织以及身体任何可能的易感部位中通常均存在大量白细胞。为了有效利用各种白细胞的自然生物学特性，在该领域中人们已经开发出了多种应用途径，包括以白细胞膜为涂层制备核-壳结构型纳米载体，从特定白细胞中提取修饰性表面蛋白用于改性现有的载体系统，直接使用白细胞分泌的细胞外小泡（如外小体）以"搭便车"的方式实现药物递送和内化等（Arrighetti等，2019；Antimisiaris等，2018）。其中，白细胞膜基纳米制剂继承了源白细胞的受体成分，具有感知并响应病原体和免疫信号的能力，因此可作为一种对抗性纳米技术平台，用于中和侵入性细菌毒素、病毒和内源性炎症细胞因子。白细胞膜基NPs能模拟白细胞与癌细胞的相互作用，增强人体的抗癌免疫能力，或者将白细胞膜制成纳米毒素，保留细菌抗原用于提高免疫保护。此外，白细胞膜基NPs还能用于循环癌细胞检测和高效分离。以上多种应用表明，白细胞膜基纳米载体是一种具有巨大治疗应用潜力的仿生纳米平台。

作为一种潜在的优良递送载体，白细胞膜包覆型NPs能够向具有炎症趋化现象的肿瘤组织靶向递送药物，因此，使用由白细胞膜或其衍生膜成分构建的纳米制剂，在免疫治疗领域中具有广阔应用前景（Baek等，2011；Stephan等，2010）。其中，大量与癌症相关的白细胞是巨噬细胞，合成型NPs在被巨噬细胞膜包覆后，可以表现出与RBCM基NPs相似的较长的血液循环时间和较强的体内稳定性。此外，巨噬细胞伪装化的NPs能够跨越血管屏障，并通过膜上的功能性蛋白对肿瘤细胞显示出极高的分子识别能力。Tasciotti小组开发了一种巨噬细胞膜包覆型多孔二氧化硅颗粒，通过带正电荷的颗粒和带负电荷的细胞膜之间的静电与疏水相互作用，将膜涂覆在二氧化硅NPs上。膜上的功能分子如CD45、CD11a、聚糖等均存在于颗粒表面，这有助于防止瘤体中内源性巨噬细胞或静脉内皮细胞的过早摄取，并可使其优先与炎症内皮细胞结合而被转运。白细胞基NPs还保留了源细胞的黏附分子，能有效靶向至肿瘤组织或细胞，从而对化疗药物进行定位输送（Tasciotti等，2008）。例如，Zhang等成功制备了T细胞膜包覆型PLGA NPs，用作紫杉醇的递送载体。实验结果表明，膜涂层显著减少了巨噬细胞对NPs的吞噬作用，该NPs可以通过与血管内皮上表达的淋巴细胞功能相关抗原-1（LFA-1）和细胞间黏附分子-1（ICAM-1）等表面分子相互作用，实现对瘤体的高效靶向。在异种移植性胃癌小鼠模型中，静脉注射包覆型NPs比无涂层的NPs能更有效地抑制肿瘤生长，用低剂量X射线照射肿瘤部位可增强瘤体血管中ICAM-1的表达，使更多的NPs快速富集，从而产生更好的抗肿瘤效果（Zhang等，2017）。

目前，相当数量的白细胞源性纳米载体已被开发。与RBCM涂层相比，白细胞膜包覆不仅可以延长NPs的体内循环时间，而且能通过膜上的功能分子主动靶向炎症部位和癌细胞。尽管有很好的开发前景，但白细胞膜基制剂的实际应用仍受到一些具体限制：白细胞膜通常是从永生化细胞中获得的，其生物相容性仍存在争议；天然细胞膜涂层赋予白细胞基NPs独特的生物和界面特性，同时对其临床转化提出了挑战，特别是在大规模制备膜基载体并验证其质量可控以确保批次间一致性等方面。总体而言，白细胞膜基纳米制剂在经过优化设计和改性后，可充分融合外层涂膜和内部NPs核的优点，在不同的疾病环境和病灶部位适应性地发挥治疗作用，是一种极具潜力的仿生纳米医学平台。

## 四、干细胞膜基纳米递送系统

来自凋亡肿瘤细胞和间充质干细胞纳米膜（MSC NGs）的细胞膜源性粒子（MPs）可以包裹并运送化疗药物至肿瘤组织中。由于表面存在多种天然膜受体，干细胞及其膜基载体具有极强的归巢能力和主动靶向性，将合成型NPs与MSC膜结合制成复合型纳米载体系统，较其他类型膜基载体具有更高的稳定性、内化和抑瘤效率，逐渐受到广泛关注。如骨髓MSC的独特性质主要是源于其含有多种受体的表面膜结构，包括细胞因子受体、趋化因子受体、生长因子受体、细胞基质受体和细胞间相互作用受体等。这些受体介导参与了细胞核内蛋白质的合成和内环境中的信号转导，从而影响细胞代谢和功能。因此，了解每种受体的具体作用对于充分开发MSC膜基载体非常重要。大量研究已证实趋化因子在MSC靶向、黏附和迁移至肿瘤或损伤部位过程中起着关键作用，MSC上有多种趋化因子受体，如趋化因子受体家族（CXCR）、C-C趋化因子受体（CCR）、CX3C趋化因子受体（CX3CR）等，这些都是G蛋白偶联受体。有研究表明，CXCR4是CXCL12的受体，其拮抗作用可抑制小鼠心肌梗死后骨髓MSC向损伤区域的迁移（Abbott等，2004）；在脑瘤和神经损伤模型中，CXCL12通过CXCL12/CXCR4途径调节MSC的迁移。另外，细胞因子受体可通过细胞因子信号，包括IL-1R（白细胞介素-1受体）、IL-3R、IL-4R、IL-6R、IL-7R、IFNγR和TNFR等，将MSC转移至损伤部位。例如，Ries等探索了细胞因子给药对hMSCs的影响，发现hMSCs在体外从骨髓迁移到血液中，并通过基底膜进一步转移至损伤部位（Rics等，2007），该研究还发现TNFα和IL-1刺激了MSC的侵袭和迁移。

细胞膜上高表达的整合素α、β等基质受体也在细胞归巢中发挥重要作用，它们参与了细胞黏附、附着、分化和存活等活动（Docheva等，2007）。在各类基质受体中，细胞表面糖蛋白CD44主要参与细胞归巢、黏附和迁移（Kishimoto等，2018）。例如，骨髓MSC上CD44与细胞-基质界面中透明质酸（HA）的相互作用导致了MSC的迁移，由PDGF刺激MSC上CD44的高表达并促进MSC迁移，该作用可被靶向CD44的小干扰RNA或抗CD44抗体抑制（Zhu等，2006）。Notch是一种跨膜受体，介导细胞间和细胞核内的信号转导，作为一种单程受体，其可被配体激活，随后通过裂解、释放胞内结构域，使其进入细胞核以调节基因表达（Lai等，2004）。已有研究证实，在MSC中存在Notch 1、2和3等不同亚型，而Jagged-1是MSC中唯一高度表达的Notch配体（Liu等，2007）。流式细胞术实验还发现MSC表面存在ICAM-1、ICAM-2、VCAM-1和ALCAM等因子，因此，造血细胞和T淋巴细胞都可以通过VCAM-1和整合素α4结合并附着到MSC上（Docheva等，2007）。

将MSC膜用作涂层包覆合成型NPs，可极大提高纳米载体的生物相容性（Mitchell等，2008）。此外，已知MSC可通过不同的表面配体抑制免疫细胞功能，如NK细胞以及T、B等淋巴细胞。例如，骨髓MSC中表达有一定量的MHC Ⅰ类分子，在被IFNγ诱导后可表达MHC Ⅱ类分子，因此该类MSC能够通过作为中介的MHC Ⅰ类分子有效抑制T淋巴细胞的激活（Ries等，2007）。MSC还可以通过特异性靶向至受损部位来抑制炎症，并显示出较强的免疫调节能力。鉴于MSC膜上存在的诸多极具利用价值的配体和受体，干细胞制剂及其疗法已被应用于多种疾病的常规预防和治疗，MSC膜基纳米系统也引起了越来越多的关注（Trounson等，2015），对膜成分和结构进行修饰改性成为开发多功能性MSC膜基载体的基本策略（Mager等，2011；Mayor等，2016）。

在大多数研究中，SDS-PAGE凝胶和染色法是考察NPs上细胞膜成功涂覆的有效工具，而位于复合型载体内部（核心）的NPs通常来源于多种材料，其纳米尺寸、特殊理化性质和生物安全性等需要使用非标准表征技术进行检测（Fan等，2014）。NPs的常规表征策略，包括扫描电子显微镜（SEM）、透射电子显微镜（TEM）、动态光散射（DLS）和Zeta电位测定等，也可用于表征细胞膜包覆型纳米载体（Fang等，2014）。一些研究提出了另一种证明膜包覆成功的方法。如Fan等在使用膜涂层前以不同的荧光染料分别标记位于内部（核心）的NPs和外层细胞膜，随后使用共聚焦显微镜对膜涂层进行观察和表征，所得结果为MSC膜对NPs的有效包覆提供了强有力的证据（Fan等，2014）。需要指出的是，在使用MSC膜涂层后，NPs载体的性质会发生显著变化。例如，MSC膜包覆使NPs的Zeta电位快速降低，这将影响其在人体或动物体内的生物分布。此外，MSC膜包覆型复合载药系统表现出典型的药物缓释特性。

总之，MSC膜包覆型载体不仅具有纳米尺寸和高效的载药能力，还保留了复制型干细胞高度复杂的生物界面功能，因此，此类载体系统已被用作抗肿瘤药物靶向递送的一种新工具。Yang等使用超声波法将MSC质膜包裹在PLGA粒子表面，再以其负载DOX。实验结果表明，膜包裹型载体的摄取效率是未包裹型PLGA粒子的3倍，因此具有更高的癌细胞杀伤效率（Yang等，2018）。这项研究拓展了人们对具有靶向性和肿瘤生长抑制能力的MSC膜基纳米载体的了解。

## 五、血小板膜基纳米递送系统

与红细胞一样，血小板也是哺乳动物血液的重要组成部分，其主要作用包括止血和诱导免疫反应，近年来，血小板在生物医药学领域引起了研究人员的极大兴趣（Hu等，2015）。由于其成分中包含大量的相关抗原和功能性蛋白，血小板与免疫防御、靶向受损血管系统等功能密切相关，可对入侵性病原微生物做出反应，并在肿瘤转移中发挥重要作用（Nash等，2002）。基于这些优异的天然性能，目前，血小板已被开发为新的涂层材料来源，血小板膜基纳米系统也被用于多种生物医学领域，如制定多发性骨髓瘤和血栓治疗方案、定点递送药物、增强磁共振成像、动脉粥样硬化的靶向检测、癌症治疗和病原性微生物抑制等。

作为一种仿生型载体，血小板膜包覆型NPs可以像血液循环中的细胞一样伪装自己，在整体上模拟天然血小板，包括其表面成分如蛋白质和抗原等，均与天然血小板高度相似，因此表现出了良好的生物相容性、极低的免疫原性和长循环时间（Dehaini等，2017）。这些有益特征使其适用于治疗多种疾病，如癌症的化疗与光疗以及临床诊断、免疫紊乱性疾病、心脏病等。Hu等证明，涂有血小板质膜的纳米载体可以逃避机体的免疫监视，并具有血小板模拟结合能力，能够自发地靶向至目标组织和特定细胞/微生物群体。血小板膜涂层还能使NPs稳定附着在胶原蛋白上，定位血管中的损伤部位，从而有效释放药物、修复受损血管（Hu等，2015）。由于血小板往往聚集在血液中的耐甲氧西林金黄色葡萄球菌等细菌周围，因此血小板膜包覆型NPs有望提高抗生素的效力，以解决严重的感染并发症。通过使用配体或生物标志物进行表面修饰，此类载体能进一步发挥对药物的靶向递送潜力。

对于该类膜基纳米载体的制备，通常可以梯度离心法收集血小板膜，再通过共培养技术将其涂覆在NPs表面。鉴于对多功能性的更高要求，从红细胞和血小板两种细胞中衍生出的混合膜已被开发为纳米系统的高级涂层材料，其具有比单一膜基载体更长的体内循环时间。最近的一项研究表明，血小板膜包覆型NPs能有效负载DOX与肿瘤坏死因子（TNF）相关凋亡配体，细胞实验结果显示，这种膜包覆型纳米系统可利用膜上过表达的P-选择素与癌细胞表面表达量上调的CD44受体之间的亲和力，主动循环靶向至癌细胞，进一步促进TRAIL诱导的高效细胞凋亡。血小板膜包覆型NPs还能利用EPR效应，从而兼具被动靶向递送药物的能力。

此外，血小板膜包覆型NPs也能被用作特殊的"诱饵"，在生物毒素与表面标志物结合时进行解毒，血小板细胞的表面受体可吸引抗血小板抗体，促使其全身快速清除。膜伪装化NPs还具有天然血小板表面的特异性标志物（如GPⅡb/Ⅲa和P-选择素），能模拟对动脉粥样硬化斑块的黏附和亲和力等行为，因此非常适用于对治疗此类疾病的药物进行靶向性递送与定位释放。

## 六、免疫细胞膜基纳米递送系统

尽管RBCM包覆型NPs在避免RES介导的消除和免疫监测方面表现出了良好的性能，但仍有必要开发新型细胞膜作为特定生物医学用途的涂层材料。一些具有免疫功能的细胞，如巨噬细胞、中性粒细胞、树突状细胞、干细胞和T细胞等，已成为该领域新的关注热点。这些细胞能产生积极的免疫反应，可对抗炎症并抑制肿瘤转移，其膜结构上的复合蛋白使该类膜基NPs具有靶向特定细胞的能力，因此，利用上述免疫细胞膜中的特定蛋白构建仿生递送平台是一种有效的载体开发策略。

作为"生命卫士"，一旦检测到感染或组织损伤的信号，巨噬细胞会立即被激活并聚集于病灶部位，吞噬、消化有害的入侵者（Mantovani等，2008）。基于这些有益特性，巨噬细胞膜非常适于包覆各类NPs，以构建仿生载体系统。通过对巨噬细胞进行低渗溶解处理后排空，可获得其外膜。与RBCM涂层的制备类似，可以通过挤压或在超声波浴中实现巨噬细胞膜对NPs的高效包裹。巨噬细胞膜涂层已被证明有助于延长二氧化硅纳米胶囊在体内的循环时间，并改善其在免疫系统中的转运，从而提高了药物递送效率和治疗效果（Xuan等，2015）。使用相同的涂层策略，以巨噬细胞膜包覆负载有近红外成像探针（Cy7）的金纳米壳，可有效提高其在肿瘤中的蓄积效率，实现了生物成像和光热疗法的协同（Xuan等，2016）。此外，在pH响应性聚合物NPs上涂覆巨噬细胞膜包衣，能够实现药物缓释及可控释放，将该巨噬细胞膜包覆型载体用于PTX的肿瘤靶向给药，可实现在微酸环境中的响应性释放（Zhang等，2018）。

中性粒细胞是一种能够通过血管迁移的白细胞，因能同时吸收酸性和碱性染料而得名。作为先天免疫系统的组成部分，中性粒细胞在生物体中发挥着重要作用（Lim等，2015），活化的中性粒细胞可利用其膜功能来追踪伤口或炎症产生的细胞因子和化学引诱剂，并快速蓄积以发挥抗炎症作用（Anderson等，2008）。这种趋化行为是一种非常有利用价值的特性。此外，作为一种短寿命的终末分化效应细胞，中性粒细胞具有多种功能来对抗入侵的病原体，包括细菌吞噬、蛋白酶脱颗粒、局部氧化爆发和中性粒细胞胞外陷阱。肿瘤相关中性粒细胞（tumor-associated neutrophils，TANs）是指浸润到肿瘤微环境中的中性粒细胞，在肿瘤的发生、发展过程中起重要作用。在被不同的细胞因子刺激后，TANs有可能极化为抗肿瘤N1表型，其特征是高表达水平的TNF（肿瘤坏死因子）和ICAM-1，或极化为肿瘤前N2表型，其特征是趋化因子如CCL2和CCL3表达的上调。此外，肿瘤组织中的中性粒细胞寿命也发生了改变，从正常情况下的7小时延长到癌症病灶中的17小时。基于这些特性，由中性粒细胞衍生的药物输送系统在治疗炎症和癌症方面有极高的应用潜力。例如，以中性粒细胞膜包裹PLGA NPs可有效提高其在循环过程中对癌细胞的捕获效率，尤其能抑制已经形成的转移性病灶（Kang等，2017）。此外，有研究人员提取了一种免疫T细胞的膜成分，将其用于包裹NPs，以中和HIV感染（Zhang等，2018；Wei等，2018）。

免疫细胞膜包覆型纳米系统具有受体介导的免疫原性和细胞毒性，可发挥免疫应答和持续释放化疗药物的协同作用。在最近的一项研究中，使用中性粒细胞膜包裹NPs（NM-NPs），开发出可靶向至转移性病灶的类白细胞载体（LLV）。实验结果显示，与裸的NPs（无膜包裹）和PLGA-PEG NPs相比，NM-NPs在病灶靶位中的蓄积量分别增加了两到三倍（Kang等，2017）；与用于延长循环半衰期和避免清除的传统PEG化涂层相比，中性粒细胞膜上表达的Mac-1、N-钙黏蛋白与其他黏附蛋白提高了NM-NPs对转移性微环境的亲和力（Spicer等，2012；Strell等，2007）。在另一项研究中，细胞毒性T淋巴细胞膜包裹的PLGA NPs与低剂量辐射联合用于胃癌的靶向治疗（Zhang等，2017），低剂量辐射使IFN-γ等化学引诱剂和黏附分子的表达量升高，促进了肿瘤环境中CD8$^+$T细胞的增加，同时避免了高丰度蛋白质（如CD45和CD3Z）的调理作用，使膜包覆型PLGA NPs对肿瘤细胞表现出极强的归巢和定位能力。而由于LFA-1或CD11a的血管外渗，与裸的NPs相比，膜包覆型PLGA NPs的吞噬摄取量明显减少。有趣的是，另一项研究报道了T淋巴细胞膜包裹的PLGA NPs具有避免被溶酶体隔离并保留其淋巴细胞涂层的能力，而在体内试验中发现，普通NPs通常被滞留于易于降解的内溶酶体隔间中。该研究还发现，与裸的NPs相比，膜包覆型PLGA NPs在小鼠肿瘤中的蓄积量增加了两倍以上。目前，许多研究团队正致力于利用免疫细胞膜的固有能力开发用于癌症治疗的仿生药物载体。

## 七、杂化细胞膜基纳米递送系统

目前，研究人员已经设计和开发了多种仿生混合膜纳米平台（BHMNs），用于药物输送、解毒、癌症检测和疫苗研制（Wang等，2018；Liu等，2019）。杂化型膜基纳米制剂中膜主要来源于红细胞、血小板、肿瘤细胞、免疫细胞（如巨噬细胞）和细菌等（Chen等，2020；Liu等，2019）。与单一类型的细胞膜相比，杂化膜可以融合不同种类原始细胞膜的功能，如延长半衰期、免疫逃逸、主动靶向和黏附肿瘤细胞等（Wang等，

2018）。此外，杂化膜还能通过减少无关自然细胞（如白细胞）的黏附来改善NPs的组织分布，或选择性地增强NPs在肝脏和脾脏等器官中的蓄积。由于这些独特的优势，将多细胞膜整合成杂化膜在癌症治疗和细菌解毒方面显示出了巨大的应用潜力。杂化膜可以通过在膜融合之前提取每个细胞膜或在膜提取之前融合两个细胞来制备，制得的仿生NPs保留了源细胞的物理化学性质，而且与单一细胞膜相比，杂化膜可以赋予NPs多种源细胞衍生的生物学功能。基于纳米平台的优势，有多种类型细胞可用于制备杂化伪装型载体，包括红细胞、免疫细胞、血小板、干细胞等。例如，以红细胞和血小板细胞膜融合后的杂化膜包裹NPs，不仅可通过抑制RES改善循环特性，而且膜表面富含癌细胞特异性结合分子，如P-选择素和CD44受体，因而具有癌细胞特异性捕获功能，与其他膜基纳米载体相比，具有显著的靶向优势。Dehaini等报道了一种红细胞-血小板混合膜基NPs，其带有来自两种细胞的表面膜蛋白标记，由此制得的双膜伪装型NPs在小鼠模型中表现出优异的长循环和分布特征（Dehaini等，2017）。此外，红细胞-癌细胞杂化膜伪装型NPs、血小板-白细胞杂化膜伪装型NPs和干细胞-血小板杂化膜伪装型NPs均被成功开发，用于癌症个性化治疗等。

一般而言，两种细胞膜的融合过程简单方便，且无须化学修饰，因此可以大规模生产。天然细胞膜的制备过程通常包括细胞裂解、细胞内容物清除、膜获取和细胞膜纯化（Hu等，2015），其中，膜获取是最关键的步骤。获取细胞膜的过程主要包括通过低渗透缓冲液进行细胞溶解、超声波处理、均质化处理和反复冻融等（He等，2020）。目前，从细胞中提取杂交膜主要有两种方法：一种是先融合两个细胞再进行膜提取，另一种是先提取每种细胞膜再将其融合。具体来说，第一种方法是在用常规方法提取膜之前制备融合型细胞，常用方法为通过聚乙二醇刺激或电融合获得。值得注意的是，融合细胞的表面蛋白质表达与原始细胞不同，可能是由于经该方法处理后产生了新的蛋白质。例如，Liu等在提取混合膜之前制备了肿瘤细胞和树突状细胞的融合细胞，研究发现，与原始细胞的膜蛋白相比，制得的杂交膜具有新的膜蛋白（Liu等，2019）。尤其值得注意的是，每种膜的比例会显著影响仿生纳米系统的最终功能，如循环时间和组织分布特征。膜融合的另一种方法是提取各种细胞膜后在37℃或冰浴条件下，搅拌两种膜的混合物并持续一定时间以促进膜融合。杂化膜也可以通过超声处理膜混合物获得。在某些情况下，为了更好地促进膜融合，在包裹NPs时需要对超声处理后的混合膜进行共挤压，这些操作不仅适用于真核细胞膜之间的融合，也适用于原核细胞膜与真核细胞膜的融合。例如Chen等通过对肿瘤细胞膜和细菌细胞膜的共挤出，制备了肿瘤疫苗用仿生混合膜纳米囊泡。杂化型膜基系统设计的关键是针对特定应用选择合适类型的细胞膜（Chen等，2020）。近年来开发的仿生杂化膜纳米平台通常由一种具有靶向作用的膜和一种能够增强特定生物学功能的膜组成，前者包括通过同型黏附作用靶向于肿瘤部位的癌细胞膜，以及通过P-选择素靶向于肿瘤细胞的血小板膜，后者的功能主要包括增强靶向性（如检测

CTC的白细胞膜）、循环扩展（如RBCM）、免疫逃逸（如免疫细胞膜）和免疫调节（如细菌细胞膜、免疫细胞膜）等。

纳米制剂在体内的不当蓄积是有效药物输送的巨大障碍。与人工聚合物、无机NPs等导致血液加速清除的现象相比，内源性细胞膜具有免疫原性低、靶向性强、功能蛋白丰富等独特优势。尽管与聚乙二醇化粒子相比，基于RBCM的NPs在体内的半衰期可以延长一倍以上（Hu等，2011），但纯RBCM缺乏主动靶向性。血小板是能促进血液凝固的血细胞，一旦机体出现受损组织，血小板可以立即对其吸附并修复。血小板膜不仅高表达CD47，还表达CD55和CD59，可抑制免疫补体系统，进一步改善长循环（Hu等，2015）。红细胞-血小板杂化膜不仅具有RBCM的长循环特性，还兼具血小板膜的靶向能力，可用于高效的抗癌治疗。肿瘤细胞可以通过细胞间黏附分子（如钙黏蛋白和免疫球蛋白超家族）相互黏附，这些分子和半乳糖黏附素等物质在肿瘤细胞表面高度表达（Xia等，2017），因此，肿瘤细胞很容易进行组装合并，而且这种同型黏附也能发生在细胞膜与肿瘤细胞之间（Puliafito等，2015）。此外，许多研究表明，肿瘤细胞表面的CD47可以避免免疫监视，而在制备膜基纳米制剂的过程中，单纯的肿瘤细胞膜可能会失去其组成膜蛋白的完整性，因此无法完全避免免疫监视（Steinert等，2014）。肿瘤细胞膜和白细胞膜的结合则可以弥补这一缺陷。He等的研究表明，负载PTX的杂化肿瘤细胞膜-白细胞膜纳米囊泡可有效蓄积在肿瘤部位［每克肿瘤（79.1±6.6）% ID］，并显著减少了白细胞的吞噬作用（He等，2018）。

Jiang等将RBCM与MCF-7细胞膜融合，制备了红细胞-癌细胞（RBC-M）混合膜伪装黑色素纳米粒（Melanin@RBC-M），用作提高光热疗法疗效的平台。融合后的RBC-M杂化膜小泡保留了RBC和MCF-7细胞膜蛋白，且合成的NPs同时表现出延长的血液循环时间和对源MCF-7细胞的同型靶向性（Jiang等，2019）。Wu等制备了载β-倒捻子素的血小板-癌细胞杂化膜包裹型PLGA NPs，该NPs通过同型细胞靶向和免疫逃逸作用对胶质瘤细胞显示出增强的抑制效果。基于杂化膜的特性，该NPs可以实现对肿瘤生长和转移的长期抑制，并且能观察到β-倒捻子素对肿瘤细胞的持续清除（Wu等，2021）。Liu等使用从乳腺癌细胞和血小板中提取的细胞膜制造出一种混合膜囊泡融合体，装载治疗性microRNA（miRNA），用于治疗三阴性乳腺癌（TNBC）。体外和体内试验结果均表明该混合膜囊泡对其源细胞具有显著的靶向识别能力，并能避免被巨噬细胞吞噬；对荷瘤小鼠给药后，载药囊泡在植入的TNBC异种移植物中表现出延长的循环时间和位点特异性蓄积，递送的抗miRNA使TNBC对DOX变得更敏感，从而提高了治疗反应效率和小鼠存活率。该策略具有极大的临床转化潜力，可改善乳腺癌及其他癌症的个性化治疗（Liu等，2021）。Gong等将源自RAW264.7和4T1细胞的膜进行融合并包裹NPs后用于治疗源自乳腺癌的肺转移瘤。该研究结果表明，将NPs与源自巨噬细胞-癌细胞的杂化膜结合后具有在炎症部位积聚的趋势，并且在体内外均表现出对肺转移模型的同型靶向能力，因此该杂化膜包覆型NPs在治疗乳腺癌肺转移中显示出了优异的化疗潜力，抗肿瘤转移率达到88.9%，为有效治疗多发性乳腺癌转移提供了一种很有前景的仿生纳米平台（Gong等，2020）。

此外，杂化膜包覆型药物/制剂还具有开发为癌症疫苗的潜力。癌细胞膜具有完整的肿瘤抗原库，这是肿瘤疫苗发挥效力的物质基础，然而，向抑癌基因（如APC）输送肿瘤抗原的低效率将降低癌症疫苗的有效性（Wang等，2018）。树突状细胞（DC）可识别癌细胞膜上表达的肿瘤抗原，再以抗原肽或主要组织相容性复合物（pMHC）的形式在膜上处理和呈现抗原（Matsiko等，2018）。因此，癌细胞膜和DC膜的整合被认为不仅实现了整个肿瘤抗原复合物和免疫共刺激分子的强表达，而且还将肿瘤抗原呈现给DC并将其激活，从而增强免疫应答。CD8$^+$在肿瘤内的浸润可用于分析细胞毒性T淋巴细胞（CTL）以评估免疫反应效果。

杂化膜的制备环节中存在很多需要注意的细节问题，如膜的提取纯化方法、膜的来源类型和比例等，对这些问题进行细致考察和优化处理将有助于提高混合型膜基载体的功能，或改善所制得的仿生纳米系统的组织分布和体内稳定性，例如，癌细胞膜可以通过同型靶向作用增强NPs的主动靶向性。就癌细胞膜而言，由于体内实体瘤的生理特性较复杂，因此建议使用体外分离和扩增后的肿瘤细胞来制备此类仿生纳米疫苗。目前，已有的少量研究远不足以保证混合膜基细胞制剂的生物安全性，可以考虑使用一些遗传或化学方法来灭活膜表面的免疫原性成分，例如敲除相关基因或通过特定配体阻断受体蛋白。杂化/混合膜基纳米制剂的质量重复性和生物安全性等需要在临床前和临床研究阶段得到进一步的验证。总体而言，仿生混合膜纳米平台的发展仍处于初级阶段，更多类型的来源细胞膜及其应用领域有待深入探索。

# 第四节　总结与展望

细胞和细胞膜衍生型纳米递送系统具有许多独特优势，尤其是在生物相容性和靶向能力等方面。目前被开发较多的药物递送系统，其基础载体大多数仍是化学合成材料或聚合物NPs等，尽管其中一些已经被批准用于临床，但仍具有潜在的毒性和免疫原性等不容忽视的风险。相比之下，以内源性细胞和细胞膜为材料制备的纳米载体具有更优异的生物相容性，并具备源细胞的一些极具利用价值的生物学特性。对于经由细胞或细胞膜基载体递送的药物来说，此类载体材料能够直接从病人体内获得，为实现"精准、个体化治疗"提供了更大的可能。

然而，细胞制剂与细胞膜基纳米递送系统在临床转化方面仍然面临一些严峻挑战。首先，细胞膜的来源非常有限，除RBCM外，大多数细胞膜都是从细胞系中分离出来的，并需经过几个分离步骤，整体上制备工艺复杂、产率低。因此，迫切需要简化细胞类制剂的制备流程并提高产量，以供临床充分研究（Zhou等，2020）。其次，这一策略的可行性仍有待深入探索与验证。例如，细胞膜上有大量的蛋白质，其中某些蛋白质具有靶向性，但有些却会引起机体免疫应答。识别这些可能引起负面生理效应的非必要蛋白质成分并进行纯化将有助于促进细胞类制剂在癌症治疗中的应用。最后，与合成型材料不同，细胞制剂的质量难以控制，且稳定性较差。为了应对这些挑战，在细胞类制剂未来的研制过程中，需要将重点转向多学科结合与协作，在生物学、医学、药学和工程学等学科的通力合作下，开发出能够大批量制备、仿生性能更佳、安全性更高、疗效更优的递送系统。例如，在放大仿生纳米载体的制备流程之前，必须研究并改进几个关键参数；为了确保批次间样品的纯度、质量的一致性，必须建立一套优化的标准化制备程序，如膜的分离与其储存条件等；必须实施更严格的管控，以确保制剂样品和疾病模型之间的一致性；也可通过使用分子动力学和计算机软件模拟等工具，拓宽对细胞类制剂纳米生物相互作用的研究和认识，更好地了解此类纳米系统可能面临的挑战。

总之，仿生纳米系统的出现带来了化疗药物治疗癌症的范式转变，有望在未来实质性地推进癌症的高效治疗。细胞制剂与细胞膜基纳米递送系统的独特优势是传统的化学合成类纳米载体无法比拟的，这些仿生型载体可以单独或联合负载多种药物，将其递送到适当的部位，从而减少非靶点上的蓄积，提高治疗效果并减少不良反应的发生。细胞类仿生NPs也可用于运输诊断试剂、介导体内成像等，它们还可将外源性核酸运输到特定位点，使癌症等疾病的基因治疗成为可能。因此，仿生纳米系统是一类具有巨大研究与开发潜力的递送平台，展望未来，以各类细胞为组成物质基础的仿生系统将继续推动新型纳米治疗技术的发展，使纳米医学策略在癌症治疗中取得更大实效。

## 参考文献

[1] Malam Y, Loizidou M, Seifalian A M. Liposomes and nanoparticles: nanosized vehicles for drug delivery in cancer[J]. Trends Pharmacol Sci, 2009, 30(11): 592-599.

[2] Bartneck M, Keul H A, Zwadlo-Klarwasser G, et al. Phagocytosis independent extracellular nanoparticle clearance by human immune cells[J]. Nano Lett, 2010, 10(1): 59-63.

[3] De Melo-Diogo D, Pais-Silva C, Dias D R, et al. Strategies to improve cancer photothermal therapy mediated by nanomaterials[J]. Adv Healthc Mater, 2017, 6(10): 1-20.

[4] Hu C M, Fang R H, Zhang L. Erythrocyte-inspired delivery systems[J]. Adv Healthc Mater, 2012, 1(5): 537-547.

[5] Stephan M T, Irvine D J. Enhancing Cell therapies from the outside in: cell surface engineering using synthetic nanomaterials[J]. Nano Today, 2011, 6(3): 309-325.

[6] Parodi A, Quattrocchi N, Van De Ven A L, et al. Synthetic nanoparticles functionalized with biomimetic leukocyte membranes possess cell-like functions[J]. Nat Nanotechnol, 2013, 8(1): 61-68.

[7] Kroll A V, Fang R H, Zhang L. Biointerfacing and applications of cell membrane-coated nanoparticles[J]. Bioconjug Chem, 2017, 28(1): 23-32.

[8]  Dehaini D, Fang R H, Zhang L. Biomimetic strategies for targeted nanoparticle delivery[J]. Bioeng Transl Med, 2016, 1(1): 30-46.

[9]  Fang R H, Kroll A V, Gao W, et al. Cell membrane coating nanotechnology[J]. Adv Mater, 2018, 30(23): e1706759.

[10]  Chen X, Zhi X, Yin Z, et al. 18β-Glycyrrhetinic acid inhibits osteoclastogenesis *in vivo* and *in vitro* by blocking RANKL-mediated RANK-TRAF6 interactions and NF-kappaB and MAPK signaling pathways[J]. Front Pharmacol, 2018, 9: 647.

[11]  Chen X, Zhang Z, Hu Y, et al. Lactulose suppresses osteoclastogenesis and ameliorates estrogen deficiency-induced bone loss in mice[J]. Aging Dis, 2020, 11(3): 629-641.

[12]  Gao Q, Wang L, Wang S, et al. Bone marrow mesenchymal stromal cells: identification, classification, and differentiation[J]. Front Cell Dev Biol, 2021, 9: 787118.

[13]  Pomorski T, Hrafnsdottir S, Devaux P F, et al. Lipid distribution and transport across cellular membranes[J]. Semin Cell Dev Biol, 2001, 12(2): 139-148.

[14]  Oldenborg P A, Zheleznyak A, Fang Y F, et al. Role of CD47 as a marker of self on red blood cells[J]. Science, 2000, 288(5473): 2051-2054.

[15]  Fang R H, Hu C M, Luk B T, et al. Cancer cell membrane-coated nanoparticles for anticancer vaccination and drug delivery[J]. Nano Lett, 2014, 14(4): 2181-2188.

[16]  D'avanzo N, Torrieri G, Figueiredo P, et al. LinTT1 peptide-functionalized liposomes for targeted breast cancer therapy[J]. Int J Pharm, 2021, 597: 120346.

[17]  Yekula A, Yekula A, Muralidharan K, et al. Extracellular vesicles in glioblastoma tumor microenvironment[J]. Front Immunol, 2019, 10: 3137.

[18]  Quail D F, Joyce J A. The microenvironmental landscape of brain tumors[J]. Cancer Cell, 2017, 31(3): 326-341.

[19]  Pohl-Guimarães F, Yang C, Dyson K A, et al. RNA-modified T cells mediate effective delivery of immunomodulatory cytokines to brain tumors[J]. Mol Ther, 2019, 27(4): 837-849.

[20]  Lutz H, Hu S, Dinh P U, et al. Cells and cell derivatives as drug carriers for targeted delivery[J]. Medicine in Drug Discovery, 2019, 3: 100014.

[21]  Yoo J W, Irvine D J, Discher D E, et al. Bio-inspired, bioengineered and biomimetic drug delivery carriers[J]. Nat Rev Drug Discov, 2011, 10(7): 521-535.

[22]  Xu P, Zuo H, Chen B, et al. Doxorubicin-loaded platelets as a smart drug delivery system: an improved therapy for lymphoma[J]. Sci Rep, 2017, 7: 42632.

[23]  Brenner J S, Pan D C, Myerson J W, et al. Red blood cell-hitchhiking boosts delivery of nanocarriers to chosen organs by orders of magnitude[J]. Nat Commun, 2018, 9(1): 2684.

[24]  Biagiotti S, Paoletti M F, Fraternale A, et al. Drug delivery by red blood cells[J]. IUBMB Life, 2011, 63(8): 621-631.

[25]  Xia J, Wang Z, Yan Y, et al. Catalase-laden microdevices for cell-mediated enzyme delivery[J]. Langmuir, 2016, 32(50): 13386-13393.

[26]  Wan X, Zhang S, Wang F, et al. Red blood cell-derived nanovesicles for safe and efficient macrophage-targeted drug delivery *in vivo*[J]. Biomater Sci, 2018, 7(1): 187-195.

[27]  Pan D, Vargas-Morales O, Zern B, et al. The effect of polymeric nanoparticles on biocompatibility of carrier red blood cells[J]. PLoS One, 2016, 11(3): e0152074.

[28]  Dehaini D, Wei X, Fang R H, et al. Erythrocyte-platelet hybrid membrane coating for enhanced nanoparticle functionalization[J]. Adv Mater, 2017, 29(16): 1606209.

[29]  Thon J N, Italiano J E. Platelets: production, morphology and ultrastructure[J]. Handb Exp Pharmacol, 2012, 210: 3-22.

[30]  Wang Y, Yu D, Liu Z, et al. Exosomes from embryonic mesenchymal stem cells alleviate osteoarthritis

through balancing synthesis and degradation of cartilage extracellular matrix[J]. Stem Cell Res Ther, 2017, 8(1): 189.

[31] Zhang X, Wang J, Chen Z, et al. Engineering PD-1-presenting platelets for cancer immunotherapy[J]. Nano Lett, 2018, 18(9): 5716-5725.

[32] Hu Q, Sun W, Qian C, et al. Anticancer platelet-mimicking nanovehicles[J]. Adv Mater, 2015, 27(44): 7043-7050.

[33] Macaulay I C, Carr P, Gusnanto A, et al. Platelet genomics and proteomics in human health and disease[J]. J Clin Invest, 2005, 115(12): 3370-3377.

[34] Tang J, Su T, Huang K, et al. Targeted repair of heart injury by stem cells fused with platelet nanovesicles[J]. Nat Biomed Eng, 2018, 2: 17-26.

[35] Su T, Huang K, Ma H, et al. Platelet-inspired nanocells for targeted heart repair after ischemia/reperfusion injury[J]. Adv Funct Mater, 2019, 29(4): 1803567.

[36] Shen D, Li Z, Hu S, et al. Antibody-armed platelets for the regenerative targeting of endogenous stem cells[J]. Nano Lett, 2019, 19(3): 1883-1891.

[37] Tang J, Shen D, Caranasos T G, et al. Therapeutic microparticles functionalized with biomimetic cardiac stem cell membranes and secretome[J]. Nat Commun, 2017, 8: 13724.

[38] Luo L, Tang J, Nishi K, et al. Fabrication of synthetic mesenchymal stem cells for the treatment of acute myocardial infarction in mice[J]. Circ Res, 2017, 120(11): 1768-1775.

[39] Salehi H, Al-Arag S, Middendorp E, et al. Dental pulp stem cells used to deliver the anticancer drug paclitaxel[J]. Stem Cell Res Ther, 2018, 9(1): 103.

[40] Liu F, Hu S, Yang H, et al. Hyaluronic acid hydrogel integrated with mesenchymal stem cell-secretome to treat endometrial injury in a rat model of asherman's syndrome[J]. Adv Healthc Mater, 2019, 8(14): e1900411.

[41] Qiao L, Hu S, Liu S, et al. MicroRNA-21-5p dysregulation in exosomes derived from heart failure patients impairs regenerative potential[J]. J Clin Invest, 2019, 129(6): 2237-2250.

[42] Wang X, Gao J, Ouyang X, et al. Mesenchymal stem cells loaded with paclitaxel-poly(lactic-co-glycolic acid) nanoparticles for glioma-targeting therapy[J]. Int J Nanomedicine, 2018, 13: 5231-5248.

[43] Ouyang X, Wang X, Kraatz H B, et al. A trojan horse biomimetic delivery strategy using mesenchymal stem cells for PDT/PTT therapy against lung melanoma metastasis[J]. Biomater Sci, 2020, 8(4): 1160-1170.

[44] Kohlscheen S, Bonig H, Modlich U. Promises and challenges in hematopoietic stem cell gene therapy[J]. Hum Gene Ther, 2017, 28(10): 782-799.

[45] Sadhukha T, O'brien T D, Prabha S. Nano-engineered mesenchymal stem cells as targeted therapeutic carriers[J]. J Control Release, 2014, 196: 243-251.

[46] Gao C, Lin Z, Jurado-Sanchez B, et al. Stem cell membrane-coated nanogels for highly efficient *in vivo* tumor targeted drug delivery[J]. Small, 2016, 12(30): 4056-4062.

[47] Zhang Y, He Z, Li Y, et al. Tumor cell membrane-derived nano-Trojan horses encapsulating phototherapy and chemotherapy are accepted by homologous tumor cells[J]. Mater Sci Eng C Mater Biol Appl, 2021, 120: 111670.

[48] Gooneratne S L, Richard J, Lee W S, et al. Slaying the Trojan horse: natural killer cells exhibit robust anti-HIV-1 antibody-dependent activation and cytolysis against allogeneic T cells[J]. J Virol, 2015, 89(1): 97-109.

[49] Roybal K T, Williams J Z, Morsut L, et al. Engineering T cells with customized therapeutic response programs using synthetic notch receptors[J]. Cell, 2016, 167(2): 419-432 e416.

[50] Xuan M, Shao J, Dai L, et al. Macrophage cell membrane camouflaged mesoporous silica nanocapsules for *in vivo* cancer therapy[J]. Adv Healthc Mater, 2015, 4(11): 1645-1652.

[51] Wang Q, Ren Y, Mu J, et al. Grapefruit-derived nanovectors use an activated leukocyte trafficking pathway to deliver therapeutic agents to inflammatory tumor sites[J]. Cancer Res, 2015, 75(12): 2520-2529.

[52] Garrood T, Lee L, Pitzalis C. Molecular mechanisms of cell recruitment to inflammatory sites: general and tissue-specific pathways[J]. Rheumatology (Oxford), 2006, 45(3): 250-260.

[53] Rao L, He Z, Meng Q F, et al. Effective cancer targeting and imaging using macrophage membrane-camouflaged upconversion nanoparticles[J]. J Biomed Mater Res A, 2017, 105(2): 521-530.

[54] Xuan M, Shao J, Dai L, et al. Macrophage cell membrane camouflaged Au nanoshells for *in vivo* prolonged circulation life and enhanced cancer photothermal therapy[J]. ACS Appl Mater Interfaces, 2016, 8(15): 9610-9618.

[55] Franklin R A, Liao W, Sarkar A, et al. The cellular and molecular origin of tumor-associated macrophages[J]. Science, 2014, 344(6186): 921-925.

[56] Croci D O, Zacarias F M F, Rico M J, et al. Dynamic cross-talk between tumor and immune cells in orchestrating the immunosuppressive network at the tumor microenvironment[J]. Cancer Immunol Immunother, 2007, 56(11): 1687-1700.

[57] Filippi M D. Mechanism of diapedesis: importance of the transcellular route[J]. Adv Immunol, 2016, 129: 25-53.

[58] Kroll A V, Fang R H, Jiang Y, et al. Nanoparticulate delivery of cancer cell membrane elicits multiantigenic antitumor immunity[J]. Adv Mater, 2017, 29(47): 1703969.

[59] Zhu J Y, Zheng D W, Zhang M K, et al. Preferential cancer cell self-recognition and tumor self-targeting by coating nanoparticles with homotypic cancer cell membranes[J]. Nano Lett, 2016, 16(9): 5895-5901.

[60] Sun J, Zhang X, Li T, et al. Ultrasensitive on-site detection of biological active ricin in complex food matrices based on immunomagnetic enrichment and fluorescence switch-on nanoprobe[J]. Analytical Chemistry, 2019, 91(10): 6454-61.

[61] Escriba P V, Gonzalez-Ros J M, Goni F M, et al. Membranes: a meeting point for lipids, proteins and therapies[J]. J Cell Mol Med, 2008, 12(3): 829-875.

[62] Simons K, Vaz W L. Model systems, lipid rafts, and cell membranes[J]. Annu Rev Biophys Biomol Struct, 2004, 33: 269-295.

[63] Fang R H, Jiang Y, Fang J C, et al. Cell membrane-derived nanomaterials for biomedical applications[J]. Biomaterials, 2017, 128: 69-83.

[64] Saha S, Anilkumar A A, Mayor S. GPI-anchored protein organization and dynamics at the cell surface[J]. J Lipid Res, 2016, 57(2): 159-175.

[65] Dawson K A, Yan Y. Drug delivery: leukocyte-like carriers[J]. Nat Mater, 2016, 15(9): 935-936.

[66] Sletten E M, Bertozzi C R. Bioorthogonal chemistry: fishing for selectivity in a sea of functionality[J]. Angew Chem Int Ed Engl, 2009, 48(38): 6974-6998.

[67] Xie D, Smyth C A, Eckstein C, et al. Cytoprotection of PEG-modified adult porcine pancreatic islets for improved xenotransplantation[J]. Biomaterials, 2005, 26(4): 403-412.

[68] Kell D B, Swainston N, Pir P, et al. Membrane transporter engineering in industrial biotechnology and whole cell biocatalysis[J]. Trends Biotechnol, 2015, 33(4): 237-246.

[69] Bobis-Wozowicz S, Miekus K, Wybieralska E, et al. Genetically modified adipose tissue-derived mesenchymal stem cells overexpressing CXCR4 display increased motility, invasiveness, and homing to bone marrow of NOD/SCID mice[J]. Exp Hematol, 2011, 39(6): 686-696 e684.

[70] Ryser M F, Ugarte F, Thieme S, et al. mRNA transfection of CXCR4-GFP fusion--simply generated by PCR-results in efficient migration of primary human mesenchymal stem cells[J]. Tissue Eng Part C Methods, 2008, 14(3): 179-184.

[71] Levy O, Zhao W, Mortensen L J, et al. mRNA-engineered mesenchymal stem cells for targeted delivery of

interleukin-10 to sites of inflammation[J]. Blood, 2013, 122(14): e23-32.

[72] Shaikh S R, Edidin M A. Membranes are not just rafts[J]. Chem Phys Lipids, 2006, 144(1): 1-3.

[73] Wang C, Sun X, Cheng L, et al. Multifunctional theranostic red blood cells for magnetic-field-enhanced *in vivo* combination therapy of cancer[J]. Adv Mater, 2014, 26(28): 4794-4802.

[74] Luk B T, Fang R H, Hu C M, et al. Safe and immunocompatible nanocarriers cloaked in RBC membranes for drug delivery to treat solid tumors[J]. Theranostics, 2016, 6(7): 1004-1011.

[75] Tsai R K, Rodriguez P L, Discher D E. Self inhibition of phagocytosis: the affinity of 'marker of self' CD47 for SIRPalpha dictates potency of inhibition but only at low expression levels[J]. Blood Cells Mol Dis, 2010, 45(1): 67-74.

[76] Han X, Wang C, Liu Z. Red blood cells as smart delivery systems[J]. Bioconjug Chem, 2018, 29(4): 852-860.

[77] Jia Y, Duan L, Li J. Hemoglobin-based nanoarchitectonic assemblies as oxygen carriers[J]. Adv Mater, 2016, 28(6): 1312-1318.

[78] Kim D D, Song W C. Membrane complement regulatory proteins[J]. Clin Immunol, 2006, 118(2/3): 127-136.

[79] Hu C M, Fang R H, Luk B T, et al. 'Marker-of-self' functionalization of nanoscale particles through a top-down cellular membrane coating approach[J]. Nanoscale, 2013, 5(7): 2664-2668.

[80] Rao L, Cai B, Bu L L, et al. Microfluidic electroporation-facilitated synthesis of erythrocyte membrane-coated magnetic nanoparticles for enhanced imaging-guided cancer therapy[J]. ACS Nano, 2017, 11(4): 3496-3505.

[81] Chen Z, Zhao P, Luo Z, et al. Cancer cell membrane-biomimetic nanoparticles for homologous-targeting dual-modal imaging and photothermal therapy[J]. ACS Nano, 2016, 10(11): 10049-10057.

[82] Yue X S, Murakami Y, Tamai T, et al. A fusion protein *N*-cadherin-Fc as an artificial extracellular matrix surface for maintenance of stem cell features[J]. Biomaterials, 2010, 31(20): 5287-5296.

[83] Han L, Xu Y, Guo X, et al. Cancer cell membrane-coated biomimetic platform for targeted therapy of breast cancer in an orthotopic mouse model[J]. J Biomater Sci Polym Ed, 2020, 31(12): 1538-1551.

[84] Arrighetti N, Corbo C, Evangelopoulos M, et al. Exosome-like nanovectors for drug delivery in cancer[J]. Curr Med Chem, 2019, 26(33): 6132-6148.

[85] Antimisiaris S G, Mourtas S, Marazioti A. Exosomes and exosome-inspired vesicles for targeted drug delivery[J]. Pharmaceutics, 2018, 10(4): 218.

[86] Baek S K, Makkouk A R, Krasieva T, et al. Photothermal treatment of glioma; an *in vitro* study of macrophage-mediated delivery of gold nanoshells[J]. J Neurooncol, 2011, 104(2): 439-448.

[87] Stephan M T, Moon J J, Um S H, et al. Therapeutic cell engineering with surface-conjugated synthetic nanoparticles[J]. Nat Med, 2010, 16(9): 1035-1041.

[88] Tasciotti E, Liu X, Bhavane R, et al. Mesoporous silicon particles as a multistage delivery system for imaging and therapeutic applications[J]. Nature Nanotechnology, 2008, 3(3): 151-157.

[89] Zhang L, Li R, Chen H, et al. Human cytotoxic T-lymphocyte membrane-camouflaged nanoparticles combined with low-dose irradiation: a new approach to enhance drug targeting in gastric cancer[J]. Int J Nanomedicine, 2017, 12: 2129-2142.

[90] Abbott J D, Huang Y, Liu D, et al. Stromal cell-derived factor-1alpha plays a critical role in stem cell recruitment to the heart after myocardial infarction but is not sufficient to induce homing in the absence of injury[J]. Circulation, 2004, 110(21): 3300-3305.

[91] Ries C, Egea V, Karow M, et al. MMP-2, MT1-MMP, and TIMP-2 are essential for the invasive capacity of human mesenchymal stem cells: differential regulation by inflammatory cytokines[J]. Blood, 2007, 109(9): 4055-4063.

[92] Docheva D, Popov C, Mutschler W, et al. Human mesenchymal stem cells in contact with their

environment: surface characteristics and the integrin system[J]. J Cell Mol Med, 2007, 11(1): 21-38.

[93] Kishimoto T K, Maldonado R A. Nanoparticles for the Induction of Antigen-Specific Immunological Tolerance[J]. Front Immunol, 2018, 9: 230.

[94] Zhu H, Mitsuhashi N, Klein A, et al. The role of the hyaluronan receptor CD44 in mesenchymal stem cell migration in the extracellular matrix[J]. Stem Cells, 2006, 24(4): 928-935.

[95] Lai E C. Notch signaling: control of cell communication and cell fate[J]. Development, 2004, 131(5): 965-973.

[96] Liu T M, Martina M, Hutmacher D W, et al. Identification of common pathways mediating differentiation of bone marrow-and adipose tissue-derived human mesenchymal stem cells into three mesenchymal lineages[J]. Stem Cells, 2007, 25(3): 750-760.

[97] Mitchell D A, Fecci P E, Sampson J H. Immunotherapy of malignant brain tumors[J]. Immunol Rev, 2008, 222: 70-100.

[98] Trounson A, Mcdonald C. Stem cell therapies in clinical trials: progress and challenges[J]. Cell Stem Cell, 2015, 17(1): 11-22.

[99] Mager M D, Lapointe V, Stevens M M. Exploring and exploiting chemistry at the cell surface[J]. Nat Chem, 2011, 3(8): 582-589.

[100] Mayor R, Etienne-Manneville S. The front and rear of collective cell migration[J]. Nat Rev Mol Cell Biol, 2016, 17(2): 97-109.

[101] Fan Z, Zhou H, Li P Y, et al. Structural elucidation of cell membrane-derived nanoparticles using molecular probes[J]. J Mater Chem B, 2014, 2(46): 8231-8238.

[102] Yang N, Ding Y, Zhang Y, et al. Surface functionalization of polymeric nanoparticles with umbilical cord-derived mesenchymal stem cell membrane for tumor-targeted therapy[J]. ACS Appl Mater Interfaces, 2018, 10(27): 22963-22973.

[103] Hu C M, Fang R H, Wang K C, et al. Nanoparticle biointerfacing by platelet membrane cloaking[J]. Nature, 2015, 526(7571): 118-121.

[104] Nash G F, Turner L F, Scully M F, et al. Platelets and cancer[J]. The Lancet Oncology, 2002, 3(7): 425-430.

[105] Mantovani A, Allavena P, Sica A, et al. Cancer-related inflammation[J]. Nature, 2008, 454(7203): 436-444.

[106] Zhang Y, Cai K, Li C, et al. Macrophage-membrane-coated nanoparticles for tumor-targeted chemotherapy[J]. Nano Lett, 2018, 18(3): 1908-1915.

[107] Lim K, Hyun Y M, Lambert-Emo K, et al. Neutrophil trails guide influenza-specific CD8[+] T cells in the airways[J]. Science, 2015, 349(6252): aaa4352.

[108] Anderson J M, Rodriguez A, Chang D T. Foreign body reaction to biomaterials[J]. Semin Immunol, 2008, 20(2): 86-100.

[109] Kang T, Zhu Q, Wei D, et al. Nanoparticles coated with neutrophil membranes can effectively treat cancer metastasis[J]. ACS Nano, 2017, 11(2): 1397-1411.

[110] Zhang Q, Dehaini D, Zhang Y, et al. Neutrophil membrane-coated nanoparticles inhibit synovial inflammation and alleviate joint damage in inflammatory arthritis[J]. Nat Nanotechnol, 2018, 13(12): 1182-1190.

[111] Wei X, Zhang G, Ran D, et al. T-cell-mimicking nanoparticles can neutralize HIV infectivity[J]. Adv Mater, 2018, 30(45): e1802233.

[112] Spicer J D, Mcdonald B, Cools-Lartigue J J, et al. Neutrophils promote liver metastasis via Mac-1-mediated interactions with circulating tumor cells[J]. Cancer Res, 2012, 72(16): 3919-3927.

[113] Strell C, Lang K, Niggemann B, et al. Surface molecules regulating rolling and adhesion to endothelium of neutrophil granulocytes and MDA-MB-468 breast carcinoma cells and their interaction[J]. Cell Mol

Life Sci, 2007, 64(24): 3306-3316.

[114] Wang D, Dong H, Li M, et al. Erythrocyte-cancer hybrid membrane camouflaged hollow copper sulfide nanoparticles for prolonged circulation life and homotypic-targeting photothermal/chemotherapy of melanoma[J]. ACS Nano, 2018, 12(6): 5241-5252.

[115] Liu W L, Zou M Z, Liu T, et al. Cytomembrane nanovaccines show therapeutic effects by mimicking tumor cells and antigen presenting cells[J]. Nat Commun, 2019, 10(1): 3199.

[116] Chen Q, Huang G, Wu W, et al. A Hybrid Eukaryotic-Prokaryotic nanoplatform with photothermal modality for enhanced antitumor vaccination[J]. Adv Mater, 2020, 32(16): e1908185.

[117] Liu W L, Zou M Z, Liu T, et al. Expandable immunotherapeutic nanoplatforms engineered from cytomembranes of hybrid cells derived from cancer and dendritic cells[J]. Adv Mater, 2019, 31(18): e1900499.

[118] He Z, Zhang Y, Feng N. Cell membrane-coated nanosized active targeted drug delivery systems homing to tumor cells: a review[J]. Mater Sci Eng C Mater Biol Appl, 2020, 106: 110298.

[119] Chen H Y, Deng J, Wang Y, et al. Hybrid cell membrane-coated nanoparticles: A multifunctional biomimetic platform for cancer diagnosis and therapy[J]. Acta Biomater, 2020, 112: 1-13.

[120] Hu C. M, Zhang L, Aryal S, et al. Erythrocyte membrane-camouflaged polymeric nanoparticles as a biomimetic delivery platform[J]. Proc Natl Acad Sci U S A, 2011, 108(27): 10980-10985.

[121] Xia J, Cheng Y, Zhang H, et al. The role of adhesions between homologous cancer cells in tumor progression and targeted therapy[J]. Expert Rev Anticancer Ther, 2017, 17(6): 517-526.

[122] Puliafito A, De Simone A, Seano G, et al. Three-dimensional chemotaxis-driven aggregation of tumor cells[J]. Sci Rep, 2015, 5: 15205.

[123] Steinert G, Scholch S, Niemietz T, et al. Immune escape and survival mechanisms in circulating tumor cells of colorectal cancer[J]. Cancer Res, 2014, 74(6): 1694-1704.

[124] He H, Guo C, Wang J, et al. Leutusome: a biomimetic nanoplatform integrating plasma membrane components of leukocytes and tumor cells for remarkably enhanced solid tumor homing[J]. Nano Lett, 2018, 18(10): 6164-6174.

[125] Jiang Q, Liu Y, Guo R, et al. Erythrocyte-cancer hybrid membrane-camouflaged melanin nanoparticles for enhancing photothermal therapy efficacy in tumors[J]. Biomaterials, 2019, 192: 292-308.

[126] Wu L, Li Q, Deng J, et al. Platelet-tumor cell hybrid membrane-camouflaged nanoparticles for enhancing therapy efficacy in glioma[J]. Int J Nanomedicine, 2021, 16: 8433-8446.

[127] Liu Y, Sukumar U K, Kanada M, et al. Camouflaged hybrid cancer cell-platelet fusion membrane nanovesicles deliver therapeutic micrornas to presensitize triple-negative breast cancer to doxorubicin[J]. Adv Funct Mater, 2021, 31(41): 2103600.

[128] Gong C, Yu X, You B, et al. Macrophage-cancer hybrid membrane-coated nanoparticles for targeting lung metastasis in breast cancer therapy[J]. J Nanobiotechnology, 2020, 18(1): 92.

[129] Wang H, Mooney D J. Biomaterial-assisted targeted modulation of immune cells in cancer treatment[J]. Nat Mater, 2018, 17(9): 761-772.

[130] Matsiko A. Cancer immunotherapy making headway[J]. Nat Mater, 2018, 17(6): 472.

[131] Zhou J, Kroll A V, Holay M, et al. Biomimetic nanotechnology toward personalized vaccines[J]. Adv Mater, 2020, 32(13): e1901255.

# 第九章

# 纳米载体的生物安全性评价

纳米毒理学是指对工程化的纳米结构物质和纳米器件的生物动力学评价。随着纳米技术的快速发展，对这一领域进行深入的研究变得日益迫切，相关的技术在过去二三十年中已被广泛应用于制药工业、医学和工程技术领域（Curtis 等，2006）。颗粒毒理学的出现，以及有关石棉纤维和煤尘对健康的不良影响的研究，可以看作是纳米毒理学概念发展的历史参考点（Oberdörster 等，2005；Kurath 等，2006）。然而，由于产品之间的巨大差异，对其潜在的毒理学效应进行推广与归纳仍然十分困难。纳米材料可能具有不同的化学、光学、磁性和结构特性，因此其毒性特征也不尽相同（Lanone 等，2006；Studart 等，2007）。从粒径大小上看，纳米粒比真核细胞或原核细胞小得多，其大小与抗体或病毒基本相当。在医学领域，纳米医学的定义是使用工程化纳米设备和纳米结构物在分子水平上监测、修复、构建和调控人体生物系统（Kagan 等，2005）。天然存在的纳米粒是多分散性的且化学性质复杂，而用于纳米医学的人为设计的纳米粒是单分散的、经过精密工程处理并以固态形式存在的（Moghimi 等，2005）。但同样的毒理学原理能够同时适用于天然存在和人为设计的纳米粒。

## 第一节　概述

随着纳米技术在药物递送、医学成像、诊断和工程技术等体内应用领域的发展，对不同类型纳米材料的设计和使用的相关研究不断深入。目前，已有多种与纳米载体相关的诊疗剂被批准使用或正在进行临床试验，预计纳米技术将在不久的未来应用于更多的医学产品中。

众所周知，材料的物理和化学性质可以在纳米尺度上发生巨大变化，随着纳米技术的日益广泛使用，需要对纳米级材料的潜在毒性以及其与生物机体的相互作用进行详细考察。纳米载体系统的毒性或安全性评价包括生理学、物理化学与分子生物学等方面。纳米粒可通过多种途径暴露并进入人体，包括皮肤、呼吸道、胃肠道和淋巴管等。纳米载体系统可能诱发细胞毒性和/或遗传毒性，但其抗原性尚不清楚。然而，当前对材料体内毒性的大多数研究主要关注肺部、口腔和皮肤等组织接触超细颗粒的情况。随着纳米材料在用作治疗和诊断工具方面的不断扩展，非胃肠道摄入工程化纳米材料也应作为一种关键途径被纳入毒性考量。纳米载体还可能会改变外源性药物的物理化学性质，从而导致其稳定性、溶解性和药代动力学等药学特性发生变化，尤其是可降低已溶解的疏水性抗肿瘤药物的毒性。

目前，对纳米级物质的监管仍在不断变化与调整，而面对纳米技术的快速发展与商业化，迫切需要对相关的环境、健康和安全等诸领域的问题进行深入彻底的研究，对给社会可能带来的广泛影响进行公开且有意义的讨论，并尽快采取必要的毒理学监管行动。由于纳米材料的复杂特性，目前已有的一些研究的结论相左，这导致了人们对其安全性的看法也不同。本章介绍了几种代表性纳米载体材料（树枝状聚合物、碳纳米管、量子点和金纳米粒）的物理化学性质，以及它们在与人体接触后产生的毒性。

# 第二节　纳米载体的生物安全性研究进展

## 一、纳米载体系统的靶标

尽管对纳米粒进行科学分类很困难，但人们已经认识到两个重要的统一特征。首先，纳米粒通常能解决药物的溶解度问题，可将纳米粒设计为能够快速溶解或缓慢溶解，因此不同纳米粒的药代动力学性质差异很大。其次，纳米粒能靶向人体内的特定细胞或位置，这些理化特性可以提高其检测灵敏度，改善治疗效果或降低不必要的副作用（Italia 等，2007）。而与之相反，人为设计的纳米粒的一些有利特性也可能导致对人体有害的副作用（Service 等，2004）。

### 1. 生理学原理

纳米载体系统通常指的是纳米级材料或纳米粒。纳米粒与超细颗粒的不同之处在于，前者是人为开发且通常是经过专门设计的材料，而后者包括天然存在颗粒和人为开发颗粒，且不是以可控方式制备的（Berube 等，2007）。在性能方面，纳米载体系统与形态类似的块状材料不同，它们的物理和化学性质也因其纳米尺度的不同而各异。一些科学家如 Garnett 和 Kallinteri 曾提出，纳米材料的性质与低分子量药物不同，其生物学特性主要取决于人体的生理和解剖学（Garnett 等，2006）。纳米粒通过内吞作用进入细胞，包括网格蛋白介导的内吞作用、胞饮作用、胞吞作用和胞吐作用。在被胞吞后，被吞噬的物质转移到内涵体，随后进入降解室即溶酶体。在溶酶体中，材料被暴露于对蛋白质、多糖和核酸成分具有活性的水解酶。

## 2. 巨噬细胞

巨噬细胞是网状内皮系统中一种特殊的宿主防御细胞。巨噬细胞通常被认为具有快速识别和清除颗粒物的能力，因此被公认为是最重要的纳米载体靶点（Alves-Rosa等，2000）。除了巨噬细胞外，树突状细胞在针对进入体内的侵袭性物质产生充分的免疫反应中也起着重要作用。例如，大噬菌体溶酶体和/或细胞质本质上是大多数微生物的细胞内发源地。因此，影响免疫原性或佐剂性的巨噬细胞和树突状细胞受体在纳米载体系统的设计中一般被认为是有用的。一些实例证明了可将巨噬细胞作为纳米粒的靶点。Veerareddy等证明，胶囊化的微生物制剂可以被动地靶向于纳米粒载体，进而感染巨噬细胞（Veerareddy等，2004）。在这项研究中，使用基于脂质的纳米系统包载了用于治疗内脏利什曼病或特定真菌感染的两性霉素B（Amp-B）。在其他研究中，通过纳米载体的内吞作用输送巨噬细胞毒素可有效介导巨噬细胞自杀，其目的是清除临床条件下不需要的巨噬细胞，如自身免疫性血液疾病和T细胞介导的自身免疫性糖尿病等（Danenberg等，2003）。

巨噬细胞被认为有助于疾病检测。例如，当静脉注射氧化铁晶体时，与磁共振成像检测到的周围正常组织相比，出现瘤体的淋巴结由于氧化铁晶体在巨噬细胞中积聚而呈现黑色（Moghimi等，1999）。这种影像诊断方法有助于检测前列腺癌患者体内正常大小淋巴结内非常小的转移。

## 3. 内皮细胞

内皮细胞由排列在浆膜腔、淋巴管和血管内表面的细小特异性上皮细胞组成。内皮细胞控制各类物质的通过从而起到把关的作用。已证实内皮细胞可在各类病理过程中发挥重要作用，包括癌症、炎症、氧化应激和血栓等（Duffin等，2007；Medina等，2007）。目前关于纳米材料如何穿过特定人体组织的详细科学证据仍然十分有限，但一些研究已经开始致力于解决这个问题。例如，通过皮内或皮下注射给药的纳米粒在体内显示出不同的组织分布，这取决于其结构中是否存在涂层包覆。当游离纳米粒被注射到细胞外基质中时，它们仍留在注射部位，而聚乙二醇（PEG）包裹的颗粒能够到达淋巴管并最终进入循环系统（Hawley等，1995）。修饰物涂覆的程度也会影响纳米粒在体内能够到达的距离。如果纳米粒被一层薄薄的涂层覆盖，它们会留在淋巴结中；如果被厚厚的涂层包围，纳米粒将到达淋巴结并通过体循环继续其转运过程。这些循环中的纳米粒最终会被肝脏中的巨噬细胞吞噬，而无论采用何种制备方法，肝脏都是最有可能受到这些外源性物质影响的器官。纳米粒还可以在脾脏、肠道、骨髓、淋巴结、结肠、肺和大脑中积聚（Pertuit等，2007；Hagens等，2007；Inoue等，2007）。

内皮细胞、血管细胞和淋巴细胞都有分子标志物，可以用来提高纳米粒对这些细胞的靶向性。例如，整合素$\alpha_v\beta_3$、$\alpha_v\beta_5$和$\alpha_5\beta_1$在血管生成内皮细胞中的表达上调，并且被证实在血管生成中发挥了重要作用（Assa-Munt 等，2001）。整合素 $\alpha_v\beta_3$ 的合成类似物已被用作靶头修饰于阳离子纳米粒，使其能携载治疗基因靶向进入肿瘤相关的内皮细胞，作用于实体肿瘤中的血管系统。整合素也可以结合含有 Arg-Gly-Asp（RGD）基序的序列。环九肽 RGD-4C 耦合多柔比星形成的复合物可产生比单用的细胞毒性抗生素更有效的外源性抗生素。此外，细胞黏附分子（CAM），特别是其两种形式——细胞间黏附分子-1（ICAM）和血小板内皮细胞黏附分子-1（PECAM-1），也是纳米粒递送药物的靶点（Muro 等，2003）。抗 ICAM-1 和抗 PECAM-1 纳米粒的内吞作用在体内可成功地将多种外源性物质输送到肺和心脏内皮细胞。然而，内皮细胞不会摄取针对 ICAM-1 和 PECAM-1 的抗体。

### 4.肿瘤组织

如前所述，纳米载体系统在靶向肿瘤中的一些应用实例包括氧化铁晶体和整合素类似物。应用于磁共振成像的氧化铁晶体有助于检测人体内前列腺癌通过巨噬细胞的微小转移。同样，基于整合素在内皮细胞中的作用，与纳米载体系统偶联的整合素 $\alpha_v\beta_3$ 类似物已被用于肿瘤的基因治疗。大分子物质和纳米粒在肿瘤中的转运因肿瘤类型、解剖位置和细胞外基质组成的差异而大不相同。例如，灌注异质性即血液和淋巴管在结构或功能水平上的异常，会阻碍上述物质的有效转运，对此可以通过使血管减压的手段来克服，从而提高治疗效率，但在理论上会增加肿瘤转移的概率。纳米粒可以通过多种途径离开血液循环，如细胞旁和跨细胞出口，细胞旁出口主要是直径 $<2nm$ 的紧密连接。通常情况下这种紧密连接很小，不能容纳纳米粒在细胞间移动，但在某些条件下，如一些癌症和炎症发生过程中，内皮细胞变得更加多孔而细胞膜屏障出现漏洞，从而允许纳米粒通过。跨细胞出口涉及受体介导的胞吞作用或胞饮作用，这是一种非特异性的内吞过程。在这种情况下，在纳米粒表面进行特定涂覆或化学修饰能使其通过内皮细胞并靶向于特定细胞（Badea 等，2007）。

理想的载体必须具有高载药量并能尽量减少药物损失。例如，负载多柔比星的长循环脂质体由于其良好的药代动力学特性已被批准用于癌症治疗。Doxil® 即为负载多柔比星的脂质体，其药时曲线下面积（AUC）比多柔比星溶液剂高大约 300 倍，清除率（$CL$）比后者高大约 250 倍，分布容积（$V_d$）比后者高大约 60 倍。Doxil® 的作用机制尚不明确，但已知脂质体在人体内由 pH 梯度引起的非特异性化学破坏或结构变化会触发其释放所负载的药物。据报道，脂质体包裹的多柔比星和负载多柔比星的细菌磁小体具有比多柔比星溶液剂更少的副作用（Barenholz 等，2001）。

## 二、纳米载体系统的生物分布

经静脉注射后，纳米粒可分布在结肠、肺、骨髓、肝脏、脾脏和淋巴管，在分布之后会从体循环中被快速清除，这主要是肝脏和脾脏巨噬细胞的作用。这种外源性异物更有效地被巨噬细胞吞噬的过程被称为清除或调理，在特定条件下，可根据纳米粒的粒径大小和表面特征进行这一过程，不同的调理方式意味着对纳米粒的清除率或巨噬细胞对其吞噬效果的差异。因此，对调理作用进行一定程度的抑制对于提高纳米载体系统在靶部位或解剖学器官的被动保留是必要的。例如，体内的疏水性颗粒被血清包裹，经过调理后会导致被脾脏、肝脏和淋巴系统等网状内皮系统中的特殊细胞清除。如果疏水性颗粒被聚乙二醇（PEG）包裹，则亲水性会增强，体内循环时间可明显延长。而涂层材料可能会滞留在脉管系统中，直到通过清除剂机制逐渐被消除。

纳米粒被吸入机体后将会分布到肺、肝、心、肾、脾和大脑（Oberdörster等，2002），通过肺泡巨噬细胞对沉积部位的趋化性吸引促进巨噬细胞的吞噬作用，在肺泡区域清除纳米粒。纳米粒在人类呼吸道中的平均半衰期（$t_{1/2}$）大约为700天，在肺部清除纳米粒包括物理和化学两种不同的过程。除了巨噬细胞吞噬作用外，物理清除过程还包括黏液纤毛运动、上皮内吞、间质移位、淋巴引流、血液循环移位和感觉神经元移位。化学清除过程包括溶解、浸出和蛋白质结合。一些清除过程显示出粒径依赖性差异和纳米选择性效应。

经腹腔注射后，纳米粒能够穿过胎盘膜或腹膜腔进入子宫，这会影响胚胎的颅骨发育，甚至导致胚胎死亡，因此进一步研究纳米粒对人体生殖系统的作用非常必要。

口服后，纳米粒将分布到肾脏、肝脏、脾脏、肺、大脑和胃肠道，而很少有研究关注纳米粒从胃肠道的清除。一些纳米粒可进入胃肠道并在粪便和尿液中被迅速消除，表明它们可以通过胃肠道屏障被吸收并进入体循环。然而，还有一些纳米粒系统在首关代谢过程中会在肝脏中蓄积。

## 三、纳米载体系统的人体接触途径

天然存在的纳米粒可作为模型用于研究纳米载体系统可能的毒理学特征。值得注意的是，毒理学研究主要是使用天然纳米材料内在的与环境学的数据进行，这可以应用于人造纳米粒的研究，因为两种纳米粒的毒理学原理相同。事实上，在某些工作场所或条件下会产生纳米级的颗粒，其浓度高于环境中通常发现的浓度（ETC group，2006）。截至目前，还没有非常系统深入的研究来分析纳米载体本身的毒性（Nel等，2006）。然而，Curtis等假设了纳米粒可能的毒性机制：① 块体材料与重金属的毒性较易测定，因此其毒理学研究并不困难。② 纳米粒的电学性质不同于块体材料，纳米材料可以产生和/或清除活性氧（ROS）和自由基。③ 对呼吸道中一些超细颗粒的研究表明，纳米粒的毒性可能与其大小有关。超细粒的毒理学效应取决于其大小和团聚倾向，它们能够跨越生物屏障如皮肤、血管内皮素和血脑屏障，从而影响自身的吸收、分布和排泄性质。④ 形状也可能是决定毒性的一个因素，例如碳纳米管（CNTs）（Wagner等，2007；Warheit等，2007）。⑤ 关于纳米粒是如何触发免疫反应的，目前还没有明确的描述，但对于其在可能的过敏反应中发挥的作用值得深入关注。

哺乳动物经常被用作主要的体内试验模型以测试纳米载体系统的毒性，特别是在一些研究中将呼吸系统模型暴露于空气中的超细颗粒物，以检验其是否会对健康造成重大影响（Uo等，2005；Warheit等，2007）。其他暴露途径，如皮肤和胃肠道，尚未像呼吸道一样被广泛认为是纳米载体系统进入机体的入口。纳米载体系统与人体的主要接触途径有以下几种。

### 1. 皮肤

据推测，皮肤可能是纳米粒接触人体最重要的途径，但很少有文献报道有关纳米粒在皮肤中的吸收和效应（Gwinn等，2006）。通过皮肤接触纳米粒通常是由于职业性工作的暴露，如制造溶剂、杀虫剂或药物。在使用化妆品、外用面霜或一些药物进行治疗等的非职业性工作中，也可能会发生皮肤接触纳米粒的情况。纳米粒经皮肤被吸收的初步研究尚无定论，一些实验表明，纳米粒只能渗透到浅表皮，而另一些使用更复杂的研究方案的实验表明，皮肤能对纳米粒进行深层吸收（Tinkle等，2003；Rouse等，2007）。由于其独特的物理化学性质，纳米粒比相同化学组成的结构物具有更高的生物活性，这一点在纳米载体系统的炎症、氧化和抗氧化能力研究方面已得到充分证实，同样有证据表明纳米载体系统存在线粒体分布和氧化应激性能。

皮肤破损处会成为随时可用的入口，即使是大微米级（0.5～7.0μm）的颗粒也能通过。而即便是完整的皮肤，在弯曲时也会使纳米粒能渗透表皮。有研究表明，荧光球（0.5～1μm）可以穿透表皮，并通过可能是正常生理条件下的皮肤弯曲到达表皮。一旦进入表皮，纳米粒就会到达淋巴系统和区域淋巴结，并从那里转运至全身血液系统。据报道，在小鼠的舌头和面部肌肉中注射后，纳米粒也可以到达皮肤感觉神经。阳离子化纳米粒可以接触面部神经元的细胞体，这表明电荷对纳米粒进入轴突和被其处置的重要性（Oldfors等，1983）。为了更好地了解纳米粒的皮肤吸收，有必要对正常皮肤、干燥皮肤和受损皮肤进行更多的研究（De Zwart等，2004）。

### 2. 呼吸道

自三十年前开发新的人造资源以来，接触的纳米级材料的人数明显增加。吸入人体的纳米粒可沉积在呼吸道的所有区域，但较大的颗粒可能在上呼吸道被过滤掉，而较小的颗粒则到达远端呼吸道。呼吸道可分为三个区域：鼻咽、气管支气管和肺泡区。在特定粒径范围内的大量纳米粒可沉积在以上每个区域，例如，90%的直径为1nm的纳米粒沉积在鼻咽区域，只有10%沉积在气管支气管区域，而几乎都不能到达肺泡区域。相比之下，15%的直径为20nm的纳米粒沉积在鼻咽区域，15%沉积在气管支气管区域，约

50%沉积在肺泡区域。经过肺上皮吸收后，纳米粒可以进入血液和淋巴，到达骨髓、淋巴结、脾脏和心脏等组织的细胞。纳米粒在转运后甚至可以到达中枢神经系统和神经节（Oberdörster等，2004）。

流行病学分析和人体对照临床试验研究已被用于验证空气中天然纳米材料的毒性作用，这些纳米材料通常对心血管系统和呼吸系统的功能有影响，导致人群中相应易感人群的发病率和死亡率显著提高。哮喘或慢性阻塞性肺病患者的呼吸道中天然纳米材料的沉积量比健康人更大。天然纳米粒的存在与凝血标志物的形成有关，这对全身炎症和肺扩散能力有影响，并会增加室性心律失常的风险。目前人们已认识到纳米粒的大小与其对人体健康的影响存在相关性，超细颗粒被证实比具有相同化学成分的较大颗粒更具毒性，这是因为它们具有较大的表面积，可引起细胞毒性、过敏反应或炎症。此外，关于纳米粒在呼吸道沉积后的毒性作用和去向尚需进一步的研究（Kohane等，2007）。

易位，即溶解物质在机体内的转运，被认为是纳米粒到达肺外部位而后进入其他靶组织的一种机制。纳米粒可以直接进入血液循环系统，也可以通过穿胞作用进行淋巴转移，即穿过呼吸道上皮进入间质、吞噬、内吞或其他一些跨膜过程（Hawley等，1995）。易位后的第二个靶点是嵌入气道上皮的感觉神经末梢，然后通过轴突转运到神经节和中枢神经系统。

除了流行病学和对照临床研究外，还通过在啮齿动物和体外细胞培养系统中进行吸入和滴注实验研究了纳米粒在呼吸道中的作用。在啮齿动物中，超细颗粒会引起轻微的肺部炎症反应，并能对肺外器官产生影响。用天然和人造纳米粒给药，体外研究显示出促炎症和氧化应激相关的细胞反应。对体外研究结果需要谨慎评估，因为要考虑到不同的化学处理方式、不同的细胞类型和组织靶点，以及剂量水平上是否反复接触。换言之，需要对浓度进行谨慎考察，使用浓度要比相关环境暴露预测的浓度高出一个数量级。

纳米粒的形状和结构也可能使其易于具有吸入毒性。例如，炭黑、石墨和碳纳米管（CNTs）具有类似的化学组成，但炭黑和石墨的粒度比碳纳米管更大，而碳纳米管具有更为显著的肺部效应（Lacerda等，2006）。碳纳米管螺旋排列成圆柱形结构，形成单壁碳纳米管（SWCNTs）或多壁碳纳米管（MWCNTs），其形状较长，通常直径为0.4nm，长度为数百纳米。向小鼠气管内滴注后，对比碳纳米管与炭黑的毒性，前者的毒性作用明显更大。炭黑被肺泡区的巨噬细胞摄取，主要位于该部位。相比之下，吞噬CNTs的巨噬细胞迁移到肺小叶中心位置并导致间质肉芽肿。咽部吸入单壁碳纳米管还会导致炎症和细胞损伤增加。根据单壁碳纳米管是否在肺间隙聚集（肉芽肿）或分布（间质纤维化），可存在两种肺重塑模式。促炎症细胞因子（TNF-α，IL-1β）或抗炎促纤维化细胞因子（TGF-β，IL-10）会在被纳米粒作用后的组织中表达。与$C_{60}$富勒烯相比，SWCNTs和MWCNTs对肺泡巨噬细胞显示出更强的细胞毒性，而$C_{60}$富勒烯是以团簇形式排列的碳的各向异性结构形式，也可用作纳米载体系统。

### 3.胃肠道

纳米粒可通过鼻区从呼吸道清除黏液纤毛后到达胃肠道，也可直接在食物、水、化妆品、药物和药物输送装置中被摄入（Maynard等，2005）。有人提出，可使用生物可降解的蛋白纳米粒递送口服疫苗，比如一些已知的易受蛋白质水解的抗原（Russell-Jones等，2000）。目前仍很少有研究关注纳米粒口服后的毒性。有人在研究中测定了铜颗粒和纳米铜对小鼠的急性毒性，纳米铜的$LD_{50}$为413mg/kg，而铜的$LD_{50}$为5000mg/kg。据报道，纳米铜还会对肝脏、肾脏和脾脏造成病理损伤（Muller等，2004）。有人指出，在胃肠道溶解过程中，过饱和纳米悬浮液中可能发生再结晶，因此能够克服再结晶问题的新研究将有助于准确评估胃肠道中纳米粒的毒性。此外，需要进一步研究纳米粒的胃肠道淋巴吸收和转运，以及这些过程对胃肠道的直接毒理学影响。

## 四、纳米载体系统的毒性

大多数的纳米毒性研究主要关注于吸入、皮肤接触或经口摄入超细（非人工制造的）颗粒对健康的影响，这些研究主要关注局部效应（如吸入颗粒物后的肺毒性）。随着纳米材料在制药和医疗实践中的大量应用，全面了解其相关的全身毒性至关重要。由于纳米材料非常复杂，而且不同研究得出的关于其使用和安全性的结果与结论可能并不相同，因此对其体内毒性的表征一直是一项艰巨的任务，这使得评估、概括并预测毒性的关键点较为困难。本部分介绍了四种代表性纳米材料（树枝状大分子、碳纳米管、量子点和金纳米粒）系统毒性的研究，并对它们的有关性质和设计进行了评估。

### （一）纳米材料的毒性机制

纳米材料可通过几种不同的机制对机体产生毒性，Lanone等总结了纳米材料体内毒性的主要形式，其主要分子机制是通过形成自由基诱导氧化应激（Lanone等，2006）。过量的自由基会通过脂质、蛋白质和DNA的氧化对生物成分造成损害。氧化应激可能通过上调氧化还原敏感转录因子（如NF-κB）、激活蛋白-1和炎症相关激酶等的水平而在诱导或增强炎症中发挥作用。自由基的产生有多种原因，包括吞噬细胞对异物的反应、抗氧剂的缺乏、过渡金属的存在、环境因素，以及一些纳米材料自身的物理化学性质等。可产生潜在自由基的纳米材料被机体的清除速率一般较为缓慢，且其会在组织中蓄积（储存），同时在网状内皮系统（RES）的组织中普遍大量存在吞噬细胞，从而使肝脏和脾脏等器官成为氧化应激的主要目标。此外，暴露于纳米材料的高血流量器官，如肾脏和肺部，也可能受到同样的影响。

在细胞内，纳米材料可能与细胞成分相互作用，破坏或改变细胞功能，或产生活性氧（ROS）。纳米材料与线粒体和细胞核的相互作用被认为是毒性的主要来源。Unfried

等提出，纳米材料如镀银金纳米粒、富勒烯、嵌段共聚物胶束和碳纳米管可能能够定位于线粒体并诱导凋亡和活性氧生成，纳米材料诱导核DNA损伤，细胞周期阻滞、突变和凋亡都是可能的毒性来源（Unfried等，2007）。尽管仍有争议，但纳米材料可能参与NADPH氧化酶和黄嘌呤氧化酶的上调，这些是巨噬细胞和中性粒细胞中的自由基来源。

由于纳米材料会快速与其周围环境发生相互作用，因此还应考虑其他可能的毒性机制。当被吸收到体循环中时，与血液成分的相互作用可导致溶血和血栓形成。此外，据Dobrovolskaia等所述，纳米材料与免疫系统的相互作用会增加免疫毒性（Dobrovolskaia等，2007）。在肝脏中，纳米材料的进一步代谢过程，例如通过细胞色素P450的生物转化，可能通过反应性中间体导致肝毒性。

## （二）纳米材料的设计思路

纳米材料相较于块状材料具有独特的性质（例如，高比表面积与体积比），这可能赋予其独特的外源毒性机制。正如Lanone等所指出的，毒性应源于纳米材料的尺寸、表面积、组成和形状。

尺寸大小在身体对物质的反应、分布和消除等处置方面起着重要作用（Powers等，2006；Powers等，2007）。颗粒大小也会影响内吞模式、细胞摄取和内吞途径中对颗粒处理的效率。对乳胶球非吞噬性细胞摄取的体外研究表明，与较小的乳胶球（5～100nm）相比，较大的乳胶球（＞200nm）被摄取和处置的速度较慢（Rejma等，2004）。更重要的是，减小尺寸还导致表面积相对于体积呈指数增长，从而使表面对自身（聚集）及其周围环境（生物成分）更具反应性。而某些组织对纳米材料的摄取增加可能导致蓄积，从而干扰一些重要的生理功能（Kreyling等，2006）。

纳米材料表面的化学成分将在很大程度上决定其化学相互作用，因为其表面会与身体直接接触。因此，纳米材料的行为与块状材料截然不同。许多纳米材料的表面进行了功能化修饰，以增加血液循环，使其更具生物相容性，并用于靶向治疗。虽然功能化在许多应用中显示出前景，但添加到表面的官能团可能与生物成分相互作用，改变生理功能，并允许通常不会被某些细胞吸收的纳米材料被摄取。

材料的降解性是引起急性或长期毒性的重要原因。不可降解纳米材料可在器官和细胞内积聚，并对细胞造成有害影响，类似于溶酶体对疾病的作用。相比之下，可生物降解的纳米材料会产生意外的有害降解产物而导致不可预测的毒性。纳米材料可能含有过渡金属（例如量子点）或其他具有已知毒性的化合物，并可通过功能化修饰对其进行"掩盖"。这种物质的降解可能会将毒素释放到生物环境中，导致自由基生成并引起细胞损伤（Fischer等，2007）。

从肺中石棉纤维的作用和气管内滴注的相关研究中可以看出，纳米材料可能能够避免被巨噬细胞摄取以及被RES清除（Elder等，2007；Liu等，2008）。虽然已知纳米粒的缓慢溶解可以压倒巨噬细胞介导的清除，导致颗粒持久存在，但纳米材料的形状也可能影响其被有效清除。Champion等的研究描述了巨噬细胞与不同形状纳米材料的相互作用（Champion等，2008）。他们发现，如果不能使巨噬细胞膜产生所需的肌动蛋白驱动的运动，就会导致巨噬细胞扩散到材料颗粒上，而不是将其摄取。因此，颗粒是否被完全吞噬取决于其与巨噬细胞的接触点，与球形材料相比，棒状材料的内化摄取更少。虽然这项研究是针对肺泡巨噬细胞的，但类似的结果可能也适用于其他组织。

## （三）纳米载体系统的毒理学效应

### 1.物理化学影响因素

特殊的尺寸使纳米粒具有较大的比表面积。由于与细胞及其组分接触后相互作用的不同以及可变的生物动力学过程，纳米粒潜在的生物学效应大大增加。纳米粒的物理化学性质与块状材料差别很大，对纳米粒的稳定性需要进行详细研究，但其存在Ost-wald熟化和凝聚的可能性。很少有研究专门关注纳米粒的稳定性，例如，由于纳米粒的尺寸较小，在室温下储存3年后，无论有没有泊洛沙姆（稳定剂），两亲性$\beta$-环糊精纳米球悬浮液都表现出良好的物理稳定性（Geze等，2004）。此外，有人首次报告了纳米粒的组成对Ostwald熟化的影响（Liu等，2007），添加抗溶剂可显著降低$\beta$-胡萝卜素纳米粒分散体的整体溶解性，从而降低其成熟速度。据报道，使用分散剂层可以提高纳米粒在水溶液中的稳定性，并避免团聚。使用邻苯三酚-PEG结构物吸附在氧化铝纳米粒表面也可以抵消导致团聚的范德华力。

### 2.分子影响因素

纳米粒有利于生成促氧化剂，尤其是在光、紫外线照射或接触过渡金属等条件下，因此，破坏了活性氧（ROS）产生和生物系统解毒或修复系统损伤能力之间的平衡。纳米粒可以改变线粒体功能，也可进行细胞信号转导。ROS也可由吞噬细胞中的NADPH氧化酶产生，或作为P450细胞色素代谢反应的产物。据报道，纳米粒诱导的氧化应激可通过上调氧化还原敏感转录因子水平增强炎症反应，包括核因子$\kappa$B（NF-$\kappa$B）、激活蛋白1（AP-1）、细胞外信号调节激酶（ERK）c-Jun、$N$-末端激酶、JNK和p38丝裂原活化蛋白激酶途径等（Kabanov等，2006）。

### 3.遗传毒性和抗原性

有关基因治疗的研究充分利用了纳米载体系统有效递送基因药物的优势（Haider等，2005）。表面电荷效应可使内化的囊泡失稳，这是基因转移的基础，例如，将DNA、反义寡核苷酸和小干扰RNA浓缩成纳米结构，可使其便于通过内吞作用进入细胞。聚（乙烯亚胺）可通过吸引生质子诱导细胞膜破裂，并促进多阳离子核酸复合物释放到细胞质中（Li等，2006；Lutty等，2006）。据报道，在某些细胞中，由胶束携载顺铂并将其释放后引起的基因表达差异能导致细胞凋亡或坏死，而阳离子制剂可影响人上皮细胞的增殖、分化和促凋亡基因的产生（Matsumura等，2004）。例如，针对使用病毒载体运送治疗基因的传统基因治疗手段的成功率低的问题，人们开发出合成阳离子型非病毒基因递送系统，这些递送系统具有多阳离子特性，可通过坏死和凋亡等途径诱导细胞毒性产生。当载体的阳离子成分和细胞表面蛋白聚糖或靶细胞骨架中的蛋白质相互作用，细胞膜失去稳定性并导致孔隙形成时，就会发生坏死。相比之下，由于Bcl-2敏感性，Jurkat细胞通过靶细胞线粒体释放细胞色素c发生凋亡。众所周知，使用不同的阳离子材料可以通过多种不同的途径以不同的时间顺序启动细胞凋亡。有人认为，载体可能会加剧、缓解或减弱其递送的核酸药物的作用。

尽管目前纳米材料在临床前研究中的基因治疗和基因递送方面已有广泛的应用，但很少有研究关注其毒性基因组学反应。因此，对用于这些研究领域的纳米材料的毒性进行详细考察，对于未来最大程度地提高其临床疗效至关重要。

如前所述，超细颗粒被确认为比具有相同化学成分的大型颗粒毒性更强，可导致细胞毒性、过敏反应或炎症反应。同时，需要进一步研究纳米粒的抗原性，以确定其何时被免疫系统识别，以及它们是否通过生成抗原引起特异性免疫反应。PEG修饰型脂质体注射剂被验证可触发非IgE介导的超敏反应症状，相比之下，肽功能化CNTs可形成免疫原性复合物，增强抗体反应。基于这一研究以及越来越多的纳米粒相关科学证据，人们已经开始了可实用化的疫苗研制。

## （四）一些典型纳米材料的体内毒性

目前已有多种纳米材料被深入开发并用于医学实践，且各有其独特性质，这使得要对其毒性进行准确概括相当复杂。为了阐明产生毒性的原因，目前评估纳米材料分布和毒性的研究通常集中在某种材料特性的一个方面（例如改变表面电荷的影响）。本节探讨了目前对于几种特定类型的纳米材料相关性能影响的研究，并总结了其主要的材料毒性问题。

### 1. 树枝状大分子

传统的聚合物递药系统主要是线性、不规则弯曲型聚合物，如聚乙二醇、$N$-(2-羟丙基)甲基丙烯酰胺共聚物、聚乙烯亚胺、聚乳酸、聚乙醇酸及其共聚物、糊精（$\alpha$-1,4-聚葡萄糖组成）、透明质酸、壳聚糖、聚谷氨酸和聚天门冬酰胺等（Duncan，2003；Duncan等，2005）。在生物医学和制药领域中，应用这些聚合物材料的主要障碍是其材质的异质性，这些线性聚合物的常规聚合方法通常会产生具有不同链长（分子量）、不同化学结构和多分散性的聚合物。因此，这些聚合物不可成批次复制，这使得难以使用经验证的技术指标定义或预测其体内行为（例如，生物分布、药代动力学、稳定性、毒性等）。此外，这些线性聚合物的载药能力低以及体内药物释放动力学不规则，都导致其负载药物的治疗指数较为低下。

树枝状大分子，也称为树枝状或级联聚合物，是一种定义明确、高度支化的大分子，具有被精确设计的化学结构且多分散性较低。树枝状大分子一般是通过"发散法"或"收敛法"逐步合成的。在发散法中，合成从多功能核开始，然后重复添加单体，分子量与表面末端指数不断增加。相比之下，收敛方法从树枝状大分子表面开始，然后向内进入多价核，在多价核中树枝状大分子片段连接在一起。树枝状聚合物支化具有以下优点：纳米级球形结构规则（高代聚合）、与等分子量线性聚合物相比黏度较低、多分散性窄、表面功能化密度高（Cai等，1998）。在过去的几十年中，树枝状大分子如聚酰胺-胺（PAMAM），聚丙烯亚胺（PPI）、三嗪和聚赖氨酸（PLL）已被广泛用作药物或基因递送载体（Lim等，2008；Kaminskas等，2008）。然而，树枝状大分子的体内毒性尚未得到系统的研究（Marx，2008）。由于PAMAM是研究得最多的树枝状大分子之一，因此本节主要对其进行综述。

由于树枝状大分子的类型和制备方法不同，它们在表面可携带正电荷、中性电荷或负电荷。一旦进入体循环，带正电的树枝状大分子和阳离子大分子就会与血液成分相互作用，破坏细胞膜的稳定性，并导致细胞溶解。Roberts等研究了阳离子PAMAM Starburst® 对小鼠的毒性（Roberts等，1996），分别给予第3代（G3，分子量5147，直径31Å，24胺端）、第5代（G5，分子量21563，直径53Å，96胺端）和第7代（G7，分子量87227，直径80Å，768胺端）的阳离子树枝状大分子，频率为单次剂量或每周一次，为期10周，剂量范围为0.026～45mg/kg。通过观察小鼠在注射后2小时内的异常行为和长达6个月的体重变化来评估体内毒性，结果未观察到明显的行为异常或体重减轻，但是，在最高剂量为45mg/kg的G7组中，五分之一的小鼠在注射树状大分子后24小时左右死亡。这些结果表明，低聚合度阳离子树枝状大分子（G＜7）即使在高剂量下也不会造成不良影响。然而，Heiden等发现阳离子PAMAM树枝状大分子（G4，胺末端）对斑马鱼胚胎有毒性，且毒性取决于剂量和暴露时间（Heiden等，2007）。当树枝状大分子浓度超过20μmol/L时，斑马鱼受精24小时后的死亡率达到100%。相比之下，在同一研究中，阴离子PAMAM树枝状大分子（G3.5，羧酸末端）没有毒性，也没有表现出减缓胚胎发育的迹象。与未结合型G4树枝状大分子相比，与Arg-Gly-Asp（RGD）结合的G4树枝状大分子毒性小得多。Malik等还发现，对B16F10荷瘤小鼠每天腹腔注射95mg/kg的阴离子PAMAM树枝状大分子（G3.5，羧酸末端）不会导致其死亡和体重变化（Malik等，1999）。总的来说，这些研究表明树枝状大分子的毒性是剂量和聚合度依赖性的，更高剂量和更高聚合度的树枝状大分子会导致体内毒性更大。毒性特征在很大程度上还取决于树枝状大分子的表面电荷，即阴离子树枝状大分了的毒性比阳离子树枝状大分子小。

血液毒性是静脉注射树枝状大分子最值得关注的问题之一。阳离子树枝状大分子如氨基化聚酰胺（—$NH_2$PAMAM）在低浓度（10μg/ml）下孵育1h后，表现出浓度和聚合度依赖性溶血，并诱导红细胞形态学改变，而阴离子树枝状大分子在浓度高达2mg/ml时仍不会引起溶血（Malik等，2000）。Agashe等检测了第5代PPI树枝状大分子（PPI-5.0G）、t-BOC保护的甘氨酸涂层树枝状大分子（DBG）、t-BOC保护的苯丙氨酸涂层树枝状大分子（DBPA）、甘露糖涂层树枝状大分子（M-PPI）和乳糖涂层树枝状大分子（L-PPI）的血液毒性（Agashe等，2006）。分别向雄性白化大鼠静脉注射以上各类树枝状大分子（相当于每种聚合物1～4mg），7天后采集血样并进行分析，以测定血液学参数，如白细胞（WBC）、红细胞（RBC）、血红蛋白（Hb）、红细胞比容（HCT）和平均红细胞血红蛋白（MCH）。与对照组相比，PPI-5.0G组的WBC计数显著升高，RBC、HCT、Hb和MCH值显著降低，这可能是由树枝状大分子的多阳离子性质所致。与对照组相比，表面修饰树枝状大分子（DBG、DBPA、M-PPI和L-PPI）在血液学参数方面没有差异。

免疫原性是抗原诱导体液或细胞介导免疫反应的能力，如果免疫系统不是树枝状大分子药物递送系统的预设靶标，则应避免免疫原性。在家兔体内研究了PAMAM（G3、G5和G7）树枝状大分子在$5×10^{-5}$mmol/L剂量下的免疫原性，通过免疫沉淀法或Ouchterlony双扩散法在腹腔注射10天后未发现任何免疫原性结果。将五种基于PPI的树枝状大分子（PPI-5.0G、DBG、DBPA、M-PPI和L-PPI），以1～4mg的剂量水平肌内注射到Balb/C小鼠体内，21天后采集血样，用ELISA法检测抗体（IgG）滴度，发现血液中的抗体（IgG）水平无法被检测到，这表明没有树枝状大分子引发体液免疫反应的迹象。但是，这些研究仅检测了短期免疫原性。虽然G5 PAMAM树枝状大分子在体外可诱导较强的补体激活，但尚未有细胞介导的免疫反应和补体激活的体内研究的相关报道（Plank等，1996）。

据报道，树枝状大分子肾毒性和肝毒性与生物分布的研究结果一致，后者的研究表明G3 PAMAM树枝状大分子（腹腔注射）、G3和G4 PAMAM树枝状大分子（静脉注射或腹腔注射）、生物素化PAMAM树枝状大分子（G0～4，静脉注射）和PEG聚酯树枝状杂化物（静脉注射）的肾和肝蓄积量较高（Wilbur等，1998；Padilla De Jesús等，2002）。Roberts等进行了为期6个月的毒性考察，通过腹腔注射途径给予G7 PAMAM树枝状大分子，每周一次，持续10周，结果发现肝细胞胞浆出现空泡化（Roberts等，1996）。Neerman等评估了第三代三聚氰胺树枝状聚合物（分子量8067，24-胺末端）的体内急性毒性（单剂量，48小时）和亚慢性毒性（6周内每3周三次腹腔注射）（Neerman等，2004）。急性毒性研究结果表明，致死剂量为160mg/kg，注射后6～12小时死亡率为100%。在急性和亚慢性毒性研究中，根据血尿素氮水平确定的所有剂量范围内均无明显肾损害。根据血清丙氨酸转氨酶（ALT）活性的变化，树枝状大分子浓度达10mg/kg

时，肝功能仍正常。但在40mg/kg剂量水平下，急性组和亚慢性组的ALT活性均显著升高，组织病理学检查显示肝脏广泛受损并坏死。

用化学惰性聚乙二醇（PEG）或脂肪酸修饰是降低树枝状大分子体外毒性最有效的方法之一（Stasko等，2007；El-Sayed等，2002）。将聚乙二醇-聚酯树突状杂化物（三臂聚乙二醇星形和G2-聚酯树突状，分子量23500）注射到小鼠体内，静脉推注剂量为1.3g/kg，小鼠在24小时后存活，肝、肺、心、肾或肠中未观察到任何器官病理变化。以2.56g/kg和1.28g/kg的剂量分别给予C3H小鼠聚乙二醇化三聚氰胺树枝状大分子（G3，PEG 2000末端），所有小鼠在肌内或静脉给药24小时和48小时后均存活，未发现肝脏或肾脏毒性（Chen等，2004）。

PAMAM/PPI型树枝状大分子的非生物降解性是其用于医学领域的主要障碍。有人报道了基于PAMAM/PPI树枝状大分子钆（Gd）螯合物的磁共振成像（MRI）造影剂的生物分布研究结果，聚合度较低的PAMAM-Gd（直径＜10nm）通过肾脏排出，肾脏清除率随树枝状大分子尺寸的增加而降低。当PAMAM-Gd尺寸超过10nm时，肾脏排泄量最低而RES摄取量增加（Kobayashi等，2005；Sato等，2001）。此外，注射的PAMAM-Gd制剂（PAMAM G4、G5和G6）在2天内只有不到15%被排出。树枝状大分子的核心结构也影响MRI试剂的生物分布，与PAMAM-Gd相比，亲水性较弱的PPI二氨基丁烷核心有助于显著增加肝脏积聚（Kobayashi等，2001）。虽然聚乙二醇化和其他表面修饰手段可能会降低对机体的有害作用，但树枝状大分子核心材料必须可生物降解或容易被肾脏或肝脏系统清除，否则很难预测长期毒性。PAMAM和PPI型树枝状大分子的酰胺核不能进行水解或酶降解，而新的大分子，其核心由氨基酸、寡核苷酸或聚酯构成，可以克服这些毒性问题（Al-Jamal等，2006；Luo等，2006）。

总之，树枝状大分子的体内毒性特征与其化学结构、尺寸与聚合度、暴露时间、生物分布，以及被代谢的速度、部位和机制密切相关。树枝状大分子的毒性还受末端基团性质的影响，带有阳离子氨基末端基团的全聚合型PAMAM树枝状大分子比带有阴离子羧酸末端基团的半聚合型毒性更大。高聚合度和高剂量的阳离子树枝状大分子通常会导致更大的体内毒性，而PEG或脂肪酸的表面修饰可提高其生物相容性。为了设计更安全、无毒的树枝状大分子递药系统，需要进行更多、更系统的相关毒性研究。

### 2.碳纳米管

碳纳米管（CNTs）是一种富勒烯材料，由一片石墨烯组成并排列成小的圆柱形结构，按结构分为两种类型：单壁碳纳米管（SWCNTs）和多壁碳纳米管（MWCNTs）。SWCNTs是单管石墨烯，直径为0.4～3.0nm，长度可达1μm；MWCNT是多层管，相互堆叠，总直径为1.4～100nm，长度可达数微米。在过去十余年中，SWCNTs和MWCNTs都被用作肠外药物和基因递送的纳米载体，并被用于靶向癌症治疗（Kam等，2005）。

由于缺乏足够系统且完整的毒性研究结果，CNTs 的安全性仍存在一些争议（Fiorito 等，2006）。最近的研究表明，当注入腹腔时，CNTs 的反应与石棉纤维的致癌反应相似（Poland 等，2008；Takagi 等，2008）。由于 CNTs 的高长径比（＞100），有人预测其在体内将表现为生物持久性纤维。研究表明，聚集情况、CNTs 长度和制备过程中产生的杂质是其体内潜在毒性的来源，以下将对此进行讨论。

聚集型 CNTs 的尺寸大小被认为是引起毒性的主要原因。原始（非功能化）CNTs 本身具有疏水性，因此可以预测并观察到其在体内发生聚集。若是注射方式可将原始 CNTs 悬浮在生物相容性表面活性剂中，如吐温 80 或 Pluronic F108（Cherukuri 等，2006）。有人对静脉注射后原始单壁碳纳米管的体内分布进行了几项研究。首先，可确定 CNTs 在肝脏积聚，也在脾脏和肺部分布，在 24 小时内，任何组织均未观察到急性毒性（Yang 等，2007）。肝脏中的蓄积可能是由表面活性剂迅速置换，而后血清蛋白的调理作用所致。Yang 等通过观察损伤的血清生物标志物进行分布研究，此外，他们还观察了给药后肝脏和肺部样本中的氧化应激标志物（谷胱甘肽和丙二醛），乳糖脱氢酶和丙氨酸转氨酶水平的升高被认为是肝脏中积聚的肝损伤所致（Yang 等，2008）。他们还发现肝脏和肺样品中丙二醛含量增加而谷胱甘肽含量减少（1.0mg/只小鼠），这表明氧化应激水平增加。虽然在给药后 90 天内，在组织学上未发现急性毒性，但对于氧化应激导致肝损伤的生物标志物应进一步深入研究。另外进行的超过 90 天的研究显示，随着时间的推移，可能会表现出更多的毒性损伤，类似于石棉纤维在肺部引起的损伤，这可能需要数年的时间。在 CNTs 的其他研究中，已经观察到活性氧的生产以及聚集和蓄积作用诱导的细胞毒性效应（Soto 等，2007；Wick 等，2007）。Faczek 等的一项研究比较了肌肉植入物中原始单壁碳纳米管和多壁碳纳米管的相容性（Fraczek 等，2008）。他们发现这两种类型的 CNTs 在植入大鼠骨骼肌时都会形成聚集体，但在 90 天的研究中，MWCNTs 产生的聚集体越来越大。在整个研究过程中，SWCNTs 聚集体的大小保持不变，并经历吞噬作用，随后引流至淋巴结。另一方面，MWCNTs 没有转移到淋巴中，而是在肌肉组织中不断蓄积。聚集后的多壁碳纳米管的直径较大，这可能会引起不适当的吞噬作用。通过功能化修饰可以减少 CNTs 的蓄积（Liu 等，2008；Wang 等，2004）。注射功能化 CNTs 后 1～3 天，几乎在所有组织中都能观察到其快速分布并被肾清除，而注射原始 CNTs 1 个月后，其在 RES 组织中的水平仍较高。尽管碳纳米管的功能化修饰在医学应用中更有前景，但目前的毒性研究主要集中在原始碳纳米管的环境健康问题上。目前还没有关于功能化碳纳米管降解或诱导毒性的全面研究报道，但这些都是需要解决的重要问题，因为功能化碳纳米管更有希望作为治疗和诊断工具用于实践。

除了 CNTs 的聚集会引起巨噬细胞摄取不当外，CNTs 的长度也被认为是巨噬细胞转运不当的一个重要原因。Poland 等通过注射 MWCNTs 观察其对腹腔和膈肌的致癌机制，研究了长度对 CNTs 毒性的影响，发现长度较长的 CNTs（≥20μm）在注射后 24 小时内引起炎症反应，7天后出现肉芽肿（Poland等，2008）。如果将研究时间延长，会发现这些CNTs可能会导致间皮瘤而表现出致癌作用。在同一研究中，腹腔注射长度较短的MWCNTs后，其被巨噬细胞有效吸收，并具有有效的吞噬作用。就用于治疗的CNTs而言，可以推断，从毒理学角度来看，SWCNTs可能比MWCNTs更有利，因为其尺寸和长度更小，因此聚集更少、巨噬细胞吸收更好。Hirano等进一步指出，多壁碳纳米管被识别并与质膜上的巨噬细胞受体相互作用，可以破坏质膜，导致细胞毒性和巨噬细胞损伤（Hirano等，2008）。

碳纳米管的制备和纯化方法已被证明会增加其毒性。电弧放电、激光烧蚀、化学气相沉积和高压一氧化碳合成是制备碳纳米管的常用方法（Donaldson等，2006），这些方法通常在金属催化剂存在下进行，碳纳米管的生成扩展发生在固体载体上。最终样品中残留的金属或载体以及无定形碳等杂质被认为会诱发氧化应激。另一方面，大量的纯化和处理操作也会导致纳米管的降解。因此，为了制备高纯度的注射用碳纳米管，必须在合成方法和纯化样品之间取得适当的平衡。

CNTs在体内的低清除率和蓄积性，使得研究其接触人体后的慢性毒性非常必要。放射性同位素法通常用于评估CNTs的体内性能。但由于碳纳米管的同位素衰变和标志物降解作用，放射性标记法的有效研究时间很短。Liu等和Cherukuri等分别使用拉曼光谱和近红外荧光对组织匀浆、尿液和粪便样品中的CNTs进行了体内检测（Liu等，2008；Cherukuri等，2006）。Yang等在小鼠体内静脉注射高剂量的CNTs，通过TEM观察确定原始SWCNTs在肺、肝和脾中保持稳定达28天（Yang等，2008）。因此，基于对CNTs内在特性的认识，可以对其暴露于人体后的慢性毒性进行研究和评估。

总之，在体内应用CNTs的毒性问题源于可观察到的向肺部转运CNTs后造成的毒性损伤。目前的研究表明，CNTs一旦进入血液，其内在特性、聚集倾向和缓慢的清除率可导致氧化应激产生，尤其是在肝脏、肺和脾脏，最终导致炎症。更重要的是，CNTs的长度已被证实会导致低效的吞噬和对巨噬细胞的损伤。由于较少产生聚集且长度较短，与多壁碳纳米管相比，单壁碳纳米管更适合体内应用。对单壁碳纳米管进行功能化修饰可进一步减少聚集，但仍需要对功能化碳纳米管的毒性进行更深入的研究。此外，模拟长期暴露于CNTs状态下的系统性实验将更有助于确定CNTs的纳米毒性。

### 3. 量子点

量子点（QDs）是一种荧光半导体纳米晶体（约2～100nm），具有独特的光学和电学性质（Bruchez等，1998）。量子点因其消光系数和量子产率而具有高亮度、宽吸收特性，同时由于量子尺寸效应，其发射光谱中的线宽较窄，且具有连续和可调的发射最大值，以及更长的荧光寿命，在数分钟到数小时内可忽略光漂白（Chen等，2008；Weng等，2008）。这些特性使量子点在生物技术和医学应用中具有优势，成为体内生物医学成像和与特定生物活性部分结合后靶向特定细胞（例如标记肿瘤细胞、过氧化物酶体、DNA和细胞膜受体）的最佳荧光团（Dubertret等，2002；Gao等，2004；Larson等，2003）。预计这些应用未来会不断拓展，因为它们比其他生物标志物（如荧光染料和放射性同位素）具有更多优势。

量子点有一个类金属晶核（如CdSe）和一个屏蔽核的壳层（如ZnS），核心由多种金属配合物组成，如半导体、贵金属和磁性过渡金属。在有机溶剂中合成时，在类金属核上形成的壳层使量子点具有疏水性，因此限制了其在生物医学中的应用。为了使量子点具有生物相容性，可添加二次涂层以改善其水溶性、量子点核的稳定性和悬浮特性。这些有机涂层可靶向用于诊断或治疗用途的生物成分（Yang等，2007）。

金属的安全性及其在体内的使用是一个持续争论的话题。已知二价阳离子有毒，即使在体内浓度较低的情况下也是如此。重金属会在肾脏中被重吸收并蓄积，因此其主要问题是肾毒性（Babier等，2005）。例如，据报道用于临床MRI分析的钆基造影剂与急性肾功能衰竭相关（Akgun等，2006）。一些研究人员认为量子点是惰性结构，其金属核心已被安全钝化，而其他研究人员则因潜在毒性而反对在体内使用量子点。镉和硒是用作量子点核心最多的两种金属，已知其会对脊椎动物造成急性和慢性毒性，并对健康和环境造成重大影响（Zhang等，2006）。镉在人体内的生物半衰期为15～20年，可在组织中蓄积，并可穿过血脑屏障和胎盘。就量子点而言，从核心中释放$Cd^{2+}$并产生ROS和氧化应激似乎是其体内毒性的触发机制（Hamilton等，2004）。尽管研究人员已对$Cd^{2+}$的毒性效应达成一致，但在体内使用量子点的问题上仍然存在冲突。研究表明，外壳（最常见的是ZnS）和二次涂层可防止$Cd^{2+}$从核心泄漏（Henson等，2004）。另一些人认为，$Cd^{2+}$可以从量子点复合体不稳定性的核心中泄漏。由于目前被生产使用和研究的量子点种类较多，对其安全性的争论可能会有些混乱。得出量子点有毒的结论的研究表明，毒性可能源于量子点的稳定性、尺寸大小、表面电荷和表面涂层的类型。

有关量子点的毒性问题，最重要的可能是其核/壳/涂层复合物的稳定性，稳定的复合物应能保护机体免受其核心的金属毒性损伤。多项研究表明，在氧化和光解条件下，量子点不稳定且易降解，因此暴露出潜在的有毒外壳材料、完整的核心类金属络合物和核心金属成分（如Cd、Se）（Hardman等，2006）。据报道，氧化攻击下释放的$Cd^{2+}$可与关键线粒体蛋白质上的巯基结合，引起线粒体功能障碍，最终导致细胞中毒。添加二次表面涂层可使量子点具有生物相容性，并有助于防止降解，但在考虑量子点的耐久性、稳定性和体内反应性时，功能化方法（例如静电、吸附、多价螯合或共价键合）和涂层的组成非常重要。有趣的是，Mancinci等的报道中提出了一种氧化机制，其中吞噬细胞产生的次氯酸和过氧化氢可能扩散到聚合物的二次涂层上，并导致QDs晶格缺陷以及核心物被溶解（Mancini等，2008）。因此，无论是否进行稳定的二次涂层，都可能存在一种QDs降解的体内氧化机制。

一些研究表明，无论是否存在二次涂层，QDs的尺寸都是其毒性的重要来源。Shiohara等研究了巯基十一酸（MUA）包覆的CdSe/ZnS的细胞毒性，发现其能在三种不同的细胞系中产生羧基化QDs，并确认即使在低浓度下，细胞死亡的增多也与QDs尺寸的降低相关（Shiohara等，2004）。这些结果与Zhang等的研究一致，后者发现在大鼠肝细胞中使用小尺寸量子点会增大细胞毒性（Zhang等，2007）。

由于经二次涂层修饰后的量子点更常用于体内，许多研究关注于涂层在量子点稳定性方面的作用，以及会对纳米粒毒性有何影响。为了评估表面电荷的重要性，许多研究小组考察了具有阳离子（氨基）或阴离子（羧基）二次涂层的量子点的毒性。Geys等对氨基或羧基包覆的商用CdSe/ZnS量子点进行了体内急性毒性研究，发现两种类型的样品在低剂量1.44pmol或14.4pmol时均未引起急性不良反应，但高剂量的量子点会导致肺血管血栓形成，羧基化量子点比胺类量子点更能诱导这种效应。由于血栓中存在纤维蛋白，并且肝素预处理消除了血栓效应，他们推测带负电荷的量子点通过接触激活的方式触发了凝血级联（Geys等，2008）。Hoshino等用巯基十一酸（MUA，QDs-COOH）、半胱胺（QDs-NH$_2$）、硫代甘油（QDs-OH）、QDs-OH/COOH和QDs-NH$_2$/OH包覆CdSe/ZnS，以考察表面电荷对肝细胞毒性的影响，结果发现高负电荷QDs-COOH在2小时后诱导DNA损伤，而其他类型的样品没有引起明显的细胞损伤（Hoshino等，2004）。他们认为在内吞作用发生后，内涵体的酸性使QDs-COOH在细胞中不稳定，因此很容易聚集，而只有氨基化量子点在酸性条件下是稳定的［100nmol/L量子点在甘氨酸缓冲液（pH=3.0）、室温下培养30分钟］。总的来说，在评估量子点潜在的稳定性和毒性问题时，应考虑表面电荷的平衡。

表面二次涂层的类型可能会影响量子点复合物的毒性。聚乙二醇（PEG）是一种常见的药用辅料，广泛用于商用量子点。Ballou等制备了涂有两亲性聚丙烯酸并同时与不同分子量的PEG（750和5000）共轭的量子点。通过荧光成像监测小鼠体内的量子点，发现使用（750）-PEG-QDs后在1分钟内即可看到明显的肝脏摄取，但在1小时后完全清除，而（5000）-PEG-QDs在注射后1～3小时才被肝脏缓慢吸收。该研究确定没有明显的肝毒性，但发现了蓄积和清除的差异（Ballou等，2004）。Yang等对商用QDs（5000）-PEG-ZnS/CdTe（QDs705，约13nm）进行了更长时间的研究（28天）。在对小鼠进行单次静脉注射后，结果证明肝脏和脾脏是主要的蓄积器官，在尿液或粪便中均未检测到量子点，这表明量子点与高分子量PEG聚集在了一起（Yang等，2007）。当皮下注射PEG-QDs时，QDs在注射部位被清除，并积聚在区域淋巴结以及肝、脾和肾等器官（Robe等，2008）。因此，需要考虑注射方式对QDs蓄积和毒性的影响。白蛋白是QDs体内应用中另一种常用的二次涂层修饰成分，Fisher等用MUA/赖氨酸涂覆CdSe/ZnS以形成QDs-LM（约25nm），或用牛血清白蛋白（BSA）涂覆QDs-LM以形成QDs-LM-BSA（约80nm）。在对大鼠静脉注射后，虽然在脾脏、肺、肾和骨髓中均检测到QDs，但这两种QDs主要蓄积在肝脏中。QDs-LM-BSA的肝脏摄取量（99%）远高于QDs-LM（40%），这与其更快的血液清除率相对应。在给药长达10天后的尿液或粪便中均未检测到任何类型的QDs，这表明其在肝脏明显蓄积，尤其是BSA结合型（Fischer等，2006）。总的来说，大多数研究表明，包覆材料和尺寸的差异会导致QDs药代动力学的变化，并可能引起毒性。

总之，量子点的潜在毒性已成为一个热点问题，在其临床应用成为可能之前必须进一步解决。大多数的研究建议，并非所有量子点都具有相似的毒性，必须单独考虑不同量子点的毒性。通过选择适当的涂层材料和改性技术来减少量子点的不稳定性，可以减轻或消除其潜在的毒副作用。

### 4. 金纳米粒

由于合成简单、稳定性好、易于引入功能化基团以实现靶向功能，金纳米材料在基因和蛋白质递送、生物成像、肿瘤治疗以及植入物制备（如起搏器和支架）中有着广泛的应用（De Jong等，2008；Chen等，2008）。此外，金还被用作抗炎和抗风湿剂（Auranofin®和Tauredon®），可用于治疗类风湿性关节炎（Murphey等，2008）。许多研究表明金纳米材料具有生物惰性，可以安全使用，这些理论可能基于块状金材料的既定安全性。但随着尺寸减小到纳米尺度，金材料的性质将与块状金截然不同。一些研究发现金在体内有毒，金元素可在体内氧化或氰化溶解（Graham等，2008；Williams，2008）。研究表明，金被肾脏大量吸收，可导致肾毒性，还可能引发红斑（红细胞自杀性死亡）（Sopjani等，2008）。另有研究表明，尺寸大小、表面电荷和形状是影响药用金络合物潜在毒性的关键因素。

一些研究已经考察了金纳米粒尺寸大小对毒性的影响。具体而言，1.4nm的金纳米团簇已被证明可选择性、不可逆地结合到B-DNA的主要凹槽，且与较大颗粒（18nm）相比，会导致细胞毒性明显增加。较大粒子与DNA之间相互作用较少，这被认为是由空间位阻所致。虽然金纳米团簇可能是非常有效的癌症治疗手段，但健康细胞也会受到潜在影响并可能导致毒性（Schmid等，2008）。类似地，Pan等研究了金纳米粒（水溶性与三苯基膦衍生物稳定修饰型）对几种不同细胞系的尺寸依赖性细胞毒性。他们发现，1.4nm的团簇显示出更强的细胞毒性（$IC_{50}$=30μmol/L和46μmol/L），而对于0.8nm、1.2nm和1.8nm的团簇，其毒性降低至1/6～1/4不等。大尺寸（15nm）即使在高浓度（6.3mmol/L）下也没有表现出明显的细胞毒性（Pan等，2007）。此外，Chithrani等分别研究了14nm、50nm和74nm的柠檬酸配体稳定的金纳米粒在HeLa细胞中的摄取，并确定50nm的球体相比于较小和较大尺寸的球体能更快地被内吞吸收（Chithrani等，2006）。他们进一步研究了转铁蛋白包裹的金纳米粒的胞吐速率，并确定胞吐速率与尺寸大小相关，较大的金纳米粒在细胞中的蓄积量更多（Chithrani等，2007）。在研究对小鼠静脉注射胶体金后金纳米粒尺寸的影响时，发现较小的颗粒（10～50nm）可迅速分布到几乎所有组织，注射后24小时主要蓄积在肝、肺、脾和肾中，在肝、肺、脾和肾中也发现了较大颗粒（100～200nm），但它们不像小颗粒那样广泛分布在其他组织中。从这些研究可得出尺寸较小（＜50nm）的金纳米粒具有尺寸依赖性分布和潜在毒性特点的结论（Sonavane等，2008）。

为了有效地浓缩和递送pDNA，合成型基因转染载体通常必须是阳离子。Sandhu等确定，阳离子金纳米粒作为非病毒基因载体的转染效率是常用聚合物聚乙烯亚胺的8倍（Sandhu等，2002）。Goodman等通过考察阳离子（氨基）和阴离子（羧基）金纳米粒对Cos-1细胞、红细胞和大肠埃希菌的作用，研究了金纳米粒表面电荷对细胞毒性的影响。得出的结论是，阳离子金纳米粒具有中等毒性，阴离子金纳米粒无毒，这表明粒与带负电的细胞膜的初始静电结合可能是引起毒性的机制，并且静电排斥可能会限制阴离子和中性粒子与细胞表面的相互作用（Goodman等，2004）。因此与阴离子金纳米粒相比，阳离子金纳米粒可能会表现出更大的毒性效应。然而，这需要进行进一步的体内试验，以更好地评估表面电荷对生物相互作用和金纳米粒毒性的影响。

金纳米材料有许多不同的形状，尤其是球形团簇和纳米棒。除了尺寸之外，Chithrani等还研究了形状对金纳米粒细胞摄取的影响。最终得出结论，纳米棒（74nm×14nm）和球形颗粒（74nm和14nm）都能被细胞摄取；但相较于球形颗粒，HeLa细胞对纳米棒的摄取速率较慢（Chithrani等，2006）。Wang等进一步得出结论，纳米棒比球形金纳米材料对人HeCaT角质形成细胞的细胞毒性更强（Wang等，2008）。尽管两项研究都发现了球形颗粒和纳米棒之间的差异，但Chithrani等和Wang等都认为，如果使用不同的化学方法来稳定金纳米材料，会引起细胞摄取率和细胞毒性方面更大的差异。在合成过程中，十六烷基三甲基溴化铵（CTAB）是一种常用的阳离子型表面活性剂，用于稳定金纳米棒。虽然金纳米棒会在细胞间聚集，但纳米球也表现出聚集而不产生细胞毒性，这使人们对CTAB的毒性进行了进一步研究，几项研究的结果均确认CTAB是金纳米棒毒性的主要来源（Connor等，2005；Niidome等，2006）。通过使用PEG、柠檬酸配体取代CTAB，并在金纳米粒表面涂覆转铁蛋白可实现CTAB的表面还原。研究表明，修饰后的金纳米粒不会产生细胞毒性作用，尽管用目前的分析方法很难量化置换的CTAB数量（Huff等，2007）。未来需要对CTAB的作用和金纳米材料聚集效应进行相关的体内研究，以及金纳米粒的形状对毒性影响的更系统的研究。此外，有必要开发新的稳定金纳米棒的替代方法。

总之，金纳米粒在医学领域应用广泛，一般也被认为是生物惰性的，这是因为同样元素组成的块状金是生物惰性的。然而越来越多的研究表明，尽管金纳米粒在尺寸大小、表面电荷和形状等方面具有独特性质，使其在医疗应用中极具吸引力，但这些特性也会引起潜在的毒性问题。目前大多数证实金纳米粒毒性的研究均来自体外试验，因此迫切需要进行深入的生物分布和毒性研究，以全面评估金纳米粒在体内的实际应用结果。

# 第三节  总结与展望

## 一、环境和监管问题

对纳米载体系统的毒理学缺乏较为全面系统的研究，这影响了政府机构在这一领域的监管（Miller，2003；Chan，2006）。目前，还没有正式的标准化要求来规范考察纳米粒对健康、安全和环境的影响。20世纪90年代末，作为被授权对纳米载体系统进行监管的主要政府机构，美国食品药品管理局（FDA）成立了药物评估与研究中心（CDER）、生物制品评估与研究中心（CBER）、器械与放射健康中心（CDRH），以开展相关工作。美国的环境保护局（EPA）、职业安全与健康管理局（OSHA）、国家职业安全与健康研究所（NIOSH）和FDA也参与了21世纪的国家纳米技术倡议计划（NNI）。其间，美国政府对纳米技术的资助几乎翻了一番（Vicki，2006）。NNI是一个联邦研发计划，成立于1996年，旨在协调政府在纳米科学、工程和技术领域的跨机构工作。从2000年到2004年，NNI在美国的国家科学基金会（NSF）、国防部（DOD）、能源部（DOE）、国家卫生研究所（NIH）、国家航空航天局（NASA）、国家标准与技术研究所（NIST）、OSHA、FDA、EPA和NIOSH等部门共得到了32亿美元的拨款用于纳米技术研究。2008年NNI的预算计划为15亿美元，几乎是2001年估计支出的4.64亿美元的三倍，其中大部分资金将用于美国竞争力计划（ACI），NSF、DOE和NIST都是该计划的一部分。目前，共有26个联邦机构参与了NNI，其中13个机构的纳米技术研发预算通过国家科学技术委员会（NSTC）的纳米科学、工程和技术（NSET）小组委员会进行协调拨付。除了先前列出的部门和机构外，美国的消费品安全委员会（CPSC）、农业部（USDA，即州际合作研究、教育及推广局）、商务部下属的工业和安全技术管理局（BISTA）、教育部、国土安全部（DHS）、司法部（DOJ）、劳工部（DOL）、国务院（DOS）、交通运输部（DOT）、财政部、情报部、国际贸易委员会（ITC）、核管理委员会（NRC）和专利商标局（PTO）都参与了NNI。

2006年，NNI将总预算（10.54亿美元）的约4%（4200万美元）投入研发，以期解决纳米技术对环境、人体健康和安全（EHS）造成的潜在风险。探究纳米技术对环境、人体健康和安全的具体影响是相关研究的三个主要方向，具体包括：① 考察纳米材料在环境和人体中的性能表现的基础研究；② 开发测量、表征和检测纳米材料以及监测其暴露量的仪器和相关方法的研究；③ 评估基于纳米粒的纳米技术安全性的研究。但政府资助并不是纳米技术研究资金的唯一来源，由于纳米技术带来了巨大的经济效益，私营部门也已经进军这一领域。未来10～20年，纳米技术有望成为一个数万亿美元的新兴产业。

　　另一方面，由于纳米技术对生物、环境和社会的诸多影响，ETC组织则呼吁暂停使用自组装和复制的工艺制造纳米技术产品。ETC是一个国际组织，其宗旨是"研究并组织实施民主和公开的技术评估，促进文化和生物多样性，并在粮食主权框架内加强人权和农民权利"。ETC的《纳米颗粒毒性评估报告》建议评估所有纳米技术的社会影响，并对其中一部分暂停使用。其他组织，如美国的自然资源保护委员会、劳工联合会和工业组织大会、环境健康中心、食品安全中心、企业观察、爱德蒙研究所、农业和贸易政策研究所、国际技术评估中心、新兴纳米技术项目部、环保部等则批评了在决策过程中来自行业的一些负面影响，并确保随着纳米技术的发展，只要将可能的风险降到最低，而公众和消费者的参与度保持强劲，就能有效实现这些新技术的潜在价值。

　　学术界、工业界和政府监管机构需要考虑纳米粒的独特生物学性质，同时要认识到其与具有相同化学成分的散装材料引起的潜在风险很可能是不同的。要鼓励开展多学科交叉研究，包括毒理学、材料科学、医学、分子生物学和生物信息学等，以更好地建立纳米粒分类设计标准和相关检测程序。在这方面，由于纳米粒的制造产生的影响可能是小范围的，也可能是大范围甚至是国际性的，开展跨国合作就显得至关重要。美国国家标准协会（ANSI）、国际纳米技术委员会（ICON）和国际标准化组织（瑞士日内瓦）率先进行了跨国合作。在这些问题上，同样重要的是要考虑ETC提出的一些观点，不仅评估纳米技术发展带来的环境和职业问题，还要考虑其对社会的影响。一些纳米技术的反对者将开发转基因生物（GMO）的相关承诺与开发纳米技术的承诺进行了比较，进而提出了一种谨慎的方法来开发后者。

## 二、纳米技术在药物递送中的未来

　　毒性研究对于确定纳米技术和纳米医学应用于人体后的实际效果至关重要。详细探究纳米粒的物理化学、分子和生理过程将非常有助于推动纳米医学成为可靠和可实用化的治疗方式。对于纳米粒在暴露于皮肤和胃肠道后的生物分布需要进行进一步的研究来确定。许多临床前研究表明，在啮齿动物研究中使用纳米载体系统递送免疫抑制剂（如西罗莫司和环孢素）或多种抗癌药物（如紫杉醇、格尔达霉素）时，可有效降低其毒性（Forrest等，2006；Aliabadi等，2005；Sun等，2007）。尽管近年对于纳米毒理学的理论知识不断丰富，但科学家仍然无法准确预测纳米粒的体内行为和生物动力学性质。

　　国家和国际层面的医疗、学术和监管机构需要评估相关的工作场所对生产者和环境的潜在威胁。将纳米粒与传统物质分别对待并研究的必要性是基于其物理化学性质的变化，这些变化可能会改变其固有的毒性特征（Schneider，2006）。纳米技术及产业正以指数级的速度增长，这无疑将对健康和环境产生有益的或有害的（毒理学方面）影响。然而，纳米技术的快速商业化需要尽快对环境、健康和安全等问题进行有重点的研究，对其更广泛的社会影响进行有意义和公开的讨论，并制定紧急监管措施（Colvin，2003）。

## 三、未来的挑战

为了更好地理解纳米载体系统的临床毒性，需要考虑一系列涉及生理、物理化学和分子过程的复杂科学问题。目前认为纳米载体通过皮肤、呼吸道、胃肠道和淋巴管等途径接触人体是会引起毒理学作用的。纳米载体系统已被证明可诱导细胞毒性和/或遗传毒性，而其抗原性相对较差。由于纳米载体可以改变各种化学类、肽类与基因类药物的物理化学性质，因此药物在给药后可能会发生稳定性、溶解性和药代动力学处置方面的变化。特别是，纳米载体可以靶向于特定的位点，并且已经显示出极大的潜力能够降低具有不同化学结构的疏水性抗癌药物的毒性。开发新技术以建立体外和体内研究之间准确的相关性，对于更科学地描述纳米粒的生物学效应至关重要。纳米监管仍在经历重大变化，以涵盖环境、健康、制药和安全问题。纳米技术的迅速商业化需要对环境、健康和安全等相关问题进行深入彻底的研究，并对相关的制药与毒理学问题带来的广泛社会影响进行有意义和开放的讨论。

鉴于目前有关纳米材料安全性和生物相容性的研究结果存在相互矛盾，人们认识到有必要开发并验证用于测定毒性的分析方法。由于工程纳米材料性质独特且复杂，建立表征纳米粒的标准化分析方法比较困难。正如Hall等所回顾的那样，对用于医学领域的纳米粒的全面评估应包括物理化学性质、无菌性和热原检测、生物分布和毒性测定（体外和体内）等诸多方面的完整的研究（Hall等，2007）。

Powers等提出，材料在生物环境中的行为会使其性质变得复杂，传统的用于表征粉末状纳米材料的方法对于表征生物系统中的材料可能无效（Powers等，2007）。他们因此归纳了需重点考察的材料的关键性质，并总结了用于分析测定纳米材料尺寸和形状、分散性、理化性质、表面积、孔隙率和表面特征的分析方法。尤其是有人提出，透射电子显微镜（TEM）和动态光散射（DLS）将是适合用于测定或表征生物系统尺寸和形状的技术。Murdock等在研究中成功地使用TEM和DLS技术以表征各种纳米材料在水和培养基（含血清或不含血清）中的聚集行为（Murdock等，2008）。

体内分布和毒性考察应至少包括机体的初始处置、治疗效果和量效反应检测等。如果无法直接检测到纳米材料，则可通过将纳米材料与放射性标记物或有机染料结合来跟踪其在血液和组织中的分布。但对于需要进行长期考察的毒性研究而言，共轭物的降解和不可避免的放射性标记物衰变或染料猝灭限制了这项技术的应用。如果可能，最好根据材料的固有特性进行检测，尤其是在材料稳定的情况下，以避免产生误导性结果。然而，由于用于体内的纳米材料通常会发生代谢和降解，因此分析纳米材料所有主要成分的检测策略虽然仍不完善，但已经是最理想的方法（即多指标方法）。目前，可通过检测炎症反应进行毒性评估，并使用传统方法对免疫反应进行组织学检查，而一些研究将动物整体行为异常和体重减轻作为机体对材料不耐受的指标。此外，对炎症生物标志物、细胞活力和氧化应激产生的分析将有助于对纳米材料毒性机制的研究。

虽然关于纳米材料毒性的程度和机制的一些研究结果存在冲突，但很明显，一些以前由于块状材料的安全性而被认为具有生物相容性的纳米材料可能确实有毒。纳米材料的大小、形状、表面化学修饰和聚集度会影响自由基的产生和随后的氧化应激。纳米粒毒理学是一个相对较新的研究领域，大部分已报道的研究都集中在急性毒性方面，检测纳米材料的长期毒性和慢性接触对于探究其体内毒理学特性至关重要。毒性评估已被证明具有挑战性，这是因为在现实中可能会有多个因素协同作用，共同导致纳米粒毒性的产生。此外，由于纳米材料本身非常复杂，可能会与生物成分发生许多无法预估的相互作用（基于其整体特性），但通过使用经准确验证的分析方法和精心设计的实验流程，将会逐步探明纳米材料的毒性作用及相关机制，以便将其安全地用作治疗和诊断工具。

## 参考文献

[1] Curtis J, Greenberg M, Kester J, et al. Nanotechnology and nanotoxicology: a primer for clinicians[J]. Toxicol Rev, 2006, 25 (4): 245-260.

[2] Oberdörster G, Oberdörster E, Oberdörster J. Nanotoxicology: an emerging discipline evolving from studies of ultrafine particles[J]. Environ Health Perspect, 2005, 113(7): 823-839.

[3] Kurath M, Maasen S. Toxicology as a nanoscience?—Disciplinary identities reconsidered[J]. Particle and Fibre Toxicology, 2006, 3(1): 1-13.

[4] Lanone S, Boczkowski J. Biomedical applications and potential health risks of nanomaterials: molecular mechanisms[J]. Current Molecular Medicine, 2006, 6(6): 651-663.

[5] Studart A R, Amstad E, Gauckler L J. Colloidal stabilization of nanoparticles in concentrated suspensions[J]. Langmuir, 2007, 23(3): 1081-1090.

[6] Kagan V E, Bayir H, Shvedova A A. Nanomedicine and nanotoxicology: two sides of the same coin[J]. Nanomedicine: Nanotechnology, Biology and Medicine, 2005, 1(4): 313-316.

[7] Moghimi S M, Hunter A C, Murray J C. Nanomedicine: current status and future prospects[J]. The FASEB Journal, 2005, 19(3): 311-330.

[8] Italia J L, Bhatt DK, Bhardwaj V, et al. PLGA nanoparticles for oral delivery of cyclosporine: Nephrotoxicity and pharmacokinetic studies in comparison to Sandimmune Neoral®[J]. Journal of Controlled Release, 2007, 119(2): 197-206.

[9] Service R F. Nanotoxicology. Nanotechnology grows up[J]. Science, 2004, 304 (5678): 1732-1734.

[10] Berube K A, Balharry D, Sexton K J, et al. Combustion-derived nanoparticles: mechanisms of pulmonary toxicity[J]. Clinical and Experimental Pharmacology and Physiology, 2007, 34(10): 1044-1050.

[11] Garnett M C, Kallinteri P. Nanomedicines and nanotoxicology: some physiological principles[J]. Occupational Medicine, 2006, 56(5): 307-311.

[12] Alves-Rosa F, Stanganelli C, Cabrera J, et al. Treatment with liposome-encapsulated clodronate as a new strategic approach in the management of immune thrombocytopenic purpura in a mouse model[J]. Blood, The Journal of the American Society of Hematology, 2000, 96(8): 2834-2840.

[13] Veerareddy P R, Vobalaboina V. Lipid-based formulations of amphotericin B[J]. Drugs of Today(Barcelona, Spain: 1998), 2004, 40(2): 133-145.

[14] Danenberg H D, Fishbein I, Epstein H, et al. Systemic depletion of macrophages by liposomal bisphosphonates reduces neointimal formation following balloon-injury in the rat carotid artery[J]. Journal of Cardiovascular Pharmacology, 2003, 42(5): 671-679.

[15] Moghimi S M, Bonnemain B. Subcutaneous and intravenous delivery of diagnostic agents to the lymphatic system: applications in lymphoscintigraphy and indirect lymphography[J]. Advanced Drug Delivery Reviews, 1999, 37(1/3): 295-312.

[16] Duffin R, Mills N L, Donaldson K. Nanoparticles-a thoracic toxicology perspective[J]. Yonsei Medical Journal, 2007, 48(4): 561-572.

[17] Medina C, Santos-Martinez M J, Radomski A, et al. Nanoparticles: pharmacological and toxicological significance[J]. British Journal of Pharmacology, 2007, 150(5): 552-558.

[18] Hawley A E, Davis S S, Illum L. Targeting of colloids to lymph nodes: influence of lymphatic physiology and colloidal characteristics[J]. Advanced Drug Delivery Reviews, 1995, 17(1): 129-148.

[19] Pertuit D, Moulari B, Betz T, et al. 5-Amino salicylic acid bound nanoparticles for the therapy of inflammatory bowel disease[J]. Journal of Controlled Release, 2007, 123(3): 211-218.

[20] Hagens W I, Oomen A G, de Jong W H, et al. What do we (need to) know about the kinetic properties of nanoparticles in the body?[J]. Regulatory Toxicology and Pharmacology, 2007, 49(3): 217-229.

[21] Inoue K, Takano H, Yanagisawa R, et al. Effects of inhaled nanoparticles on acute lung injury induced by lipopolysaccharide in mice[J]. Toxicology, 2007, 238(2/3): 99-110.

[22] Assa-Munt N, Jia X, Laakkonen P, et al. Solution structures and integrin binding activities of an RGD peptide with two isomers[J]. Biochemistry, 2001, 40(8): 2373-2378.

[23] Muro S, Cui X, Gajewski C, et al. Slow intracellular trafficking of catalase nanoparticles targeted to ICAM-1 protects endothelial cells from oxidative stress[J]. American Journal of Physiology-Cell Physiology, 2003, 285(5): C1339-C1347.

[24] Badea I, Wettig S, Verrall R, et al. Topical non-invasive gene delivery using gemini nanoparticles in interferon-γ-deficient mice[J]. European Journal of Pharmaceutics and Biopharmaceutics, 2007, 65(3): 414-422.

[25] Barenholz Y. Liposome application: problems and prospects[J]. Current Opinion in Colloid & Interface Science, 2001, 6(1): 66-77.

[26] Oberdörster G, Sharp Z, Atudorei V, et al. Extrapulmonary translocation of ultrafine carbon particles following whole-body inhalation exposure of rats[J]. Journal of Toxicology and Environmental Health, Part A, 2002, 65(20): 1531-1543.

[27] ETC group. Nanotech Rx-medical applications of nanoscale technologies: what impact on marginalized communities?[M]. ETC Group, 2006, 1-63.

[28] Nel A, Xia T, Madler L, et al. Toxic potential of materials at the nanolevel[J]. Science, 2006, 311(5761): 622-627.

[29] Wagner A J, Bleckmann C A, Murdock R C, et al. Cellular interaction of different forms of aluminum nanoparticles in rat alveolar macrophages[J]. The Journal of Physical Chemistry B, 2007, 111(25): 7353-7359.

[30] Warheit D B, Webb T R, Reed K L, et al. Pulmonary toxicity study in rats with three forms of ultrafine-TiO$_2$ particles: differential responses related to surface properties[J]. Toxicology, 2007, 230(1): 90-104.

[31] Uo M, Tamura K, Sato Y, et al. The cytotoxicity of metal-encapsulating carbon nanocapsules[J]. Small, 2005, 1(8/9): 816-819.

[32] Warheit D B, Webb T R, Colvin V L, et al. Pulmonary bioassay studies with nanoscale and fine-quartz particles in rats: toxicity is not dependent upon particle size but on surface characteristics[J]. Toxicological

Sciences, 2007, 95(1): 270-280.

[33] Gwinn M R, Vallyathan V. Nanoparticles: health effects-pros and cons[J]. Environmental Health Perspectives, 2006, 114(12): 1818-1825.

[34] Tinkle S S, Antonini J M, Rich B A, et al. Skin as a route of exposure and sensitization in chronic beryllium disease[J]. Environmental Health Perspectives, 2003, 111(9): 1202-1208.

[35] Rouse J G, Yang J, Ryman-Rasmussen J P, et al. Effects of mechanical flexion on the penetration of fullerene amino acid-derivatized peptide nanoparticles through skin[J]. Nano Letters, 2007, 7(1): 155-160.

[36] Oldfors A, Fardeau M. The permeability of the basal lamina at the neuromuscular junction. An ultrastructural study of rat skeletal muscle using particulate tracers[J]. Neuropathology and Applied Neurobiology, 1983, 9(6): 419-432.

[37] De Zwart L L, Haenen H, Versantvoort C H M, et al. Role of biokinetics in risk assessment of drugs and chemicals in children[J]. Regulatory Toxicology and Pharmacology, 2004, 39(3): 282-309.

[38] Oberdörster G, Sharp Z, Atudorei V, et al. Translocation of inhaled ultrafine particles to the brain[J]. Inhalation Toxicology, 2004, 16(6/7): 437-445.

[39] Kohane D S. Microparticles and nanoparticles for drug delivery[J]. Biotechnology and Bioengineering, 2007, 96(2): 203-209.

[40] Lacerda L, Bianco A, Prato M, et al. Carbon nanotubes as nanomedicines: from toxicology to pharmacology[J]. Advanced Drug Delivery Reviews, 2006, 58(14): 1460-1470.

[41] Maynard A D, Michelson E. The nanotechnology consumer products inventory[J]. Woodrow Wilson International Center for Scholars, 2005.

[42] Russell-Jones G J. Oral vaccine delivery[J]. Journal of Controlled Release, 2000, 65(1/2): 49-54.

[43] Muller R H, Keck C M. Challenges and solutions for the delivery of biotech drugs-a review of drug nanocrystal technology and lipid nanoparticles[J]. Journal of Biotechnology, 2004, 113(1/3): 151-170.

[44] Unfried K, Albrecht C, Klotz L O, et al. Cellular responses to nanoparticles: target structures and mechanisms[J]. Nanotoxicology, 2007, 1(1): 52-71.

[45] Dobrovolskaia M A, McNeil S E. Immunological properties of engineered nanomaterials[J]. Nature Nanotechnology, 2007, 2(8): 469-478.

[46] Powers K W, Brown S C, Krishna V B, et al. Research strategies for safety evaluation of nanomaterials. Part Ⅵ. Characterization of nanoscale particles for toxicological evaluation[J]. Toxicological Sciences, 2006, 90(2): 296-303.

[47] Powers K W, Palazuelos M, Moudgil B M, et al. Characterization of the size, shape, and state of dispersion of nanoparticles for toxicological studies[J]. Nanotoxicology, 2007, 1(1): 42-51.

[48] Rejman J, Oberle V, Zuhorn I S, et al. Size-dependent internalization of particles via the pathways of clathrin-and caveolae-mediated endocytosis[J]. Biochemical Journal, 2004, 377(1): 159-169.

[49] Kreyling W G, Semmler-Behnke M, Möller W. Health implications of nanoparticles[J]. Journal of Nanoparticle Research, 2006, 8: 543-562.

[50] Fischer H C, Chan W C W. Nanotoxicity: the growing need for *in vivo* study[J]. Current Opinion in Biotechnology, 2007, 18(6): 565-571.

[51] Elder A, Yang H, Gwiazda R, et al. Testing nanomaterials of unknown toxicity: an example based on platinum nanoparticles of different shapes[J]. Advanced Materials, 2007, 19(20): 3124-3129.

[52] Liu A, Sun K, Yang J, et al. Toxicological effects of multi-wall carbon nanotubes in rats[J]. Journal of Nanoparticle Research, 2008, 10: 1303-1307.

[53] Champion J A, Mitragotri S. Role of target geometry in phagocytosis[J]. Proceedings of the National Academy of Sciences, 2006, 103(13): 4930-4934.

[54] Geze A, Putaux J L, Choisnard L, et al. Long-term shelf stability of amphiphilic β-cyclodextrin nanosphere suspensions monitored by dynamic light scattering and cryo-transmission electron microscopy[J]. Journal

of Microencapsulation, 2004, 21(6): 607-613.

[55] Liu Y, Kathan K, Saad W, et al. Ostwald ripening of β-carotene nanoparticles[J]. Physical Review Letters, 2007, 98(3): 036102.

[56] Kabanov A V. Polymer genomics: an insight into pharmacology and toxicology of nanomedicines[J]. Advanced Drug Delivery Reviews, 2006, 58(15): 1597-1621.

[57] Haider M, Hatefi A, Ghandehari H. Recombinant polymers for cancer gene therapy: a minireview[J]. Journal of Controlled Release, 2005, 109(1/3): 108-119.

[58] Li N, Kommireddy D S, Lvov Y, et al. Nanoparticle multilayers: surface modification of photosensitive drug microparticles for increased stability and *in vitro* bioavailability[J]. Journal of Nanoscience and Nanotechnology, 2006, 6(9/10): 3252-3260.

[59] Lutty G A, Kim S, Bhutto I, et al. *In vivo* toxicity of nanoparticles for gene therapy in the eye[J]. Nanomedicine Nanotechnology Biology & Medicine, 2006, 2(4): 303-304.

[60] Matsumura Y, Hamaguchi T, Ura T, et al. Phase I clinical trial and pharmacokinetic evaluation of NK911, a micelle-encapsulated doxorubicin[J]. British Journal of Cancer, 2004, 91(10): 1775-1781.

[61] Duncan R. The dawning era of polymer therapeutics[J]. Nature Reviews Drug Discovery, 2003, 2(5): 347-360.

[62] Duncan R, Izzo L. Dendrimer biocompatibility and toxicity[J]. Advanced Drug Delivery Reviews, 2005, 57(15): 2215-2237.

[63] Cai C Z, Chen Z Y. Intrinsic viscosity of starburst dendrimers[J]. Macromolecules 1998, 31(18): 6393-6396.

[64] Lim J, Guo Y, Rostollan C L, et al. The role of the size and number of polyethylene glycol chains in the biodistribution and tumor localization of triazine dendrimers[J]. Molecular Pharmaceutics, 2008, 5(4): 540-547.

[65] Kaminskas L M, Boyd B J, Karellas P, et al. The impact of molecular weight and PEG chain length on the systemic pharmacokinetics of PEGylated poly L-lysine dendrimers[J]. Molecular Pharmaceutics, 2008, 5(3): 449-463.

[66] Marx V. Poised to branch out[J]. Nature Biotechnology, 2008, 26(7): 729.

[67] Roberts J C, Bhalgat M K, Zera R T. Preliminary biological evaluation of polyamidoamine (PAMAM) StarburstTM dendrimers[J]. Journal of Biomedical Materials Research: An Official Journal of The Society for Biomaterials and The Japanese Society for Biomaterials, 1996, 30(1): 53-65.

[68] Heiden T C K, Dengler E, Kao W J, et al. Developmental toxicity of low generation PAMAM dendrimers in zebrafish[J]. Toxicology and Applied Pharmacology, 2007, 225(1): 70-79.

[69] Malik N, Evagorou E G, Duncan R. Dendrimer-platinate: a novel approach to cancer chemotherapy[J]. Anti-Cancer Drugs, 1999, 10(8): 767-776.

[70] Malik N, Wiwattanapatapee R, Klopsch R, et al. Dendrimers: relationship between structure and biocompatibility *in vitro*, and preliminary studies on the biodistribution of 125I-labelled polyamidoamine dendrimers *in vivo*[J]. Journal of Controlled Release, 2000, 65(1/2): 133-148.

[71] Agashe H B, Dutta T, Garg M, et al. Investigations on the toxicological profile of functionalized fifth-generation poly (propylene imine) dendrimer[J]. Journal of Pharmacy and Pharmacology, 2006, 58(11): 1491-1498.

[72] Plank C, Mechtler K, Szoka Jr F C, et al. Activation of the complement system by synthetic DNA complexes: a potential barrier for intravenous gene delivery[J]. Human Gene Therapy, 1996, 7(12): 1437-1446.

[73] Wilbur D S, Pathare P M, Hamlin D K, et al. Biotin reagents for antibody pretargeting. 3. Synthesis, radioiodination, and evaluation of biotinylated starburst dendrimers[J]. Bioconjugate Chemistry, 1998, 9(6): 813-825.

[74] Padilla De Jesús O L, Ihre H R, Gagne L, et al. Polyester dendritic systems for drug delivery applications: *in vitro* and *in vivo* evaluation[J]. Bioconjugate Chemistry, 2002, 13(3): 453-461.

[75] Neerman M F, Zhang W, Parrish A R, et al. *In vitro* and *in vivo* evaluation of a melamine dendrimer as a vehicle for drug delivery[J]. International Journal of Pharmaceutics, 2004, 281(1/2): 129-132.

[76] Stasko N A, Johnson C B, Schoenfisch M H, et al. Cytotoxicity of polypropylenimine dendrimer conjugates on cultured endothelial cells[J]. Biomacromolecules, 2007, 8(12): 3853-3859.

[77] El-Sayed M, Ginski M, Rhodes C, et al. Transepithelial transport of poly (amidoamine) dendrimers across Caco-2 cell monolayers[J]. Journal of Controlled Release, 2002, 81(3): 355-365.

[78] Chen H T, Neerman M F, Parrish A R, et al. Cytotoxicity, hemolysis, and acute *in vivo* toxicity of dendrimers based on melamine, candidate vehicles for drug delivery[J]. Journal of the American Chemical Society, 2004, 126(32): 10044-10048.

[79] Kobayashi H, Brechbiel M W. Nano-sized MRI contrast agents with dendrimer cores[J]. Advanced Drug Delivery Reviews, 2005, 57(15): 2271-2286.

[80] Sato N, Kobayashi H, Hiraga A, et al. Pharmacokinetics and enhancement patterns of macromolecular MR contrast agents with various sizes of polyamidoamine dendrimer cores[J]. Magnetic Resonance in Medicine: An Official Journal of the International Society for Magnetic Resonance in Medicine, 2001, 46(6): 1169-1173.

[81] Kobayashi H, Kawamoto S, Saga T, et al. Novel liver macromolecular MR contrast agent with a polypropylenimine diaminobutyl dendrimer core: comparison to the vascular MR contrast agent with the polyamidoamine dendrimer core[J]. Magnetic Resonance in Medicine: An Official Journal of the International Society for Magnetic Resonance in Medicine, 2001, 46(4): 795-802.

[82] Al-Jamal K T, Ruenraroengsak P, Hartell N, et al. An intrinsically fluorescent dendrimer as a nanoprobe of cell transport[J]. Journal of Drug Targeting, 2006, 14(6): 405-412.

[83] Luo D, Li Y, Um S H, et al. A dendrimer-like DNA-based vector for DNA delivery: a viral and nonviral hybrid approach[J]. DNA Vaccines: Methods and Protocols, 2006, 127: 115-125.

[84] Kam N W S, O'Connell M, Wisdom J A, et al. Carbon nanotubes as multifunctional biological transporters and near-infrared agents for selective cancer cell destruction[J]. Proceedings of the National Academy of Sciences, 2005, 102(33): 11600-11605.

[85] Fiorito S, Serafino A, Andreola F, et al. Toxicity and biocompatibility of carbon nanoparticles[J]. Journal of Nanoscience and Nanotechnology, 2006, 6(3): 591-599.

[86] Poland C A, Duffin R, Kinloch I, et al. Carbon nanotubes introduced into the abdominal cavity of mice show asbestos-like pathogenicity in a pilot study[J]. Nature Nanotechnology, 2008, 3(7): 423-428.

[87] Takagi A, Hirose A, Nishimura T, et al. Induction of mesothelioma in p53+/−mouse by intraperitoneal application of multi-wall carbon nanotube[J]. The Journal of Toxicological Sciences, 2008, 33(1): 105-116.

[88] Cherukuri P, Gannon C J, Leeuw T K, et al. Mammalian pharmacokinetics of carbon nanotubes using intrinsic near-infrared fluorescence[J]. Proceedings of the National Academy of Sciences, 2006, 103(50): 18882-18886.

[89] Yang S, Guo W, Lin Y, et al. Biodistribution of pristine single-walled carbon nanotubes *in vivo*[J]. The Journal of Physical Chemistry C, 2007, 111(48): 17761-17764.

[90] Yang S T, Wang X, Jia G, et al. Long-term accumulation and low toxicity of single-walled carbon nanotubes in intravenously exposed mice[J]. Toxicology Letters, 2008, 181(3): 182-189.

[91] Soto K, Garza K M, Murr L E. Cytotoxic effects of aggregated nanomaterials[J]. Acta Biomaterialia, 2007, 3(3): 351-358.

[92] Wick P, Manser P, Limbach L K, et al. The degree and kind of agglomeration affect carbon nanotube cytotoxicity[J]. Toxicology Letters, 2007, 168(2): 121-131.

[93] Fraczek A, Menaszek F., Paluszkiewicz C, et al. Comparative *in vivo* biocompatibility study of single-and multi-wall carbon nanotubes[J]. Acta Biomaterialia, 2008, 4(6):1593-1602.

[94] Liu Z, Davis C, Cai W, et al. Circulation and long-term fate of functionalized, biocompatible single-walled carbon nanotubes in mice probed by Raman spectroscopy[J]. Proceedings of the National Academy of Sciences, 2008, 105(5): 1410-1415.

[95] Wang H, Wang J, Deng X, et al. Biodistribution of carbon single-wall carbon nanotubes in mice[J]. Journal of Nanoscience and Nanotechnology, 2004, 4(8): 1019-1024.

[96] Hirano S, Kanno S, Furuyama A. Multi-walled carbon nanotubes injure the plasma membrane of macrophages[J]. Toxicology and Applied Pharmacology, 2008, 232(2): 244-251.

[97] Donaldson K, Aitken R, Tran L, et al. Carbon nanotubes: a review of their properties in relation to pulmonary toxicology and workplace safety[J]. Toxicological Sciences, 2006, 92(1): 5-22.

[98] Bruchez Jr M, Moronne M, Gin P, et al. Semiconductor nanocrystals as fluorescent biological labels[J]. Science, 1998, 281(5385): 2013-2016.

[99] Chen Z, Chen H, Meng H, et al. Bio-distribution and metabolic paths of silica coated CdSeS quantum dots[J]. Toxicology and Applied Pharmacology, 2008, 230(3): 364-371.

[100] Weng K C, Noble C O, Papahadjopoulos-Sternberg B, et al. Targeted tumor cell internalization and imaging of multifunctional quantum dot-conjugated immunoliposomes *in vitro* and *in vivo*[J]. Nano Letters, 2008, 8(9): 2851-2857.

[101] Dubertret B, Skourides P, Norris D J, et al. *In vivo* imaging of quantum dots encapsulated in phospholipid micelles[J]. Science, 2002, 298(5599): 1759-1762.

[102] Gao X, Cui Y, Levenson R M, et al. *In vivo* cancer targeting and imaging with semiconductor quantum dots[J]. Nature Biotechnology, 2004, 22(8): 969-976.

[103] Larson D R, Zipfel W R, Williams R M, et al. Water-soluble quantum dots for multiphoton fluorescence imaging *in vivo*[J]. Science, 2003, 300(5624): 1434-1436.

[104] Yang R S H, Chang L W, Wu J P, et al. Persistent tissue kinetics and redistribution of nanoparticles, quantum dot 705, in mice: ICP-MS quantitative assessment[J]. Environmental Health Perspectives, 2007, 115(9): 1339-1343.

[105] Barbier O, Jacquillet G, Tauc M, et al. Effect of heavy metals on, and handling by, the kidney[J]. Nephron Physiology, 2005, 99(4): 105-110.

[106] Akgun H, Gonlusen G, Cartwright Jr J, et al. Are gadolinium-based contrast media nephrotoxic? A renal biopsy study[J]. Archives of Pathology & Laboratory Medicine, 2006, 130(9): 1354-1357.

[107] Zhang T, Stilwell J L, Gerion D, et al. Cellular effect of high doses of silica-coated quantum dot profiled with high throughput gene expression analysis and high content cellomics measurements[J]. Nano Letters, 2006, 6(4): 800-808.

[108] Hamilton S J. Review of selenium toxicity in the aquatic food chain[J]. Science of the Total Environment, 2004, 326(1/3): 1-31.

[109] Henson M C, Chedrese P J. Endocrine disruption by cadmium, a common environmental toxicant with paradoxical effects on reproduction[J]. Experimental Biology and Medicine, 2004, 229(5): 383-392.

[110] Hardman R. A toxicologic review of quantum dots: toxicity depends on physicochemical and environmental factors[J]. Environmental Health Perspectives, 2006, 114(2): 165-172.

[111] Mancini M C, Kairdolf B A, Smith A M, et al. Oxidative quenching and degradation of polymer-encapsulated quantum dots: new insights into the long-term fate and toxicity of nanocrystals *in vivo*[J]. Journal of the American Chemical Society, 2008, 130(33): 10836-10837.

[112] Shiohara A, Hoshino A, Hanaki K, et al. On the cyto-toxicity caused by quantum dots[J]. Microbiology and Immunology, 2004, 48(9): 669-675.

[113] Zhang Y, Chen W, Zhang J, et al. *In vitro* and *in vivo* toxicity of CdTe nanoparticles[J]. Journal of

Nanoscience and Nanotechnology, 2007, 7(2): 497-503.

[114] Geys J, Nemmar A, Verbeken E, et al. Acute toxicity and prothrombotic effects of quantum dots: impact of surface charge[J]. Environmental Health Perspectives, 2008, 116(12): 1607-1613.

[115] Hoshino A, Fujioka K, Oku T, et al. Physicochemical properties and cellular toxicity of nanocrystal quantum dots depend on their surface modification[J]. Nano Letters, 2004, 4(11): 2163-2169.

[116] Ballou B, Lagerholm B C, Ernst L A, et al. Noninvasive imaging of quantum dots in mice[J]. Bioconjugate Chemistry, 2004, 15(1): 79-86.

[117] Robe A, Pic E, Lassalle H P, et al. Quantum dots in axillary lymph node mapping: biodistribution study in healthy mice[J]. BMC Cancer, 2008, 8(1): 1-9.

[118] Fischer H C, Liu L, Pang K S, et al. Pharmacokinetics of nanoscale quantum dots: *in vivo* distribution, sequestration, and clearance in the rat[J]. Advanced Functional Materials, 2006, 16(10): 1299-1305.

[119] De Jong W H, Hagens W I, Krystek P, et al. Particle size-dependent organ distribution of gold nanoparticles after intravenous administration[J]. Biomaterials, 2008, 29(12): 1912-1919.

[120] Chen P C, Mwakwari S C, Oyelere A K. Gold nanoparticles: from nanomedicine to nanosensing[J]. Nanotechnology, Science and Application, 2008, 1: 45-66.

[121] Murphy C J, Gole A M, Stone J W, et al. Gold nanoparticles in biology: beyond toxicity to cellular imaging[J]. Accounts of Chemical Research, 2008, 41(12): 1721-1730.

[122] Graham G G, Whitehouse M W, Bushell G R. Aurocyanide, dicyano-aurate（I）, a pharmacologically active metabolite of medicinal gold complexes[J]. Inflammopharmacology, 2008, 16(3): 126-132.

[123] Williams M L. Core chemistry of gold and its complexes[J]. Inflammopharmacology, 2008, 16(3): 110-111.

[124] Sopjani M, Föller M, Lang F. Gold stimulates $Ca^{2+}$ entry into and subsequent suicidal death of erythrocytes[J]. Toxicology, 2008, 244(2/3): 271-279.

[125] Schmid G. The relevance of shape and size of Au 55 clusters[J]. Chemical Society Reviews, 2008, 37(9): 1909-1930.

[126] Pan Y, Neuss S, Leifert A, et al. Size-dependent cytotoxicity of gold nanoparticles[J]. Small, 2007, 3(11): 1941-1949.

[127] Chithrani B D, Ghazani A A, Chan W C W. Determining the size and shape dependence of gold nanoparticle uptake into mammalian cells[J]. Nano Letters, 2006, 6(4): 662-668.

[128] Chithrani B D, Chan W C W. Elucidating the mechanism of cellular uptake and removal of protein-coated gold nanoparticles of different sizes and shapes[J]. Nano Letters, 2007, 7(6): 1542-1550.

[129] Sonavane G, Tomoda K, Makino K. Biodistribution of colloidal gold nanoparticles after intravenous administration: effect of particle size[J]. Colloids and Surfaces B: Biointerfaces, 2008, 66(2): 274-280.

[130] Sandhu K K, McIntosh C M, Simard J M, et al. Gold nanoparticle-mediated transfection of mammalian cells[J]. Bioconjugate Chemistry, 2002, 13(1): 3-6.

[131] Goodman C M, McCusker C D, Yilmaz T, et al. Toxicity of gold nanoparticles functionalized with cationic and anionic side chains[J]. Bioconjugate Chemistry, 2004, 15(4): 897-900.

[132] Wang S, Lu W, Tovmachenko O, et al. Challenge in understanding size and shape dependent toxicity of gold nanomaterials in human skin keratinocytes[J]. Chemical Physics Letters, 2008, 463(1/3): 145-149.

[133] Connor E E, Mwamuka J, Gole A, et al. Gold nanoparticles are taken up by human cells but do not cause acute cytotoxicity[J]. Small, 2005, 1(3): 325-327.

[134] Niidome T, Yamagata M, Okamoto Y, et al. PEG-modified gold nanorods with a stealth character for *in vivo* applications[J]. Journal of Controlled Release, 2006, 114(3): 343-347.

[135] Huff T B, Hansen M N, Zhao Y, et al. Controlling the cellular uptake of gold nanorods[J]. Langmuir, 2007, 23(4): 1596-1599.

[136] Miller J. Beyond biotechnology: FDA regulation of nanomedicine[J]. The Columbia Science and

Technology Law Review, 2003, 4: E5.

[137] Chan V S W. Nanomedicine: an unresolved regulatory issue[J]. Regulatory Toxicology and Pharmacology, 2006, 46(3): 218-224.

[138] Vicki B. Is nanotechnology ready for prime time?[J]. Journal of the National Cancer Institute, 2006, 98(1): 9-11.

[139] Forrest M L, Won C Y, Malick A W, et al. *In vitro* release of the mTOR inhibitor rapamycin from poly (ethylene glycol)-b-poly (ε-caprolactone) micelles[J]. Journal of Controlled Release, 2006, 110(2): 370-377.

[140] Aliabadi H M, Brocks D R, Lavasanifar A. Polymeric micelles for the solubilization and delivery of cyclosporine A: pharmacokinetics and biodistribution[J]. Biomaterials, 2005, 26(35): 7251-7259.

[141] Sun J B, Duan J H, Dai S L, et al. *In vitro* and *in vivo* antitumor effects of doxorubicin loaded with bacterial magnetosomes (DBMs) on H22 cells: the magnetic bio-nanoparticles as drug carriers[J]. Cancer Letters, 2007, 258(1): 109-117.

[142] Schneider R J. Toxicologic considerations of polymer nanoparticles: the rules of toxicity still apply[J]. Nanomedicine Nanotechnology Biology and Medicine, 2006, 2(4): 304.

[143] Colvin V L. The potential environmental impact of engineered nanomaterials[J]. Nature Biotechnology, 2003, 21(10): 1166-1170.

[144] Hall J B, Dobrovolskaia M A, Patri A K, et al. Characterization of nanoparticles for therapeutics. Nanomedicine, 2007, 2(6): 789-803.

[145] Murdock R C, Braydich-Stolle L, Schrand A M, et al. Characterization of nanomaterial dispersion in solution prior to *in vitro* exposure using dynamic light scattering technique[J]. Toxicological Sciences, 2008, 101(2): 239-253.

# 下篇

## 新型递送系统的研发策略

# 第十章

# 抗肿瘤纳米制剂的特性与研究指南

经过几十年的研究，纳米技术已被广泛应用于各类生物医学产品的研制与生产，包括医疗器械、药品、原料药和药用辅料。但就像许多伟大的科学成就一样，人们需要在这项新技术带来的风险和机遇之间找到恰当的平衡点。一些纳米级的材料和表面结构物可能会产生意想不到的毒性，需要对其进行详细的安全性评估，美国FDA和欧洲药品管理局等监管机构已开始采取措施应对使用纳米材料带来的潜在风险。考虑到开展深入全面的表征与分析是控制此类风险的关键手段之一，本章将概述纳米安全评估的监管背景，并就如何表征纳米级材料和药物制剂提供一些实用性建议。此外，还将对在高度复杂的生产过程中如何维持和监测制药产品质量的挑战进行讨论。

## 第一节　抗肿瘤纳米制剂研发现状

制药行业使用的许多纳米材料在进一步加工成医药产品或医疗设备之前，都属于化学品相关法规的管辖范围。通常，尺寸范围在 1 ~ 100nm 的一个或多个维度的物质或最终产品被视为纳米材料，因此，制造、控制、分销和标示这类材料就要有明确具体的要求。对化学品的安全评估需要考虑职业健康和环境毒性的各个方面，这使得定义相关的表征与分析方法变得非常复杂。

目前，美国、中国和欧盟都在积极制定对纳米材料进行定义、表征和安全评估的全球性标准。例如，美国环境保护局（US EPA）建立了一个关系数据库，使用已发表或出版的研究数据分析纳米材料排放对环境的影响（Boyes等，2017）。其他国家也作出了类似的努力，2017年6月，欧洲化学品管理局（ECHA）、欧洲药品管理局（EMA）和欧洲食品安全局（EFSA）共同启动了欧盟纳米材料观察站（EUON）的第一阶段工作，该平台向工人、消费者以及专业人士通报各类消费品中的纳米材料。

美国、中国和欧盟对纳米技术相关产品的定义：

美国：使用新技术将材料或最终产品设计为至少具有一个纳米级范围（约

1～100nm）的外部尺寸或内部/表面结构，或将材料或最终产品设计为具有可归因于其尺寸的特性或现象的物质，包括物理化学特性或生物效应，即使这些尺寸不在纳米级范围内，最高达1μm（即1000nm）。

中国：纳米材料是指在几何尺寸范围内，其结构在三维空间中的至少一个维度上处在纳米尺度（1～100nm）的材料，或由纳米结构单元和具有特殊性质的材料构成。

欧盟：纳米材料是指由颗粒组成的天然存在、偶然产生或人造的材料，其处于未结合状态或作为骨架或团聚体，其中，对于数量-尺寸分布中的50%或更多的颗粒，一个或多个外部尺寸在1～100nm的范围内。在特定情况下，如果出于对环境、健康、安全或竞争力的考虑，50%的数量分布阈值可以替换为1%～50%的阈值范围。

一旦药物或医疗器械表现出使用纳米材料产生的特征性治疗效果，就需要详细了解由于纳米材料的尺寸而影响和改变自身药效学和药代动力学反应的程度。

# 一、监管框架

由于纳米技术的显著多样性，并非所有生物医学产品、诊断和医疗设备都需要经过耗时的上市前监管和审批程序。从原材料的制造开始，纳米药物从进入实验研究到应用于临床，其商业化过程包括几个共同步骤。

多年来，相关监管机构已经发布了一个建议和指南框架，以支持该行业的发展，并合理控制不断增长的纳米药物市场（Wacker等，2016）。下文将介绍现有规范和条例的最新情况，重点是以下两个最相关的领域。

## 1. 辅料和原料药

各种各样的医药级辅料，即使是传统产品中使用的辅料，也可显示出纳米级的结构，这些工程化纳米材料的潜在影响已由当前使用的化学品相关监管规范与要求解决，本章将重点内容放在纳米药物上。但感兴趣的读者可以参阅相关的文献报道，其中提供了有关职业健康和环境安全方面的更多信息。

在欧洲，药品生产中使用的所有化学品（包括辅料）均受欧洲化学品管理局（ECHA）的授权，并依据关于化学品注册、评估、授权和限制（REACH）的第1907/2006号法规（EC）以及关于化合物和混合物的分类、贴标和包装的第1272/2008号法规（EC）接受管理。这些标准适用于每年生产或进口超过1吨的所有物质，并需要提交一份材料，描述其物理化学、毒理学和生态毒理学特性。REACH的第二条明确排除了受EMA管辖的原料药、医药产品和侵入性医疗器械。在药物批准过程中，会根据具体情况对其进行全面评估。

然而，药品生产链也受到材料供应有限和不同生产地点之间中间产品交换限制的影响。在欧洲经济区内进口或交付的一定体积的所有散装材料都需要注册为化学品，这包括出售给制药公司的中间加工原料，给分包制造商带来了更大的压力。

在美国，许多纳米材料属于《有毒物质控制法案》（TSCA）的监管范围，该法案最近由Frank R.Lautenberg Chemicals Safety for the 21st Century Act修订。它们受具体要求的约束，包括新的和现有纳米材料的信息收集规则以及纳米材料的预制通知。根据TSCA第8（A）节要求，制造商必须报告材料的具体化学特性、生产量、制造方法、加工、使用、暴露和释放信息以及可用的健康和安全数据。许多药品级辅料属于这项新立法要求的范畴，必须遵守这些规则。2017年1月，美国环保局发布了一份指南草案，公布了该机构从纳米材料制造商那里收到的常见问题和相关答复。

2004年，中国国家标准化管理委员会（SAC）发布了纳米材料的定义，日本和韩国也进行了类似的工作，在中国，需要在生态环境部化学物质环境风险评估中心进行上市前注册（Jarvis，2011）。到目前为止，现状没有发生重大变化，中国政府更加关注纳米技术的经济增长（Qiu，2012）。同时，中国正在制定纳米材料表征的标准和协议，以推动国家纳米技术行业发展。其他亚洲国家仍在评估过程中，在监管方面没有取得太大进展。

在印度，科学技术部于2016年2月发布了研究性实验室和行业企业安全处理纳米材料的准则草案和实践标准。尽管这些指南确定了纳米材料的潜在危险，但没有提供任何纳米材料的定义，并表示目前正在以REACH提供的欧洲监管框架为模式起草一套纳米材料监管指南。

在南美地区，巴西工业发展署2013年发起的一项倡议未被允许采取任何进一步行动，而这一举措因持续的经济危机而结束。因此，与2016年相比，没有进一步的行动来监管纳米材料的相关市场。

从全球角度来看，是否确定建立一个高科技制造基地（用于制造纳米药物产品）是由配套基础设施、招募足够合格人员的能力以及原材料的实用性等决定的。在此背景下，监管框架之间的差异将影响不同市场之间的平衡，并削弱供应链。此外，辅料制造商有时会提供少量辅料，以满足每个监管框架设定的要求，这可能会增加生产成本，在某些情况下，甚至可能超过一些高质量辅料的市场价值。

### 2.医药产品（纳米制剂）

为了覆盖欧洲市场，EMA对纳米药物进行了一个有效的定义，该定义不同于欧盟现有的纳米材料定义描述。所有专门设计用于临床的、至少含有一种纳米级成分并具有与纳米技术相关的特定属性和特征，以及与预期临床优势相关的产品和设备都属于该范围。此外，EMA发布了许多关于人类使用的纳米药物产品、通用脂质体产品、纳米级胃肠外剂型的表面涂层和诊断性氧化铁纳米粒的要求的反思性论文。2013年，日本卫生、劳动和福利部（MHLW）与EMA共同作出了类似的努力，为胶束制剂提供了联合指导。此外，2016年，MHLW发布了自己的脂质体开发指南。

美国FDA针对兴起的纳米技术市场采取的第一次行动可以追溯到1997年，当时发布了脂质体药物产品的第一份指南草案。2018年4月，该文件的最终版本发布，它将脂质体定义为"由双层（单层）和/或同心系列的多双层（多层）组成的囊泡，由两亲分子（如包围中心水室的磷脂）形成的水室分隔结构物"。

虽然脂质体-囊泡类纳米载体平台是独特的，但用于脂质体的许多分析与质量检测方法可应用于其他纳米载体。鉴于市场日益多样化，FDA发布了另外两份包含行业指南的文件，解释了纳米技术相关产品的识别和表征。

在南美地区，巴西国家卫生监督机构（ANVISA）成立了一个委员会，由纳米材料领域的专家组成，重点关注药物、医疗器械、食品、卫生产品以及诊断设备，目的是为愿意注册含有纳米材料的产品的制造商制定一份调查问卷。然而，该倡议于2016年结束，没有采取进一步行动。到目前为止，所有含有工程化纳米材料的医药产品都是根据具体情况进行评估的。2018年1月，阿根廷国家药品、食品和医疗技术管理局（ANMAT）的纳米技术工作组发布了一份文件，总结了纳米药物表征和可比性的分析。该文件开放供咨询，直到2018年2月，ANMAT和制药行业之间的研讨会和培训已经完成。大多数其他南美国家参考了国际准则，没有提供更详细的信息。

在亚洲，在中国和日本等主要国家的参与下，各种各样的GB标准均支持行业报告纳米药物的质量特征。日本MHLW与EMA合作发表了一篇关于聚合物胶束的反思性论文，以及新编的脂质体开发指南。2019年3月，印度科技部发布了第一份纳米药物评估指南草案。它适用于工程化纳米材料，不包括医疗设备、体外诊断、组织工程产品以及基于细胞的治疗产品。根据该指南，"纳米药物"被定义为含有尺度在1～100nm范围内的纳米材料的产品，如果产品尺寸在100～1000nm范围内，并且由于使用特定尺寸的相关性质而改变了药物特性，则该产品也被视为纳米药物。与传统药物产品一样，所有纳米药物的营销授权都需要逐案评估。

## 二、监管要求

在竞争性市场的鼓励下，制药行业传统上总是将重点放在药物设计过程上，并强调经济成果（Shanley等，2017；Yu等，2017）。因此，监管机构将产品要求定义为不断发展的监管框架的一部分，并根据当前的科学标准发布指导文件。下文将更详细地讨论应用于纳米药物和纳米材料的相关要求。

### 1.辅料和原料药

美国化学工业对纳米技术相关辅料的限制很少，但存在重大诉讼风险，这是其自律环境所致（Wacker等，2014）。通常，新辅料的制造需要生产前通知，对于在药品中使用的辅料，FDA已于2014年发布了一份指南草案。在这种情况下，FDA提出了一种基于风险的方法来定义纳米技术相关产品所需的质量水平，纳米级辅料或其他材料的常规使用以及在制造过程中偶然形成的所有纳米材料均不在定义范围内。该指南涵盖了广泛的药物产品，包括局部、口服、静脉注射、皮下和吸入给药途径的产品，但几乎不涉及药物开发的复杂过程，指南还总结了能充分描述医药产品中这些纳米材料所需的关键特征。

REACH法规以欧洲情况为重点，通过规范属于欧洲纳米材料定义的化学品特性要求，对纳米药物市场产生了影响。其中，向国际统一化学信息数据库（IUCLID）提交的材料需要包含对原材料的粒度、形态和表面化学的表征结果，每年生产量超过1吨的所有物质都必须使用IUCLID进行注册。目前，正在对以前提交的档案进行回顾性分析，并确定新的要求。

### 2. 制剂

当前的监管框架为制定适当的科学标准提供了灵活性，以逐个案例评估和批准纳米医药产品。美国FDA、欧洲EMA、日本MHLW和阿根廷ANMAT已经发布了它们当前对于纳米材料的描述、归档和表征的最新意见，概述了产品特定的质量和安全评价措施。FDA发布的脂质体指南为其生产、研发提供了一系列全面的建议，反映了20多年来使用此类产品的经验，其中总结了对其物理化学性质进行表征的基本要求。该指南已被许多监管机构广泛采用。

日本发布的指南还提到了携带靶向基团的脂质体。在配体结合到脂质体表面的情况下，应研究修饰型脂质体的（构象）结构、修饰效率和与靶细胞的结合能力。对于药物释放试验，明确强调了使用血液或血清的生物学相关设置方法。

### 3. 常用术语

监管机构和科学界常用的通用术语和定义如下。

纳米医学：通常指基于纳米技术的疾病预防和治疗等相关应用。据美国国立卫生研究院（NIH）称，纳米医学是纳米技术的一个分支，是指在分子水平上进行高度特异性的医学干预，用于治疗疾病或修复受损组织，如骨骼、肌肉或神经。

纳米载体：通常是指通过利用载体的物理化学特征（包括粒径或表面结构等）来改变化合物的生物分布或渗透行为的纳米级药物递送系统。

非生物复合药物：指非生物药物，其活性物质不是同分子结构，而是由不同的（密切相关且通常为纳米粒）结构物组成，无法通过物理化学分析手段分离和完全定量、表征和/或描述。在欧洲，它通常指纳米载体制剂，如可注射型脂质体或纳米粒。

工程纳米材料/人为制造的纳米材料：通常指任何人为制造的纳米级材料。该术语不包括所有天然物质，包括美国FDA和欧洲食品安全局（EFSA）在内的多个机构都使用过该术语。

药品/医药产品：根据美国FDA的规定，药品是"成品剂型，例如，含有活性药物成分的片剂、胶囊或溶液，通常但不一定与非活性成分相关"。根据EMA的解释，医药产品是"旨在通过发挥药理、免疫或代谢作用来治疗、预防或诊断疾病，或恢复、纠正和调节生理功能的物质或物质组合"。

纳米晶体：通常是指药物在纳米尺度上的晶体，一般通过研磨或均匀化过程产生。

### 4.材料表征方法

根据多个国家和地区的通用指南，提出了对医药用纳米材料的具体特征性参数表征的要求和方法，具体如下：

① 化学成分/特性：质谱法，原子吸收光谱法，傅里叶变换红外光谱法，核磁共振，X射线衍射，质谱法，电感耦合等离子体质谱法，气相色谱/液相色谱-质谱法，拉曼光谱等。

② 粒度大小：场流分馏法，流体动力色谱法，高效液相色谱法，分析超速离心法，CLS圆盘离心法，动态光散射法，纳米粒跟踪分析法，电子显微镜测定，微分迁移率粒度测定法等。

③ 物理形态和形态学特征：原子力显微镜测定，透射电子显微镜测定，高分辨率透射电子显微镜测定，扫描电子显微镜测定，扫描透射电子显微镜测定，扫描隧道显微镜测定，核磁共振法，X射线衍射法等。

④ 颗粒和质量浓度：高效液相色谱法，电感耦合等离子体质谱法，气相色谱/液相色谱-质谱法，原子吸收光谱法等。

⑤ 比表面积：Brunauer-Emmett-Teller法。

⑥ 表面化学：质谱法，X射线光电子能谱法，傅里叶变换红外光谱法，核磁共振法，超速离心法，悬浮颗粒物检测法，表面增强拉曼光谱法，纳米辅助离子质谱法，激光多普勒电泳法等。

⑦ 表面电荷：相分析光散射法。

⑧ 氧化还原电位：电位滴定法，X射线衍射法，吸收光谱测定法。

⑨ 溶解度和分配特性：在水和其他溶剂中的溶解度和溶解速率测定。

⑩ pH（酸度）：pH测定法。

⑪ 黏度：毛细管黏度计测定，流杯黏度计测定，旋转黏度计测定，滚动球黏度计测定，牵引球黏度计测定。

⑫ 化学反应性/催化活性：化学、生物化学和/或催化反应的动力学测定法。

⑬ 光催化活性：透射电子显微镜测定，紫外吸收测定，X射线形貌测定。

### 5.关键性能指标

推荐的纳米技术相关医药用产品关键性能指标如下。

（1）化学特性和稳定性

使用几种化学成分和试剂组合制成各种各样的纳米材料，这些化学成分和试剂一起形成物理性质稳定的纳米结构物。一个主要挑战在于对最终产品的表征，而最终产品在很大程度上是由化学、物理等多个特征的组合来定义的，在这种情况下，三维结构往往对产品的临床疗效起着重要作用。目前，大多数制造商合成出定义明确且在化学上为纯品的原料（如脂质、嵌段共聚物、活性药物成分），并将这些材料加工成均匀的单分散纳米结构（如纳米晶体、脂质体）。新兴的生物制药企业研制了更多的纳米材料，将不同的化学修饰物引入到大分子药物中，以改变其生物分布或赋予其更多的功能。值得注意的是，这两种策略是由于缺乏合适的组合方法，无法提供有关纳米材料结构和质量特征的更多信息。开发此类方法或以更可预测的方式组装原材料是基于纳米技术的产品开发中面临的两大挑战。目前，建议使用这两种策略中的一种，因为这两种策略已被证明能够成功地将纳米药物从实验室开发转化应用于临床。

（2）形态和形状

对形态和形状的考察通常在制剂开发过程中完成，不会在常规质量控制中重复。根据材料的结构和性能（如球形胶束、纤维、柔软度），应确定最佳检测方法。在大多数情况下，低温透射电镜法被视为最佳标准，但通过原子力显微镜也可以获得更多关于表面性质的信息。值得注意的是，材料的形态和形状会影响分析装置测定产品质量特征（如粒度）的能力。因此，应再次确定形态特征，以进行批准后的更改和放大。

（3）多晶型

充分了解辅料和用于制剂开发的药物的多晶型是非常必要的，但应考虑到DSC或XRD法对部分晶体材料的检测灵敏度有限的问题。一个好的解决策略是使用多个参照物进行此类测量，包括在一定浓度范围内所有材料的物理混合物。

（4）粒度、粒度分布和表面积

有必要使用不仅能够在亚微米范围内，而且能够在微米和可见光范围内识别颗粒的技术来表征基于纳米技术的产品。进行此类分析时，通常需要对样品进行稀释，在制备稀释液时，应特别注意颗粒的胶体稳定性，例如NTA通常使用高稀释度。在这种情况下，应测试浓度范围，以获得有关颗粒稳定性的更多信息，另一个必须考虑的问题是形态学和背景介质（即稀释液）。因此，在大多数指南中均提到了"形态和形状"以及"体外稳定性"的重要性。

（5）表面特性

纳米粒表面的电学性质是其胶体稳定性和表面改性的关键指标。粒子群的外部Zeta电位可以通过DLS测定电泳迁移率来测量，单个粒子的Zeta电位可以使用可调电阻脉冲传感进行测量。值得注意的是，Zeta电位在离子或蛋白质存在时很容易发生变化。在许多情况下，材料的滴定可能是评估胶体在不同环境（例如pH值、盐或蛋白质浓度）中行为的好方法。

（6）载药量和包封率

载药量和包封率是关键的质量特征，因此有必要确定它们如何受到不同工艺参数的影响，如pH值、缓冲液强度、温度等。从游离药物中分离结合型部分的最有效方法包括超速离心和尺寸排斥色谱法。当谈到纳米载体时，过于强调药物负载的最大化是相当片面的，因为这种策略可能会导致很大一部分药物松散地结合在颗粒表面，相反，应定义目标药物的负载量，并通过优化程序使用包封效率。

（7）体外稳定性和降解

体外稳定性是一个相当重要的参数，因为它可以更好地用于估测纳米药物在体内的物理化学特征。人们对合成后的纳米药物使用多个参数进行评估，但更常见的是，这并不能反映其在生理环境中的真实情况。制剂的物理性质在生理条件下或生物体内的液体中如何随时间而发生变化，这不仅需要补充开展释药实验，而且能够更好地被用于预测纳米药物的体内行为。但该方法很难开发，需要对实验过程中使用的生理液体有更深入的了解。对大多数研究生物测试系统（如体外细胞培养）的研究人员来说，一个好的建议是充分利用该参数，并评估纳米药物在细胞培养基中的颗粒大小或电荷变化。

（8）体外药物释放

在质量控制中，药物释放测定方法应能够区分与治疗相关的质量变化。要找到最合适和最具成本效益的测定方法通常比较困难，但这有助于建立对药物释放机制更深入的理解。一般的经验表明，在开发分析方法时完成的常规预筛选实验（例如溶解度测试）可为药物释放考察提供一些借鉴，但这些方法本身可能并不完全适用于纳米制剂。因此，这些初步实验的结果有时不能很好地外推到实际的药物释放。

（9）暴露途径和风险评估

很多指南中都提到了纳米产品的暴露途径，但仔细研读相关描述的背景性框架会发现，生产人员、消费者或患者等不同人群与纳米产品的实际接触方式和可能造成的影响会存在一些明显差异，实际上并不存在"单一的接触途径"，而是生物体可能通过多种方式接触到纳米材料。在给药过程中，我们经常强调经某种途径给药后材料的生物可降解性或可排泄性，而在职业健康方面，应考虑在制造现场的工人会经吸入等方式接触到材料，一旦产品使用和降解，环境暴露就将是要考虑的一个主要问题。为了在产品的整个生命周期内跟踪纳米材料，应考虑产品中纳米材料的释放以及分解的可能性，一种可行的方法是在全周期中跟踪其物理变化。这一挑战仍有待解决，需要科学界做出更多努力。

（10）免疫原性和热原性检测

虽然纳米材料能够将活性成分靶向至特定部位，但由于其尺寸原因，它们也会成为补体和单核巨噬细胞系统的作用目标。由于物理化学环境的改变，如pH值、螯合剂、血清、结合蛋白和变性剂的存在，目前有关预测纳米药物产品对测定的干扰的知识仍十分有限，因此应在测试设置中引入适当的控制性条件。

（11）临床前评估

需要进一步了解纳米材料与生物系统的相互作用，这些作用包括内在因素（如疾病、年龄、性别）和外在因素（如联合用药）对暴露和反应的影响、酶和转运体在其处置中的作用，以及它们的免疫原性潜力。

（12）临床评价

相较于较大粒径的材料，纳米材料有时能够更高效地穿过生物屏障，在某些情况下，这可能会引起安全性问题，例如其对血脑屏障或胎盘屏障的渗透性增加而引起蓄积。如果药物产品中以纳米材料作为辅料，或者辅料具有药物载体的功能，则除了活性成分（药物）外，可能还需要考察载体的生物命运及其对安全性的潜在影响。

对于不同的给药途径，也可能有不同的风险考虑，例如局部应用型产品的光毒性、皮下给药的致敏性、小颗粒产品被吸入的效率更高而引起的吸入毒性、静脉给药的血液相容性、口服给药的蓄积性等。

如果有证据表明与以前批准的药物产品相比，纳米材料在特定组织中的作用可能发生改变，则可以进行额外的研究。在某些情况下，当纳米材料不是活性成分时，评估其与任何观察到的毒性是否相关将有助于解释衔接性研究的结果。因此，应使用仅包含纳米材料的实验组。

（13）生物相关的体外研究

在研究生理意义条件下的体外性能时，必须揭示药物从载体中释放的驱动力。对于许多纳米晶制剂，溶解是最重要的相关关键环节，然而，由于自身尺寸较小，它有时对纳米载体的递送只起次要作用。在这种情况下，药物与载体的亲和力以及进入生理环境时对结合位点的竞争开始发挥作用。

（14）体外-体内相关性

通常，为了建立药物产品的体内外相关性，需要使用体外溶出度和人体药代动力学数据。目前的实践反映了我们对口服药物递送机制的理解，事实上，大多数口服纳米制剂遵循非常相似的规则，但在具体研究中要获得有意义的溶出度数据仍具有很多挑战。将这一机制外推到其他给药途径一般并不可行，这可能是纳米药物研发成功率低的原因之一，无论是过度使用复杂的体外方法还是更先进的分析技术，目前都没有取得重大进展。基于生理学的药代动力学建模是最有前景的策略之一，可以将药物递送中复杂的相互交织的过程联系起来，并从现有的临床前和临床数据中识别有价值的物理化学参数。

（15）药代动力学和生物分布

目前应用于临床前和临床研究的分析方法主要是针对小分子药物开发，但有时很难推广到纳米药物领域。20世纪90年代初至21世纪的大多数药代动力学研究量化了动物或人血浆中的药物总浓度，这充分解释了经口服或局部给药的纳米制剂的生物利用度，但很难应用于以两种组分形式（游离型药物与被负载药物）出现的纳米载体制剂，每种组分的分布和清除量均不同。为了解决这一复杂性问题，建议开发一种方法以分离血样中的不同组分，从每个血浆样本中，可以对游离药物和被负载药物进行量化。通常在临床前研究中，可以建立一套基本方法对血样进行更详尽的分析，其中药物与某些血细胞组分的关联可能提供更多的有用信息。类似地，已广泛使用的成像技术可以更便捷地用于识别生物分布与消除参数。

# 第二节　纳米制剂研究实践指南

对纳米技术相关产品的表征需要结合不同的技术来探明物理化学特征以及这些特征如何影响其功效和产品安全。虽然从监管角度来看，原材料（辅料）需要接受系统检测以评估其环境毒性和对职业健康的影响，但药品和医疗器械则遵循其自身的框架要求，更加重视在治疗中的实际应用（Faisal等，2018；Greish等，2012）。已经对实践应用中的纳米粒的细胞和分子毒理学表征研究进行了深入回顾，并总结了目前常用的体内研究方法，以下进行简要总结。

## 一、化学特性与稳定性

在生产、使用包括纳米材料在内的药物产品中，一个关键要求是对原材料的化学结构、分子量和纯度进行表征，这不仅适用于活性药物成分（API），也适用于对治疗效果和安全性有重大影响的辅料，如合成或半合成聚合物、脂质材料或络合剂。因此，对用于制造纳米粒的嵌段共聚物需要仔细分析其化学结构，例如，聚乳酸-羟基乙酸共聚物（PLGA）的性质取决于两种单体的比例。

聚乙二醇-聚乳酸共聚物已用于合成Accurins™，在组装纳米载体系统之前，使用核磁共振法（NMR）测定链长，并以凝胶渗透色谱法（GPC）测定多分散性（Song，等，2016）。更多的化学表征方法包括使用气相色谱法（GC）测定残留溶剂，以及使用高效液相色谱法（HPLC）或超高效液相色谱法（UPLC）对原料药进行定量（Troiano等，2016）。

为了符合现有指南，HPLC法可用于测定用作脂质体递送载体膜材的天然来源的脂质混合物的纯度，通常需要报告甘油三酯混合物的脂肪酸组成以及每种甘油三酯的总百分比，杂质的报告阈值需遵循人用药品技术要求国际协调会（ICH）的3QA和3QB准则。

值得注意的是，纳米载体表面结构的大多数变化发生在早期阶段，即生产易于表征的原材料时，而不是在制成纳米载体后的表面修饰阶段。在这种情况下，可用于表征原材料的技术更可靠，并符合适用于药物产品的现行标准。

作为例外，聚乙二醇（PEG）交联剂已广泛应用于纳米药物的表面功能化，但PEG的反应性能可能因制造商和/或批次而异。马来酰亚胺与半胱氨酸的定量反应和使用Ellman试剂测定未反应的硫醇基团，为马来酰亚胺功能化PEG分子的定量和PEG结合效率的测定提供了相对简单的解决方案（Moser等，2015）。

## 二、形态和形状

医药产品或医疗器械中使用的辅料可能会迅速降解或从人体中排出。然而，20世纪70年代使用石棉纤维的经验为评估化学品的毒理学特征提供了里程碑式的参考，其中包括需要对样品进行形态和形状分析。石棉纤维作为一种惰性材料被广泛应用于消费品中，在1940—1978年，美国约有1100万人接触石棉纤维。针状纤维会在肺部被吞噬并刺穿细胞膜，从而导致强烈的炎症反应（Manning等，2002），鉴于此，欧盟新兴及新鉴定健康风险科学委员会（SCENIHR）建议使用粒子成像技术来表征与毒代动力学曲线相关的物质特性。

然而，一些颗粒表征方法受到纳米粒形态特征的影响。例如，动态光散射（DLS）和激光衍射技术基于球形粒子，导致粒子表面散射光的强度波动，这与粒子的迁移率和形貌有关，因此，非球形形状可能会改变光散射方式并导致错误结果（Tscharnuter，2000）。此外，强表面电荷可以影响具有较大流体动力学直径样品的流动性，例如超顺磁性氧化铁纳米粒（Lim等，2013；Feczko等，2019）。

根据欧洲关于纳米材料定义的建议，需要一种成像技术来识别材料的团聚体或骨架最小单元的外部尺寸。电子显微镜已广泛应用于表征纳米粒、脂质体和胶束的形态，这些技术包括透射电子显微镜（TEM）、扫描电子显微镜（SEM）、原子力显微镜（AFM）、扫描透射电子显微镜和扫描隧道电子显微镜（Wessman等，2010；Habib等，2014；Franken等，2017）。需要注意的是，透射电子显微镜和扫描电子显微镜的表征过程涉及染色和干燥程序，可能会导致样品形态改变。低温透射电子显微镜是一种更先进但较昂贵的技术，可用于表征囊泡或其他接近天然状态的自组装结构物。此外，经济合作与发展组织（OECD）建议将原子力显微镜用于溶液或分散体的表征，但使用这项技术需要高水平的专业知识（OECD，2016）。

监管机构没有具体说明将哪种技术用于特定的纳米技术相关产品。对于每种产品，应采用最佳可用技术。在实践中，只有极少数方法在再现性和可靠性方面符合常规质量控制的要求。在大多数情况下，在早期制剂或工艺开发期间要确定样品形态和形状，并验证粒径测定的结果（例如DLS）。

## 三、多晶型

Fox于1965年首次提出，大多数化合物在固态下都会出现多晶型，它们由单一化学性质的分子构成，但表现出不同的物理化学性质，包括熔点和药物溶解度（Fox等，1965）。原料药的多晶型影响了其大部分的理化性质和溶解行为（Couillaud等，2019），同时应注意，即使辅料也可能表现出影响产品理化性质的多态性，例如Compritol 888表现出三种不同的多晶型，影响纳米粒的稳定性和药物释放（Aburahma等，2014）。

由于在学术研究和工业生产中的广泛可用性，X射线衍射法和差示扫描量热法（DSC）是分析多晶型药物最常用的技术。这不仅适用于大多数纳米晶体制剂，也适用于脂质体载体（Peltonen等，2018；Li等，2018）。

近年来，基于脂质的液晶受到越来越多的关注，它能够为药物释放提供阻碍基质，并保护肽、蛋白质和核酸等大分子物质免受化学和物理降解，因而在药物递送方面显示出一定的潜力。DSC技术可用于测定磷脂的相变，这一指标取决于温度和其他分子的存在，磷脂双层可以存在于凝胶相、波纹相和液晶相中，其中每一种都具有不同的释药行为。在这种情况下，多晶型和相变行为对纳米晶体和脂质体制剂的释药特性有很大影响（Heurtault等，2003）。美国FDA已将这一表征参数纳入其最新的指南中。

## 四、粒度、粒度分布与表面积

粒度和粒度分布通常用于识别纳米材料和表征药物生产过程的最终产品，许多技术，如LD、DLS和纳米粒跟踪分析（NTA）都是基于散射光的检测。与通常用于测量微观范围内粒子的LD技术相比，DLS和NTA对于分析直径小于100nm的粒子特别有用，然而，对于处于较低纳米范围的材料，NTA只能检测具有高折射率的粒子。

一份由CDER提交给美国FDA的审查报告表明，DLS是测定纳米制剂尺寸的最常用技术，但是，强背景信号以及影响颗粒在分散介质中迁移率的制剂特性（例如，介质黏度、高粒子浓度）可能会改变测定结果。据FDA称，对DLS测定方法的验证包括重复性、精密度、日内精密度和可靠性测试（Ashtikar等，2018），但是，DLS分析法对粒子数的分辨率相当有限，需要粒子数相差三倍（Filipe等，2010）。而NTA法可提供传统DLS分析法的替代方案，该系统通过使用摄像机捕捉运动散射光来跟踪粒子。然而，使用NTA法需要进行多种设置、面对多个选项，还缺乏统一的操作程序，因此需要经过培训且经验丰富的操作员来执行。此外，NTA法要求待测颗粒浓度在$10^7$个/ml～$10^9$个/ml，而DLS法的测定范围更广，约为$10^8$个/ml～$10^{12}$个/ml。根据材料和介质的不同，每种方法都有其各自的优缺点。NTA法将粒子迁移率分析与成像技术相结合，通过跟踪多分散样品中的单个粒子，可提供非常精确的粒径分布数量。然而，有限的浓度范围、受材料特性（例如折射率）的影响太大和较差的重现性等缺点使其不太适合常规应用。相反，现代DLS分析系统可以在更宽的浓度范围内测定纳米粒样品，且测得的数据结果重复性好，测定结果受材料特性的影响也较小，但该系统对多分散样品的响应较差。

综上，要定量测定多分散大块材料中一部分较小颗粒的尺寸大小在技术上面临着很大挑战，因此，Kreyling及其同事提出了使用体积-比表面积这一概念（VSSA）的补充定义（Kreyling等，2010），VSSA大于$60m^2/cm^3$的干粉可归类为纳米材料。使用Brunauer-Emmett-Teller方法可以轻松测定VSSA，这是一种众所周知且性价比高的方法，无须进一步制样即可使用（Wohlleben等，2017）。此外，它还可以用于测定已团聚的样品，且可靠性高。

## 五、表面特性

胶体物质的物理稳定性由很多因素决定，包括表面结构、可溶性稳定剂或表面涂层的存在以及静电斥力。

静电斥力是由粒子表面存在带电基团而产生的，电导滴定法可用于测定表面电荷密度，但它们不能提供颗粒聚集和胶体稳定性方面的重要信息（Riddick等，1968；Gong等，2000）。光散射或激光多普勒测速法可用于测定介质中粒子的电泳迁移率与Zeta电位。Riddick引入静电斥力作为胶体稳定性的判断标准，通过Zeta电位的大小对粒子系统进行分类（Riddick，1968）。

Zeta电位通常被认为是纳米材料的关键特性，对其稳定性和与细胞的相互作用有很大影响。为了确保样品的导电性，Zeta电位测定的ISO和ASTM标准建议使用10mmol/L氯化钠水溶液或类似介质作为分散剂，根据经验，该参数能同时反映递送系统和用于测定的分散介质的特性。在这种背景下，它在药物递送中的重要性往往被高估，并被从一种微环境外推到另一种。然而，Zeta电位对离子强度或pH值变化的响应受粒子的表面化学和可用官能团的影响，在某些限制条件下，它们可以用作表面化学的表征指标（Wacker等，2011）。

此外，在生物医药产品中，静电斥力不是维持胶体稳定性的唯一因素，在某些情况下，空间稳定剂或涂层的存在起着更重要的作用。测定Zeta电位可以指明表面结合的涂层数量的差异，但不能检测到未结合的分子。色谱分离结合蒸发光散射检测器或带电气溶胶检测器可以置换和分离表面涂层，另一种方法是根据多角度光散射或其他合适的检测方法，通过非对称流场分馏法进行分离。

对于一些纳米药物，表面涂层数量或表面功能化的程度可能对其发挥体内性能至关重要。对于大多数铁-碳水化合物络合物，其稳定性不仅取决于表面电荷，还受碳水化合物层厚度的影响。更先进的纳米疗法正在使用配体结构物以实现对人体内特定组织的靶向递送。目前，还没有建立一套可量化纳米粒或脂质体的表面功能化程度的"黄金标准"，根据纳米材料的性质，可使用体外生化和生物检测法考察并优化其最佳配体结构、化学计量比、粒子密度以及表面的配体分布，具体方法包括蛋白质定量检测、竞争性酶联免疫吸附检测等（Hrkach等，2012）。对于无机纳米材料，可通过热重分析或核磁共振法测定配体密度（Smith等，2017；Lu等，2019）。但在许多情况下，测得的配体密度与最终引起的体内反应无关，尽管这对制剂的生物分布和免疫原性有一定影响。

## 六、载药量和包封率

载药量是指生物活性药物在药物制剂中的百分比，这一指标定义了适用的剂量范围与药物-辅料比，该比例会影响制剂潜在的暴露毒性与辅料引起的免疫原性。载药量不同于包封率，包封率是指负载到纳米载体中的活性药物占药物总量的百分比，目前FDA等多个监管机构在关于脂质体等纳米制剂的指南中，都将载药量归为关键质量属性之一。

通常使用HPLC或UPLC法测定制剂中的总药物含量，而包封率的测定需要先进行分离操作，这一环节至关重要并受到很多因素影响，例如，组成特定制剂的纳米晶和溶解性银的数量会直接影响释药动力学行为。在此方面，已有许多方法被广泛使用，包括注射法或离心过滤（Beyer等，2015；Juenemann等，2010）、超速离心和固相萃取等（Fugit等，2014；Guillot等，2015），使用这些方法时，脂质体和纳米粒制剂可能会发生药物从载体中泄漏的现象。总的来说，每种分离方法的有效性取决于特定纳米材料的特性。例如，与纳米晶制剂相比，脂质体对剪切应力更敏感，需要更细致地进行分离，例如在离心过滤器中使用多步骤纯化。对于某些聚合物纳米载体系统，也可以使用注射器过滤对药物进行有效分离（Jung等，2018）。包封率也是一个重要参数，在制剂设计中，它提供了药物与载体亲和力的估计值，从而使制剂处方得到优化和推广（Nova等，2015）。

## 七、体外稳定性和降解

体外稳定性试验主要涉及纳米药物因微环境改变而发生的物理变化，而不是监测纯度性质所涵盖的化学方面的变化。载药过程、存储、重构、离子浓度的变化以及生理液和蛋白质的存在都可能导致纳米材料的团聚、侵蚀或降解（Partikel等，2019）。

多种稳定性参数可用于描述体外稳定性，常用方法包括在存在生理流体（如血清或生物相关介质）的情况下测定颗粒大小（Bai等，2017；Elvang等，2018），而在某些情况下，可使用更具体的分析方法来监测胶体的分解（Janas等，2016）。有研究者使用Foerster共振能量转移分析法来检测人类血清中聚合物胶束的稳定性（Miller等，2012），在有背景信号存在的条件下，该方法有效可靠，可用于各种类型的嵌段共聚物制剂的检测。

　　DLS和NTA检测是基于散射光的强度，需要对数据进行更详细的解释。由于蛋白质、脂质和胶束的存在，对于一些用于测试稳定性的生理液可能不允许使用这些方法检测粒度分布。为了准确检测生理液中的颗粒，应首先测试背景信号的强度，并合理调整被分析物的浓度，以得到良好的信噪比。然而对于某些应用案例，NTA可能更为合适，因为它可通过对荧光粒子应用荧光滤波器来进行背景消除。

## 八、体外药物释放

　　药物溶出度测试对口服制剂的开发和质量控制起着关键作用，模拟生物体内的相关释放试验反映了给药后制剂面临的生理环境，通过这些试验可预测制剂在机体内的实际释药行为并进行优化。

　　在质量控制中，释放度分析被用于评估批次间的变异性，以及放大和批量生产后由生产条件的变化而引起的产品性能变化。使用该分析方法必须考虑一些经济方面的问题，如释放介质的体积、成本，应用此法所要花费的时间等（Nothnagel等，2018），此外，区分样品的不同批次以及普通配方和创新产品的区别同样至关重要。

　　使用纳米技术制成的许多药物相关产品的溶解性较差，为了实现至少80%药物的总释放，可通过使用更大体积的溶解介质或添加表面活性剂以维持漏槽条件（Phillips等，2012；Gowthamarajan等，2010），常用的表面活性剂包括乳化剂，如十二烷基硫酸钠和聚山梨酯80（Sharma等，2016）或环糊精（Xie等，2015；Laitinen等，2017）。关于技术设置，目前还没有建立用于测定纳米制剂中药物释放的黄金标准，但已发表的大量文献对制剂开发与质量控制中可用的药物释放技术进行了全面的总结。

## 九、风险评估和毒理学分析

　　药理学和毒理学分析需要使用各种体外和体内模型对纳米材料的作用进行系统评估，系统的整体性能主要取决于各个组成单元的功能。对于药物产品中使用的纳米材料，在审批过程中，根据具体情况评估药物治疗条件下每种成分的降解途径和命运，对降解和消除途径的考察是基于在实际治疗中应用的假设。然而，随着医疗器械、组合产品或非常规医药产品的发展，一些不符合药物治疗标准的纳米材料也有一定的潜在释放风险，例如表面涂层的侵蚀和纳米材料意外释放到体循环中，这些案例作为可能的人体接触场景在进行风险评估时必须考虑到。

### 1.暴露场景和风险评估

　　虽然向美国FDA申请510（k）通常可实现相对快速的市场准入，但最近的欧洲医疗器械指南要求进行更详细的风险评估，这适用于所有包含移动甚至固定纳米材料的医疗器械。例如，一些伤口敷料或涂层植入物在使用期间可能会降解，可通过使用国际标准化组织（ISO）推荐的标准方法对医疗器械进行生物学评估来监测降解。使用现有方法准确预测纳米材料的暴露程度非常困难，但可以根据其与特定组织接触的预期时间进行推测，例如根据与皮肤、黏膜、受损表面、血液等的接触持续时间可划分为三类，即有限接触（≤24小时）、长时间接触（24小时至30天）以及永久接触（>30天）。

然而在存在复杂流体的情况下，实际上很难对颗粒物进行定量测定，因此，目前还没有分析系统能够准确、可靠地检测纳米粒制剂的释药行为。在这方面，需要将生物检测相关设置与粒径表征技术相结合。有研究将NTA法应用于胎牛血清的稀释液分析中，以检测暴露于生理液体时纳米粒大小的变化（Jablonka等，2019）。另一项研究侧重于经口给药途径，考察了生物相关液体中的纳米材料团聚现象。

### 2.免疫毒性和热原性检测

尽管许多含有纳米材料的药物产品完全由公认安全的物质（GRAS）制成，但其中一些制剂可能使用了以前未在患者身上测试过的新型辅料。与传统制剂方法相比，生物技术衍生型原料和小分子物质的复杂组合可能会导致意外的健康风险。因此，免疫毒理学性质的表征是临床前安全性评估不可或缺的一部分，就纳米制剂而言，这一点对于那些可导致全身暴露于纳米材料的产品（例如可注射型诊断剂、药物产品或伤口敷料）特别重要（Fulop等，2018）。

一般来说，纳米药物的免疫毒性评估是基于传统药物产品的现有研究框架，相关的ICH指南侧重于检测由免疫抑制和免疫刺激而产生的直接免疫毒性。常用的研究设计为对啮齿动物每天连续给药，进行为期28天的考察，但该方法不能反映纳米药物与免疫系统之间的多种潜在相互作用。

使用聚合物涂层如羟乙基淀粉（HES）能延长纳米载体的半衰期，但这可能会引起一些不良反应（Liebner等，2014；Duncan等，2017）。EMA和FDA建议危重患者不要使用HES，因为这会增加死亡率和肾功能衰竭的风险（Wiedermann等，2017）。相比之下，已广泛应用的聚乙二醇化修饰更为安全（Davis，2002），值得一提的是，对于表面不携带配体结构物的聚乙二醇化非靶向脂质，已经证实并报道了其高安全水平。

纳米材料的另一种潜在的危及生命的不良反应是补体激活相关假过敏（CARPA），使用现有方法不易检测到该反应。对一些患者静脉注射第一剂脂质体制剂多西他滨®后会发生CARPA，研究人员提出了一种检测此类不良反应的动物模型，但仍在研究中（Szebeni等，1999；Chanan-Khan等，2003）。在此背景下，应仔细评估更先进载体材料的安全性。

在常规质量控制中，内毒素污染的样品是免疫原性检测的一个已知错误源

（Giannakou等，2016），该检测可通过鲎试剂分析、兔热原试验（RPT）或单核细胞活化试验（MAT）进行（Smulders等，2012；Kucki等，2014）。虽然体外检测（如MAT）减少了动物实验的需要，并且可能更具成本效益，但并不适用于所有与纳米技术相关的产品（Li等，2017）。此外，一些分析系统如RPT和MAT，并不是内毒素特异性的，由于理化环境的改变，例如pH值、螯合剂、血清、结合蛋白和变性剂的存在，纳米药物产品可能会干扰测定，因此可能给内毒素检测带来新的挑战（Pfaller等，2010）。由于目前可用于预测这些干扰的理论知识有限，应在检测过程中设置适当的对照。

### 3. 临床前评估

为了在临床前环境中评估纳米药物的疗效和安全性，制剂的特性和质量应与最终产品相当，这一点尤为重要，因为对于许多与纳米技术相关的药物而言，放大生产和冷冻干燥处理对其质量是一个重大挑战（Franzé等，2018）。此外，药理学和毒理学分析需要仔细考虑药物的预期给药途径、剂量范围和适应证。例如，对含有纳米银的伤口敷料需要考察其在伤口愈合应用中的潜力，并表征载体进入伤口床的预期穿透深度。对于更复杂的结构，需要结合多种体外分析方法，并以纯药物和空白载体作为对照。

为了在动物研究中建立可靠的非临床安全性，制造商需遵循美国FDA推荐的ICH指南。通常，要使用至少两种不同种属的动物对药物的体内处置过程（即吸收、分布、代谢和排泄）进行考察（Senderowicz，2010；Prior等，2018）。

但是，在许多情况下，现有的动物模型和基于细胞的体外分析法都无法充分预测人体的生理病理反应。此外，从体外试验中获得的大多数结果不一致，需要进行全面分析与解释（Xu等，2018）。因此，为常用的临床前试验开发替代方法越来越受到关注和重视，这些方法包括定量结构-活性关系模型、毒理基因组学或电子模拟法（Winkler，2013；Oksel等，2015），以建立体外-体内相关性（IVIVC）或进行种属间外推预测。

### 4. 临床评价

对于某些给药途径而言，药物的处置和消除途径以及药代动力学参数受纳米药物的理化特性（包括粒径、疏水性或药物释放）影响，这不仅适用于纳米制剂，也适用于某些医疗设备。

就欧洲市场而言，侵入性给药的纳米药物，甚至是仿制药，都需要对临床安全性进行评估，这与新药开发的要求一致（Crommelin等，2015）；相反，美国FDA根据生物等效性研究结果批准了仿制制剂Lipodox（印度的Sun Pharma）。为了对制剂的体内性能进行预测，在药代动力学研究中要测定药物的被包封、未包封和蛋白质结合等各部分的量和比例。对于其他局部或经口给药的产品，传统的生物药剂学等效研究规范提供了足够的证据来确定仿制制剂的有效性和安全性。但是，仍建议对临床安全性相关参数进行详细的理化性质表征和体内外评估。

# 十、生物药剂学性质

纳米药物的生物药剂学性质改变了我们对制剂技术的理解。传统上，通过改变剂型的理化特性可以调节药物释放速率，从而使药物吸收变得可控，这种模式仍然适用于绝大多数药物产品，但当使用纳米制剂时，药物的分布特性必然会发生改变且难以控制。因此，对新兴的仿制药（尤其是纳米制剂）建立生物等效性是一个重大挑战。对于大多数传统药品，生产者可通过使用诸如最大血药浓度（$C_{max}$）、达峰时间（$T_{max}$）、血药浓度-时间曲线下面积（AUC）等药代动力学参数来建立制剂的疗效等效性，这适用于包括许多口服纳米药物在内的大部分制剂。但对于新型的纳米载药系统，制剂参数（如粒径大小或药物释放度）可能会对生物分布产生重大影响。在这种情况下，需要对机体的处置机制进行详细考察，并全面鉴别对体内性能有重大影响的质量属性。

## 1. 生物相关的体外研究

体外药物释放是预测口服制剂体内性能的关键指标，这一点已被制药行业普遍接受（Juenemann 等，2011）。对于纳米药物或纳米载体，需要从生理相关液体中分离超细颗粒，以便能够测定制剂的释放动力学。如果将纳米载体视为被蛋白质成分覆盖并嵌入非共价表面相互作用精细网络中的脆弱结构物，要对其进行有效分离将会更为困难。

为了提供针对这一技术难题的解决方案，研究人员进行了一些尝试性考察，如使用非标准的流通池测试了纳米粒在人体血浆中的释药行为（Gido 等，1994），观察到的曲线显示持续释放，但没有进行适当的条件控制以研究透析膜对这一结果的影响。后来采用的方法使用了 Franz 池（Kim 等，2010），并通过离心操作和《美国药典》（USP）中推荐的溶解装置 IV 进行分离（Bhardwaj 等，2010）。该方法已被部分药企和研究机构选用，通常以缓冲溶液作为溶解介质。

这些发现的价值取决于药物释放机制。除其他参数外，释放机制主要与溶解、解离或（一定程度上的）基质扩散过程相关。对于某些制剂，血清蛋白的存在、pH 值或离子强度是药物释放的主要驱动因素。最近的一项研究揭示了血清蛋白对微晶中药物释放的影响，有趣的是，该研究证实了蛋白质覆盖物的稳定作用，而不是对药物溶出的直接影响。遗憾的是，如果仔细查看当前文献，会发现只有少数研究的药物释放结果与纳米制剂的体内性能相关。

研究人员使用注射器过滤法在生物相关介质中有效地从纳米晶制剂中分离出了游离药物，并成功预测其人体药代动力学性质，但后来的研究结果表明，该方法识别质量轻微变化的能力有限。使用分散释放技术结合定制的电子软件模型研究聚合物纳米粒的释药行为，可获得更佳的实验结果相关性，该方法的灵敏度也更高。

对于包括纳米药物在内的许多非口服制剂，由于缺乏可靠的体内释药数据，很难确定生物体内相关的试验条件。最近的研究利用成像技术或使用基于生理学的药代动力学模型来估测经皮给药制剂在皮下组织中的溶出速率（Probst等，2017；Beyer等，2016）。有研究者根据人体药代动力学数据测定出纳米晶制剂在血液中的溶出速率，他们收集了开展相关试验的临床协议，对样本结果的差异进行分析，并提供了有关体内外相关性令人信服的证据。我们需要不断改进临床条件下的试验方法，以便更好地分析体内释药结果，并支持开发新型的生物相关分析策略。

### 2.体外-体内相关性（IVIVC）

目前，药物产品的制剂开发和质量控制广泛涉及临床相关性的概念，对药物的体内性能有较大影响的处方参数一般要优先从制剂的理化特性中选择。虽然对于传统剂型而言，与生物性能相关的质量属性通常已被充分认可，但对于一些新型的技术产品，必须通过体外和体内的生物试验研究来建立这种相关性。

目前，大多数基于细胞的体外试验结果几乎都不能反映临床实际，细胞间和细胞内过程可能涉及药物和载体的局部分布，但这些结果往往被药代动力学效应所推翻。在这方面，IVIVC提高了我们对临床实际的理解，并从根本上有助于转化研究，作为回报，这些发现也支持了新型体外分析策略的循证开发。

根据美国FDA关于口服缓释剂型的指南，A级相关性表示体外释放和体内吸收之间的点对点关系，预测的血药浓度可直接与体内数据进行比较；B级相关性使用统计矩分析原理，将体外释放数据与平均滞留时间或平均体内溶出时间进行比较；C级IVIVC则是在一个释放参数和体内吸收之间建立单点相关的方式。这些定义是根据口服给药制剂领域的成功经验总结的，不能外推到其他给药途径。

药物释放度在口服给药的药物递送中起着重要作用，甚至对于许多其他纳米制剂（例如经皮给药）同样如此，先进的模型可用于准确地预测体内性能，并能够区分不同的配方类型。在这种情况下，可以通过同时降低与$C_{max}$相关的毒性和维持治疗浓度相关血药水平来控制药物的吸收和分布。

相反，纳米载体递送的特点是存在两种不同的药物组分，其分布和消除参数不同，因此，这些组分之间的体内转化以及释放速率决定了纳米制剂控制生物分布和将药物靶向至特定组织的能力。最近开发的方法可利用基于生理学的药代动力学模型来确定这种体内转化（释放）率，并对静脉注射的纳米制剂建立IVIVC。到目前为止，在纳米载体领域，这是为A级相关性提供了可信证据的极少数案例之一，未来还有更多的研究要做。

### 3.药代动力学和生物分布研究

为了考察被纳米载体负载的药物的药代动力学和生物分布的变化，需要做动物实验进行临床前评估。安全性评估需遵循严格的规范，使用至少两种不同种属的动物。根据美国FDA发布的建议，非临床安全性研究的ICH指南可以适用，其中包括药物被处置的体内表征，即吸收、分布、代谢和排泄，因此按照该指南需要对药物的生物分布进行广泛考察。

每种给药途径都需要特定的研究设计。例如，静脉注射后，流体动力学直径小于5.5nm的纳米药物可能会被肾清除（Choi等，2007；Geiser等，2010），而较大的颗粒通常会蓄积在肺、肝和肾的细毛细血管中，或者被肝、脾和骨髓的单核巨噬系统摄取（Adabi等，2017；Moghimi等，2001）。基于药物自身和纳米载体系统的特定性质，与传统制剂相比，纳米药物的$C_{max}$和AUC会有所增加（Adiwijaya等，2017）。

关于生物分布，有研究人员揭示了聚合物纳米粒在小鼠卵巢中的蓄积，这表明存在一种与游离药物显著不同的毒代动力学特征（Weiss等，2018）。较长的循环时间可能有助于纳米粒的广泛分布（Wacker，2013），在此背景下，从血浆中分别检测制剂中两种存在形式的药物（被载体负载或未被负载），可以提供有关制剂预期组织分布模式的更多信息，并有助于新型电子模拟方法的开发。

# 第三节　总结与展望

如今，制药公司在参与新兴纳米药物市场方面面临着重重障碍，该领域将面临越来越多的限制与愈发激烈的竞争。而不断增长且日益丰富的理论指导以及市场上越来越多的药品和医疗器械为该行业开辟了新的前景。

显然，研究人员和监管机构已充分了解与纳米技术相关的产品的风险，并开发了新的研究技术来确保其质量和安全。建立纳米药物生物等效性的概念仍然具有挑战性，这不仅影响产品的生产和使用数量，而且影响当前的定价政策。

在此背景下，除了相对容易的市场准入外，为确保生产高风险纳米药物，关键参与者还要为是否支持并开放相关的最佳基础设施市场做出决定。有趣的是，在预见这些发展的同时，中国正在通过一系列措施减少贸易壁垒，例如降低纳米医药产品注册的要求，这将很快影响欧洲和美国的相关医疗技术行业。

**参考文献**

[1] Boyes W, Al-Abed S, Degn L, et al. "NaKnowBase": a nanomaterials relational database (EPA/600/C-18/004)[S]. 2017, USA.

[2] ECHA, European union observatory for nanomaterials[S]. 2019.

[3] Wacker M G, Proykova A, Santos G M L. Dealing with nanosafety around the globe-regulation vs. innovation[J]. International Journal of Pharmaceutics, 2016, 509(1/2): 95-106.

[4] EC. Regulation (EC) No 1907/2006 of the European parliament and of the council concerning the registration, evaluation, authorisation and restriction of chemicals (REACH)[S]. 2006, Europe.

[5] EC. Regulation (EC) No 1272/2008 of the European parliament and of the council concerning the classification, labelling and packaging of substances and mixtures[S]. 2008, Europe.

[6] ECHA. Guidance in a nutshell: registration, version 3.0[S]. 2017, Europe.

[7] ECHA. Press Release: Companies to provide more information on nanomaterials (ECHA/PR/18/16) [S]. 2018, Europe.

[8] ECHA. Guidance on information requirements and chemical safety assessment: Appendix R7-1 for nanomaterials applicable to Chapter R7c endpoint specific guidance, version 2.0[S]. 2017, Europe.

[9] United States Congress. Toxic substances control act[S]. 1976, USA.

[10] United States Congress. Frank R. lautenberg chemical safety for the 21st century act[S]. 2017, USA.

[11] EPA. Chemical substances when manufactured or processed as nanoscale materials; TSCA reporting and recordkeeping requirements (EPA-HQ-OPPT-2010-0572; FRL-9962-58; document no. 2017-09683) [S]. 2017, USA.

[12] EPA. Draft guidance for reporting of chemical substances when manufactured or processed as nanoscale materials; notice of availability and request for comment (EPA-HQ-OPPT-2010-0572; FRL-9962-64; document no. 2017-09998) [S]. 2017, USA.

[13] SAC. GB/T 19619—2004, Terminology for nanomaterials[S]. 2004, China.

[14] Jarvis D S, Richmond N. Regulation and governance of nanotechnology in China: regulatory challenges and effectiveness[J]. European Journal of Law and Technology, 2011, 2(3).

[15] Qiu J N. Nano-safety studies urged in China[J]. Nature, 2012, 489(7416): 350.

[16] Ministry of Science and Technology. Guidelines and best practices for safe handling of nanomaterials in research laboratories and industries[S]. 2016, India.

[17] EC. Commission recommendation on the definition of nanomaterials (2011/696/ EU), 2011[S]. Europe.

[18] EMA/CHMP. Reflection paper on nanotechnology-based medicinal products for human use (EMEA/CHMP/79769/2006) [S]. 2006, Europe.

[19] EMA/CHMP. Reflection paper on the data requirements for intravenous liposomal products developed with reference to an innovator liposomal product (EMA/CHMP/806058/2009/Rev. 02)[S]. 2013, Europe.

[20] EMA/CHMP. Reflection paper on surface coatings: general issues for consideration regarding parenteral administration of coated nanomedicine products (EMA/325027/2013) [S]. 2013, Europe.

[21] EMA/CHMP. Reflection paper on the data requirements for intravenous iron-based nano-colloidal products developed with reference to an innovator medicinal product[S]. 2013, Europe.

[22] EMA/CHMP. Joint MHLW/EMA reflection paper on the development of block copolymer micelle medicinal products (EMA/CHMP/13099/2013) [S]. 2013, Europe.

[23] US-FDA. Guidance for industry-liposome drug products chemistry, manufacturing, and controls; human pharmacokinetics and bioavailability; and labeling documentation[S]. 2018, USA.

[24] US-FDA. Draft guidance for industry-drug products, including biological products, that contain nanomaterials[S]. 2017, USA.

[25] ANMAT. Normative applied to nanotechnology-based medicinal products (ANMAT-MED-NAN 001-00) [S]. 2018, Argentina.

[26] Ministry of Science and Technology. Guidelines for evaluation of nanopharmaceuticals in India[S]. 2019, India.

[27] Shanley A. Six sigma and the path to quality[J]. Pharmaceutical Technology, 2017, 41: 78.

[28] Yu L X, Kopcha M. The future of pharmaceutical quality and the path to get there[J]. International Journal of Pharmaceutics, 2017, 528(1/2): 354-359.

[29] Wacker M G. Nanotherapeutics-product development along the "nanomaterial" discussion[J]. Journal of Pharmaceutical Sciences, 2014, 103(3): 777-784.

[30] ECHA. How to prepare registration dossiers that cover nanoforms: best practices[S]. 2017, Europe.

[31] SCENIHR. Guidance on the determination of potential health effects of nanomaterials used in medical devices[S]. 2015, Europe.

[32] Saquib Q, Faisal M, Abdulaziz A A, et al. Cellular and molecular toxicology of nanoparticles [M]. Cham, Switzerland:Springer, 2018.

[33] Greish K, Thiagarajan G, Ghandehari H. *In vivo* methods of nanotoxicology[J]. Methods in Molecular Biology, 2012, 926: 235-253.

[34] Song Y H, Shin E, Wang H, et al. A novel in situ hydrophobic ion paring (HIP) formulation strategy for clinical product selection of a nanoparticle drug delivery system[J]. Journal of Controlled Release, 2016, 229: 106-119.

[35] Troiano G, Nolan J, Parsons D, et al. A quality by design approach to developing and manufacturing polymeric nanoparticle drug products[J]. AAPS Journal, 2016, 18(6): 1354-1365.

[36] US-FDA. Guidance for industry: liposome drug products-chemistry, manufacture, and controls; human pharmacokinetics and bioavailability; and labeling documentation[S]. 2015, USA.

[37] ICH. Impurities in new drug substances Q3A(R2) [S]. 2006.

[38] Moser M, Behnke T, Hamers-Allin C, et al. Quantification of PEG-Maleimide ligands and coupling efficiencies on nanoparticles with Ellman's reagent[J]. Analytical Chemistry, 2015, 87(18): 9376-9383.

[39] Listed N A. NIH research findings: Recent studies show workers exposed to asbestos years ago are at greater risk for some disease[J]. JAMA-Journal of the American Medical Association, 1978, 239(23): 2431-2432.

[40] Manning C B, Vallyathan V, Mossman B T. Diseases caused by asbestos: mechanisms of injury and disease development[J]. International Immunopharmacology, 2002, 2(2/3): 191-200.

[41] Tscharnuter W. Photon correlation spectroscopy in particle sizing[J]. Encyclopedia of Analytical Chemistry, 2006: 5469-5485.

[42] Lim J, Yeap S P, Che H X, et al. Characterization of magnetic nanoparticle by dynamic light scattering[J]. Nanoscale Research Letters, 2013, 8(381): 1-14.

[43] Feczko T, Piiper A, Ansar S, et al. Stimulating brain recovery after stroke using theranostic albumin nanocarriers loaded with nerve growth factor in combination therapy[J]. Journal of Controlled Release, 2019, 293: 63-72.

[44] Wessman P, Edwards K, Mahlin D. Structural effects caused by spray-and freeze-drying of liposomes and bilayer disks[J]. Journal of Pharmaceutical Sciences, 2010, 99(4): 2032-2048.

[45] Habib L, Jraij A, Khreich N, et al. Morphological and physicochemical characterization of liposomes loading cucurbitacin E, an anti-proliferative natural tetracyclic triterpene[J]. Chemistry and Physics of Lipids, 2014, 177: 64-70.

[46] Franken L E, Boekema E J, Stuart M C A. Transmission electron microscopy as a tool for the characterization of soft materials: application and interpretation[J]. Advanced Science, 2017, 4(5).

[47] OECD. Physical-chemical properties of nanomaterials: evaluation of methods applied in the OECD-WPMN testiing programme[S]. 2016.

[48] Fox D, Labes M M, Weissberger A, et al. Physics and chemistry of the organic solid state[J]. Physics Today, 1965, 18(4): 59.

[49] Couillaud B M, Espeau P, Mignet N, et al. State of the art of pharmaceutical solid forms: from crystal property issues to nanocrystals formulation[J]. ChemMedChem, 2019, 14(1): 8-23.

[50] Aburahma M H, Badr-Eldin S M. Compritol 888 ATO: a multifunctional lipid excipient in drug delivery systems and nanopharmaceuticals[J]. Expert Opinion on Drug Delivery, 2014, 11(12): 1865-1883.

[51] Peltonen L. Practical guidelines for the characterization and quality control of pure drug nanoparticles and nano-cocrystals in the pharmaceutical industry[J]. Advanced Drug Delivery Reviews, 2018, 131: 101-115.

[52] Li T, Cipolla D, Rades T, et al. Drug nanocrystallisation within liposomes[J]. Journal of Controlled

Release, 2018, 288: 96-110.

[53] Heurtault B, Saulnier P, Pech B, et al. Physico-chemical stability of colloidal lipid particles[J]. Biomaterials, 2003, 24(23): 4283-4300.

[54] Ashtikar M, Wacker M G. Nanopharmaceuticals for wound healing-lost in translation[J]. Advanced Drug Delivery Reviews, 2018, 129: 194-218.

[55] Filipe V, Hawe A, Jiskoot W. Critical evaluation of nanoparticle tracking analysis (NTA) by NanoSight for the measurement of nanoparticles and protein aggregates[J]. Pharmaceutical Research, 2010, 27(5): 796-810.

[56] Kreyling W G, Semmler-Behnke M, Chaudhry Q. A complementary definition of nanomaterial[J]. Nano Today, 2010, 5(3): 165-168.

[57] Wohlleben W, Mielke J, Bianchin A, et al. Reliable nanomaterial classification of powders using the volume-specific surface area method[J]. Journal of Nanoparticle Research, 2017, 19(2): 1-16.

[58] ISO. 9277: Determination of the specific surface area of solids by gas adsorption-BET method[S]. 2010.

[59] Riddick T M. Control of colloid stability through zeta potential [M]. Blood, 1968.

[60] Gong Y K, Nakashima K, Xu R. Characterization of polystyrene latex surfaces by conductometric titration, rhodamine 6G adsorption, and electrophoresis measurements[J]. Langmuir, 2000, 16: 8546-8548.

[61] ASTM. E2865-12, Standard guide for measurement of electrophoretic mobility and zeta potential of nanosized biological materials[S]. 2018.

[62] ISO. 13099-2: Colloidal systems-methods for zeta-potential determination[S]. 2012.

[63] Wacker M, Zensi A, Kufleitner J, et al. A toolbox for the upscaling of ethanolic human serum albumin (HSA) desolvation[J]. International Journal of Pharmaceutics, 2011, 414(1/2): 225-232.

[64] Hrkach J, Von Hoff D, Ali M M, et al. Preclinical development and clinical translation of a PSMA-targeted docetaxel nanoparticle with a differentiated pharmacological profile[J]. Science Translational Medicine, 2012, 4(128): 128ra39.

[65] Smith A M, Johnston K A, Crawford S E, et al. Ligand density quantification on colloidal inorganic nanoparticles[J]. Analyst, 2017, 142(1): 11-29.

[66] Lu J, Xue Y, Shi R, et al. A non-sacrificial method for the quantification of poly(ethylene glycol) grafting density on gold nanoparticles for applications in nanomedicine[J]. Chemical Science, 2019, 10(7): 2067-2074.

[67] Beyer S, Moosmann A, Kahnt A S, et al. Drug release and targeting: the versatility of polymethacrylate nanoparticles for peroral administration revealed by using an optimized *in vitro*-toolbox[J]. Pharmaceutical Science, 2015, 32(12): 3986-3998.

[68] Juenemann D, Jantratid E, Wagner C, et al. Biorelevant *in vitro* dissolution testing of products containing micronized or nanosized fenofibrate with a view to predicting plasma profiles[J]. European Journal of Pharmaceutics and Biopharmaceutics, 2010, 77(2): 257-264.

[69] Fugit K D, Anderson B D. Dynamic, nonsink method for the simultaneous determination of drug permeability and binding coefficients in liposomes[J]. Molecular Pharmaceutics, 2014, 11(4): 1314-1325.

[70] Guillot A, Couffin A C, Sejean X, et al. Solid phase extraction as an innovative separation method for measuring free and entrapped drug in lipid nanoparticles[J]. Pharmaceutical Research, 2015, 32(12): 3999-4009.

[71] Jung F, Nothnagel L, Gao F, et al. A comparison of two biorelevant *in vitro* drug release methods for nanotherapeutics based on advanced physiologically-based pharmacokinetic modelling[J]. European Journal of Pharmaceutics and Biopharmaceutics, 2018, 127: 462-470.

[72] Nova M V, Janas C, Schmidt M, et al. Nanocarriers for photodynamic therapy-rational formulation design and medium-scale manufacture[J]. International Journal of Pharmaceutics, 2015, 491(1/2): 250-260.

[73] Partikel K, Korte R, Stein N C, et al. Effect of nanoparticle size and PEGylation on the protein corona of

PLGA nanoparticles[J]. European Journal of Pharmaceutics and Biopharmaceutics, 2019, 141: 70-80.

[74] Bai K, Barnett G V, Kar S R, et al. Interference from proteins and surfactants on particle size distributions measured by nanoparticle tracking analysis (NTA)[J]. Pharmaceutical Research, 2017, 34(4): 800-808.

[75] Elvang P A, Jacobsen A C, Bauer-Brandl A, et al. Co-existing colloidal phases in artificial intestinal fluids assessed by AF4/MALLS and DLS: a systematic study into cholate & (lyso-) phospholipid blends, incorporating celecoxib as a model drug[J]. European Journal of Pharmaceutical Sciences, 2018, 120: 61-72.

[76] Janas C, Mostaphaoui Z, Schmiederer L, et al. Novel polymeric micelles for drug delivery: material characterization and formulation screening[J]. International Journal of Pharmaceutics, 2016, 509(1/2): 197-207.

[77] Miller T, Rachel R, Besheer A, et al. Comparative investigations on *in vitro* serum stability of polymeric micelle formulations[J]. Pharmaceutical Research, 2012, 29(2): 448-459.

[78] Nothnagel L, Wacker M G. How to measure release from nanosized carriers[J]. European Journal of Pharmaceutical Sciences, 2018, 120: 199-211.

[79] Phillips D J, Pygall S R, Cooper V B, et al. Overcoming sink limitations in dissolution testing: a review of traditional methods and the potential utility of bi-phasic systems[J]. Journal of Pharmacy and Pharmacology, 2012, 64(11): 1549-1559.

[80] Gowthamarajan K, Singh S K. Dissolution testing for poorly soluble drugs: a continuing perspective[J]. Dissolution Technologies, 2010, 17(3): 24-32.

[81] USP. b1092N The dissolution procedure: development and validation[S]. 2013, USA.

[82] Sharma N, Madan P, Lin S S. Effect of process and formulation variables on the preparation of parenteral paclitaxel-loaded biodegradable polymeric nanoparticles: a co-surfactant study[J]. Asian Journal of Pharmaceutical Sciences, 2016, 11(3): 404-416.

[83] Xie L, Beyer S, Vogel V, et al. Assessing the drug release from nanoparticles: overcoming the shortcomings of dialysis by using novel optical techniques and a mathematical model[J]. International Journal of Pharmaceutics, 2015, 488(1/2): 108-119.

[84] Laitinen R, Lobmann K, Grohganz H, et al. Supersaturating drug delivery systems: the potential of co-amorphous drug formulations[J]. International Journal of Pharmaceutics, 2017, 532(1): 1-12.

[85] Jablonka L, Ashtikar M, Gao G, et al. Advanced in silico modeling explains pharmacokinetics and biodistribution of temoporfin nanocrystals in humans[J]. Journal of Controlled Release, 2019, 308: 57-70.

[86] Fulop T, Nemes R, Meszaros T, et al. Complement activation *in vitro* and reactogenicity of low-molecular weight dextran-coated SPIONs in the pig CARPA model: correlation with physicochemical features and clinical information[J]. Journal of Controlled Release, 2018, 270: 268-274.

[87] ICH. Immunotoxicity studies for human pharmaceuticals S8[S]. 2005.

[88] Liebner R, Mathaes R, Meyer M, et al. Protein HESylation for half-life extension: synthesis, characterization and pharmacokinetics of HESylated anakinra[J]. European Journal of Pharmaceutics and Biopharmaceutics, 2014, 87(2): 378-385.

[89] Duncan R. Polymer therapeutics at a crossroads? Finding the path for improved translation in the twenty-first century[J]. Journal of Drug Targeting, 2017, 25(9/10): 759-780.

[90] Wiedermann C J, Eisendle K. Comparison of hydroxyethyl starch regulatory summaries from the Food and Drug Administration and the European Medicines Agency[J]. Journal of Pharmaceutical Policy and Practice, 2017, 10: 12.

[91] Davis F F. The origin of pegnology[J]. Advanced Drug Delivery Reviews, 2002, 54(4): 457-458.

[92] Szebeni J, Fontana J L, Wassef N M, et al. Hemodynamic changes induced by liposomes and liposome-encapsulated hemoglobin in pigs: a model for pseudoallergic cardiopulmonary reactions to liposomes. Role of complement and inhibition by soluble CR1 and anti-C5a antibody[J]. Circulation, 1999, 99(17):

2302-2309.

[93] Chanan-Khan A, Szebeni J, Savay S, et al. Complement activation following first exposure to pegylated liposomal doxorubicin (Doxil): possible role in hypersensitivity reactions[J]. Annals of Oncology, 2003, 14(9): 1430-1437.

[94] Giannakou C, Park M V D Z, de Jong W H, et al. A comparison of immunotoxic effects of nanomedicinal products with regulatory immunotoxicity testing requirements[J]. International Journal of Nanomedicine, 2016, 11: 2935-2952.

[95] Smulders S, Kaiser J P, Zuin S, et al. Contamination of nanoparticles by endotoxin: evaluation of different test methods[J]. Particle and Fibre Toxicology, 2012, 9(41): 1-11.

[96] Kucki M, Cavelius C, Kraegeloh A. Interference of silica nanoparticles with the traditional limulus amebocyte lysate gel clot assay[J]. Innate Immunity, 2014, 20(3): 327-336.

[97] European Directorate for the Quality of Medicines. European Pharmacopoeia [M]. 11th ed. 2022.

[98] Spreitzer I, Löschner B, Schneider C, et al. 10 Years of experience with alternative pyrogen tests (monocyte activation tests) [J]. The Japanese Society for Alternatives to Animal Experiments, 2008, 14:587-589.

[99] Li Y, Fujita M, Boraschi D. Endotoxin contamination in nanomaterials leads to the misinterpretation of immunosafety results[J]. Frontiers in Immunology, 2017, 8: 472.

[100] Pfaller T, Colognato R, Nelissen I, et al. The suitability of different cellular *in vitro* immunotoxicity and genotoxicity methods for the analysis of nanoparticle-induced events[J]. Nanotoxicology, 2010, 4(1): 52-72.

[101] Franzé S, Selmin F, Samaritani E, et al. Lyophilization of liposomal formulations: still necessary, still challenging[J]. Pharmaceutics, 2018, 10(3): 139.

[102] ICH. Non-clinical safety studies for the conduct of human clinical trials for pharmaceuticals [ICH M3 (R2)] [S]. 2013.

[103] Senderowicz A M. Information needed to conduct first-in-human oncology trials in the United States: a view from a former FDA medical reviewer[J]. Clinical Cancer Research, 2010, 16(6): 1719-1725.

[104] Prior H, Baldrick P, De Haan L, et al. Reviewing the utility of two species in general toxicology related to drug development[J]. International Journal of Toxicology, 2018, 37(2): 121-124.

[105] Xu M, Soliman M G, Sun X, et al. How entanglement of different physicochemical properties complicates the prediction of *in vitro* and *in vivo* interactions of gold nanoparticles[J]. ACS Nano, 2018, 12(10): 10104-10113.

[106] Winkler D A, Mombelli E, Pietroiusti A, et al. Applying quantitative structure-activity relationship approaches to nanotoxicology: current status and future potential[J]. Toxicology, 2013, 313(1): 15-23.

[107] Oksel C, Ma C Y, Wang X Z. Structure-activity relationship models for hazard assessment and risk management of engineered nanomaterials[J]. Procedia Engineering, 2015, 102: 1500-1510.

[108] Crommelin D J, Shah V P, Klebovich I, et al. The similarity question for biologicals and non-biological complex drugs[J]. European Journal of Pharmaceutical Sciences, 2015, 76: 10-17.

[109] Juenemann D, Bohets H, Ozdemir M, et al. Online monitoring of dissolution tests using dedicated potentiometric sensors in biorelevant media[J]. European Journal of Pharmaceutics and Biopharmaceutics, 2011, 78(1): 158-165.

[110] Gido C, Langguth P, Mutschler E. Predictions of *in vivo* plasma concentrations from *in vitro* release kinetics: application to doxepin parenteral (i.m.) suspensions in lipophilic vehicles in dogs[J]. Pharmaceutical Research, 1994, 11(6): 800-808.

[111] Kim J K, Park J S, Kim C K. Development of a binary lipid nanoparticles formulation of itraconazole for parenteral administration and controlled release[J]. International Journal of Pharmaceutics, 2010, 383(1/2): 209-215.

[112] Bhardwaj U, Burgess D J. A novel USP apparatus 4 based release testing method for dispersed

systems[J]. International Journal of Pharmaceutics, 2010, 388(1/2): 287-294.

[113] Probst M, Schmidt M, Tietz K, et al. *In vitro* dissolution testing of parenteral aqueous solutions and oily suspensions of paracetamol and prednisolone[J]. International Journal of Pharmaceutics, 2017, 532(1): 519-527.

[114] Beyer S, Xie L, Schmidt M, et al. Optimizing novel implant formulations for the prolonged release of biopharmaceuticals using *in vitro* and *in vivo* imaging techniques[J]. Journal of Controlled Release, 2016, 235: 352-364.

[115] US-FDA. Guidance for industry: extended release oral dosage forms: development, evaluation, and application of *in vitro/in vivo* correlations[S]. 1997, USA.

[116] Choi H S, Liu W, Misra P, et al. Renal clearance of quantum dots[J]. Nature Biotechnology, 2007, 25(10): 1165-1170.

[117] Geiser M, Kreyling W G. Deposition and biokinetics of inhaled nanoparticles[J]. Particle and Fibre Toxicology, 2010, 7(1): 1-17.

[118] Adabi M, Naghibzadeh M, Adabi M, et al. Biocompatibility and nanostructured materials: applications in nanomedicine[J]. Artificial Cells Nanomedicine and Biotechnology, 2017, 45(4): 833-842.

[119] Moghimi S M, Hunter A C, Murray J C. Long-circulating and target-specific nanoparticles: theory to practice[J]. Pharmacological Reviews, 2001, 53(2): 283-318.

[120] Adiwijaya B S, Kim J, Lang I, et al. Population pharmacokinetics of liposomal Irinotecan in patients with cancer[J]. Clinical Pharmacology & Therapeutics, 2017, 102(6): 997-1005.

[121] Weiss V M, Lucas H, Mueller T, et al. Intended and unintended targeting of polymeric nanocarriers: the case of modified poly(glycerol adipate) nanoparticles[J]. Macromolecular Bioscience, 2018, 18(1): 1700240.

[122] Wacker M. Nanocarriers for intravenous injection-the long hard road to the market[J]. International Journal of Pharmaceutics, 2013, 457(1): 50-62.

# 第十一章

# 用于多种治疗手段协同的纳米递送系统

随着纳米技术的快速发展，各种纳米级的多功能药物被成功地开发出来，在疾病诊断、预防和治疗方面显示出巨大的潜力。尤其在癌症治疗领域，各种具有不同物理化学性质的纳米平台不断涌现，纳米递药系统（NDDS）引起了人们的广泛关注。纳米药物支持的化疗已经被确定为一种更安全高效的治疗方式，药物缓释系统被认为是解决化疗毒副作用大等问题的一种新策略，它们可以准确地在肿瘤细胞中释放药物，延缓药物在非靶部位的释放，在提高抗肿瘤效果的同时降低对正常组织的损伤。更引人关注的是，纳米药物介导的无毒/低毒物质在肿瘤内原位转化为细胞毒性治疗剂，可以规避传统化疗的大多数不良反应，是一种更复杂但更有吸引力的治疗手段。特别是最近提出的纳米催化药物，其特点是能够通过在肿瘤内启动各种催化反应来产生有毒物质，而不直接依赖于高毒性的化疗药物。此外，纳米材料能够通过被动或主动靶向作用优先积聚到肿瘤区域以输送治疗剂，潜在地避免了化疗药物的毒副作用。

## 第一节　常用疗法概述

随着对肿瘤生理学、分子信号通路和肿瘤微环境等的深入了解，当前基于纳米药物的化疗逐渐推动了肿瘤医学研究重点从单一疗法向多模式协同治疗转移。纳米药物/纳米递药系统可以作为一个通用的平台，通过对肿瘤内的pH、氧化还原电位和酶等生物因素及光、磁、超声和X射线等外部刺激的特异性反应，在有效装载化疗药物的同时，高效结合其他治疗方式，如放射治疗（RT）、光热治疗（PTT）、光动力治疗（PDT）、化学动力学治疗（CDT）、免疫疗法、基因疗法（GT）和磁疗（MFS）等，以增强抗肿瘤效果。

## 一、化疗

### 1.发展历史

化疗是临床上治疗原发和转移性肿瘤的基本疗法，它使用化学药物来诱导肿瘤细胞凋亡或坏死（Lin等，2018）。手术治疗和放疗都属于局部治疗，它们对于体积较小且转移率较低的肿瘤可以达到治愈效果，但不能防止肿瘤复发和转移，而化疗属于全身性治疗手段，可根据肿瘤治疗的实际需要，在手术和放疗时与化疗结合，提高抗肿瘤治疗效果（葛伯建，2011）。1865年Lissauer使用Fowler溶液治疗白血病被认为是近代化学疗法的最早尝试（严忠群，1988）。1941年Huggius用雌激素治疗前列腺癌并取得了确切的疗效（严忠群，1988）。1945年，英国人发现芥子气能减少人体内的白细胞数量，找到了第一个能用于肿瘤治疗的化疗药物氮芥。随后氮芥类和各种抗代谢类药物被合成并用于治疗实践，但是抗肿瘤效果并不理想。长春花生物碱是第一个在实验室被研发的具有抗肿瘤活性的天然物质（陆迪利，1987）。此后，抗肿瘤抗生素类如丝裂霉素、放线菌素D、多柔比星等相继被开发。

### 2.作用机制

化疗是对病原微生物、寄生虫等引起的疾病或恶性肿瘤进行药物治疗。常用的药物有生物烷化剂、抗癌抗生素、抗代谢药物、天然活性物质等，如多柔比星（DOX）、铂类、甲氨蝶呤（吕萍，2008）、紫杉醇（PTX）。肿瘤微环境大致包括免疫细胞（淋巴细胞、自然杀伤细胞和抗原-抗体细胞）、基质细胞（包括成纤维细胞）和血管系统。肿瘤微环境对肿瘤生长有促进作用，非靶向化疗药物会对肿瘤微环境产生不利影响，进而可能导致肿瘤细胞对其产生耐药性。化疗已被证明可以诱导内皮细胞的激增，这一机制反过来又介导了血管再生（Andre等，2010）。细胞凋亡又称程序性细胞死亡（programmed cell death，PCD），是在生理或某些病理条件下细胞主动参与的"自杀"过程（郑培良，1999）。它可以控制细胞增殖和生长，也可以清除受损或发生炎症的细胞。在凋亡过程中，细胞内部发生DNA裂解、核膜皱褶和内质网肿胀等，形成凋亡小体，细胞依然存活且细胞膜完整性得以保持。许多化疗药物能够引起肿瘤细胞凋亡，如DOX、拓扑异构酶抑制剂喜树碱（CPT）、阿糖胞苷（Ara-C）等可通过不同的作用机制诱导肿瘤细胞发生程序性死亡。通常表达在细胞膜上的P-糖蛋白（P-gp）可将胞内小分子泵出肿瘤细胞，而纳米药物能够通过吞噬作用促进细胞对化疗药物摄取，从而绕过P-gp介导的药物外排，避免MDR。纳米化疗药物联合P-gp抑制剂可能是逆转肿瘤MDR的可靠策略。

常用的DOX、PTX、多西紫杉醇（Dtxl）、顺铂（DDP）等化疗药物被肿瘤细胞摄取后，可通过各种毒性作用机制有效杀死肿瘤细胞。DOX可通过嵌入DNA进而抑制核酸的合成。PTX干扰微管的正常循环，进而抑制细胞分裂。Dtxl可形成稳定的非功能性微管束，抑制肿瘤细胞有丝分裂。DDP可干扰细胞内DNA复制或结合核蛋白，从而抑制肿瘤细胞生长。蒽环类药物可通过免疫原性细胞死亡诱导免疫激活。然而，这些化学药物易被快速清除并在体内非特异性分布，导致治疗效果低下，并不可避免地引起全身毒性。因此，单独化疗的客观有效率一般低于20%（Gogas等，2007），将化疗和其他疗法结合可能是提高抗肿瘤效果的有效途径。

### 3. 特点

在使用化学药物杀死肿瘤细胞、抑制肿瘤生长繁殖的同时，会不可避免地对人体正常细胞产生一定的毒性，这种毒副作用对于分裂、增殖较快的细胞尤为明显（葛伯建，2011）。肿瘤细胞在长期给药过程中会逐渐对化疗药物产生耐药途径，称为多药耐药性，这是化疗失败的主要原因之一。恶性肿瘤细胞通常被纤维组织和无血管组织包围，因此化疗药物在肿瘤中浓度较低，难以达到较高的临床疗效（Kamura 等，2013）。传统化疗药物的常见作用机制是干扰细胞分裂，这经常导致全身的不良反应，如骨髓抑制、黏膜炎、脱发等。多数抗肿瘤药物会引起骨髓抑制，导致白细胞、血小板降低，出现免疫抑制等。部分化疗药物的早期毒性反应也较强，如恶心、呕吐等，影响患者的有效治疗和顺应性。此外，化疗还可导致肝损伤，恶心、食欲下降等，且对泌尿生殖系统具有一定毒性（吕萍，2008）。

如今，化疗纳米药物/制剂旨在通过不同的策略提高传统化疗的疗效。将纳米材料作为载体，并在其表面修饰靶向性物质或基团，可使化疗药物准确靶向至肿瘤细胞，增强杀伤力，同时减少对正常细胞组织的毒副作用。鉴于肿瘤的复杂性、多样性和异质性，传统纳米药物支持的单一化疗模式很难达到令人满意的抗肿瘤效果，因此，目前的治疗趋势已逐渐从单一化疗转向纳米药物协同的多模式治疗。化疗与其他治疗方式之间的协同增强作用，有可能引发显著的超加性治疗效果。在外源性或内源性因素刺激下，纳米药物可以作为一个多功能平台，实现其他治疗方式如光热疗法、光动力疗法、免疫疗法、基因疗法和磁疗等，与化疗充分结合，有效协同治疗恶性肿瘤。

## 二、放射治疗

### 1. 发展历史

放射治疗（radiation therapy，RT）包括外放射治疗（EBRT）和内放射治疗（RIT），是肿瘤手术治疗和化疗的基石（Chan 等，2017）。RT 在许多类型的肿瘤治疗中发挥着重要作用，由于全身治疗方案的不断改进，局部控制在肿瘤治疗中的重要性愈发凸显。事实上，已有大量临床案例证明在手术治疗或化疗后使用 RT 能显著延长患者的生存时间。1895 年科学家伦琴发现了 X 射线，奠定了 RT 应用于医学的技术基础，第二年即用 X 射线治疗了一例晚期乳腺癌患者。随着居里夫人发现镭元素，1951 年科学家制造了钴 60 远距离治疗机和加速器，20 世纪 50 年代开始应用高能射线大面积照射霍奇金淋巴瘤等。20世纪 60 年代，科学家发明了真正意义上的直线加速器。近几年，广泛开展了立体定向放射治疗（stereotactic radio-therapy，SRT）、三维适形放射治疗（3-dimentional conformal radio-therapy，3D-CRT）、调强适形放射治疗（intensity modulated radiation therapy，IMRT）和图像引导放射治疗（image-guided radio-therapy，IGRT）等（李晔雄等，2008）新技术，使RT在肿瘤治疗中的作用日益凸显。RT技术在过去二十年里有了很大改进，现已成为肿瘤治疗策略的重要组成部分，随着3D-CRT、SRT、IGRT等新技术的快速发展，RT的疗效不断提高。目前，IMRT、立体定向消融体放射治疗（SABR）、带电粒子束放射治疗等更为先进的RT技术已被用于肿瘤治疗，并取得了确切疗效。

### 2.作用机制

RT是利用放射线或各类X射线治疗机或加速器产生的X射线、电子线及其他粒子束等抑制肿瘤的生长，并杀灭癌细胞。RT可以通过缩小脑转移瘤、良性肿瘤或动静脉畸形患者的肿块大小来改善患者的临床症状，延长生存期。在外科手术治疗或化疗时结合RT，可实现对肿瘤局部或全域的控制。RT在肿瘤细胞和正常细胞中都能诱导自噬（Gao等，2020）。放射剂量递增是在使用RT技术后加强局部控制的一种方法，可在某些情况下改善RT的抗肿瘤效果，如前列腺癌的治疗。IMRT是借助直线加速器或多叶准直器前方的铅块实现靶部位的非共面照射处理，在照射过程中轴视角方向与靶区的形状保持一致，提升了辐射的精准度，降低对周围健康组织的损害。4D-CRT在3D-CRT的基础上增加了时间因素，综合考量人体的解剖结构在分次诊治期间的位移误差及诊治过程中的运动规律，并在治疗过程中对治疗部位实施实时监控，根据情况对治疗方案进行适当调整（国兵等，2017）。

可改变肿瘤或正常组织对辐射敏感性的试剂统称为辐射调节剂，辐射调节剂应具有在不增加正常组织损伤的情况下增强杀伤肿瘤的能力。因此，这类治疗剂可通过增强肿瘤细胞杀伤力和保护正常组织两个方面来提高治疗指数。可选择性增强肿瘤辐射反应的药物被称为辐射增敏剂，而在正常组织中防止辐射损伤的药物被称为辐射保护剂。对于辐射暴露期间存在的试剂，无论是用于增敏还是保护，有多种方法可以使其对正常组织或肿瘤细胞显示出选择性。较常用的一种方法是使辐射保护剂被正常组织选择性地吸收或保留，从而导致选择性保护。类似地，增强辐射反应的试剂可以选择性地保留在肿瘤细胞内，而在正常组织中的浓度较低。除了控制辐射调节剂的局部浓度，靶点的存在也可决定其选择性积聚。辐射增敏剂是一类辐射改进剂，真正的增敏剂应能够增强辐射对肿瘤细胞的杀伤作用，而对正常组织没有毒性（Russo等，1985）。如果增敏剂对肿瘤组织的致敏程度显著大于正常组织，则使用该制剂可能提供高效增强肿瘤杀伤力的机会。

### 3.特点

RT经历了较持久的技术演变，包括增强肿瘤检测精确度和肿瘤界限检测等，提高了治疗的准确性和精确性。除了可治愈的效果，RT还可以减轻癌症患者的痛苦。使用新型的RT技术可减少对正常组织的附带照射，患者的癌症疼痛在其治疗约两周后逐渐减轻，在提高生存率和降低毒性方面具有良好效果。进行RT时，电离产生的自由基可导致细胞核内DNA不能复制，缩减肿瘤浸润范围，提高手术切除成功率，减少肿瘤复发和转移，利于进行手术治疗。即使瘤体很大或位于关键器官附近，IMRT也可以提高治疗效果，并降低对正常组织的副作用。SABR能以小剂量向小肝癌提供非常高的辐射剂量，局部控制率可达84%～100%。此外，各种先进的成像方式被用于RT的实施与监控过程，进一步提高了治疗精确度。

虽然RT技术的不断进步已经从根本上改变了放射肿瘤学的实践，但相当多的肿瘤患者在治疗后经历了局部或区域性病变。虽然一些出现病变的患者可能会被RT方法挽救，但这种情况下的大部分患者并不能被完全治愈。RT可引起肿瘤细胞和正常细胞自噬，进行长期治疗时，对正常组织仍有毒性。接受RT的癌症患者可能出现的毒副作用包括放射性食管炎、肠炎和黏膜炎等。因此，可将RT与其他疗法结合，在控制毒副作用的前提下提高抗肿瘤效果。常用的增敏化疗药物有5-氟尿嘧啶，它通过抑制DNA合成和胸苷合成酶来发挥其辐射增敏作用（Lawrence等，1994）。增敏化疗的应用提高了多种肿瘤治疗手段的局部控制力和癌症患者的存活率，但毒性仍较大。除了预期的化疗相关副作用外，这些药物还可能使正常组织对辐射过于敏感，加剧毒副作用（Citrin，2019）。

# 三、光热治疗

## 1. 发展历史

光疗法可以追溯到古代，在古埃及文明中，人们已经使用光疗法来治疗银屑病和白癜风。光疗包括光热疗法（photothermal therapy，PTT）和光动力疗法（photodynamic therapy，PDT）。热疗是通过提高全部或局部肿瘤组织的温度而产生次要效应来治疗恶性肿瘤的方法，根据肿瘤组织和正常组织对高温的不同反应以实现对肿瘤的治疗。当环境温度超过37℃时，细胞膜的流动性增加，其通透性随即会受到影响。细胞骨架和膜结构的改变可以破坏肿瘤细胞的运动、细胞内的信号转导，进而抑制肿瘤细胞的生长和转移。正常的血管系统是由小动脉、毛细血管和静脉组成的网络，而肿瘤血管聚集在一个混乱的毛细血管网络中，大多数毛细血管缺乏平滑肌层和神经（Shchors等，2007）。这种血管异常导致肿瘤内部成为极度缺氧的微环境，37～42℃即可导致局部血管扩张和血管灌注量增加，以改善肿瘤的氧合，从而减轻炎症和深层组织充血，并降低痛感神经兴奋性以缓解疼痛（Bicher等，1980）。在42℃以上的温度时，肿瘤血管系统将直接受到通透性增加的损害，导致微环境中的液体和蛋白质积聚，引起间质液压升高，引起血管压缩和进一步的血管灌注量减少。此外，加热过程可激活血管损伤的机制，进一步抑制肿瘤细胞的生长和增殖。

### 2.作用机制

热疗按给药方式主要分为两类：局部热疗与全身热疗。局部热疗是提高肿瘤局部的温度，常用于皮肤或自然体表的肿瘤，如颈部淋巴结转移和皮肤癌。局部热疗通常与化疗相结合，在深部肿瘤中采用射频治疗。全身热疗主要应用于转移性肿瘤的治疗。根据加热介质的不同，热疗又可分为微波热疗、红外热疗、磁热疗、光热治疗等。其中PTT利用光热转换剂（photothermal conversion agent，PTAs）从近红外光中获取能量，转化为热量以提高周围环境的温度，从而引发肿瘤细胞死亡（刘家信等，2021）。高效热烧蚀的实现主要依赖于PTAs的光热转换效应，PTT可能导致的细胞死亡方式包括坏死和凋亡。坏死的特征是细胞失去质膜的完整性，随后其内容物包括损伤相关的分子（DAMP）被释放到细胞外环境中。这种异常释放行为可触发有害的炎症和免疫原性反应，使坏死成为细胞死亡的不良途径（Martin等，2012）。相比之下，细胞膜在凋亡期间可保持完整性，像磷脂酰丝氨酸（PS）等信号会重新定位到细胞膜外部分，以标记细胞的吞噬作用。遇到吞噬细胞后，凋亡细胞会以一种抑制炎症的方式发生转变，这是一种独特且更具吸引力的致死方式。光吸收主要是由于机体组织中存在的内源性生色团，如血红蛋白、肌红蛋白和细胞色素等，组织对光的吸收随着波长的增加而减少，因此波长更长的NIR能更有效地穿透组织。光热效应引起的细胞凋亡和坏死都可以有效地破坏肿瘤组织（Melamed等，2015）。

### 3.特点

PTT是一种非侵入性的治疗方法，具有不良反应少、时间和空间可控性高、适用范围广等优点，在局部加热和远程刺激的过程中没有毒性，同时在治疗后可缩短恢复期，保护重要器官的功能性和完整性，减轻患者的痛苦（刘家信等，2021）。PTAs具有高通透性和EPR效应，容易靶向肿瘤组织，可在肿瘤靶位高效蓄积，实现局部精准升温，使正常组织和器官不受较高温度的影响，从而显著降低全身毒性，提高抗肿瘤效果（Li等，2021）。PTAs的种类丰富，涵盖了由无机到有机等组成和性能各异的多种材料，可为肿瘤治疗提供多种选择方案。PTT所需的近红外光相比紫外光的毒性更小而组织穿透能力更强。

但是，PTT面临的三个障碍极大地阻碍了其进一步的临床应用。① 由于现有大多数PTAs的光热转换效率不足，需要施用远远超过临床安全要求的激光功率才能实现充分的肿瘤局部消融，同时，肿瘤附近的组织和器官仍不可避免地会被加热，造成组织损伤和水肿。② PTT的治疗效果受到激光照射范围和穿透深度的限制，位于深层组织或远端的肿瘤无法得到充分治疗，可能会导致肿瘤残留和热耐受（Li等，2020），且光热转换的生物安全性还需进一步考虑。③ 由于PTAs在肿瘤的低蓄积性，仅使用激光装置或非特异性小分子PTAs，可能导致抗肿瘤效果不足。因此，将纳米材料引入PTT并结合化疗，促进肿瘤细胞对PTAs和化疗药物的摄取，以两种不同的机制杀灭肿瘤细胞，可在降低生物毒性的同时充分提高治疗效果。基于PTT的缺点，开发具有更高生物相容性和近红外光吸收能力、更强肿瘤积聚性能与更大光吸收截面的纳米级载体受到研究人员的广泛关注。

# 四、光动力治疗

## 1.发展历史

在18世纪和19世纪的法国，阳光被用来治疗多种疾病，如肺结核、软骨病、坏血病、风湿病、瘫痪、水肿和肌无力等（Ackroyd等，2001）。被誉为日光疗法之父的希腊著名内科医生希罗多德强调了全身日晒对保持健康的重要性，而尼尔斯·芬森发现，太阳光或带有热过滤器的碳弧灯发出的光可以用来治疗寻常性狼疮，这一发现标志着现代光疗的开始（Ackroyd等，2001；Dolmans等，2003）。1900年，德国医科学生O.Raab首次报道了光与化学物质相互作用导致的细胞死亡。在1903年，H.vonTappiner和A.Jesionek用曙红和白光局部应用治疗皮肤癌（Ackroyd等，2001；Dolmans等，2003）。1960年，R.Lipson和S.Schwartz在Mayo诊所提出了光动力疗法（PDT）的概念，发现通过注射血卟啉衍生物（HPD）诊断和治疗肿瘤具有明显的治疗效果。1976年，出现了PDT发展历程中的另一个重大事件，Kelly和Snell使用HPD进行了首个关于PDT对膀胱癌影响的人体研究（Ackroyd等，2001）。1984年，J.S.Mc首次将这项技术用于治疗胃肠道疾病，他还使用PDT治疗食管癌。一年后，Y.Hayata使用PDT治疗胃癌。从那时起，PDT得到快速发展，其临床应用被扩展到除肿瘤治疗以外的其他领域。M.Weber博士被称为现代激光疗法的先驱，他还将PDT应用于治疗细菌、病毒感染和寄生虫病，被称为抗菌PDT法。

## 2.作用机制

PDT是利用光敏剂（PS）吸收光能并将其转移到分子氧，从而形成单线态氧和其他有害的活性氧（ROS）的治疗方法。PDT是一种基于三个因素组合的治疗方式，即PS、特定波长的光和分子氧的存在。PS具有较高的单线态氧量子产率，在没有光的情况下活性较低，并迅速从患者体内消除，且具有两亲性，在600～800nm之间具有强烈的光吸收（Simoes等，2020）。PDT主要通过三种机制介导肿瘤死亡（Dolmans等，2003）：①PDT产生的ROS可直接诱导肿瘤细胞凋亡并引起坏死；②PDT还可破坏肿瘤相关血管和周围健康血管，导致氧气和营养供应中断，引起细胞缺氧性间接死亡；③PDT可以诱导炎症反应，从而激活针对肿瘤细胞的特异性免疫反应（Castano等，2006）。

PDT对肿瘤的破坏可通过程序性（凋亡）途径或非程序性（坏死）途径发生（Allison等，2013）。通常，当使用高强度的光时，肿瘤细胞会因坏死而迅速消融。坏死通常被描述为一种快速和相对广泛的细胞死亡机制，其特征是细胞质空泡化和细胞膜破裂，由于胞浆内容物和促炎症介质在细胞外的释放而导致局部炎症反应。而PDT在施用低强度光照时可能会引发细胞凋亡（Allison等，2013）。细胞凋亡被描述为一种遗传编码和能量依赖的程序性细胞死亡机制。在形态上，它的特征是染色质凝聚，DNA裂解成核小体间片段，细胞萎缩、膜皱缩，形成无质膜的破裂凋亡体（Hamblin，2020）。除了直接破坏肿瘤细胞外，PDT往往还会导致肿瘤微血管的破坏。同肿瘤细胞一样，血管系统的内皮细胞在适当的光线照射时，可以浓缩PS以产生自由基。血管壁的破坏会导致肿瘤的供血中断（即氧气和营养物质供应中断），从而引起肿瘤细胞死亡。PDT的血管效应已被证明对其发挥长期疗效非常重要。在全身注射PS并定位于血管系统后的较短时间内给予光照，可以大大增强PDT的血管效应。与需要在肿瘤细胞中积累PS的PDT方案相比，血管PDT具有较大的优势：它使用的PS可以迅速从生物体中清除并将皮肤的光敏性降至最低。当PDT导致肿瘤及其血管坏死时，也启动了免疫级联反应，实现全身抗肿瘤免疫应答。

### 3. 特点

与手术、化疗这些传统治疗手段相比，PDT具有一些独特的优势：PDT是一种非侵入性治疗手段，对组织损伤较小，由于使用了可精准定位于肿瘤病变组织的PS，PDT对肿瘤细胞具有更高的选择性，能实现对病变组织的精确光照射。许多PS在入胞后不会积聚在细胞核中，防止自身致癌（Candido等，2018）。在大多数PDT的实践中，可选择性地吸收近红外光的PS毒性相对较低，因此被更多地选用。PDT的毒副作用小，可根据需要在同一病变部位进行重复治疗。此外，接受PDT的部位愈合后，几乎不会留下瘢痕，患者的外表没有损伤。除了肿瘤本身，PDT还可以破坏与其相关的脉管系统，极大地诱导肿瘤细胞死亡。此外，PDT诱导的血管损伤可能激活对肿瘤细胞的免疫反应，也可在治疗前、治疗后与传统的治疗策略结合使用，实现协同抗肿瘤。基于这些显著的优点，PDT已被广泛应用于各种肿瘤的临床治疗。

但是，由于实施PDT时需要选择性地以光源照射病变部位，很难将其用于治疗转移性肿瘤。单独的PS无法靶向肿瘤部位，且易被生物体清除，大大降低了PDT的疗效。组织氧合对于PDT至关重要，因此对被坏死组织或致密瘤块包围的肿瘤使用PDT无法达到有效的治疗效果。对PDT而言，靶组织照射的准确性是最重要的，而由于NIR对组织的渗透率低，难以实现深部肿瘤的治疗。此外，PDT可能会引起皮肤的光过敏反应和照射位置的不良水肿。因此，将多种疗法与PDT结合应用于抗肿瘤治疗具有极大的应用前景。

## 五、免疫治疗

### 1. 发展历史

免疫治疗是通过增强肿瘤细胞的免疫原性或患者对肿瘤细胞的免疫反应来抑制或

杀灭肿瘤的一种疗法。免疫系统可以特异性地攻击肿瘤细胞，因其持久的记忆功能，使免疫疗法成为持久抑制肿瘤最有希望的疗法，并在长期治疗实践中取得了大量成功经验（Yang等，2022）。免疫疗法用于肿瘤治疗已有100多年的历史（Xi等，2003）。1895年，人们使用异种抗肿瘤免疫血清治疗癌症患者，发现用药后肿瘤体积有所减小，患者病痛也同时减轻。1902年，Leydon和Blumenthal首次使用患者自体肿瘤细胞混悬液治疗癌症。1909年，Bertrand用瘤苗治疗了一例癌症，取得较好的疗效。1961年，Southam使用同种同型肿瘤的异体瘤苗治疗癌症并取得一定效果。四年后，Gold等发现了存在于胎儿内胚源消化道上皮腺肿瘤的特异抗原，并证明了肿瘤具有抗原作用。1966年发现有些肿瘤患者生前无任何临床症状。1967年，Ozajkowski等用化学方法提高了机体对肿瘤细胞的免疫能力。1971年，Humphrey等使用未处理的肿瘤疫苗及血清和血细胞治疗癌症，38名患者中8名获救。同年，Stephenson分析了恶性肿瘤及其转移灶自愈的病例，并指出与免疫反应有关（玄钟哲等，1973）。随着对肿瘤免疫学、细胞生物学和分子技术研究的深入，科学家们发现肿瘤微环境（TME）具有一定的免疫抑制作用，癌症的发展和转移与免疫抑制呈高度正相关。

### 2.作用机制

免疫疗法种类繁多，大致可分为五类，即疫苗免疫疗法、细胞因子免疫疗法、检查点阻断免疫疗法、过继细胞转移免疫疗法和小分子免疫疗法。免疫治疗的目的是抑制肿瘤细胞对免疫反应的抵抗力，或增强免疫细胞的激活以促进其靶向肿瘤细胞的能力。免疫系统能够识别、靶向和消除肿瘤细胞。在肿瘤免疫循环中，释放的肿瘤相关抗原被抗原提呈细胞（APC）内化，再被提呈给T细胞，后者成为能够识别并杀死肿瘤细胞的细胞毒性T淋巴细胞（CTL）。为了避免被免疫系统消除，肿瘤细胞可以创造一种免疫抑制的肿瘤微环境，阻碍免疫细胞对其进行消除。

免疫佐剂是免疫治疗中常用的试剂，其可通过刺激免疫系统对疫苗的反应增强抗肿瘤效果，强化适应性免疫反应（Montomoli等，2011）。免疫佐剂的生物学功能主要如下（Aguilar等，2007）：① 改变抗原的物理形态，延长其在体内的半衰期；② 刺激单核巨噬细胞系统，有助于巨噬细胞吞噬抗原；③ 促进淋巴细胞之间的接触，增强辅助T细胞的功能；④ 促进淋巴细胞增殖，增强宿主免疫反应。免疫系统至少需要经过7个关键步骤才能使免疫治疗发挥作用：① 肿瘤细胞死亡时肿瘤相关抗原的释放；② APC对肿瘤相关抗原的识别、摄取和加工；③ APC将原始T细胞激活为CTL；④ CTL通过外周血管运输到肿瘤部位；⑤ 肿瘤特异性CTL的浸润；⑥ CTL通过T细胞受体识别肿瘤细胞；⑦ CTL杀伤肿瘤细胞并产生肿瘤特异性记忆T淋巴细胞（Sanmamed等，2018）。这七个关键步骤构成了免疫治疗的有序闭环，每个步骤对于有效激活宿主抗肿瘤免疫反应都是必不可少的，任一步骤失效都可能导致免疫治疗失败。

强大的肿瘤免疫原性细胞死亡（ICD）将通过表达相关的蛋白标记物来刺激更多的肿瘤相关抗原（TAA）暴露，从而促进树突状细胞（DC）的成熟，并随后将TAA从成熟的DC呈现给T细胞。同时，死亡的肿瘤细胞释放的促炎细胞因子可以将促肿瘤的M2巨噬细胞重新极化为抗肿瘤的M1表型，进而激发先天免疫。在这方面，ICD触发的强大的抗肿瘤免疫是一种非常有前途且可行的治疗策略。

### 3. 特点

与化疗相比，免疫疗法在癌症治疗中具有独特的优势，使用该法可以特异性地靶向肿瘤细胞并有效减少副作用。除了特异性强，免疫疗法还能提供记忆功能，通过刺激宿主免疫系统来预防肿瘤的转移和复发，这是其另一显著优势（Sang等，2019）。此外，免疫疗法可以产生肿瘤特异性记忆T淋巴细胞，以触发长期的免疫记忆效应。将免疫疗法与其他疗法相结合，可产生特异性的抗肿瘤免疫反应，阻断肿瘤细胞的免疫逃逸，达到协同抗肿瘤效果（Binnewies等，2018）。

尽管免疫疗法的发展前景很好，但其仍有相当大的局限性，包括全身毒性和相对较低的免疫应答率。肿瘤细胞具有免疫抑制的独特微环境，阻碍免疫系统对其进行消除，同时也降低了免疫疗法的疗效。肿瘤细胞可以延迟、改变甚至破坏宿主的免疫反应以逃避免疫识别（Chen等，2017）。单独免疫疗法的免疫应答率往往很低，因此可能会迅速导致肿瘤相关的免疫抑制（Sang等，2019），且抑制水平较高，如已知免疫检查点阻断的效果可能受到与肠道微生物组相关的因素、信号转导和转录激活因子1（STAT1）信号、Toll样受体3（TLR3）信号、白细胞介素10（IL-10）信号及渗透激活的自然杀伤（NK）细胞数量的影响。过继T细胞治疗的局限性包括细胞因子释放后易引发的综合征，以及由于肿瘤内的运载能力有限，而全身应用时对实体肿瘤的疗效较弱。最后，发挥免疫疗法功效需要7个步骤组成有序闭环，对过程的有序、完整性要求较高，成功率较低。

# 六、基因治疗

## 1. 发展历史

基因治疗（gene therapy，GT）是一种通过将核酸药物输送到靶器官的细胞内，以获得治疗效果的技术（Santos等，2021）。基因治疗可以被定义为以治疗人类疾病为目的的基因转移，包括转移新的遗传物质和操纵现有的遗传物质（Xi等，2003）。基因治疗既可用于治疗遗传性疾病，也可用于治疗多因素引起的后天性疾病，无论哪种方式，它都为许多重大疾病的治疗带来了希望（Santos等，2021）。20世纪60年代美国生物学家J.Lederberg首次提出基因治疗的初步概念，为该疗法的发展奠定了基础。1972年基因疗法作为人类遗传疾病的治疗方式被正式提出，1979—1980年，在人类志愿者身上进行第一次秘密且未经官方批准的基因治疗实验，当美国科学家马丁·克莱恩的这一实验被一家美国报纸披露时，专家们认为这些实验为时过早（Grosshans，2000）。1999年宾夕法尼亚大学事件给基因治疗的发展蒙上了巨大的阴影。基因疗法的实践在2017年再次崛起，一年内获得了FDA的三次批准。近年来，基因治疗取得了突飞猛进的发展和巨大的成功，不同国家的药品监管机构已经批准了20多种基因疗法相关的治疗剂用于临床。对于癌症等严重恶性疾病，基因疗法是唯一有可能以较低的毒副作用代价实现根本性治愈的治疗手段，通过精心设计并使用优良的功能性递送载体，能够将基因药物靶向至肿瘤细胞发挥作用，而不影响正常细胞。

## 2.作用机制

基因疗法是指将带有信息转导功能的基因片段或细胞注入人体以治疗或预防疾病，即在患者的基因组中添加一个外源性、功能性基因，而其他基因保持原样（Onodera，2019）。基因疗法包括将遗传物质输送到细胞内、转染并调节基因表达。该疗法常使用的策略包括：体外基因递送与体内基因递送，基因添加与基因组编辑，体细胞基因治疗与生殖系基因治疗等。体内基因递送是直接将载体注射到患者体内，以靶向内源性细胞；体内基因递送是对体外细胞（自体或异体来源）进行修饰，随后移植到患者体内。体内基因治疗由于是将载体直接注射到体内，所以具有更多的不良反应和免疫反应风险，此外，它依赖于有效地转导适当数量的细胞，才能产生足量的治疗因素，而这一要求有时无法被满足（Evans等，2015）。但体内基因治疗相对容易进行，因为基因治疗产品可以冷冻储存，并提供给患者。相反，体外基因治疗通常在体外修改自体细胞，需要专门的设备和至少两个医疗程序，一个收集细胞，另一个植入细胞。但体外修饰的细胞避开了免疫反应，且没有相关毒性，可增加治疗的有效性（High等，2019）。随着技术的进步，体细胞基因治疗已被证明是有效和安全的，可以用于临床实践。然而，生殖系基因治疗目前仍存在明显的有效性和安全性问题。

肿瘤基因治疗的主要策略包括将外源核酸，如基因、基因片段、反义寡核苷酸、miRNAs或siRNAs导入肿瘤细胞，目的是：① 编辑一个或多个基因；② 影响内源性基因表达；③ 干扰外源蛋白表达（Xiao等，2020；Li等，2019）。在RNAi基因治疗中，化学合成的小抑制性RNA（小干扰RNA，即siRNA）以非病毒递送的方式被直接输送到细胞中，或最终产生短发夹状RNA编码基因并通过病毒载体递送到靶细胞。在靶细胞内，siRNA与缺陷基因的信使RNA（MRNA）碱基配对，促进其降解并沉默，从而抑制缺陷基因产物的产生。此外，先进的DNA编辑技术，如锌指核酸酶（ZFN）、转录激活因子样效应物核酸酶（TALENS）和CRISPR/Cas RNA引导的核酸内切酶系统已被证明是治疗癌症的有效策略（Koo等，2017）。

### 3. 特点

与传统的同种异体移植相比，这种移植自体细胞的基因治疗不需要组织相容的供者，并避免了移植物抗宿主病（GVHD）。体内基因递送避免了基于体外细胞的收集、培养、修饰和移植的实际障碍，它通过局部递送或系统递送将特定缺陷基因的正常副本直接递送到靶细胞。原位基因治疗是指将基因产物注射到特定部位。与全身性干预相比，原位基因转移具有许多优点。首先，由于它局限于注射的隔间，而不是全身给药，因此使用较小剂量就可以满足需要。包含式给药还大大降低了免疫反应的可能性，从而提高整体疗效并降低了发生不良反应的可能性。此外，对于某些组织，直接将载体注射到目标隔室可以消除它到达靶组织前需越过的生理障碍（Wang等，2019）。

尽管基因疗法具有较大的潜力，但同时也有显著的局限性和应用困难，如酶促降解速率快和细胞内摄取率低等（Whitehead等，2009），此外，由于核酸类药物如寡核苷酸、siRNA具有较高的负电荷，在运送过程中存在阻止其细胞内化的静电屏障，进一步降低了其在体内的治疗效果。用于基因治疗的逆转录病毒载体可以随机整合到靶细胞的基因组中，如果整合偶然激活或破坏了附近基因的表达，就会发生插入突变，可能导致肿瘤病发等（Montini等，2009）。许多人携带针对腺病毒相关病毒（adeno-associated virus，AAV）衣壳的抗体和记忆T细胞，因此AAV载体介导的基因治疗可以在他们体内诱导抗AAV宿主免疫反应（Mingozzi等，2011）。这种免疫反应通常不会造成严重或永久性的后果，但会对转导细胞造成破坏，并随着时间的推移治疗效果下降。核酸酶在非靶点的编辑会导致所谓的"非靶标"突变，这可能会产生具有致癌潜力或功能损伤的细胞（Tsai等，2016）。因此，可将基因疗法与其他治疗方法相结合来弥补其不足，如使用非病毒类纳米载体用于核酸类药物的精准递送和可控释放，可极大提高基因疗法的成功概率与治疗效果。

## 七、磁疗

### 1. 发展历史

磁疗（magnetic therapy）具有悠久的历史，据《史记》中记载，西汉初期即有"自炼五石"的治病实践，表明在两千多年前我国古人已经利用磁石等磁性物质作为药物进行疾病治疗。北宋时期，《太平圣惠方》中有使用磁石将铁性异物取出的治病记载。南宋时期，《济生方》中记述了使用磁场治疗听觉不灵等病症（周万松，2000）。1971年，Weber等开始研究磁疗对荷瘤小鼠的抑制作用（Weber等，1971）。在接下来的几十年里，许多研究人员对磁疗进行了深入探索，并提出了更多关于相关机制的证据。同时，临床试验表明，磁疗在缓解癌症症状、提高患者生活质量方面具有显著优势（Vasishta，

2010）。1975年，北京积水潭医院应用磁疗治疗恶性肿瘤引起的剧痛，结果发现患者疼痛明显减轻，表明治疗有效（周万松，2000）。20世纪80年代，常汉年利用磁疗治疗了18例恶性肿瘤患者，获得了短期疗效（周万松，2000）。早期的研究表明，磁疗在肿瘤治疗领域具有潜在的应用前景，副作用小，应用广泛。经过不断发展，磁疗已经成为一种常见的治疗方法，治疗病种包括多种常见病、多发病，尤其对肿瘤治疗有确切的疗效（周万松，2000）。近年来，磁疗的非热生物学效应已在多个方面得到确认，包括以多种人癌细胞株如白血病、纤维肉瘤、结肠癌和乳腺癌细胞等为实验对象，考察了静磁场和低频磁场的抑制作用，这些研究均取得了令人满意的效果。

### 2.作用机制

磁疗可通过多种途径和分子机制发挥抗肿瘤作用，如抑制细胞生长和增殖，诱导细胞周期停滞、凋亡、自噬和分化，调节免疫系统，通过多种信号通路抑制血管生成、转移和促进分化等。磁疗诱导的生物效应涉及两种分子机制条件，即热效应和非热效应（Israel等，2013）。磁场频率高于100kHz的磁疗主要表现为热效应，否则将产生非热效应（Israel等，2013）。电磁场可以穿透人体并诱导体内带电分子或极性分子发生振动，从而产生摩擦和热量。热效应会导致整体温度升高，引起薄膜去极化、激发和击穿，并对生物体显示出明显的毒副作用。非热效应可以描述为磁疗与生物细胞的直接相互作用，这种作用与加热无关，主要与电刺激有关（Israel等，2013）。

旋转磁场（RMF）通过将细胞周期阻滞在G2/M期，抑制肿瘤细胞的生长，提高机体存活率。静磁场可下调Cyclin B1和CDK1抗体的表达（Kim等，2016），同样诱导肿瘤细胞周期阻滞于G2/M期。在哺乳动物细胞中，P53蛋白是介导细胞凋亡和G1周期停滞的信号转导通路的关键参与者（Canman等，1994）。低频磁场能显著抑制肿瘤细胞生长、诱导其衰老、抑制铁代谢，通过稳定P53蛋白和激活P53-miR-34a-E2F1/E2F3通路诱导肿瘤细胞停滞在G0/G1期（Novikov等，2009）。磁场可直接诱导肿瘤细胞凋亡，ROS和线粒体在诱导凋亡中起重要作用（Simon等，2000），ROS水平升高可导致细胞色素c释放和线粒体异常（Akbarnejad等，2017）。RMF在体内外均能诱导细胞自噬并抑制肿瘤细胞生长，其主要机制包括上调针对BCAP的miR-486表达水平，抑制Akt/西罗莫司激酶机械靶点（MTOR），以及诱导自噬。RMF通过调节血清中细胞因子的产生，促进T细胞分化并阻止调节性细胞（Treg）分化，增加树突状细胞CD40的表达，调节固有免疫细胞和获得性免疫细胞的免疫反应与功能，从而提高癌症患者的存活率。SMFS联合纵向磁场（AMF）可刺激正常细胞产生肿瘤坏死因子-α、干扰素-γ、抗炎细胞因子IL-2和IL-3，抑制实体瘤生长，延长患者平均寿命。脉冲磁场（PMF）可上调A2a和A3Ars腺苷受体基因表达、介导抗炎作用、诱导NF-κB表达降低和上调p53表达，引起肿瘤细胞凋亡。地磁场（GMF）可显著抑制巨噬细胞释放促炎细胞因子IL-6、IL-8和肿瘤坏死因子-α，促进IL-10的产生。

### 3.特点

磁疗具有副作用少、效率高、应用范围广、成本低、不形成瘢痕等优点。磁疗在联合治疗中同样有效：磁疗可在细胞膜表面形成小孔以促进化疗药物的吸收，而且通过调节细胞凋亡和细胞周期相关蛋白的表达，来增强对细胞生长和繁殖的抑制作用，发挥更强的抗肿瘤效果。磁疗能非侵入性地诱导肿瘤细胞死亡，而淋巴细胞在体外几乎没有坏死（Radeva等，2004）。磁疗还可以直接作用于肿瘤血管生成部位，并与磁性纳米粒结合抑制肿瘤细胞增殖，同时将对正常组织的伤害降至最低。间歇治疗数周后，治疗性电磁场可抑制癌细胞的转移，这可能与血管体积密度降低有关（Cameron等，2005）。磁疗还可以避免PTT和PDT的穿透深度受限问题，如磁流体热疗通过改变磁场来诱导热疗，因此在体内的穿透深度不受限制（Kashevsky等，2019）。磁性纳米粒具有超顺磁性，当磁场消失时，其磁化能力随即消失，因此在治疗中具有高度的可控性。

然而，磁疗的作用效果易受到一些实验变量的影响，如频率、强度或暴露时间等。对于磁热疗而言，未在肿瘤组织中积聚的纳米粒可能会增加正常细胞和组织的热量（Li等，2019），进而导致毒副作用。对正常组织的副作用可能发生在处理电离辐射工具、激光和微波的过程中，这些操作会导致肿瘤组织和正常组织的温度均升高。高温能够引起细胞死亡，但也可能触发一些不良的副作用，包括在微波和辐射治疗期间非选择性地电离遗传内容物，从而对附近的正常组织产生不良影响。

## 第二节　基于纳米递送平台协同治疗的研究与应用

### 一、化疗与放射治疗协同

#### 1.优势

化疗-RT的联合使用（即放化疗）自20世纪70年代以来一直在进行，其中RT已被充分应用于消除肿瘤细胞、克服癌症复发等领域。由于软组织肿瘤辐射能量吸收系数较低，需要使用高剂量的辐射才能有效消除肿瘤细胞，因此会对邻近的正常组织造成不可避免的损害（Shirato等，2018）。此外，肿瘤内的低氧环境会降低RT的效果（Peng等，2019）。随着纳米医学的发展，研究人员发现将纳米材料与RT结合可提高对肿瘤的治疗效果，纳米材料不仅可消除辐射抵抗，还能作为辐射增敏剂增强辐射能量（Yang等，2020）。此外，纳米材料还能作为治疗单元的载体，用于药物的靶向、可控递送。其中，治疗单元包括抗肿瘤化学药物、PTAs、PS、基因药物、免疫检查点抑制剂、免疫治疗佐剂和治疗性放射性同位素等（Zhao等，2019）。

目前，纳米技术的充分引入，使得RT正在从单一模式转向多模式治疗，提高疗效的同时有效减少了毒副作用。近年来的研究发现，基于纳米平台的化疗与RT联合疗法可能会影响原位免疫状态，从而增强免疫治疗反应，提高抗肿瘤效率，并减少不良影响。随着对肿瘤分子生物学、癌症生理学和正常组织生理学的了解，人们已可以开发出具有选择性增强肿瘤辐射杀伤力或减少正常组织损伤的化疗药物（Citrin，2019）。该药物可以通过多种机制增强辐射反应，一种常见的辐射增敏方法是诱导DNA损伤或抑制DNA修复（Mierzwa等，2010）。EBRT和化疗的结合已经成为一种常见的肿瘤治疗手段，并在各种实体肿瘤的治疗中取得了较好的协同效果。与单纯的EBRT相比，协同治疗显著降低了固有或获得性辐射抵抗，并阻碍了亚致死性损伤修复（Da等，2019）。化疗和RT协同作用的细胞毒性明显高于单一的化疗或RT。

### 2.研究实例

由于自组装的脂尾结构，脂合物通常以脂质体、固体脂质纳米粒或脂乳剂的形式存在。与其他载体材料相比，脂类可生物降解、细胞毒性小且可结合亲水或疏水性物质。脂质体是一种多功能的药物递送载体，可用于增强化疗药物在肿瘤内的积聚，同时降低对正常组织的毒副作用。因此，将脂质体作为负载化疗药物的递送系统，与EBRT协同可有效增强抗肿瘤效果。Davies等研究了裸鼠人骨肉瘤模型的移植瘤生长和载多柔比星脂质体制剂（Caelyx）的微分布。结果表明，RT使肿瘤对Caelyx的吸收增加了2～4倍，药物被重新分配到肿瘤的血管周围，RT和Caelyx的协同治疗也降低了肿瘤细胞的血管转移率（Davies等，2004）。基于脂质体的协同治疗改善了瘤内药物摄取能力和分布，并进一步增强了抗肿瘤效果。

放化疗的主要限制性因素在于肿瘤的缺氧微环境，近年来，安全有效的低氧放射增敏剂被开发用于增强其他疗法和RT的协同抗肿瘤效果（Yang等，2020）。Liu等开发了一种低氧放射增敏剂-前药脂质体（MLP），作为药物递送载体将DOX输送到肿瘤，实现恶性胶质瘤的化疗和RT协同治疗。在该研究中，MLP具有很强的辐射敏感性，并在缺氧条件下促进药物释放。此外，通过活体生物发光成像评估，证实化疗和RT联合治疗显著抑制了胶质瘤的生长（Liu等，2017）。

抗氧化酶——过氧化氢酶（CAT）在肿瘤内将内源性过氧化氢转化为$H_2O$和$O_2$，可有效改善肿瘤缺氧微环境。Mao等合成了二茂铁（抗肿瘤作用）和硝基咪唑（低氧细胞辐射增敏作用）偶联物，形成了两亲性二茂铁-己烷-硝基咪唑（Fe-NI）。以Fe-NI胶束包裹化疗药物DOX，并通过静电相互作用被透明质酸（HA）修饰形成HA-Fe-NI-DOX载药系统（Mao等，2018）。HA-Fe-NI-DOX胶束在肿瘤缺氧和高谷胱甘肽（GSH）环境下可快速释放DOX，并基于硝基咪唑和二茂铁的特性介导对肿瘤的协同治疗。HA-Fe-

NI-DOX胶束对肿瘤表现出显著的放射增敏作用，实现了化疗和RT联合抗肿瘤治疗。

自20世纪70年代开始，大量临床实践证明多种化疗药物与RT联合使用具有协同作用。顺铂（CDDP）具有高度的通用性，经常与RT联合用于各类肿瘤的治疗。Ding等开发了一种靶向肿瘤细胞的铂基纳米粒（RPNs），以实现鼻咽癌的靶向放化疗（Ding等，2021）。该纳米系统可有效在肿瘤中积聚，穿透肿瘤组织并被细胞摄取。当负载CDDP的RPNs在肿瘤部位充分富集时，可同时作为放疗增敏剂和化疗药物发挥作用。在X射线增加肿瘤细胞对RPNs的摄取后，CDDP高效诱导了细胞周期阻滞，因此，RPNs可在鼻咽癌的化疗结合RT治疗中提供显著的治疗效果。

鞣花酸（EA）是一种多酚化合物，存在于浆果、核桃、石榴、蔓越莓等中，具有优良的生物特性，特别是在抗肿瘤治疗方面，EA受到了相当多的关注。单独使用EA已被证明可通过多种途径抑制肿瘤细胞增殖。此外，EA还能增强肿瘤对化疗和RT的敏感性，即EA联合化疗或优化放疗剂量可提高抗肿瘤治疗效果。更重要的是，EA可以抵消化疗相关的不良反应。Xue等综述了EA在化疗和RT协同抗肿瘤治疗中的应用，其介导的放化疗协同作用得到了大量实践的证明，并且由于其抗氧化、抗炎等生物活性，可大幅度减少化疗和RT的副作用（Xue等，2022）。

## 二、化疗与光热治疗协同

### 1.优势

应用PTT可以很好地克服化疗的缺陷。PTT可以扩张血管，增加血液灌注量，破坏肿瘤细胞外基质（ECM），增加化疗药物在肿瘤部位的积聚，避免对周围正常组织造成不必要的伤害。温度的升高也可增加肿瘤细胞中磷脂双层的流动性，从而提高药物的通透性。此外，肿瘤组织中细胞膜的结构改变使膜黏度降低，也可放大对药物的摄取。一旦到达靶点，纳米药物即被带入肿瘤细胞，遇到溶酶体后被捕获至细胞内屏障。随着分子热运动的加速，活性药物可以迅速从纳米载体中逃逸并内化到肿瘤细胞中。轻度高热可破坏溶酶体膜，使药物从溶酶体中逃逸。更重要的是，在光热刺激下，纳米载体与药物分子之间的连接力（弱化学键）可能会被破坏，从而导致药物快速释放。随后，精准递送和药物高效蓄积克服了肿瘤多药耐药性（Jiang等，2021）。通过增强热激蛋白介导的各种信号通路和氧化物的表达，巨噬细胞可被充分激活。在加热时自然杀伤性细胞被同步激活，并显示出更高的细胞毒性和对肿瘤部位的积聚，增强其对肿瘤细胞的识别能力和破坏性（Ostberg等，2007）。

化疗与PTT的协同治疗可使化疗药物的抗肿瘤效果得到全面增强，并降低其在非靶点位置的细胞毒性。将化疗与PTT结合，还能降低药物剂量与肿瘤热激蛋白的表达，提高疗效并降低不良反应（刘家信等，2021）。PTT引起的局部加热可改变肿瘤微环境的物理化学性质，此外，光热效应可加速化学反应和酶反应。协同治疗还能有效克服PTT单一治疗手段的局限性，在大部分肿瘤细胞被局部高温杀灭后，残留的细胞仍会被随后释放的化学药物持续抑制。

### 2.研究实例

近年来，人们致力于开发新型纳米药物，以期通过化疗与PTT的协同作用来提高抗肿瘤疗效，并取得了显著的成果。由于吲哚菁绿（ICG）具有独特的NIR吸收特性和优异的光热转换性能，且易于功能化修饰，Li等研制了一种新型的抗肿瘤纳米系统F-RGID（Li等，2019），使用石墨烯氧化物、光敏剂ICG和DOX作为内核，表面以叶酸（FA）修饰的红细胞膜（RM）作为外壳。RM的内源性特性赋予F-RGID优异的生物相容性和逃避网状内皮系统（RES）清除的能力。该系统可实现化疗与PTT的有效结合，使用后有效降低了荷瘤动物的肿瘤体积和瘤重。

细胞膜具有高度的特异性、无毒、良好的生物相容性且可靶向肿瘤细胞等特性，细胞膜基纳米药物载体的研究近年来备受关注。Wang等融合了红细胞（RBC）和黑色素瘤细胞（B16-F10）的膜作为材料，创建出混合仿生涂层（RBC-B16），并制备了RBC-B16混合膜包裹DOX的空心硫化铜纳米粒，用于联合治疗黑色素瘤（Wang等，2018）。该纳米系统在体外对源细胞系表现出高度的自我识别，且靶向能力较强，同时表现出优异的协同抗肿瘤作用，其对黑色素瘤生长的抑制率达到近100%。

RBC是血管中的"天然载体"，与合成的纳米药物载体相比，在药物递送方面具有许多独特的优势。Sun等开发出一种基于RBC的药物递送系统，该系统可靶向肿瘤血管，并实现光刺激性响应（Sun等，2015），将可结合白蛋白的NIR染料与化疗药物DOX一同包裹在红细胞膜内，膜表面以穿膜肽修饰以增强肿瘤靶向性。在外部NIR的刺激下，红细胞膜会被高温破坏，从而实现可控的药物释放。实验结果证实该递药系统可通过化疗与PTT的联合达到显著的协同抗肿瘤效果。

贵金属纳米材料的NIR吸收能力较强，光热转换和稳定性高（刘家信等，2021），被广泛应用于化疗和PTT协同抗肿瘤。Zhao等合成了一种金纳米壳包被介孔二氧化硅纳米粒（GNRS），并负载化疗药物吉西他滨。该纳米粒集成了级联肿瘤靶向（通过光热效应和分子受体结合介导）和PTT效应，可显著增强吉西他滨的抑瘤效果（Zhao等，2017）。在NIR照射条件下，GNRS显著改善了吉西他滨在肿瘤组织中的蓄积能力，破坏胰腺癌的致密间质屏障，增强了肿瘤对化疗的敏感性。

鉴于化疗药物的严重副作用和肿瘤细胞的耐药性等问题，He等设计了一个智能纳米系统，使用热敏脂质体包裹金纳米笼与DOX，实现NIR触发药物释放和化疗-PTT联合治疗（He等，2020）。该纳米系统表现出可控的光热转换特性，在NIR辐射下产生较温和的热能，不仅触发了DOX释放，将其从溶酶体转移到核内，还能产生杀伤肿瘤细胞作用。进一步的研究发现，通过控制条件进行微热升温，可下调HSF-1、p53、P-gp等耐药相关标记物，逆转癌细胞耐药，增强DOX的瘤体摄取率与药敏性，从而显著提高抗肿瘤疗效。

聚异丙基丙烯酰胺是一种高分子聚合物材料，可被制成温度和氧化还原双重响应型单分子胶束，用于构建药物递送系统，实现可控药物释放。Yao等制备了热敏性聚N-异丙基丙烯酰胺（PNIPAM）纳米凝胶颗粒，负载ICG与抗癌药物5-氟尿嘧啶（5-FU），构建出智能响应型聚合物纳米药物递送系统（Yao等，2021）。实验结果表明，5-FU@ICG-PNIPAM纳米凝胶能有效地被HeLa细胞内吞，与单独的化疗、PTT或PDT相比，5-FU@ICG-PNIPAM在NIR照射下显著增强了对肿瘤细胞的毒性杀伤作用，显示了以其作为纳米平台协同化疗和PTT/PDT具有良好的抗肿瘤性能。

## 三、化疗与光动力治疗协同

### 1.优势

PDT过程中，由于ROS半衰期短，扩散距离有限，导致光损伤效率低。因此，准确地将疏水性PS输送到胞内细胞器，如溶酶体、线粒体和内质网，用于原位产生ROS是一种提高PDT疗效的方法。线粒体在启动细胞死亡程序过程中十分重要，将PS直接运送到肿瘤细胞线粒体中可获得更好的PDT效果。作为化疗和PDT的协作平台，功能化纳米系统在进入肿瘤细胞后，表现出低毒作用，避免了化疗对正常组织严重的毒副作用。PS也可用作载体将各种类型的治疗药物输送至靶部位，化疗药物可通过化学键或范德华力负载于PS表面（Zhu等，2017）。一些PS可以作为双功能试剂，既是光敏性试剂，又是化疗药物（Chen等，2014）。此外，被称为第三代光敏剂的药物输送系统已被用于提高PS的效率，并增强化疗药物在肿瘤部位的蓄积。

化疗与PDT的协同作用在肿瘤治疗中受到越来越多的关注。化疗和PDT协同可长期抑制肿瘤细胞生长和繁殖，PDT产生的ROS可以作为特异性刺激成分，通过分解化疗药物和PS的共价生物偶联来启动药物释放，从而为协同化疗和PDT创造有利条件（Cao等，2018；Chung等，2020）。PDT被PS、氧气和外源性光激活，产生细胞毒性ROS，进而引发肿瘤细胞凋亡。此外，PDT产生的ROS能抑制DNA碱基互补配对并诱导核DNA损伤，因此，PDT被认为是一种辅助化疗的理想方法。

### 2.研究实例

为了在不增加药物剂量的情况下提高抗肿瘤效果，Liu等设计了一种新型环状金属Ir（Ⅲ）纳米复合材料，通过酯键与化疗药物PTX结合，用于化疗和PDT协同治疗（Liu，2020）。Ir-PTX可以自组装形成纳米棒并被肿瘤细胞摄取，纳米棒还能产生单线态氧杀死肿瘤细胞。此外，酯键断裂后释放的PTX可诱导细胞凋亡。结果表明，该纳米棒可应用于化疗和PDT结合治疗，并具有广阔的应用前景。

Huang等使用α-亚麻酸（LNA）-硫酮基紫杉醇前药（LTK-CTX）和LNA偶联光敏剂氯e6（L-Ce6）两种组分，经自组装形成纳米粒，构建出光激活自组装前药PSPC纳米系统，用于特定的药物激活和化疗-PDT联合治疗（Huang，2020）。PSPC纳米粒介导的化疗和PDT具有显著的协同治疗效果，且没有明显的毒性。

有效的瘤内药物分布和良好的肿瘤穿透性对于化疗-PDT有效协同具有重要意义。Wang等开发了一种金属纳米粒DOX-PEG-PS@MIL-100，以实现图像引导的光化疗。该纳米粒可被肿瘤微环境内的过氧化氢降解，并特异性地释放PS，从而在激光照射下有效地产生ROS。同时，在PS@MIL-100结构破裂后，外部的DOX-PEG能够自组装成超小的DOX纳米粒，有利于药物深入渗透肿瘤，更好地发挥化疗效果（Wang等，2021）。该纳米粒能够在肿瘤治疗中介导化疗与PDT协同，且几乎没有毒副作用，伴随着PS的发射光，实现了图像引导的化疗与PDT同步起效，提高了肿瘤治疗效果。

Savellano等开发了一种新型的焦脱镁叶绿酸-a的衍生物（Ac-sPPp），用于化疗和PDT的联合治疗（Savellano等，2013）。Ac-sPPp能够高效偶联靶标部位和化疗药物，使用Ac-sPPp偶联抗表皮生长因子受体的抗体西妥昔单抗，并将其与隐形化的多柔比星脂质体制剂（DOXil）混合，可实现化疗和PDT联合治疗。荧光成像和PDT实验结果表明，Ac-sPPp的体内循环时间比焦脱镁叶绿酸-a更长，可提供更强的肿瘤对比率和更高效的肿瘤抑制，以Ac-sPPp为平台的PDT和DOXil联合应用具有更好的肿瘤治疗效果。

碳点具有较高的比表面积和光热稳定性、较强的组织穿透能力和光热转换能力，其在高效负载化疗药物的同时，也可用于PDT。Dong等制备了由石墨烯量子点包覆介孔二氧化硅纳米粒生成的纳米系统（GQDs/hMSN），GQDs/hMSN在水中具有良好的单态氧生成效率（Dong，2022）。细胞实验结果表明，负载DOX的GQDs/hMSN具有协同的化疗-PDT治疗效果。在HeLa荷瘤小鼠的体内治疗中，GQDs/hMSN表现出在肿瘤部位的显著蓄积和DOX的可控、持续释放。

特异靶向型纳米载体近年来不断被开发，此类载体可同时负载化疗药物与PS，通过靶向递送使药物在肿瘤细胞内大量蓄积，且PS精准定位于细胞内部，获得更好的PDT效果和更低的毒副作用。Cheng等设计了一种双靶向偶联物（pPAC）用来封装DOX，以实现化疗和PDT协同抗肿瘤治疗（Cheng，2020）。体外研究结果表明，该纳米微球介导的化疗和PDT协同可显著提高对实体瘤的治疗效果，且对脱靶细胞毒性最低。

PDT主要利用产生的ROS杀死肿瘤细胞，但由于局部缺氧，PDT的有效性可能会被大大降低。Dong等开发了一种新型脂质体（LCT），结合PS和生物还原前药，用于PDT的活化化疗（Dong，2022）。该设计将碘化菁染料CyI负载于脂质双分子层中，CyI能同时产生较强的ROS和热量；同时将缺氧激活的前药替拉扎明（TPZ）包裹在亲水核内。

在适当的NIR照射下，CyI可同时产生ROS和热量，实现PDT和PTT协同，持续耗氧会进一步导致肿瘤微环境缺氧，激活TPZ自由基以进行化疗，引起DNA双链断裂和染色体畸变。研究结果显示该LCT的抗肿瘤效果显著优于传统的化疗或PDT。

# 四、化疗与免疫治疗协同

### 1.优势

由于肿瘤细胞天然倾向于进化出逃避免疫检测的机制，因此应用常规免疫疗法取得的成功一般有限（Kowalczyk等，2003）。因此，开发有效的递送策略来增强抗肿瘤免疫效应并减少副作用近年来备受关注（Deng等，2018）。利用纳米载体的EPR效应，可增加免疫治疗剂和化疗药物在肿瘤内的蓄积效率，提高抗肿瘤效果。免疫疗法能够增强化疗引起的免疫反应，从而协同化疗进行抗肿瘤治疗。化疗和免疫疗法相结合的实际效果很大程度上取决于药物递送策略，基于纳米材料的递送载体也可以保护敏感的免疫治疗剂或增强免疫刺激反应。

免疫化疗旨在通过结合化疗药物直接抑制肿瘤生长，同时使用免疫治疗剂增强免疫系统攻击肿瘤细胞的有效性。此外，淋巴细胞浸润性肿瘤对化疗更敏感，主要原因在于：① 化疗将杀死调节性T细胞，可能有助于恢复抗肿瘤免疫；② 淋巴细胞会使肿瘤细胞暴露于干扰素中，增强肿瘤细胞对化疗的敏感性；③ 化疗可激活机体免疫原性。除了在肿瘤细胞和非恶性癌细胞中引起细胞周期停滞和凋亡之外，化疗药物还可以间接地作为免疫治疗剂，通过释放"危险"信号激活树突状细胞，或直接增强树突状细胞的抗原提呈功能。淋巴细胞对肿瘤的侵袭能力与化疗的敏感性密切相关，化疗通过诱导免疫原性细胞死亡来激活免疫系统（Andre等，2010）。化疗已被证明能够引发肿瘤细胞的ICD，这是一种独特的细胞死亡途径，提高了宿主的抗肿瘤免疫能力（Wagner等，2021）。基于纳米材料的药物递送系统可以增强ICD并控制药物释放（Zhou等，2017）。

### 2.研究实例

Song等研制了一种具有肿瘤微环境响应性的仿生纳米凝胶，用于化疗和免疫治疗联合抗肿瘤（Song等，2017）。该纳米凝胶包覆抗癌药物PTX，可在肿瘤微环境中实现精准的pH响应性释药，改善了药物的穿透能力，通过诱导细胞内钙网素暴露，减少免疫抑制因子，增强抗肿瘤免疫能力，显著提高了抗肿瘤活性。

放大氧化应激，进而破坏细胞内氧化还原稳态可加速肿瘤细胞的死亡。Zhao等开发了一种氧化应激放大器用于化疗致敏性免疫治疗。铜离子（$Cu^{2+}$）、DOX和NLG919通过7C-7C的叠加和配位效应，自组装成纳米氧化应激放大器（Cu-DON），其具有良好的稳定性和生物相容性。静脉给药可使Cu-DON有效蓄积在肿瘤组织中，随后在瘤内高GSH

条件下响应性释放DOX，基于DOX的免疫原性化疗来抑制肿瘤细胞生长繁殖（Zhao等，2021）。此外，$Cu^{2+}$介导的GSH消耗和DOX触发的氧化应激可导致细胞内氧化还原失衡，从而导致ICD反应。NLG919的释放将抑制吲哚胺2,3-双加氧酶1（IDO-1），并逆转免疫抑制肿瘤微环境，以增强免疫治疗。与游离DOX相比，该纳米系统具有更强的肿瘤穿透性，有利于对肿瘤的深度化疗，同时可在体内激发强大的免疫反应。

Wang等开发了一种可实现肿瘤抗原的原位释放并促进抗原提呈细胞（APC）成熟的纳米粒。合成的pH/氧化还原响应性纳米粒通过依次激活ICD和Toll样受体7/8（TLR7/8）来共同介导肿瘤细胞的抗原暴露和淋巴结中DC的成熟，以实现化疗和免疫治疗协同（Wang等，2021）。该纳米粒可先后对酸性肿瘤微环境和DC核内产生反应，精确递送DOX和咪唑喹啉（IMDQs）。随后，在肿瘤细胞中高浓度的GSH将进一步切割PC7A-ss-DOX中的还原敏感键，释放DOX，诱导肿瘤ICD效应。这种有序反应的自组装纳米粒为递药平台促进化疗和免疫疗法协同提供了新思路。

治疗性抗肿瘤疫苗的开发需要解决一些障碍，以实现对肿瘤细胞的特异性杀伤，包括有效的抗原呈递，激活抗原特异性T细胞介导的细胞毒性，破坏免疫抑制的肿瘤微环境，增强CTL活性，诱导记忆性T细胞延长肿瘤排斥反应。Lu等利用化疗诱导细胞凋亡，将化疗药物负载于纳米粒中产生原位抗原以联合化疗和免疫疗法（Lu等，2016）。他们制备了脂质包被的顺铂纳米粒（LPC）和CPG包裹的脂质体（CpG-Lipo），应用于一种黑色素瘤的多方面治疗。结果表明，这种联合治疗产生了强大的协同效应，细胞凋亡程度较大，这主要是由于增强了细胞毒性T细胞募集，并减少了在脾脏和肿瘤微环境中免疫抑制剂的含量。

金属纳米粒具有易改性修饰、递送效率高等优点，非常适用于药物递送（刘家信等，2021）。Zhou等研究了一种干扰素基因刺激因子（STING）通路启动型免疫系统，并设计了$Mn_3O_4$@Au-dsDNA/DOX纳米粒系统。其中dsDNA用于激活STING进行免疫治疗，DOX为化疗模型药物（Zhou等，2020）。STING介导的免疫系统被激活，诱导干扰素（IFN-β）的产生，增强T细胞的响应性，并进一步增强效应T细胞的浸润。肿瘤血管系统允许肿瘤摄取营养物质和氧气，浸润性免疫细胞可以激活免疫效应器（Andre等，2010）。总之，STING介导的化疗联合免疫治疗，有效抑制了肿瘤细胞生长，表现出良好的抗肿瘤疗效。

# 五、化疗与基因治疗协同

### 1.优势

在较大实体瘤的治疗过程中，常规治疗失败的原因可能是一些肿瘤对RT或化疗有明显的抗药性。如果单纯增加RT射线强度或化疗药物剂量，会对正常组织造成较大损害（Moon等，2003）。基因（核酸类药物）可以通过病毒载体［如腺病毒（Ad）、逆转录病毒（RV）、慢病毒（LV）或腺相关病毒（AAV）等］传递到细胞。这些载体是重组粒子，在宿主体内缺乏病毒复制的序列，但在其基因组中可携带目标的转基因，因此它们可以有效地转导细胞而不会导致其死亡。一旦进入细胞，它们可以保持表型（如Ad和AAV），或整合到宿主的基因组中并永久表达转基因（如RV和LV），但由于整合是随机的，可能导致插入突变。尽管病毒载体对基因传递非常有效，但易引起不利的免疫反应（Wang等，2019）。与病毒载体相比，非病毒载体的细胞毒性、免疫原性和致突变性较低，且具有化学结构多样性和较高的药物负载能力，因此非病毒载体作为基因治疗的递送平台多年来一直备受关注。

由于基因药物进入体内后易发生降解，且靶向性较差，将化疗药物和基因药物同时负载于纳米载体中，并修饰以靶向基团，可实现化疗药物和基因药物的精准递送。原位基因治疗在肿瘤细胞中的作用机制包括触发细胞死亡、唤起DNA修复或使肿瘤细胞对其他疗法敏感。事实上，原位基因治疗也可与RT和化疗等经典疗法结合使用，导致抗肿瘤协同作用增加并降低全身毒性。化疗与基因疗法相结合，可改善基因疗法的缺陷，并显著提高抗肿瘤治疗效果，且协同治疗已成功地用于调节细胞因子或自杀基因的表达（Blackburn等，1998）。

### 2.研究实例

碳纳米管是一种性能优异的药物载体，由单个或多个从数百纳米到数十微米的石墨烯薄片组成。碳纳米管可促进基因穿透细胞膜，这与哺乳动物细胞介导的内吞过程相独立（Loh等，2016）。2020年，Li等构建了一种功能化的单壁碳纳米管（F-CNT）递药系统，结合Caspase3中的siRNA，用于治疗心血管疾病。该基因载体提高了转染效率，并显著下调了Caspase3基因miRNA和蛋白的表达水平（Li等，2020）。

Przystal等开发了一种静脉注射噬菌体载体，用于治疗胶质母细胞瘤。在该载体中，可通过与$\alpha_v\beta_3$整合素受体结合的RGD4C配体的噬菌体衣壳来实现双重肿瘤靶向（Przystal等，2019）。此外，基因的表达来自肿瘤激活和替莫唑胺（TMZ）诱导的葡萄糖调节蛋白GRP78的启动子。他们发现TMZ增加了GBM细胞内源性GRP78基因的表达，并促进了RGD4C/AAVP-GRP78的转基因表达。结果表明，TMZ联合靶向基因治疗对原位胶质母细胞瘤的生长具有协同抑制作用。

聚多巴胺具有较高的分散性，可延长血液循环时间，不会对机体造成长期毒性。作为载体，聚多巴胺的药物负载能力较强，可有效负载化疗药物和基因。Wang等制备了多功能核-壳-冠纳米杂化材料，用于化疗和基因治疗协同抗肿瘤。该材料以多巴胺修饰的$Fe_3O_4$纳米粒为核心，以抗miRNA-21寡核苷酸链（anti-miRNA）为壳，以DOX标记的DNA-8BP（DOX-DNA-8BP）为冠层（Wang等，2021）。聚多巴胺/$Fe_3O_4$核不仅可作为

PTT的活性物质，还可为肿瘤组织提供磁靶向治疗，从而提高抗癌效果，减少对正常组织的副作用。结果表明，该纳米杂化材料结合化疗-PTT-基因治疗能有效抑制肿瘤生长，提高荷瘤小鼠存活率，且对其没有明显的不良影响。该系统可在多疗法高效协同中实现精确有效的肿瘤治疗，是一种很有前途的纳米协作平台。

无机材料比有机材料更稳定，也可被用作基因载体。目前，比较常见的无机纳米载体有CuS纳米粒、介孔二氧化硅纳米粒、金纳米粒、磁性纳米粒、碳纳米管、石墨烯、上转换纳米粒和量子点等。Chen等构建了一种NIR触发热响应硫化铜（CuS）多功能纳米平台，其可控制CRISPR-Cas9核糖核蛋白（RNP）与DOX的释放，用于化疗、基因治疗和PTT的多效协同（Chen等，2021）。CuS作为一个"光热转换器"，可以提供光热刺激，在刺激下CuS纳米粒连接的DNA片段和单导RNA之间形成的双链作为受控元件，用于控制基因编辑和药物释放，实现化疗、基因治疗和PTT的高效协同。

Zhu等使用荧光二硫代马来酰亚胺（DTM）作为连接剂，将两个PTX分子与一个反义核苷酸纳米药物（Chemogene）结合，形成药物-Chemogene偶联物（Zhu等，2020）。该偶联物可作为DDS，自组装成类似球形的微细胞纳米粒，降低P-糖蛋白的表达，继而释放Chemogene和PTX，发挥协同抗肿瘤作用，极大地抑制肿瘤生长。

阳离子脂质体共载基因与化疗药物进行联合治疗具有良好的协同增效作用，主要是外源性基因药物可以沉默相关病原基因的表达，且提高肿瘤细胞内化疗药物浓度，该方法可以减少药物的使用剂量以达到良好的治疗效果。Yu等制备了一种AS1411适体功能化脂质体，其能在体内外同时将PTX和siRNA递送到MCF-7细胞中（Yu等，2019）。结果表明，以该脂质体为递药平台可实现化疗与基因疗法协同，提高了肿瘤细胞凋亡率并减少了血管生成，这种协同治疗方法比单独使用PTX或基因治疗均具有明显的优势。

## 六、化疗与磁疗协同

### 1. 优势

长时间使用化疗易使机体产生耐药性且毒副作用较大，而联合治疗可有效降低毒副作用，因而具有明显的优势。磁靶向纳米粒可作为药物载体，将化疗药物递送至肿瘤组织，实现其在肿瘤靶位的有效蓄积；此外也可作为磁体，使化疗和磁疗结合以协同抗肿瘤。近年来的研究表明，化疗和磁疗联合应用比单纯的化疗具有更高的杀伤肿瘤细胞能力。磁场改变了癌细胞生物膜的电场和离子流活动，进而改变了生物膜特性，使细胞膜对化疗药物的通透性增加，药物更易在肿瘤细胞内蓄积，抗肿瘤效果随之增强（任百祥，2004）。即磁疗可以作为一种辅助治疗手段，通过抑制细胞生长和增殖，诱导细胞周期停滞、细胞凋亡、自噬和分化，增加DNA损伤，增强化疗药物的抗肿瘤效果。

此外，已经证明顺铂类药物的蓄积能力与磁场激发的自由基局部浓度呈正相关。

DNA完整性对细胞至关重要，普通RT和大多数化疗通过破坏肿瘤细胞的DNA来发挥作用，这将抑制细胞周期检查点的增殖并导致肿瘤细胞死亡（Cheung-Ong等，2013）。SMFS通过引起DNA损伤，诱导细胞超微结构改变，使K562细胞阻滞在G2/M期（Chen等，2010；Sun等，2012），从而增强顺铂、DOX和PTX等化疗药物的杀伤力。当与化疗结合时，磁疗也显示出了延缓肿瘤生长、提高存活率和减少副作用的能力。微球靶向系统通常与磁性材料和化疗药物结合使用，可提高药物的靶向性，降低其对正常组织的毒副作用，提高治疗效果。

### 2.研究实例

氧化铁纳米粒是目前化疗和磁疗协同治疗中常用的药物载体和磁体。Yu等报道了一种富含前列腺特异性膜抗原（PSMA）适体的超顺磁性氧化铁纳米粒（TCL-SPIONs），作为前列腺癌纳米治疗药物（Yu等，2011）。该纳米系统能够通过磁共振成像（MRI）在体内检测前列腺肿瘤，同时选择性地将药物输送到肿瘤组织。将DOX插入富含阳离子的PSMA适体上，并利用DOX分子与纳米粒的静电作用，将其负载于纳米载体中。研究结果表明，使用该纳米系统可有效介导化疗和磁疗结合，其抗肿瘤效果良好。

柳霞等利用脉动强磁场结合化疗药物DOX对荷S180肿瘤小鼠模型进行实验研究（柳霞等，2001）。结果表明脉动强磁场对S180肿瘤具有显著的抑制效果，且化疗和磁疗结合的抗肿瘤效果明显强于单一的磁疗或化疗，表明二者协同可发挥更好的疗效。

Zakaria等以普鲁士蓝（PB）纳米立方体为原料，合成了具有超顺磁行为的新型多孔氧化铁纳米粒，以顺铂为模型药物，并将其应用于膀胱癌细胞内（T24）给药系统中（Zakaria等，2015）。合成的纳米材料具有良好的生物相容性、控释性和磁靶向性，在未来的抗肿瘤治疗中具有巨大的应用潜力。

多药耐药（MDR）是肿瘤治疗的主要障碍，化疗失败的主要原因之一是发生了细胞膜耐药（CMDR）和核耐药（NDR），特别是化疗药物的核出口扩大降低了其抗肿瘤效果。Yang等研制了一种磁性靶向纳米药物，由表柔比星（EPI）与高磁化纳米载体（HMNC）结合形成（Yang等，2012），HMNC-EPI可在人膀胱癌细胞中有效克服CMDR和NDR。研究结果表明，协同治疗显著降低了化疗药物的剂量和心脏毒性，此外还增强了化疗药物在肿瘤内的蓄积能力，同时延长了药物的半衰期。

壳聚糖（CS）具有较好的生物相容性，其可被机体清除、无细胞毒性、易被功能化修饰，被广泛用于药物递送系统。Zhang等以CS、$\beta$-甘油磷酸盐（GP）和$Fe_3O_4$磁性纳米粒（$Fe_3O_4$-MNPs）为原料，制备了一种具有磁热敏性的水凝胶，作为卡介苗（BCG）膀胱内给药系统（Zhang等，2013）。可注射的磁性水凝胶显著延长了BCG在膀胱内的停留时间，与传统BCG治疗浅表膀胱癌相比，该协同治疗系统提供的BCG诱导了更强的Th1免疫反应，显示出更高的抗肿瘤疗效。

Dtxl是目前治疗前列腺癌最常见的化疗药物，但其自身缺陷限制了其在临床中的应用。因此，Nagesh等开发了一种负载Dtxl和PSMA的靶向超顺磁性氧化铁纳米粒（SPION）（Nagesh等，2016）。研究结果表明，SPION-Dtxl具有最佳的粒径和Zeta电位，可在肿瘤细胞中有效内化。SPION-Dtxl能够通过多种机制发挥作用，如诱导凋亡相关蛋白表达、下调抗凋亡蛋白表达、抑制化疗耐药相关蛋白表达等，因此表现出较强的抗肿瘤疗法。

腹腔化疗（IPC）已成为治疗腹膜恶性肿瘤的一种有前途的方法。然而，肿瘤内的微环境屏障限制了药物的递送和渗透，导致治疗效率低下。开发新的药物递送系统有望克服这些障碍。一种很有前途的技术是磁控性药物靶向（MCDT），即利用外部磁场将包裹药物的磁性纳米粒（MNPs）高效聚集在靶部位。Rezaeian等建立了一个数学模型来研究MCDT在IPC中的疗效。结果表明，磁性给药方法对肿瘤细胞杀伤率达6.5%，比常规化疗的细胞杀伤率增加2.5倍以上，磁疗结合化疗可显著提高肿瘤治疗效果（Rezaeian等，2022）。

# 七、多种治疗手段协同

### 1.优势

癌症是一种复杂的疾病，它涉及多个来源、分子途径、各种因素系统的相互作用，包括基因突变、代谢改变、免疫抑制和表观遗传修饰等。随着对这种复杂性和潜在机制的深入了解，人们开始致力于设计更合理的联合治疗方案，并开发可用于多模式协同抗肿瘤治疗的纳米药物，以增强各类诊疗剂在特异性肿瘤微环境和肿瘤细胞中的协同治疗效果。可介导多模式协同的纳米药物在癌症治疗中显示出越来越大的应用价值，因为它可能提供比目前临床上使用单一治疗手段更好的治疗效果（Zhang等，2016）。

协同给药系统显著提高了小分子药物的血液稳定性和体内半衰期，增加了其肿瘤蓄积率，并能以合理的药物/载体比率将多种药物递送到相同的靶点，这可能有助于最大限度地发挥协同作用，从而导致最佳的抗肿瘤疗效。

纳米药物用于联合治疗的最终目标是提高疗效，降低对正常组织的毒性，提高宿主抗肿瘤免疫能力。联合策略已被证实是癌症治疗的有力选择，因为它们能够克服肿瘤的异质性和复杂性。随着人们对肿瘤生理学、分子通路机制、肿瘤微环境以及肿瘤-宿主相互作用的深入了解，新的联合治疗方法应运而生。目前，这些新的联合疗法包括PTT与化疗、酶治疗、GT、PDT、CDT、热力学治疗、免疫治疗及其多模式协同治疗等，其中大部分组合疗法已经在临床前研究中取得了重大突破，具有深入验证和开发的必要性和可行性。

### 2.研究实例

Zhang等以氧化石墨烯（GO）为基础载体，构建了一种可用于化疗、PTT和PDT三模式协同治疗的多功能药物递送系统（Zhang等，2019）。通过π-π堆积作用，在GO表面共负载了蟛蜞菊内酯（WED）和ICG，形成了ICG-WED-GO体系。在近红外激光照射下，ICG-WED-GO能有效地吸收光能并将其转化为热能，产生ROS来烧蚀和损伤肿瘤细胞。在近红外光辐射下，ICG-WED-GO溶液的温度在10分钟内达到79.4℃。体外和体内试验结果表明，ICG-WED-GO具有良好的抗肿瘤作用，ICG-WED-GO经近红外激光照射治疗14天后，荷瘤小鼠的肿瘤完全消失，且ICG-WED-GO具有较低的生物毒性。该系统有效实现了三模式协同治疗，并显示出良好的抗肿瘤效果，有望在肿瘤治疗中发挥更大的潜力。

Cui等基于疏水和静电非共价相互作用的组合，将HA、鱼精蛋白（PS）、纳米金刚石（NDs）、姜黄素（Cur）和IR780集成到单个纳米平台（HPNDIC）中，用于荧光和光声双模式成像引导的化疗、PTT和PDT联合治疗三阴乳腺癌（TNBC）（Cui等，2021）。为了实现这一目的，采用了两步协调装配策略。首先，使用PS修饰NDs团簇，形成带正电荷的PS@NDs（PND），同时包裹天然小分子药物Cur和IR780（PNDIC）。其次，通过电荷络合作用将HA吸附到PNDIC的外表面，赋予其肿瘤靶向能力（HPNDIC）。所制得的HPNDIC具有均匀的尺寸、高载药能力和良好的胶体稳定性。在近红外光照射条件下，IR780可触发PTT和PDT双重治疗效应，提高体内外治疗效率，并具有良好的生物相容性。由于IR780的固有成像特性，HPNDIC在体内的生物分布和蓄积行为可通过荧光和光声成像进行监测。

Zeng等构建了一种由葡萄糖氧化酶修饰的上转换纳米制剂，用于程序化的肿瘤饥饿-光动力协同治疗研究（Zeng等，2020）。葡萄糖氧化酶催化氧化肿瘤内的葡萄糖并产生过氧化氢，该过程消耗葡萄糖和氧气，使得肿瘤细胞缺乏营养物质而处于饥饿状态，最终导致细胞死亡。并且在980nm的近红外光激发下，上转换纳米粒激发产生紫外光，将双氧水裂解成毒性更强的羟基自由基，进一步杀死肿瘤细胞。体外和体内试验结果均证实这种饥饿-光动力协同治疗的效果明显优于单一治疗。

基于葡萄糖氧化酶（GOx）的纳米治疗药物在肿瘤饥饿及其协同治疗中具有很大的应用前景。自组装等离子金囊泡（GVs）具有独特的光学特性、大空腔和较强的局部表面等离子共振等优势，可作为多功能纳米载体用于协同治疗。Deng等开发了负载GOx的GV（GV-GOx），用于介导可编程的PTT和饥饿疗法（Deng等，2021）。在近红外激光照射下，GV-GOx由于GV的等离子体耦合效应产生大量的局部热量，促进封装的GOx释放并增加其催化活性，从而增强肿瘤饥饿效应。此外，光热效应提高了细胞对GV-GOx的摄取。结果表明，PTT和饥饿疗法协同治疗在4T1荷瘤小鼠中可完全根除肿瘤，证实了该组合方式的协同效果显著，且没有明显的全身副作用。

# 第三节　总结与展望

尽管传统癌症化疗方法已取得明显的进展，但化疗药物的多药耐药性及毒副作用仍限制了其临床应用。为了克服多药耐药性，需要增加药物剂量及用药次数，从而导致更大的毒副作用，最终限制了化疗药物的临床使用。因此，将化疗与RT、PTT、PDT、免疫疗法和基因疗法等结合以协同抗肿瘤，受到研究人员的广泛关注。由于化疗药物、PTAs、PS等的靶向性较差，因此需要使用载运系统实现其有效递送。纳米载体不仅可负载并递送化疗药物，还能为化疗与其他治疗手段提供一个高效协同的多功能平台，如RT、PTT、PDT、免疫疗法、基因疗法、磁疗以及多策略联合疗法等（Liang等，2019）。

基于RT的双模式协同治疗，可增强RT与化疗之间的相互作用，提高RT的抗肿瘤效率，并克服传统化疗的缺点。尽管基于RT和化疗的纳米递药系统研发取得了一定进展，但仍有几个关键问题需要解决。① 基于放射性的双模式协同治疗的复杂机制需要进一步研究，以最大限度地发挥其协同疗效，并利用分子和基因技术减少其引起的副作用。② 放射性纳米药物的长期生物安全性和肿瘤靶向性可能在提高抗肿瘤协同效率方面发挥重要作用。③ 需要优化纳米材料的多功能特性，以增强RT实效。无机纳米粒相较于有机纳米粒的优势在于它们对X射线具有较高的能量吸收系数，作为有效的放射增敏剂，能够增强对肿瘤的辐射损伤，并减少对周围正常组织的副作用，因此，应开发更多的无机纳米材料作为治疗剂和药物递送载体。④ 在这些联合治疗中使用的辐射剂量和作用时间仍需进一步确定（Yang等，2020）。

有机PTAs的光热稳定性和生物相容性较差，如ICG、碳菁类染料、二氢卟吩e6（Ce6）等，因此，开发可用于结合有机PTAs的纳米材料，能够增强其稳定性和体内循环时间。PTT的光线穿透深度有限，不利于根除较大的肿瘤组织，限制了其进一步的临床应用。由于NIR-Ⅱ具有更强的穿透能力，需要开发此窗口（900～1700nm）下的PTAs来降低PTT的不良影响，使其更好地应用于抗肿瘤治疗。此外，纳米粒的大小、形状和表面电势均影响其生物分布和肿瘤内蓄积，因此，应根据不同的瘤体特征和生物体特性，开发具有最适大小、形状和电势等性能指标的纳米粒，优化化疗药物和PTAs的生物分布，提高肿瘤内蓄积效率。

同PTT一样，PDT的治疗也受到光线穿透深度的影响，目前光的固有浅层组织穿透均小于1厘米。为了克服这一限制，X射线被用作潜在的激发源来提高PDT的浅部组织穿透能力。许多贵金属等离子体纳米结构物，如Au纳米结构、铂基纳米复合材料和Ir纳米晶体，由于其较高的X射线吸收和NIR吸收能力而被用于PDT。PS可以与肿瘤细胞中有亲和力的生物分子共价结合，提高肿瘤细胞对自身的摄取能力，这些生物分子包括抗体、蛋白质、碳水化合物等。PS也可以被包裹在纳米载体中，如碳纳米材料、聚多巴胺、二氧化硅纳米粒等载体，将化疗药物和PS运载到肿瘤组织。此外，还有其他策略可以提高治疗效率并减少副作用，如使用pH敏感、氧化还原敏感或酶触发的递送载体以增加PS与药物在肿瘤部位的选择性积聚，并减少或消除毒副作用。虽然许多PS已经被证明是有效的，但对其细胞毒性、生物相容性、生物分布和消除等仍需进行深入研究。最后，根据不同类型的PS在生物体内的细胞摄取机制不同，可进一步扩大PDT的治疗范围，更好地达到治疗效果。

近年来，与肿瘤免疫治疗相关的临床试验结果推动了免疫疗法的研究和开发，有利于提高免疫检查点阻断、抗肿瘤疫苗、细胞因子和过继T细胞等治疗的疗效。免疫疗法是利用宿主免疫系统的力量来对抗肿瘤，是抗肿瘤研究的革命性进展，但在临床实践中，患者应答率低或潜在的免疫相关不良反应往往会降低其疗效（Mellman等，2011）。生物材料、纳米医学和纳米技术的进步推动了抗肿瘤免疫治疗的局部给药系统开发，纳米药物递送系统还可以增强抗肿瘤免疫反应并减少副作用。首先，通过多种方法构建的免疫纳米药物，可减少药物降解（尤其是蛋白质药物），提高生物利用度，并控制药物释放。其次，由于其独特的物理化学和表面可修饰等特性，纳米材料能有效地将药物输送到肿瘤部位，以提高疗效并减少副作用（Nam等，2019；Liu等，2013）。最后，纳米材料可以将化疗药物输送到靶部位进行化疗和免疫联合治疗，有望克服单一免疫疗法的缺点，从而增强抗肿瘤免疫治疗的效果。

尽管从理论上讲，全身给药是治疗转移性疾病的理想方法，但基因疗法尚未被证明适用于癌症患者的全身给药（Xi等，2003）。由于基因载体本身是可变的，而且其生产/制备过程涉及活细胞，因此控制材料杂质限量和确保批次间的一致性极具挑战性。非病毒载体需要保护遗传物质不受内切酶降解，将遗传物质有效运输至核部位并被核摄取。此外，还应根据不同治疗方式设计不同作用机制的给药系统。DNA药物进入细胞核是达到治疗效果所必需的，因此相对较大的载体尺寸对疗效不利；RNA不需要进入细胞核进行表达，但与DNA相比其稳定性较差。此外，有必要阐明载体或制剂与细胞外基质的不同成分以及肿瘤微环境如何发生相互作用，因为这些作用会极大地影响转染率。在许多肿瘤中，间质细胞非常丰富，需要尽可能避免脱靶效应（Wang等，2019），在开发安全、有效的基因载体前，需要全面了解遗传物质和载体的物理化学和生物学特性、肿瘤细胞的生理特性，以及在分子水平上充分了解载体诱导转染机制。一方面，需要对载体系统的尺寸大小、表面电荷、转染能力、细胞毒性和转运机制等特性进行更加深入的研究；另一方面，应建立可用于基因治疗产品系统表征的技术规范，更好地指导抗肿瘤治疗。

磁响应型纳米探针在肿瘤的可视化治疗中显示出极大的潜力。但为了加速其在肿瘤治疗中的临床应用，仍有一些不足之处需要克服或改进。首先，纳米探针的安全性是其临床应用的基础，应设计可生物降解和代谢的磁响应型纳米探针。其次，纳米探针的靶向能力对于提高其安全性非常重要，需要在发现新靶点和开发新耦合技术方面做出努力。磁响应型纳米探针可以实现磁共振成像、荧光成像、超声成像和PA成像，成像引导的纳米递送系统可被构建用于化疗和磁疗（Yang等，2022）。磁疗具有通过调节免疫细胞功能和抑制慢性炎症等机制来增强机体对肿瘤免疫反应的能力，可在与化疗结合的同时联合免疫疗法，实现三模式协同治疗。目前已经报道和讨论了磁疗对不同肿瘤的作用机制，但大多局限于体外研究，还没有开展磁疗安全性和有效性的相关临床试验。这些临床研究的局限性可能是磁疗易受到一些实验变量的影响，如磁疗的频率、强度或暴露时间等，导致其在体内外研究中存在较多争议，未来的研究应着眼于考察并明确磁疗的各项最佳参数。在临床应用之前，仍需对磁疗进行全面系统的探索。

## 参考文献

[1] Lin H, Chen Y, Shi J. Nanoparticle-triggered in situ catalytic chemical reactions for tumour-specific therapy [J]. Chemical Society Reviews, 2018, 47(6): 1938-1958.

[2] 葛伯建. 肿瘤化疗可持续发展策略构建 [J]. 医学信息 (上旬刊), 2011, 24(01): 139-140.

[3] 严忠群. 肿瘤化疗发展的辩证观 [J]. 医学与哲学, 1988 (07): 8-11.

[4] 陆迪利. 癌症化疗的发展概况 [J]. 生理科学, 1987(02): 65-67.

[5] 吕萍. 化疗毒副作用及其人性化护理 [J]. 护士进修杂志, 2008(03): 261-262.

[6] Andre F, Berrada N, Desmedt C. Implication of tumor microenvironment in the resistance to chemotherapy in breast cancer patients [J]. Current Opinion in Oncology, 2010, 22(6): 547-551.

[7] 郑培良. 肿瘤化疗原理及其发展 (三) [J]. 中国临床医生, 1999(10): 10-12.

[8] Gogas H J, Kirkwood J M, Sondak V K. Chemotherapy for metastatic melanoma: time for a change? [J]. Cancer, 2007, 109(3): 455-464.

[9] Kamura T, Ushijima K. Chemotherapy for advanced or recurrent cervical cancer [J]. Taiwanese Journal of Obstetrics & Gynecology, 2013, 52(2): 161-164.

[10] Chan S, Rowbottom L, Mcdonald R, et al. Does the time of radiotherapy affect treatment outcomes? A review of the literature [J]. Clinical Oncology, 2017, 29(4): 231-238.

[11] 李晔雄, 汪华. 肿瘤放射治疗的历史与发展 [J]. 中国肿瘤, 2008 (09): 775-779.

[12] Gao L, Zheng H, Cai Q, et al. Autophagy and tumour radiotherapy [J]. Autophagy: Biology and Diseases: Clinical Science, 2020, 1207: 375-387.

[13] 国兵, 李建彬, 王玮, 等. 自由呼吸状态下三维CT和四维CT极限时相部分乳腺外照射放疗计划的比较 [J]. 中华肿瘤杂志, 2017, 39(04): 303-307.

[14] Russo A, Mitchell J, Kinsella T, et al. Determinants of radiosensitivity [J]. Seminars in Oncology, 1985, 12(3): 332-349.

[15] Lawrence T S, Davis M A, Maybaum J. Dependence of 5-fluorouracil-mediated radiosensitization on DNA-directed effects [J]. International Journal of Radiation Oncology, Biology, Physics, 1994, 29(3): 519-523.

[16] Citrin D E. Radiation modifiers [J]. Hematology-Oncology Clinics of North America, 2019, 33(6): 1041.

[17] Shchors K, Evan G. Tumor angiogenesis: cause or consequence of cancer? [J]. Cancer Research, 2007, 67(15): 7059-7061.

[18] Bicher H I, Hetzel F W, Sandhu T S, et al. Effects of hyperthermia on normal and tumor microenvironment [J]. Radiology, 1980, 137(2): 523-530.

[19] 刘家信, 杨硕晔, 徐晴晴, 等. 功能性纳米材料用于肿瘤光热治疗的研究进展 [J]. 中国医药工业杂志, 2021, 52(11): 1418-1428.

[20] Martin S J, Henry C M, Cullen S P. A perspective on mammalian caspases as positive and negative regulators of inflammation [J]. Molecular Cell, 2012, 46(4): 387-397.

[21] Melamed J R, Edelstein R S, Day E S. Elucidating the fundamental mechanisms of cell death triggered by photothermal therapy [J]. Acs Nano, 2015, 9(1): 6-11.

[22] Li K, Lu M, Xia X H, et al. Recent advances in photothermal and RNA interfering synergistic therapy [J]. Chinese Chemical Letters, 2021, 32(3): 1010-1016.

[23] Li X, Lovell J F, Yoon J, et al. Clinical development and potential of photothermal and photodynamic therapies for cancer [J]. Nature Reviews Clinical Oncology, 2020, 17(11): 657-674.

[24] Ackroyd R, Kelty C, Brown N, et al. The history of photodetection and photodynamic therapy [J]. Photochemistry and Photobiology, 2001, 74(5): 656-669.

[25] Dolmans D E J G J, Fukumura D, Jain R K. Photodynamic therapy for cancer [J]. Nature Reviews Cancer, 2003, 3(5): 380-387.

[26] Simoes J C S, Sarpaki S, Papadimitroulas P, et al. Conjugated photosensitizers for imaging and PDT in cancer research [J]. Journal of Medicinal Chemistry, 2020, 63(23): 14119-14150.

[27] Castano A P, Mroz P, Hamblin M R. Photodynamic therapy and anti-tumour immunity [J]. Nature Reviews Cancer, 2006, 6(7): 535-545.

[28] Allison R R, Moghissi K. Photodynamic therapy (PDT): PDT mechanisms [J]. Clinical Endoscopy, 2013, 46(1): 24-29.

[29] Hamblin M R. Photodynamic therapy for cancer: what's past is prologue [J]. Photochemistry and Photobiology, 2020, 96(3): 506-516.

[30] Candido N M, De Melo M T, Franchi L P, et al. Combining photodynamic therapy and chemotherapy: improving breast cancer treatment with nanotechnology [J]. Journal of Biomedical Nanotechnology, 2018, 14(5): 994-1008.

[31] Yang L, Ning Q, Tang S S. Recent advances and next breakthrough in immunotherapy for cancer treatment [J]. Journal of Immunology Research, 2022, 2022: 8052212.

[32] Xi S, Grandis J R. Gene therapy for the treatment of oral squamous cell carcinoma [J]. Journal of Dental Research, 2003, 82(1): 11-16.

[33] 玄钟哲, 陈子道. 肿瘤临床免疫疗法的近况(文献综述) [J]. 黑龙江医药, 1973 (03): 102-106.

[34] Montomoli E, Piccirella S, Khadang B, et al. Current adjuvants and new perspectives in vaccine formulation [J]. Expert Review of Vaccines, 2011, 10(7): 1053-1061.

[35] Aguilar J C, Rodriguez E G. Vaccine adjuvants revisited [J]. Vaccine, 2007, 25(19): 3752-3762.

[36] Sanmamed M F, Chen L. A paradigm shift in cancer immunotherapy: from enhancement to normalization [J]. Cell, 2018, 175(2): 313-326.

[37] Sang W, Zhang Z, Dai Y, et al. Recent advances in nanomaterial-based synergistic combination cancer immunotherapy [J]. Chemical Society Reviews, 2019, 48(14): 3771-3810.

[38] Binnewies M, Roberts E W, Kersten K, et al. Understanding the tumor immune microenvironment (TIME) for effective therapy [J]. Nature Medicine, 2018, 24(5): 541-550.

[39] Chen D S, Mellman I. Elements of cancer immunity and the cancer-immune set point [J]. Nature, 2017, 541(7637): 321-330.

[40] Santos H S, Rodrigues L, Vera L N P, et al. In situ gene therapy [J]. Current Gene Therapy, 2021, 21(5): 406-430.

[41] Grosshans H. Gene therapy—when a simple concept meets a complex reality. Review on gene therapy [J]. Functional & Integrative Genomics, 2000, 1(2): 142-145.

[42] Onodera M. Gene therapy for primary immunodeficiency [J]. [Rinshō ketsueki] The Japanese Journal of

Clinical Hematology, 2019, 60(9): 1358-1365.

[43] Evans C H, Huard J. Gene therapy approaches to regenerating the musculoskeletal system [J]. Nature Reviews Rheumatology, 2015, 11(4): 234-242.

[44] High K A, Roncarolo M G. Gene therapy [J]. New England Journal of Medicine, 2019, 381(5): 455-464.

[45] Xiao W, Zhang W, Huang H, et al. Cancer targeted gene therapy for inhibition of melanoma lung metastasis with elF3i shRNA loaded liposomes [J]. Molecular Pharmaceutics, 2020, 17(1): 229-238.

[46] Li J, Chen J, Wang S, et al. Blockage of transferred exosome-shuttled miR-494 inhibits melanoma growth and metastasis [J]. Journal of Cellular Physiology, 2019, 234(9): 15763-15774.

[47] Koo T, Yoon A R, Cho H Y, et al. Selective disruption of an oncogenic mutant allele by CRISPR/Cas9 induces efficient tumor regression [J]. Nucleic Acids Research, 2017, 45(13): 7897-7908.

[48] Wang D, Tai P W L, Gao G. Adeno-associated virus vector as a platform for gene therapy delivery [J]. Nature Reviews Drug Discovery, 2019, 18(5): 358-378.

[49] Whitehead K A, Langer R, Anderson D G. Knocking down barriers: advances in siRNA delivery [J]. Nature Reviews Drug Discovery, 2009, 8(6): 516-516.

[50] Montini E, Cesana D, Schmidt M, et al. The genotoxic potential of retroviral vectors is strongly modulated by vector design and integration site selection in a mouse model of HSC gene therapy [J]. Journal of Clinical Investigation, 2009, 119(4): 964-975.

[51] Mingozzi F, High K A. Immune responses to AAV in clinical trials [J]. Current Gene Therapy, 2011, 11(4): 321-330.

[52] Tsai S Q, Joung J K. Defining and improving the genome-wide specificities of CRISPR-Cas9 nucleases [J]. Nature Reviews Genetics, 2016, 17(5): 300-312.

[53] 周万松. 我国磁疗的发展 [J]. 磁性材料及器件, 2000(06): 29-32.

[54] Weber T, Cerilli G J. Inhibition of tumor growth by the use of non-homogeneous magnetic fields [J]. Cancer, 1971, 28(2): 340-343.

[55] Vasishta V G. Sequentially programmed magnetic field therapy in the management of recurrent anaplastic astrocytoma: a case report and literature review [J]. Case Reports in Oncology, 2010, 3(2): 189-194.

[56] 周万松. 磁场治疗肿瘤的应用与评述 [J]. 磁性材料及器件, 2000 (04): 32-34.

[57] Israel M, Zaryabova V, Ivanova M. Electromagnetic field occupational exposure: non-thermal vs. thermal effects [J]. Electromagnetic Biology and Medicine, 2013, 32(2): 145-154.

[58] Kim S C, Im W, Shim J Y, et al. Static magnetic field controls cell cycle in cultured human glioblastoma cells [J]. Cytotechnology, 2016, 68(6): 2745-2751.

[59] Canman C E, Wolff A C, Chen C Y, et al. The p53-dependent G1 cell cycle checkpoint pathway and ataxia-telangiectasia [J]. Cancer Research, 1994, 54(19): 5054-5058.

[60] Novikov V V, Novikov G V, Fesenko E E. Effect of weak combined static and extremely low-frequency alternating magnetic fields on tumor growth in mice inoculated with the ehrlich ascites carcinoma [J]. Bioelectromagnetics, 2009, 30(5): 343-351.

[61] Simon H U, Haj-Yehia A, Levi-Schaffer F. Role of reactive oxygen species (ROS) in apoptosis induction [J]. Apoptosis : An International Journal on Programmed Cell Death, 2000, 5(5): 415-418.

[62] Akbarnejad Z, Eskandary H, Dini L, et al. Cytotoxicity of temozolomide on human glioblastoma cells is enhanced by the concomitant exposure to an extremely low-frequency electromagnetic field (100 Hz, 100 G) [J]. Biomedicine & Pharmacotherapy, 2017, 92: 254-264.

[63] Radeva M, Berg H. Differences in lethality between cancer cells and human lymphocytes caused by LF-electromagnetic fields [J]. Bioelectromagnetics, 2004, 25(7): 503-507.

[64] Cameron I L, Sun L Z, Short N, et al. Therapeutic Electromagnetic Field (TEMF) and gamma irradiation on human breast cancer xenograft growth, angiogenesis and metastasis [J]. Cancer Cell International, 2005, 5: 23-23.

[65] Kashevsky B E, Kashevsky S B, Terpinskaya T I, et al. Magnetic hyperthermia with hard-magnetic nanoparticles: *in vivo* feasibility of clinically relevant chemically enhanced tumor ablation [J]. Journal of Magnetism and Magnetic Materials, 2019, 475: 216-222.

[66] Li J, Yao H, Lei Y, et al. Numerical simulation of magnetic fluid hyperthermia based on multiphysics coupling and recommendation on preferable treatment conditions [J]. Current Applied Physics, 2019, 19(9): 1031-1039.

[67] Shirato H, Quynh-Thu L, Kobashi K, et al. Selection of external beam radiotherapy approaches for precise and accurate cancer treatment [J]. Journal of Radiation Research, 2018, 59: 2-10.

[68] Peng J, Yang Q, Shi K, et al. Intratumoral fate of functional nanoparticles in response to microenvironment factor: implications on cancer diagnosis and therapy [J]. Advanced Drug Delivery Reviews, 2019, 143: 37-67.

[69] Yang X, Gao L, Guo Q, et al. Nanomaterials for radiotherapeutics-based multimodal synergistic cancer therapy [J]. Nano Research, 2020, 13(10): 2579-2594.

[70] Zhao N, Yan L, Zhao X, et al. Versatile types of organic/inorganic nanohybrids: from strategic design to biomedical applications [J]. Chemical Reviews, 2019, 119(3): 1666-1762.

[71] Mierzwa M L, Nyati M K, Morgan M A, et al. Recent advances in combined modality therapy [J]. Oncologist, 2010, 15(4): 372-381.

[72] Da S, Chen J, Wang Y, et al. Advances in refunctionalization of erythrocyte-based nanomedicine for enhancing cancer-targeted drug delivery [J]. Theranostics, 2019, 9(23): 6885-6900.

[73] Davies C D L, Lundstrom L M, Frengen J, et al. Radiation improves the distribution and uptake of liposomal doxorubicin (caelyx) in human osteosarcoma xenografts [J]. Cancer Research, 2004, 64(2): 547-553.

[74] Liu H, Xie Y, Zhang Y, et al. Development of a hypoxia-triggered and hypoxic radiosensitized liposome as a doxorubicin carrier to promote synergetic chemo-/radio-therapy for glioma [J]. Biomaterials, 2017, 121: 130-143.

[75] Mao H, Xie Y, Ju H, et al. Design of tumor microenvironment-responsive drug-drug micelle for cancer radiochemotherapy [J]. Acs Applied Materials & Interfaces, 2018, 10(40): 33923-33935.

[76] Ding Y X, Xiao X H, Zeng L L, et al. Platinum-crosslinking polymeric nanoparticle for synergetic chemoradiotherapy of nasopharyngeal carcinoma [J]. Bioactive Materials, 2021, 6(12): 4707-4716.

[77] Xue P, Zhang G, Zhang J, et al. Synergism of ellagic acid in combination with radiotherapy and chemotherapy for cancer treatment[J]. Phytomedicine: International Journal of Phytotherapy and Phytopharmacology, 2022, 99: 153998.

[78] Jiang Z J, Li T Y, Cheng H, et al. Nanomedicine potentiates mild photothermal therapy for tumor ablation [J]. Asian Journal of Pharmaceutical Sciences, 2021, 16(6): 738-761.

[79] Ostberg J R, Dayanc B E, Yuan M, et al. Enhancement of natural killer (NK) cell cytotoxicity by fever-range thermal stress is dependent on NKG2D function and is associated with plasma membrane NKG2D clustering and increased expression of MICA on target cells [J]. Journal of Leukocyte Biology, 2007, 82(5): 1322-1331.

[80] Li J, Huang X, Huang R, et al. Erythrocyte membrane camouflaged graphene oxide for tumor-targeted photothermal-chemotherapy [J]. Carbon, 2019, 146: 660-670.

[81] Wang D, Dong H, Li M, et al. Erythrocyte-cancer hybrid membrane camouflaged hollow copper sulfide nanoparticles for prolonged circulation life and homotypic-targeting photothermal/chemotherapy of melanoma [J]. Acs Nano, 2018, 12(6): 5241-5252.

[82] Sun X, Wang C, Gao M, et al. Remotely controlled red blood cell carriers for cancer targeting and near-infrared light-triggered drug release in combined photothermal-chemotherapy [J]. Advanced Functional Materials, 2015, 25(16): 2386-2394.

[83] Zhao R, Han X, Li Y, et al. Photothermal effect enhanced cascade targeting strategy for improved pancreatic cancer therapy by gold nanoshell@mesoporous silica nanorod [J]. Acs Nano, 2017, 11(8): 8103-8113.

[84] He H, Liu L, Zhang S, et al. Smart gold nanocages for mild heat -triggered drug release and breaking chemoresistance [J]. Journal of Controlled Release, 2020, 323: 387-397.

[85] Yao S T, Jin X K, Wang C, et al. ICG/5-Fu coencapsulated temperature stimulus response nanogel drug delivery platform for chemo-photothermal/photodynamic synergetic therapy [J]. Journal of Biomaterials Applications, 2021, 36(4): 565-578.

[86] Zhu X, Huang H, Zhang Y, et al. Cit/CuS@Fe$_3$O$_4$-based and enzyme-responsive magnetic nanoparticles for tumor chemotherapy, photothermal, and photodynamic therapy [J]. Journal of Biomaterials Applications, 2017, 31(7): 1010-1025.

[87] Chen Y, Lei W, Jiang G, et al. Fusion of photodynamic therapy and photoactivated chemotherapy: a novel Ru(II) arene complex with dual activities of photobinding and photocleavage toward DNA [J]. Dalton Transactions, 2014, 43(41): 15375-15384.

[88] Cao Z, Ma Y, Sun C, et al. ROS-sensitive polymeric nanocarriers with red light-activated size shrinkage for remotely controlled drug release [J]. Chemistry of Materials, 2018, 30(2): 517-525.

[89] Chung C H, Jung W, Keum H, et al. Nanoparticles derived from the natural antioxidant rosmarinic acid ameliorate acute inflammatory bowel disease [J]. Acs Nano, 2020, 14(6): 6887-6896.

[90] Liu W, Song N, Li Y Y, et al. Cyclometallic iridium-based nanorods for chemotherapy/photodynamic therapy[J]. Materials Letters, 2020, 266: 1873-4979.

[91] Huang L, Wan J, Wu H, et al. Quantitative self-assembly of photoactivatable small molecular prodrug cocktails for safe and potent cancer chemo-photodynamic therapy[J]. Nano Today, 2021, 36: 101030.

[92] Wang Y, Shi L, Wu W, et al. Tumor-activated photosensitization and size transformation of nanodrugs[J]. Advanced Functional Materials, 2021, 31(16): 2010241.

[93] Savellano M D, Owusu-Brackett N, Son J, et al. Photodynamic tumor eradication with a novel targetable photosensitizer: strong vascular effects and dependence on treatment repetition versus potentiation [J]. Photochemistry and Photobiology, 2013, 89(3): 687-697.

[94] Cheng Y J, Qin S Y, Liu W L, et al. Dual-targeting photosensitizer-peptide amphiphile conjugate for enzyme-triggered drug delivery and synergistic chemo-photodynamic tumor therapy[J]. Advanced Materials Interfaces, 2020, 7(19): 2000935.

[95] Dong Y, Zhou L, Shen Z, et al. Iodinated cyanine dye-based nanosystem for synergistic phototherapy and hypoxia-activated bioreductive therapy [J]. Drug Delivery, 2022, 29(1): 238-253.

[96] Kowalczyk D W, Wysocki P J, Mackiewicz A. Cancer immunotherapy using cells modified with cytokine genes [J]. Acta Biochimica Polonica, 2003, 50(3): 613-624.

[97] Deng H, Zhang Z. The application of nanotechnology in immune checkpoint blockade for cancer treatment [J]. Journal of Controlled Release, 2018, 290: 28-45.

[98] Wagner J, Goessl D, Ustyanovska N, et al. Mesoporous silica nanoparticles as pH-responsive carrier for the immune-activating drug resiquimod enhance the local immune response in mice [J]. Acs Nano, 2021, 15(3): 4450-4466.

[99] Zhou B, Zhao L, Shen M, et al. A multifunctional polyethylenimine-based nanoplatform for targeted anticancer drug delivery to tumors *in vivo* [J]. Journal of Materials Chemistry B, 2017, 5(8): 1542-1550.

[100] Song Q, Yin Y, Shang L, et al. Tumor microenvironment responsive nanogel for the combinatorial antitumor effect of chemotherapy and immunotherapy [J]. Nano Letters, 2017, 17(10): 6366-6375.

[101] Zhao L, Zheng R, Liu L, et al. Self-delivery oxidative stress amplifier for chemotherapy sensitized immunotherapy[J]. Biomaterials, 2021, 275: 0142-9612.

[102] Wang Y, Wang Z, Chen B, et al. Cooperative self-assembled nanoparticle induces sequential

immunogenic cell death and toll-like receptor activation for synergistic chemo-immunotherapy [J]. Nano Letters, 2021, 21(10): 4371-4380.

[103] Lu Y, Wang Y, Miao L, et al. Exploiting in situ antigen generation and immune modulation to enhance chemotherapy response in advanced melanoma: a combination nanomedicine approach [J]. Cancer Letters, 2016, 379(1): 32-38.

[104] Zhou M, Wang X. Y, Lin S C, et al. Multifunctional STING-activating $Mn_3O_4$@Au-dsDNA/DOX Nanoparticle for Antitumor Immunotherapy[J]. Advanced Healthcare Materials, 2020, 9(13): 2192-2659.

[105] Moon C, Oh Y, Roth J A. Current status of gene therapy for lung cancer and head and neck cancer [J]. Clinical Cancer Research : an official Journal of the American Association for Cancer Research, 2003, 9(14): 5055-5067.

[106] Blackburn R V, Galoforo S S, Corry P M, et al. Adenoviral-mediated transfer of a heat-inducible double suicide gene into prostate carcinoma cells [J]. Cancer Research, 1998, 58(7): 1358-1362.

[107] Loh X J, Lee T C, Dou Q, et al. Utilising inorganic nanocarriers for gene delivery [J]. Biomaterials Science, 2016, 4(1): 70-86.

[108] Li Y, Yu H, Zhao L, et al. Effects of carbon nanotube-mediated Caspase3 gene silencing on cardiomyocyte apoptosis and cardiac function during early acute myocardial infarction [J]. Nanoscale, 2020, 12(42): 21599-21604.

[109] Przystal J M, Waramit S, Pranjol M Z I, et al. Efficacy of systemic temozolomide-activated phage-targeted gene therapy in human glioblastoma[J]. Embo Molecular Medicine, 2019, 11(4): 1757-4684.

[110] Wang X D, Liu Z N, Jin R H, et al. Multifunctional hierarchical nanohybrids perform triple antitumor theranostics in a cascaded manner for effective tumor treatment [J]. Acta Biomaterialia, 2021, 128: 408-419.

[111] Chen C, Ma Y, Du S, et al. Controlled CRISPR-Cas9 Ribonucleoprotein delivery for sensitized photothermal therapy[J]. Small, 2021, 17(33): 2101155.

[112] Zhu L J, Guo Y Y, Qian Q H, et al. Carrier-free delivery of precise drug-chemogene conjugates for synergistic treatment of drug-resistant cancer [J]. Angewandte Chemie-International Edition, 2020, 59(41): 17944-17950.

[113] Yu S, Bi X J, Yang L, et al. Co-delivery of paclitaxel and PLK1-targeted siRNA using aptamer-functionalized cationic liposome for synergistic anti-breast cancer effects *in vivo* [J]. Journal of Biomedical Nanotechnology, 2019, 15(6): 1135-1148.

[114] 任百祥. 磁疗联合化学治疗治疗肿瘤研究进展 [J]. 医药导报, 2004(10): 754-755.

[115] Cheung-Ong K, Giaever G, Nislow C. DNA-damaging agents in cancer chemotherapy: serendipity and chemical biology [J]. Chemistry & Biology, 2013, 20(5): 648-659.

[116] Chen W F, Qi H, Sun R G, et al. Static magnetic fields enhanced the potency of cisplatin on K562 cells [J]. Cancer Biotherapy and Radiopharmaceuticals, 2010, 25(4): 401-408.

[117] Sun R G, Chen W F, Qi H, et al. Biologic effects of SMF and paclitaxel on K562 human leukemia cells [J]. General Physiology and Biophysics, 2012, 31(1): 1-10.

[118] Yu M K, Kim D, Lee I H, et al. Image-guided prostate cancer therapy using aptamer-functionalized thermally cross-linked superparamagnetic iron oxide nanoparticles [J]. Small, 2011, 7(15): 2241-2249.

[119] 柳霞, 孙诚, 仰劲松, 等. 强磁场结合化疗抗肿瘤协同效应的实验研究 [J]. 空军总医院学报, 2001(03): 35-36.

[120] Zakaria M B, Belik A A, Liu C H, et al. Prussian blue derived nanoporous iron oxides as anticancer drug carriers for magnetic-guided chemotherapy [J]. Chemistry-an Asian Journal, 2015, 10(7): 1457-1462.

[121] Yang H W, Hua M Y, Liu H L, et al. An epirubicin-conjugated nanocarrier with MRI function to overcome lethal multidrug-resistant bladder cancer [J]. Biomaterials, 2012, 33(15): 3919-3930.

[122] Zhang D, Sun P, Li P, et al. A magnetic chitosan hydrogel for sustained and prolonged delivery of

Bacillus Calmette-Guerin in the treatment of bladder cancer [J]. Biomaterials, 2013, 34(38): 10258-10266.

[123] Nagesh P K B, Johnson N R, Boya V K N, et al. PSMA targeted docetaxel-loaded superparamagnetic iron oxide nanoparticles for prostate cancer [J]. Colloids and Surfaces B-Biointerfaces, 2016, 144: 8-20.

[124] Rezaeian M, Soltani M, Karimvand A N, et al. Mathematical modeling of targeted drug delivery using magnetic nanoparticles during intraperitoneal chemotherapy[J]. Pharmaceutics, 2022, 14(2): 1999-4923.

[125] Zhang R X, Wong H L, Xue H Y, et al. Nanomedicine of synergistic drug combinations for cancer therapy-strategies and perspectives [J]. Journal of Controlled Release, 2016, 240: 489-503.

[126] Zhang X, Luo L, Li L, et al. Trimodal synergistic antitumor drug delivery system based on graphene oxide [J]. Nanomedicine-Nanotechnology Biology and Medicine, 2019, 15(1): 142-152.

[127] Cui X, Deng X, Liang Z, et al. Multicomponent-assembled nanodiamond hybrids for targeted and imaging guided triple-negative breast cancer therapy via a ternary collaborative strategy [J]. Biomaterials Science, 2021, 9(10): 3838-3850.

[128] Zeng L, Huang K, Wan Y, et al. Programmable starving-photodynamic synergistic cancer therapy [J]. Science China-Materials, 2020, 63(4): 611-619.

[129] Deng Z, He Y, Younis M R, et al. Light-triggered plasmonic vesicles with enhanced catalytic activity of glucose oxidase for programmable photothermal/starvation therapy [J]. Science China-Materials, 2021, 64(5): 1291-1301.

[130] Liang X, Ye X, Wang C, et al. Photothermal cancer immunotherapy by erythrocyte membrane-coated black phosphorus formulation [J]. Journal of Controlled Release, 2019, 296: 150-161.

[131] Mellman I, Coukos G, Dranoff G. Cancer immunotherapy comes of age [J]. Nature, 2011, 480(7378): 480-489.

[132] Nam J, Son S, Park K S, et al. Cancer nanomedicine for combination cancer immunotherapy [J]. Nature Reviews Materials, 2019, 4(6): 398-414.

[133] Liu S Y, Wei W, Yue H, et al. Nanoparticles-based multi-adjuvant whole cell tumor vaccine for cancer immunotherapy [J]. Biomaterials, 2013, 34(33): 8291-8300.

[134] Yang F, Li S, Jiao M, et al. Advances of light/ultrasound/magnetic-responsive nanoprobes for visualized theranostics of urinary tumors [J]. ACS Applied Bio Materials, 2022, 5(2): 438-450.

# 第十二章

# 可实现精准递送的纳米递送系统

## 第一节　概述

近年来，随着肿瘤生理学的研究不断取得进展，人们对肿瘤微环境的认识越来越深入。与人体正常内环境相比，肿瘤微环境是由肿瘤细胞、肿瘤间质细胞、细胞外基质和多种细胞因子、趋化因子等共同构成的复杂结构体，对肿瘤的生成、增殖及转移具有重要的调控作用，并有弱酸性、低氧、氧化还原异常以及某些酶表达上调等生理特性。这些区别于正常内环境的生理特征为纳米靶向制剂的开发提供了新思路与方向。肿瘤细胞相较于正常细胞也有许多独有的特点，在肿瘤细胞表面通常会有过量表达的受体，如叶酸受体、透明质酸受体CD44、糖抗原-唾液酸等。据此，针对不同种类的细胞和靶点来设计特异性的药物载体已成为抗肿瘤纳米制剂研发新的策略。

与目前临床应用的多柔比星（DOX）脂质体和紫杉醇白蛋白纳米粒等普通纳米制剂相比，利用肿瘤微环境特性设计或以癌细胞特异性配体修饰的响应型纳米载体能够显著提高药物的体内递送效率，实现靶向给药，增强疗效并减少药物不良反应，以达到高效、低毒、降低耐药性等效果，并且能有效切断癌细胞与其微环境的相互作用，更高效地抑制癌细胞增殖。因此，肿瘤微环境响应型与靶向修饰型纳米递送系统已成为抗癌纳米制剂的重点研发方向。

目前，根据肿瘤微环境的生理生化特性设计的纳米递送系统有低氧敏感型、pH响应型、谷胱甘肽（GSH）响应型、酶响应型、活性氧（ROS）响应型、能量响应型以及多重时序响应型等。肿瘤细胞表面有许多异常表达的受体或因子，近年来研究较多的针对纳米载体的靶向性修饰剂通常有叶酸、透明质酸、免疫抗体、多肽、苯硼酸、糖类化合物等。本章将详细介绍以上各种微环境响应型与靶向修饰型纳米载体系统，以及其在抗癌药物递送方面的研究与应用。

## 一、肿瘤微环境

肿瘤的发生、发展与其赖以生存的微环境密切相关，肿瘤微环境（tumor microenvironment，

TME）被认为是肿瘤生长、发育的"土壤"，是肿瘤组织的重要组成部分（Zhang等，2021）。肿瘤微环境由多种细胞和细胞外基质构成，这些细胞与基质间的联系、相互作用促进了肿瘤的发生、发展（Thakkar等，2020），如肿瘤内皮细胞、肿瘤相关成纤维细胞、免疫细胞、肿瘤干细胞和周皮细胞等，以及非细胞成分，如细胞外基质、肿瘤代谢产物和分泌的细胞外因子（Saleem等，2018）。与人体正常内环境相比，TME有许多独有的生理特性，如弱酸性、低氧、酶代谢异常、GSH和过氧化氢（$H_2O_2$）含量较高等（Wang等，2020），这些特性通常会降低肿瘤化疗的效果，但另一方面也促进了基于TME的新型纳米载药系统的开发。此外，鉴于TME在肿瘤生长、转移和耐药中发挥的重要甚至是决定性作用，立足于TME研究取得的相关成果有望指导发现新的癌症治疗靶点，在肿瘤医学领域实现突破性进展（Zhu等，2016；Lv等，2018）。

## （一）肿瘤微环境组成

### 1. 肿瘤内皮细胞（tumor endothelial cells，TECs）

血管在新陈代谢中起着重要作用，它们将营养物质输送到远处的器官，并清除废物。肿瘤的循环系统与健康组织明显不同，与动脉、小动脉和毛细血管或静脉、小静脉和毛细血管的分级分支模式不同，肿瘤区域的血管是无组织的（Mcdonald等，2003）。此外，TECs没有规则的单层膜形式，具有正常血管中细胞没有的不规则形状和大小，相邻的TECs之间经常存在间隙，导致出血和血浆泄漏（Hida等，2016）。由于肿瘤生长迅速，大多数肿瘤细胞与任何血管都有很大的距离，这种距离限制了氧气的供应，导致肿瘤内缺氧；缺氧反过来诱导了血管内皮生长因子（也称血管通透性因子）的过度表达，导致血管高通透性和高间质液体压力。这种现象得到了深入的研究，被称为EPR效应（Maishi等，2017）。肿瘤血管结构的异常形态使肿瘤细胞容易穿透血管，导致转移，但同时这种特性确实具有允许纳米粒（NPs）在肿瘤组织中积聚的有益特征。例如，EPR效应特别有益于大小为10～100nm且表面具有亲水性基团的NPs，可使这些NPs具有显著延长的血液循环时间，并减少了肾脏/肝脏器官的清除量（Acharya等，2011；Poon等，2019）。此外，大多数肿瘤会分泌较高水平的血管通透性因子，如环氧合酶-2（COX-2）（Muraki等，2012）、缓激肽（Helske等，2007）、一氧化氮（NO）（Föerstermann等，2012）和过氧亚硝酸盐（$ONOO^-$）（Ferdinandy等，2000），可用于活性靶向纳米药物治疗。基于良好的EPR效应和高表达的分子靶标，可用于纳米医学的被动靶向与主动靶向型纳米材料都得到了迅速发展（Su等，2018；Wang等，2014；Dai等，2018）。

### 2. 肿瘤相关成纤维细胞（cancer associated fibroblasts，CAFs）

肿瘤相关成纤维细胞是TME的主要细胞成分，也是胶原生成细胞的主要来源（Ishii

等，2016）。与正常组织中静止的成纤维细胞不同，CAFs被高效激活并增殖旺盛（Kalluri等，2016）。CAFs表达多种标志物，包括成纤维细胞特异性蛋白1（FSP1）、波形蛋白、α平滑肌肌动蛋白、成纤维细胞激活蛋白（FAP）、血小板衍生生长因子受体α（PDGFR-α）、PDGFR-β、肌间线蛋白和盘状结蛋白，以及含盘状结构域的受体2（Quail等，2013）。CAFs可通过将生长因子和细胞因子释放到循环中来促进肿瘤的发生、转移和癌细胞的侵袭（Yu等，2017；Mahale等，2016）。此外，据报道，CAFs促进了TME的免疫抑制环境，并使肿瘤细胞对抗癌药物产生耐药性（Costa等，2018；Zhang等，2018；Wang等，2017）。

### 3.肿瘤相关免疫细胞（tumor associated immune cells）

渗入肿瘤区域的免疫细胞被称为肿瘤浸润性淋巴细胞（TIL），包括T细胞、B细胞和自然杀伤（NK）细胞。TIL在肿瘤中的作用是多种多样的，既可能有益，也可能有害。一方面，一些CD4[+]来源的T细胞通过抑制新血管形成（Th1）发挥显著的抗肿瘤作用（Haabeth等，2011），通过依赖IL-4和IL-13（Th2）的方式促进嗜酸性粒细胞募集（De等，2011），或募集CD8[+]T和NK细胞进入肿瘤（Th1和Th17）（Adeegbe等，2013；Whiteside等，2012；Bronte等，2008），CD8[+]T细胞也与癌细胞的减少有关（Reading等，2018）。另一方面，表达CD4[+]T细胞（Treg细胞）的转录因子（Foxp3）抑制免疫反应，有助于肿瘤细胞的免疫逃逸（Whiteside等，2012）。开发Treg细胞的分子抑制剂，无论是环磷酰胺等化学抑制剂，或是抗-GITC（糖皮质激素诱导的肿瘤坏死因子受体）抗体的靶向试剂（Stephens等，2004），都是很有前途的免疫疗法药物。巨噬细胞和B细胞对肿瘤也有支持和抑制的双重作用，这取决于疾病的阶段和所涉及的组织（Mantovani等，2017）。树突状细胞（DCs）在呈递抗原以激活抗肿瘤T细胞反应方面最具潜力，因此，它们为肿瘤的特异靶向性提供了独特的机会（Chiang等，2015）。

### 4.肿瘤干细胞（cancer stem cells，CSCs）

肿瘤干细胞是否存在仍然是肿瘤生物学领域的一个争论热点。然而，越来越多的研究案例通过识别CSCs的细胞表面标志物，如CD133、CD44和醛脱氢酶（ALDH）等，在不同的肿瘤间质中证明了CSCs的存在（Kise等，2016；Krause等，2017）。CSCs理论宣称这些干细胞代表了一类具有无限分裂潜力和重新填充整个肿瘤能力的癌变细胞。因此，CSCs的这些特征可以解释肿瘤在原发部位或远处复发的原因，即使在化疗和/或放射治疗（RT）成功后也是如此（Clarke等，2006）。作为肿瘤的"根"，设计针对CSCs的靶向治疗手段目前备受关注（Krause等，2017；Puetzer等，2017）。

### 5.周细胞（pericytes）

目前公认的成熟周细胞的定义是嵌入血管基底膜的细胞。周细胞覆盖率低，可能引发转移并与不良预后相关（Ramaswamy等，2003），而周细胞覆盖率高则与最具侵袭性和难以治疗的肿瘤有关。周细胞重新进入肿瘤血管是由血管生成过程中的PDGFR-β信号、基质细胞衍生因子-1和基质金属蛋白酶介导的细胞外基质降解介导的（Abramsson等，2002；Chantrain等，2006；Chen等，2012）。

### 6.细胞外基质（extracellular matrix，ECM）

细胞外基质为细胞提供结构和生化支持，是支持细胞分泌的细胞外因子的集合。癌相关ECM通常表现为组织改变和增强ECM蛋白质的翻译后修饰，以及特征性地表达基质重构基因，像基质金属蛋白酶（MMPs）和胶原交联剂（Beaty等，2014；Levental等，2009）。癌相关ECM通过逃避生长抑制因子、抵抗细胞死亡、诱导血管生成和激活肿瘤细胞的侵袭、转移来促进癌症发展（Lu等，2012；Pickup等，2014）。

## （二）肿瘤微环境生化特征

在过去的十余年里，越来越多的研究证据表明，由肿瘤细胞、间质细胞、免疫细胞和细胞外基质组成的TME在血管生成、灌注、氧合和代谢状态等方面均表现出与正常组织生理状态截然不同的特征，这些特征包括低氧、低pH、强还原性、酶表达上调和能量代谢异常等。

### 1.低氧

低氧是一种非生理水平的氧紧张，是大多数恶性肿瘤常见的现象，也是许多实体瘤的典型特征（Muz等，2015）。在早期增殖阶段，由于肿瘤生长部位的局部供血速度低于肿瘤细胞增殖的速度，肿瘤将处在低氧的环境中。这种低氧状态促进肿瘤新生血管的生成，而杂乱无序的新生血管结构进一步加重了肿瘤局部的低氧状态，造成恶性循环（Muz等，2015）。由于肿瘤细胞的异常快速生长，从实体瘤核心到血管的距离经常超出氧气的扩散范围（最高可达200μm，取决于血液中的局部氧气浓度）（Dewhirst等，2008），这直接导致肿瘤组织内缺氧，大多数肿瘤细胞周围的氧分压低于7.5mmHg[❶]，而正常组织的氧分压约为30～70mmHg（Casazza等，2014；Ultsch等，2019）。肿瘤缺氧会抑制细胞凋亡和免疫反应，支持自噬，增加上皮细胞向间充质细胞的转化，从而增强其侵袭和转移能力（Dewhirst等，2008）。

### 2.低pH

肿瘤细胞的能量产生与健康细胞明显不同。正常细胞通过线粒体氧化磷酸化产生能量，而大多数肿瘤细胞通过糖酵解产生能量，这导致即使在丰富的氧气存在下也会

---

❶ 1mmHg=133.32Pa。

产生大量乳酸，这种现象被称为有氧糖酵解或Warburg效应。由于糖酵解增加，质膜质子泵活动，以及大多数实体肿瘤的血液供应不足，TME呈明显的酸性。大多数肿瘤的细胞外pH在6.5～7.2范围内，而细胞内溶酶体的pH值甚至更低，为5.0～5.5（Urano等，2009），相比之下，正常组织和血液的细胞外pH恒定为7.4（Cardone等，2005；Dai等，2017）。此外，酸中毒可能通过降解细胞外基质和增加耐药性而促进肿瘤细胞转移（Brisson等，2012；Justus等，2013）。

### 3. 强还原性

肿瘤细胞内有高浓度的谷胱甘肽（GSH）、亚铁离子、半胱氨酸等还原性物质。GSH是体内最常见和含量最丰富的抗氧剂，尤其集中在肿瘤细胞中（浓度通常为2～10mmol/L），其浓度大约是正常细胞的1000倍，使GSH成为一种特异性的肿瘤标志物。大量的GSH可充分发挥抗氧化作用，以保护肿瘤细胞免受外部氧化应激的影响，如活性氧（ROS）诱导的细胞凋亡（Wang等，2020；Zhu等，2020）。GSH积极参与保护肿瘤细胞免于凋亡，在耐药机制中主要是通过消除细胞中的ROS发挥关键作用（Won等，2021）。

### 4. 酶表达上调

基质金属蛋白酶（matrix metalloproteinases，MMPs）是一大类依赖锌和钙的蛋白水解酶，可降解ECM中的蛋白成分，如胶原、层粘连蛋白、纤维连接蛋白、弹性蛋白和蛋白多糖的核心，在肿瘤的生长、发展和转移中起重要作用（Roy等，2009）。基质金属蛋白酶-2（MMP-2，72kDa明胶酶，Ⅳ型胶原酶）和基质金属蛋白酶-9（MMP-9，92kDa明胶酶，Ⅳ型胶原酶）是MMPs家族的关键成员，MMP-2和MMP-9在卵巢癌、宫颈癌、肝细胞癌、头颈部和甲状腺癌、鳞状细胞癌和胃癌中高表达，与肿瘤分期、淋巴侵袭、淋巴转移和复发等密切相关（Chu等，2011；Yao等，2017）。

### 5. 高活性氧

ROS是一类源于分子氧的高活性化学物种，包括超氧化物（$O_2^{\cdot-}$）、羟基自由基（$HO\cdot$）、过氧化氢（$H_2O_2$）和单线态氧（$^1O_2$）。尽管适量浓度的ROS对细胞信号通路的调节等重要生理功能至关重要，但ROS水平的异常升高通常与肿瘤、心血管疾病和神经退行性疾病等多种疾病有关。在肿瘤中，ROS扮演着重要的信号分子角色，其最重要的作用之一是稳定HIFs，这是肿瘤在低氧条件下生存所必需的。虽然确切的机制还不清楚，但目前已有一些研究表明，肿瘤的低氧状态与ROS之间存在复杂的联系，缺氧肿瘤细胞通常表现出异常增高的ROS水平，但过量的ROS也可能对肿瘤细胞有害。因此，ROS水平可通过各种途径被微妙地维持。虽然缺氧会导致ROS水平增加，但在肿瘤细胞中也经常发现高浓度的GSH降低ROS水平。目前普遍认为，ROS通常是在有氧代谢过程中于线粒体内产生的，此外，ROS也能通过阴离子通道、水孔蛋白或外切体穿过质膜而释放到细胞外空间（Jia等，2020）。

### 6.能量代谢异常

能量代谢异常是肿瘤细胞重要的生理学特性，其几乎参加了肿瘤细胞从增殖、转移到凋亡的全部生理过程。德国科学家Otto Warburg发现相较于正常细胞，肿瘤细胞在有氧条件的糖酵解代谢途径显著增强，并认为这是线粒体损伤的结果（Warburg等，2011）。近十年的一系列研究证实，这种代谢模式可更好地为肿瘤细胞提供物质与能量支持，并使其能够在缺氧微环境中生存，是肿瘤细胞能量代谢的重编程过程。这一发现开启了肿瘤生理学研究的新纪元（Hanahan等，2011）。

## 二、常用的靶向修饰基团

相较于人体正常细胞，肿瘤细胞表面有很多表达过量的因子，这可能与其无限增殖的特性密切相关。常见的过表达受体有叶酸受体、透明质酸受体、唾液酸受体等，与这些受体相对应的常用靶向配体有叶酸（Ebrahimnejad等，2022）、透明质酸（Huang等，2018）、唾液酸、免疫抗体、多肽等，这些配体可与癌细胞表面的特定受体结合，从而有效地增强细胞对纳米载药系统的摄取，增加肿瘤区域的化疗药物浓度，提高治疗效果并极大地降低药物的毒副作用。

### 1.叶酸

叶酸（folic acid，FA）是DNA合成途径中必不可少的酸性物质，为肿瘤细胞复制所必需（Ghaznavi等，2015）。相较于正常细胞，某些快速分裂的肿瘤细胞过度表达FA受体，以补偿增加的叶酸对DNA合成和快速生长的需求（Talekar等，2011）。叶酸具有稳定性好、化学偶联简单、无免疫原性、与其受体（$K_d$约为$9\sim10$mol/L）亲和力极高以及可快速内化进入肿瘤细胞等特性，使其适合用作纳米载体的靶向修饰剂（Yu等，2010）。与FA结合的纳米粒可被吸收至内吞囊泡中，或者被释放到细胞质，而以抗体或其他靶向配体修饰的纳米复合物易被输送到溶酶体中遭到破坏（Byrne等2008），因此，FA比其他类型的修饰剂更具优势。近年来的一些研究表明，由于FA受体的表达极为丰富，头颈部、宫颈和卵巢癌可以被认为是其阳性模型；相反，膀胱、胰腺和肝脏肿瘤可能被选为阴性模型，因为在这些肿瘤中FA受体表达相对不足（Papker等，2005）。考虑到FA的上述特性以及FA受体在不同肿瘤组织中的差异性分布，可以利用FA配体的优点，将其与一些纳米技术平台结合，用于特定肿瘤的高效靶向治疗（Samadian等，2016）。

### 2.透明质酸

透明质酸（HA）是一种线性大分子黏多糖，由葡萄糖醛酸和N-乙酰氨基葡萄糖两个糖单元交替连接组成，具有良好的生物相容性、生物可降解性和高黏弹性，并可与癌细胞表面的特定受体结合。目前已发现HA受体CD44在上皮细胞、造血细胞和神经细胞表面表达水平较低，而在很多肿瘤细胞中高表达，HA结构中的羟基、羧基和$N$-乙酰基等基团也适合用于化学修饰。此外，HA及其衍生物还有助于药物增稠、缓释、透皮吸收等。总之，HA是一种性能优异的多功能靶向修饰剂（Widjaja等，2014）。

### 3. 免疫抗体

在靶向肿瘤的配体中，各种抗体已广泛应用于癌症的临床诊断和治疗。单克隆抗体用作抗肿瘤药物具有靶向性强、生物相容性好等优势，许多抗体被用于临床肿瘤治疗，如曲妥珠单抗（乳腺癌）、贝伐珠单抗（结直肠癌）、西妥昔单抗（结直肠癌/头颈癌）和替伊莫单抗（非霍奇金淋巴瘤）等。

### 4. 多肽

肿瘤靶向肽通常由少于50个氨基酸组成，是天然存在或人工合成的低分子量配体。它们具有与抗体相同的功能，可与表达在细胞表面、细胞内或细胞外基质内的受体特异性结合。与抗体或蛋白质相比，低分子量多肽具有更高的细胞组织渗透能力。作为靶向配体，多肽因其体积小、易于化学修饰、易被肿瘤细胞吸收、无免疫原性等优点而受到广泛关注（Hayashi等，2012）。

### 5. 苯硼酸

苯硼酸（PBA）具有无毒、无免疫原性、价格低廉等优点，在肿瘤的弱酸性环境中，只有唾液酸能与未解离的PBA形成稳定的复合物。利用PBA对肿瘤细胞表面唾液酸的特异性结合，已有大量研究将PBA类化合物用作小分子靶向配体，其中研究最多的是以PBA作为修饰剂构建纳米载药系统，利用唾液酸介导的内吞作用使载药系统选择性地被肿瘤细胞摄取并定位释放药物。

### 6. 糖类化合物

糖类化合物可以通过肿瘤细胞表面高表达的转运体或糖类受体，高效实现对肿瘤细胞的靶向作用。又因其良好的水溶性和生物相容性，使这类分子在肿瘤靶向给药系统开发中得到了大量的研究和应用。

### 7. 其他靶向配体

（1）生物素

生物素，又称维生素H、辅酶R，是分子量为244的小分子水溶性维生素，是一种维持人体自然生长、发育和机能正常的必要营养素，在细胞分裂（包括肿瘤细胞的分裂）中发挥着重要作用。由于肿瘤细胞快速增殖需要大量的营养素，生物素受体在某些肿瘤细胞中过表达，导致与正常细胞比较，这些肿瘤细胞对生物素具有更高的结合能力

（Collina等，2014）。近年来，生物素已被广泛地用作肿瘤靶向配体，修饰聚合物前药与多种基于功能性纳米材料的药物载体。

（2）CD59sp

CD59是一种膜补体调节蛋白，其在大多数肿瘤中过度表达，是肿瘤细胞逃避清除的重要原因。CD59sp是Li等用噬菌体肽库筛选出的可以与CD59有效结合的一种特异性配体肽，分子量为3500。CD59sp可实现抗肿瘤药物的靶向递送，是一种非常有前景的蛋白类配体（Li等，2012）。

## 三、纳米递药系统

与传统制剂相比，纳米递药系统（nano drug delivery systems，NDDS）能够更好地提高药物的稳定性和生物利用度、维持有效的血药浓度并显著减轻药物的毒副作用。随着创新药物研发的热潮，纳米递药系统已经走在药物创新的最前沿，推动着全球医药产业的快速发展。但普通的纳米递药系统仍存在靶向性差、毒副作用大、递送效果不佳、药物释放不可控等缺点，限制了其在肿瘤治疗中的大规模应用。

与传统的纳米递药系统相比，利用具有特定生物学性质与功能的材料构建的纳米递药系统可实现延长药物血液循环时间、增强在肿瘤部位的穿透和蓄积、促进肿瘤细胞对其摄取和控制药物释放等多重目标，为提高药物在肿瘤靶点的递药效率提供了新策略。如针对TME生化特性设计的微环境响应型纳米递送系统，可以高效、特异性地识别TME中的某些生化特征（如低氧、低pH、氧化还原特性等），将药物精准递送至靶细胞（如肿瘤细胞或免疫细胞），降低了对正常细胞、组织的毒性，不仅提高了药物递送效率，还减少了多次给药可能产生的耐药风险。利用肿瘤细胞表面过表达的受体（如叶酸受体、透明质酸受体、糖抗原-唾液酸等），以特异性配体或基团对纳米递送系统进行修饰，使其对特定肿瘤细胞具有极强的内在亲和力，实现对负载"货物"（化疗药物或其他诊疗剂）的靶向、精准递送。本章详细介绍两种纳米递药系统：根据TME特性（如pH、GSH、酶、ROS、ATP等）设计的微环境响应型纳米递送系统，根据肿瘤细胞表面某些物质的过表达设计的靶向修饰型纳米递送系统。

# 第二节　微环境响应型纳米递送系统的研究与应用

## 一、低氧敏感型纳米递送系统

由于癌细胞与血管的距离较远，传统化疗药物对低氧癌细胞的渗透力有限，导致治疗效果不佳。近几十年来，为解决这一问题、提高肿瘤治疗效率，研究者们开发了一系列有针对性的策略，其中包括两种主要基于纳米医学的方法，即在肿瘤中产生氧气和使肿瘤脱氧。

放射治疗（RT）是一种广泛应用的肿瘤治疗方法，它利用电离辐射（X射线或$\gamma$射线）诱导DNA损伤，从而抑制肿瘤生长。氧分子在RT过程中可与DNA的受损末端基团形成稳定的有机过氧化物，增强辐射诱导的DNA损伤。然而，大多数实体肿瘤的缺氧性质使其在接受RT期间极易产生与缺氧相关的抵抗（Lee等，2015）。为了克服低氧水平对RT效果的负面影响，Song等（2017）开发了由$TaO_x$和全氟化碳（PFC）组成的$TaO_x$@PFC-PEG纳米滴。$TaO_x$纳米粒是良好的X射线吸收剂，而PFC具有高生物相容性，易于溶解氧气。将$TaO_x$@PFC-PEG纳米微滴注射到小鼠体内后，肿瘤内的氧合水平提高了27%，RT效果显著增强。

除了外源性氧气供应外，另一种提高肿瘤含氧量的方法是在TME中产生氧气。与正常组织相比，恶性肿瘤细胞会产生过量的$H_2O_2$，显著增加TME中的$H_2O_2$水平（Silval等，2018）。作为一种高原子序数元素，钽（Ta）无毒、具有生物惰性，且具有与金相当的X射线衰减系数，已被广泛应用于临床植入物、人工关节和支架中。Song等（2016）设计了一种新型的生物纳米反应器，将过氧化氢酶（CAT）包裹在氧化钽（$TaO_x$）纳米壳中，CAT能将$H_2O_2$快速分解为$H_2O$和$O_2$。通过简单温和的一步法将CAT负载到中空的$TaO_x$空腔中，再经聚乙二醇化修饰得到$TaO_x$@CAT纳米粒。在这个集成的纳米反应器中，介孔$TaO_x$壳具有如下性能：① 将辐射能量集中在肿瘤内，以加强辐射诱导的DNA损伤；② 使底物$H_2O_2$和产物$O_2$自由交换，并保持CAT的高催化活性/稳定性；③ 通过EPR效应，有效地将CAT输送到肿瘤中。以$TaO_x$@CAT-PEG为放射增敏剂，以生物纳米反应器分解肿瘤内源性$H_2O_2$，缓解肿瘤缺氧，在荷瘤小鼠模型上实现了肿瘤RT效果的显著提高，且对实验动物没有明显的毒性作用。

Son等（2018）为了开发用于肿瘤治疗的缺氧响应型纳米粒，制备了一种由羧甲基葡聚糖（CMD）和黑洞猝灭剂3（BHQ3）组成的聚合物偶联物。该偶联物可在水溶液条件下自组装成纳米粒（CMD-BHQ3 NPs）。将抗癌药物多柔比星（DOX）负载到CMD-BHQ3中，制得DOX@CMD-BHQ3纳米粒。在生理条件下，DOX@CMD-BHQ3纳米粒能以持续的方式缓慢释放DOX；而在低氧条件下，在整个BHQ3的偶氮键断裂过程中，DOX的释放速率显著加快。细胞毒性试验结果表明，DOX@CMD-BHQ3纳米粒在低氧条件下表现出比常氧条件下更高的毒性。共聚焦显微镜图像显示DOX从纳米粒中释放到细胞内的过程依赖于氧。体内生物分布试验结果表明，系统给药后CMD-BHQ3纳米粒在荷瘤小鼠体内优先蓄积。总之，CMD-BHQ3可能是一种有前景的缺氧肿瘤选择性药物载体。

Xia等（2020）制备了金纳米粒-血红蛋白复合物纳米粒负载血小板（Au-Hb@PLT）。

这些Au-Hb@PLT会被肿瘤细胞激活，形成的血小板衍生粒子（PM）由于体积小和肿瘤靶向性能，可以将金纳米粒-血红蛋白复合物深入运送至肿瘤组织。血红蛋白作为氧载体能够缓解缺氧状态，金纳米粒作为放射增敏剂可增强肿瘤细胞对X射线的敏感性，从而提高荷瘤小鼠在低剂量放疗下的体内治疗效果。Au-Hb@PLT增强的抗肿瘤作用和生存益处在体内和体外试验均得到了证实。这些结果表明，Au-Hb@PLT可以作为高效的氧载体，为缓解缺氧、提高RT疗效提供一种有效可行的方法。

肿瘤的饥饿疗法是一个研究多年的医学概念，也是癌症治疗的新兴研究热点。血管构成了一个复杂的系统，向组织和细胞输送营养和氧气，同时清除废物。如果没有足够的血管，肿瘤细胞就会因为缺乏足够的营养和氧气而死亡。Zhang等（2017）开发了一种聚乙烯吡咯烷酮（PVP）修饰的硅化镁（$Mg_2Si$）纳米粒，来阻断肿瘤毛细血管并防止其获得新鲜的氧气和营养供应。在酸性的TME中，纳米粒释放硅烷，硅烷与组织或血液中的氧气反应，形成二氧化硅（$SiO_2$）聚集体。原位生成的聚集体可堵塞肿瘤毛细血管，阻断血液供应。

肿瘤局部缺氧是光动力治疗（PDT）的不良后果，会导致该疗法的有效性大大降低，而能够在低氧条件下被激活的生物还原前药在肿瘤缺氧时具有高度的细胞毒性。基于这一原理，Liu等（2015）设计了双二氧化硅壳上转换纳米粒（UCNPs），用其负载光敏剂（PS）得到纳米复合物（TPZ-UC/PS），在正常氧环境下，UC-PDT可实现协同治疗肿瘤的效果，随着氧的逐渐耗竭，TPZ的细胞毒性被进一步诱导活化。与UC-PDT单独治疗相比，TPZ-UC/PS联合近红外激光治疗可显著抑制肿瘤生长，这表明TPZ在PDT诱导的缺氧条件下细胞毒性大大增强，有效提高了治疗结果。

缺氧诱导的肿瘤干细胞已被证实与肿瘤转移、化疗/放疗抵抗和肿瘤复发有关，磁共振成像是临床和试验研究中广泛使用的肿瘤成像工具。为了开发T1阳性和T2阴性双模MRI试剂，在低氧条件下获得更全面、准确的诊断信息，Zhu等（2016）合成并表征了一种由低氧诱导因子HIF-1α的适配体和Mn（Ⅱ）修饰的纳米粒D-Fe₃O₄@PMn。体外和体内试验结果表明，$D-Fe_3O_4@PMn$ NPs具有良好的生物相容性和较低的细胞毒性，并能在T1和T2加权MR成像中产生显著的对比增强。此外，在缺氧条件下，$D-Fe_3O_4@PMn$ NPs可以对表达高水平HIF-1α和干细胞相关蛋白的肿瘤细胞进行双重靶向对比T1与T2加权MR成像。综上所述，以HIF-1α和Mn（Ⅱ）修饰的NPs无毒且生物安全性高，可有效靶向肿瘤干细胞，是一种很有前途的双模式T1和T2成像诊断试剂。

## 二、pH响应型纳米递送系统

低pH值是大多数实体肿瘤的普遍特征，因此酸性的TME可以作为肿瘤特异性成像和治疗的生理基础。目前，随着纳米技术的快速发展，已开发出多种类型的纳米材料，包括有机聚合物和无机纳米材料，其在物理化学性质（如表面电荷、尺寸、结构等）方面具有优异的微环境pH响应性转变、酸触发共价键断裂或分解等性能，被广泛用于设计构建响应型递药系统。现有研究已经证明，在局部pH（6.5～6.8）略低于生理pH（7.4）的条件下，这些TME酸性响应型抗肿瘤纳米制剂可以通过不同的机制实现高度特异和高效的肿瘤成像与治疗，包括放大成像信号、促进肿瘤聚集和增强瘤内渗透力等（Wang等，2016）。

　　pH诱导的嵌段之间不稳定的酸断裂使纳米载体具有脱壳或表面电荷反转的性能，这一性质可被充分利用以提高细胞摄取和胞内药物输送效率。将聚乙二醇（PEG）与聚乙二醇胺（PEI）通过苯甲酸-亚胺键连接，以静电作用将酸可拆分的PEG-$b$-PEI包覆在金纳米粒表面，再将这种聚合物包裹的纳米粒用于共递送全反式维甲酸（ATRA）和可靶向热激蛋白47的小干扰RNA（即siRNA，siHSP47）。在酸性的肿瘤细胞外，纳米粒表面的PEG脱附，细胞对纳米粒的摄取显著增加，并促进ATRA和siHSP47在胞内释放，同时导致胰腺星状细胞死亡，减少细胞外基质的产生，从而促进了药物的渗透和释放。将该纳米平台与化疗药物吉西他滨结合，在促结缔组织增生性胰腺肿瘤模型中，可使肿瘤生长受到显著抑制（Jin等，2018）。

　　Liu等（2018）以$Mn^{2+}$和酸敏性苯甲酸亚胺有机连接物为原料，合成了胶原酶包裹的纳米配位聚合物，并用PEG进行改性。静脉注射后，这些CLG@NCP-PEG纳米粒可在肿瘤内有效积聚，酸性TME使NCP的结构发生破裂，CLG被释放。释放出的CLG能够特异性地降解ECM的主要成分胶原蛋白，导致ECM结构疏松，从而增强肿瘤血流，缓解缺氧。在此基础上使用Ce6脂质体（Lip@Ce6），显示出了增强的肿瘤内EPR效应。这些现象加上肿瘤缺氧的缓解，可导致Lip@Ce6对经CLG@NCP-PEG预处理的PDT治疗效果大大增强。

　　Li等（2016）报道了一种在酸性TME中具有超敏感大小转换能力的pH响应型纳米粒，其可用于改善肿瘤穿透力，并介导有效的体内药物递送。这种上层结构纳米粒是由铂-前药共轭聚酰胺-胺（PAMAM）树枝状大分子的两亲聚合物定向组装而成，其中两亲聚合物含有可电离的叔胺基团，可实现对pH的快速响应。这些上层结构在中性pH（如血液循环中）条件下初始大小约为80nm，而一旦沉积在微酸性TME（pH为6.5～7.0）中，它们在非常窄的酸度范围内（小于0.1～0.2 pH单位）经历了显著的尺寸转变，并立即分解成树枝状大分子的组成单元（直径小于10nm）。这种快速的尺寸转换特性不仅可以通过增强的EPR效应促进纳米粒外渗、蓄积，还能使其扩散更快、更高效地穿透肿瘤组织。进一步在多细胞球体和渗透性差的BxPC-3胰腺肿瘤模型中对pH敏感和不敏感的纳米结构进行比较，发现这些纳米结构物具有相似的大小、表面电荷和化学成分。研究结果表明，pH触发的纳米粒大小转换是一种可行的策略，可用于提高药物渗透率和治疗效果。

Li等（2018）制备了一种智能pH敏感型纳米粒（DGL-PEG-Tat-KK-DMA-DOX），以实现细胞内选择性药物递送。在该纳米粒中，设计了连接有PEG长链的细胞穿透肽（PEG-Tat-KK），通过在肽和阻断剂（2,3-二甲基马来酸酐，DMA）之间引入pH敏感的酰胺键，在可控制的部分（PEG-Tat-KK-DMA）赋予了纳米粒电荷可切换的外壳和暂时被阻断的穿透功能，从而提高了特异性内化性能。此外，以树突状聚-L-赖氨酸（DGL）作为骨架，其高度的树突状结构可以大大提高药物的负载率。在酸性pH刺激下，该纳米粒表现出显著的电荷转换特性，药物释放表现出预期的行为，在中性pH介质中释放很慢，而在酸性介质中释放相对较快。体外试验结果表明，微环境中的pH降低后，细胞摄取和细胞毒性显著增强。体内生物分布和抗肿瘤试验结果表明，该纳米粒具有显著的特异性和抗肿瘤活性，抑瘤率达79.7%。这些结果证实了该纳米粒可以有效地提高选择性细胞内递送，在肿瘤治疗中具有很大潜力。

Liu等（2018）设计了一种pH响应双重多功能纳米粒系统，通过靶向免疫细胞和肿瘤细胞，结合免疫治疗和化疗用于治疗乳腺癌。将通过测试的抗肿瘤免疫调节剂R848封装在聚（L-组氨酸）（PHIS）中，形成PHIS/R848纳米核。DOX通过酸可裂解腙键与HA偶联成高分子前药HA-DOX，再将其包覆在PHIS/R848核外形成HA-DOX/PHIS/R848纳米粒。在pH6.5（接近TME的pH值）左右电离的芳烃，使该材料由疏水性变为亲水性，从而触发R848的释放，发挥免疫调节作用。在pH5.5（内溶体/溶酶体的pH）左右，HA-DOX中腙键的断裂加速了DOX的释放，发挥细胞毒性作用。在免疫细胞中，PHIS/R848纳米核心表现出与游离R848相似的免疫调节活性。在过表达CD44的乳腺癌细胞中，HA-DOX被CD44介导的内吞作用特异性内化摄取，显著抑制细胞生长。在4T1荷瘤小鼠实验中，HA-DOX/PHIS/R848纳米粒表现出良好的肿瘤靶向性，通过调节肿瘤免疫和杀伤肿瘤细胞显著抑制了肿瘤生长。综上所述，该多功能纳米粒系统通过不同的包封方式共载R848（免疫调节剂）和DOX，通过响应TME和胞内细胞器的酸性pH，可在细胞外释放R848并将DOX靶向递送至乳腺癌细胞，实现对乳腺癌免疫治疗和化疗的协同作用。

Chou等（2014）通过静电作用将薄壳型荧光吡喃染料（PY）与两亲性己酰羧甲基壳聚糖（CHC）纳米粒相结合，成功合成了一种具有pH响应性的多功能核-壳纳米粒CHC-PY。对于抗癌药物喜树碱（CPT），CHC-PY纳米粒具有极高的载药率（>95%），载药CHC-PY还表现出高效的细胞内化和良好的pH响应释药行为。荧光PY壳层在被摄取后（通过有效的内吞途径）表现出pH依赖的发射特性，使得内化的CHC-PY纳米粒可以作为区分肿瘤细胞酸性微环境和正常细胞的直观指标。对pH敏感的PY壳层还能作为调节剂控制CPT的释放，在较低的pH条件下检测到了较高的释放率。这种新型的CHC-PY核-壳纳米粒提供了多种功能，可以同时实现细胞分辨率下的纳米治疗、成像甚至诊断的协同性能。

肝素类缀合物是目前研究较多的一类优良药物载体。She等（2013）制备了一种树突化肝素-多柔比星（Hep-DOX）偶联物，对其表征后用作pH敏感型的递送载体，该载体可有效融合树突大分子与肝素的特性。动态光散射（DLS）和透射电子显微镜（TEM）考察结果表明，树突化的Hep-DOX偶联物可自组装成表面带负电荷的致密纳米粒。含有9.0%（质量分数）DOX的纳米粒表现出明显的pH敏感性，在pH 5.0的条件下释药速率较快，在pH 7.4的水溶液中释药速率较慢。纳米粒在体外被证明可以有效杀死肿瘤细胞，小鼠体重变化、肿瘤重量、肿瘤生长曲线、免疫组化评价和组织学分析等体内试验结果表明，Hep-DOX纳米粒对4T1乳腺肿瘤模型具有较强的抑制活性、较高的抗血管生成和诱导凋亡作用。值得注意的是，组织学分析结果进一步证实，与游离DOX相比，树突化肝素及其药物偶联物纳米粒对荷瘤小鼠和健康小鼠的正常器官均无明显毒性。这种树突化Hep-DOX偶联纳米粒具有高抗肿瘤活性和低毒副作用，可能是一种潜在的用于乳腺癌治疗的优异纳米载体。

## 三、氧化还原响应型纳米递送系统

在生物体中，谷胱甘肽有两种形式，即氧化型谷胱甘肽（GSSG）和还原型谷胱甘肽（GSH）。GSH是谷胱甘肽的主要形式，存在于体内并具有生物学功能。作为体内极其重要的细胞内抗氧剂和自由基清除剂，GSH参与各种氧化还原生理反应，有助于维持正常的免疫功能。特别是GSH在肿瘤组织（长达10mm）中过度表达，表达量至少是正常组织中的4倍。大量基于GSH过表达特性构建的氧化还原响应型纳米载体已被报道并用于化疗药物/基因药物递送（Li等，2020）。

为了减少化学动力学治疗（CDT）过程中TME中高浓度还原型GSH的不良反应，有研究人员通过结合荧光成像碳点（CD）和Fe（III）开发了一种简单有效的策略来制备刺激响应型无机纳米载体（Fe-CD），用于荧光成像引导GSH耗竭和肿瘤治疗。在Fe-CD纳米载体中引入Fe（III）不仅猝灭了CD的荧光，还能与细胞内GSH反应并将其消耗，以进行GSH耗竭的荧光成像，同时提供了金属离子的来源，通过与过氧化氢（$H_2O_2$）发生的Fenton反应生成更丰富的羟基自由基（·OH），从而提高了CDT的效果。Fe-CD在体外能有效降解亚甲基蓝，并能明显激活细胞内活性氧物种（ROS）探针的绿色荧光，显示出在$H_2O_2$作用下产生·OH的性能。得益于TME刺激后的荧光增强作用，Fe-Cd在通过荧光成像监测GSH耗竭的同时，大大增强了CDT对肿瘤的细胞毒性。Fe-CD有可能作为一种纳米组合药物，通过荧光成像引导GSH耗竭的方式放大CDT疗效，用于癌症的高效治疗（Li等，2022）。

为了评估铂（Pt）类候选药物的潜力，Ling等（2019）开发了一种可在体内环境中改变疏水性铂（IV）前药结构特征的纳米策略。由两亲性脂质-聚乙二醇（PEG）自组装后负载铂（Ⅳ）前药，构建出纳米粒系统，该系统在递药后能够通过GSH耗尽效应抵抗硫醇介导的解毒作用，协同提高安全性和有效性。经过系统筛选，优化后的纳米粒（简称P6NPs）具有较小的粒径（99.3nm）、较高的铂负载量（11.24%）、可靠的动态稳定性（约7d）和快速的氧化还原触发释放（累计释放率在3天内达到80%）。随后的细胞实验证实了P6NPs的递送效果，这是一种通过巨噬细胞吞噬作用在细胞膜上运输高剂量药物的高效手段。解体后的P6NPs在被胞质还原剂尤其是GSH还原后，释放出足够的活性铂（Ⅱ）代谢物，与癌细胞内的靶DNA共价结合，诱导细胞发生明显的凋亡。PEG化赋予P6NPs较长的体内循环时间和肿瘤特异性，这对于有效抑制对顺铂敏感和耐药的异种移植瘤的生长、增殖至关重要，同时显著减轻了顺铂相关的毒副作用。因此，P6NPs有望克服铂类药物在肿瘤治疗中的一些主要瓶颈问题。

肿瘤多药耐药（MDR）是临床化疗失败的主要原因之一。Zong等（2021）设计了一种生理智能型的抗药性聚合物胶束，可高效响应TME中的还原型GSH，用于递送化疗药物。他们合成出具有抗药性和抗肿瘤作用的新型聚合物，并以其为载体包覆羟基喜树碱，使用薄膜分散法制备了还原敏感性胶束递药系统（PDSAH）。结果表明，该胶束制剂提高了羟基喜树碱的抗肿瘤活性和生物安全性，并具有明显的逆转耐药作用，有助于抑制肿瘤生长，延长荷瘤小鼠的生存时间。因此，该纳米平台可作为一个高效智能的系统，用于输送肿瘤或致病菌耐受的各类药物。

肿瘤细胞与正常细胞代谢功能的差异赋予了癌组织独特的微环境。Zhang等（2020）成功地制备了一种基于金/铂星形结构的序列催化型肿瘤诊断平台，该多功能探针由一个金/铂星形核（Au/Pt星形）与对GSH敏感的二硫键（S—S）的结合物、一个靶向配体（rHSA-FA）、一个近红外荧光团（IR780）和葡萄糖氧化酶（GOx）组成。将该系统施用于异种移植的荷瘤小鼠模型，探针能够专门针对肿瘤部位发挥作用。由于二硫键连接物被细胞内GSH劈裂，负载的IR780分子被释放，有效介导了光热和光动力治疗（PTT&PDT）和体内成像。随后，Au/Pt星形的铂纳米层与GOx形成序贯催化体系：气态氧有效催化细胞内葡萄糖消耗氧气并生成$H_2O_2$，提高了癌变部位的酸度，且铂层也表现出类似GOx的性质，催化$H_2O_2$产生毒性中心点OH，对肿瘤造成氧化损伤。他们证明了该探针同时具有GSH敏感性释放、实时快速成像和协同的饥饿治疗/酶氧化治疗/PTT/PDT特征，这为高效肿瘤治疗提供了一个潜在的多手段协同策略。

精准递药是医药学领域的热点话题，也是医药专家一直努力实现的目标，近年来，多功能、刺激敏感型纳米平台不断涌现并引起了人们的极大关注。Zhao等（2022）以DNA适配体和二氧化锰（$MnO_2$）纳米薄片为基础，制备了GSH和ATP双敏感型纳米载体，用于抗肿瘤药物的递送、控制释放和同步激活MRI。该系统巧妙地利用DNA的可调性，将AS1411适配体与特异性表达在肿瘤相关内皮细胞上的核仁蛋白结合，并与ATP适配体及其cDNA一起设计，以装载抗癌药物DOX。在$MnO_2$纳米片和AS1411适配体的协助下，形成的DNA-DOX复合物被递送到肿瘤靶点，随后，在ATP适配体和GSH还原的共同作用下，实现了对肿瘤细胞的按需药物释放。研究发现，在GSH未破坏$MnO_2$纳米片的结构且ATP存在的条件下，DOX几乎不能被释放。同样，在没有ATP的条件下，即使TME中有大量GSH存在，DOX也能维持缓慢释放。进一步结合游离$Mn^{2+}$的MRI能力和化学动力学治疗，该系统显著提高了抑制肿瘤生长和体内成像的效果。该研究设计的基于DNA适配体的双响应型纳米平台可以实现对肿瘤细胞的靶向精准递药和高效同步MRI。

有研究人员设计了GSH-响应性聚［甲基丙烯酸-共聚（乙二醇）甲基丙烯酸甲酯］［PMAA（BAcy）-co-PEGMA］纳米凝胶，其通过共价和金属双交联策略对肿瘤细胞内外GSH浓度差异变化的响应可调且高度稳定。该研究首先通过调节PEGMA的长度，获得了尺寸可控、结构独特的核-壳型PMAA-co-PEGMA，再引入$N,N$-双（丙烯酰）胱胺使PMAA-co-PEGMA具有GSH敏感性。PMAA（BAcy）-co-PEGMA（950）纳米凝胶具有较理想的粒径和水动力直径，进一步与$Fe^{3+}$交联，得到了双交联的PMAA（BAcy/$Fe^{3+}$）-co-PEGMA（950）纳米载体。在这种双交联载体中，金属交联结构的存在使其具有良好的结构稳定性，可阻止负载药物的过早泄漏。引入的共价交联结构同时赋予载体GSH敏感性，以响应肿瘤细胞内较高的GSH浓度，诱导其结构转变，实现药物的响应性释放。一系列体外试验结果表明，PMAA（BAcy/$Fe^{3+}$）-co-PEGMA（950）在模拟的肿瘤细胞内环境中表现出了良好的生物相容性，以及化疗药物的GSH高敏感性释放。此外，载药的PMAA（BAcy/$Fe^{3+}$）-co-PEGMA（950）表现出极强的抗肿瘤活性。因此，这种双交联纳米凝胶系统有望成为高效智能的响应性化疗药物递送平台（Yang等，2019）。

Zhang等（2021）将药物化疗与二氧化硫（$SO_2$）前体药物的氧化损伤相结合，基于TME中GSH水平高的特点，通过开环交替共聚和"点击"反应，设计合成了一种新型GSH响应型$SO_2$聚合物前药mPEG-b-P（PA-alt-GDNs），并详细研究了该聚合物的氧化还原敏感机理。通过自组装的方法将伊立替康负载到聚合物前药纳米粒中，载药量为12.3%（质量分数），载药率为42.2%。负载药物的纳米粒对肿瘤细胞中高浓度的GSH表现出敏感性反应，并迅速释放伊立替康和$SO_2$。GSH的消耗和释放的$SO_2$可以升高肿瘤细胞内ROS的水平，结合释放的伊立替康对HepG2细胞产生增强的抗增殖作用，使载药纳米粒在肿瘤细胞中表现出比游离药物更强的药效作用。以上结果表明，$SO_2$聚合物前药是一种很有前途的化疗制剂，有望成为新的抗癌治疗武器。

## 四、酶响应型纳米递送系统

基质金属蛋白酶（MMPs）是一个庞大的含锌内肽酶家族，在许多类型的肿瘤中过度表达，因此在癌症医学中被深入研究。特别是，由于MMPs具有降解ECM的能力，因此在肿瘤侵袭中发挥了重要作用，在其24个亚型中，MMP-2和MMP-9作为明胶酶经常被用作酶反应系统的刺激物（Vandenbroucke等，2014）。

蛋白质-聚合物偶联是一种经临床验证的可改善药代动力学特性的方法，但聚合物的永久附着往往会导致蛋白质生物活性的不可逆降低和组织穿透性差，因此，利用蛋白质-聚合偶联物治疗实体肿瘤仍困难重重。Wang等（2019）报告了一种简单的策略，使用酶激活和尺寸收缩的蛋白多肽偶联物来克服这一临床挑战。简单地说，将MMPs反应肽序列引入治疗型蛋白干扰素（IFN）和合成多肽P(EG(3)Glu)(20)之间，由此产生的位点特异性MMPs响应性偶联物称为PEP20-M-IFN，可以释放附着的P(EG(3)Glu)(20)，实现蛋白激活并可深入到TME内部。进一步的研究结果发现，与类似的无响应性偶联物PEP20-IFN相比，PEP20-M-IFN在体外具有更高的生物活性和肿瘤滞留率，并以MMP-2依赖的方式表现出更深的穿透性。此外，全身给药后，PEP20-M-IFN对小鼠卵巢肿瘤OVCAR3和SKOV3模型均有显著的抑制活性。这项研究强调了响应性的PEG化修饰策略可实现在TME中的蛋白质药物活性增强，为临床治疗恶性实体肿瘤提供了新的平台。

Chen等（2015）制备的多功能生物素-PEG-*b*-PLL（MAL）-多肽-DOX聚合物胶束能够特异性地响应肿瘤细胞的生理病理信号。生物素配体可通过受体介导的内吞作用促进肿瘤细胞对胶束的摄取，在细胞过度表达的MMPs刺激下，化疗药物DOX被有效释放，导致肿瘤细胞发生明显凋亡。该载药胶束针对肿瘤细胞的靶向治疗可以大大减少对正常组织的副作用，在癌症治疗中具有巨大的潜力。

Callmann等（2015）通过直接双嵌段共聚合法将紫杉醇与MMPs底物制成了胶束纳米粒，这两种功能单体都是以降冰片烯类似物的形式合成的，可用于开环歧化聚合（ROMP），使用高官能团耐受的钌基引发剂，能够以高度可重复的方式制备低分散度的聚合物。得到的两亲嵌段共聚物组装成胶束纳米粒，其表面由基质金属氧化物底物和疏水紫杉醇核组成。值得注意的是，该纳米粒可直接聚合，并通过可生物降解的酯键共价结合。当暴露在MMPs中时，多肽壳被裂解，纳米粒的形态发生了剧烈变化，从直径20nm的离散球形胶束变成微米级的组装体。当接触到MMPs时，材料尺度经历了从纳米到微米的变化，通过催化放大导致药物蓄积。这种酶触发的靶向治疗不仅可提高治疗效果，而且减少了副作用，在肿瘤治疗中显示出巨大的潜力。

目前，已开发出多种两亲性的自组装纳米载体，它们可响应于TME中的MMPs而发生解离。例如，Kalafatovic等（2016）合成了一种对MMP-9敏感的两亲性肽，经自组装形成球形胶束，负载疏水性药物DOX。在肿瘤部位，这些球形胶束由于被MMP-9切断了亲水段和疏水段之间的连接而转化为纤维，这种纤维纳米结构以持续的方式释放DOX，增强其治疗效果。这种仅使用多肽成分构建的胶束体系，不需任何额外的化学成分，可赋予载体高生物相容性和生物可降解性。此外，为了提高胶束纳米粒的体内稳定性并延长循环时间，可使用PEG进行进一步的修饰。为了增强稳定性和细胞摄取率，Liu

等（2015）以 CRGDK 配体功能化的 PEG 脂基囊泡为载体，在其表面以原位聚合的方式连接上可被 MMP-2 裂解的多肽，制备出具有智能响应性能的纳米囊泡。将化疗药物盐酸伊立替康包裹在囊泡的水核中，PEG 壳与可被 MMP-2 裂解的多肽薄层的充分交联保证了载体的长循环和高稳定性，直到囊泡载体到达肿瘤部位，多肽破裂暴露出 MMPs 介导的多肽底物。由于 CRGDK 配体的靶向作用，囊泡通过神经粘连蛋白-1 受体介导的内吞作用有效地内化至 HT-29 细胞内，并释放药物，从而提高了治疗效果。

通过使用 MMP-2 可裂解的 PEG 壳，Li 等（2017）精心设计了一种多刺激响应型树枝状大分子前体药物组装体，以依次克服肿瘤细胞耐药的生理障碍。树枝状系统由亲水性聚乙二醇酯与 MMP-2 可裂解型多肽共同修饰，亲水性和疏水性树枝状大分子之间由氧化还原敏感的二硫键和疏水性 DOX 分子组成。此外，己糖激酶抑制剂氯硝胺被物理包裹在树枝状组装体中。实验结果证实，PEG 壳改善了载体的血液循环，使树枝状纳米组装体高效聚集在肿瘤部位，在靶点区域，MMP-2 触发了多肽的切割，促进了组装体的深层渗透和细胞摄取。在内化到肿瘤细胞后，胞质中升高的 GSH 水平导致二硫键断裂，释放出核糖胺分子，以克服多药耐药。在溶酶体 pH 条件下，糖苷键发生断裂，释放出 DOX。因此，使用多刺激反应性树枝状组装系统联合给药可获得更好的治疗效果。

在另一项研究中，Li 等（2019）使用 MMP-2 可裂解的多肽和两性离子亲水性磷胆碱来开发用于细胞外抗体递送的纳米载体。在肿瘤部位聚集后，由带中性电荷的两性离子壳组成的纳米载体被阻滞而不能被细胞摄取，但在被 MMP-2 降解后，负载的尼妥珠单抗被释放到细胞外，再与肿瘤细胞表面的受体结合，抑制肿瘤生长。除了软纳米载体外，研究人员还开发了表面以 MMP-2 可裂解的多肽修饰的无机纳米粒，以提高治疗剂递送效率与肿瘤治疗效果。例如，Yang 等（2019）制备了由两组互补 DNA 链修饰的金纳米粒，再将纳米粒与 DOX 分子捆绑在一起，并分别通过热不稳定的 4,4-偶氮双（4-氰基戊酸）连接体和 MMP-2 可裂解的多肽包覆一层 PEG 膜。该纳米粒可保持良好的隔离状态，通过剥离对 MMP-2 有反应的 PEG 壳，再与 DNA 链杂交，聚集在肿瘤组织中。这些大的聚集体可在肿瘤中长时间滞留，且具有较强的近红外吸收性能，最终使 PA 成像并在近红外激光照射下介导热量产生，而局部加热又在裂解热不稳定连接子后促进了 DOX 的快速释放。因此，该系统显示出针对肿瘤的化疗-PTT 高效协同。与大聚集体相比，较小尺寸的纳米粒具有更深的肿瘤穿透能力。因此，在到达肿瘤组织后缩小尺寸的纳米载体可能是更有应用潜力的递送系统。

## 五、ROS 响应型纳米递送系统

GSH 在肿瘤细胞中的过表达一直被认为是 ROS 参与抗肿瘤治疗的主要障碍。为了解决这一问题，Peng 等（2022）制备了一种铁离子和亚硒酸共掺杂磷酸钙（Fe/Se-CaP）

纳米杂化物，通过分解内源性GSH（而非直接将其消除），引发ROS过量产生，从而抑制肿瘤生长。Fe/Se-CaP中的亚硒酸盐组分通过级联催化反应将GSH分解为超氧阴离子（$O_2^-$）和羟基自由基（•OH），在破坏抗氧化系统的同时提高氧化应激。掺杂的Fe可以进一步催化$O_2^-$产生$H_2O_2$，通过Fenton反应生成•OH。综上所述，Fe/Se-CaP介导的自增强分解代谢动力学治疗最终通过引起ROS的显著升高而诱导肿瘤细胞凋亡，并结合CaP佐剂引发适应性免疫反应以抑制肿瘤增殖，为涉及ROS的抗肿瘤治疗提供了一种创新思路。

ROS在肿瘤的发生和转移中起着重要作用，过量ROS可诱导肿瘤细胞凋亡，抑制其转移。三阴性乳腺癌（TNBC）具有增殖速度快、转移率高的特点，严重威胁女性健康。Zhang等（2019）通过在TNBC细胞中扩增ROS并激活ROS级联生物反应，开发了含有ROS响应分子开关的Fenton反应刺激响应性纳米粒（P@P/H NPs），用于抗肿瘤研究。P@P/H NPs粒径均匀，大小为（68.18±0.29）nm，在$H_2O_2$作用下24h累积释药率达97.59%，$IC_{50}$值为（0.50±0.02）μg/ml。P@P/H NPs引起了胞内ROS水平显著升高，通过促进细胞色素c、caspase-9、caspase-3的表达，阻断MMP-9的生成通路，在体外产生明显的抗肿瘤转移作用。此外，P@P/H NPs具有良好的体内抑瘤率（56.37%）和抗肿瘤转移效果。因此，P@P/H NPs可以响应肿瘤细胞内的$H_2O_2$，通过Fenton反应迅速分解并进一步增加ROS生成量，诱导肿瘤细胞凋亡。

纳米载体因其对肿瘤异质性的响应能力而被广泛应用于化疗药物的递送，近年来被认为是实现高治疗指数的关键递送平台。Deng等（2015）提出了一种聚己内酯，它含有酸不稳定的羧基酰胺段，具有电荷反转特性，并以硫醚作为连接剂与mPEG偶联，连接子可对肿瘤细胞的ROS产生过度反应（例如，ROS可能比健康细胞高出一个数量级以上）。这种特制的表面带电纳米粒可很好地适应肿瘤细胞外环境（pH约为6.8），表现出电荷从负极到正极的反转，增强了细胞内化并能在肿瘤细胞内ROS异质性环境中加速释放药物。体外释放实验结果表明，在细胞内过量的ROS（$H_2O_2$模拟氧化应激）下，DOX的释放大大加快。细胞摄取实验结果表明，与pH 7.4相比，NPs在pH 6.8条件下（模拟细胞外环境）能更有效地被内化。MTT实验结果表明，负载DOX的NPs对HepG2细胞具有显著的细胞毒性，而对L02正常细胞无影响。这些对ROS敏感、表面带电的NPs具有优异的细胞摄取能力和快速的胞内药物释放，为肿瘤靶向药物递送提供了一个新的平台。

光动力疗法（PDT）治疗低氧肿瘤的效果较差，主要是其固有的低氧特性使依赖于$O_2$的PDT的疗效发挥受到严重限制。缺氧诱导因子-1α（HIF-1α）是肿瘤产生、增殖的关键转录因子，特别是在缺氧肿瘤中大量表达，已被公认为是新的治疗靶点。Zhao等（2019）以小分子HIF-1α抑制剂Doxy和光敏剂IR780为负载物，开发了甲氧基聚乙二醇-*b*-聚丙烯酸硫化物［mPEG(50)-*b*-PPS45］材料，构建出ROS响应性纳米粒（NPs/ID）递药系统，旨在通过结合抗HIF-1α作用和ATP消耗的优点来提高PDT效率。与只具有PDT效应的

NPs/I相比，在低氧肿瘤中具有增强光疗效应的NPs/ID表现出更高的光细胞毒性。另外，NPs/ID能够通过抑制HIF-1α的表达，减少细胞内ATP的供应，破坏细胞内氧化还原稳态，产生大量ROS，从而提高PDT的治疗效率。NPs/ID在MDA-MB-231小鼠肿瘤模型中显示出了有效的肿瘤靶向性和近红外成像能力，与裸鼠PDT治疗组相比，NPs/ID组的体内疗效明显提高。这些结果表明，具有特殊抗HIF-1α和ATP消耗活性的ROS响应性NPs/ID，可为应用PDT法治疗缺氧肿瘤提供一种有效的递送平台。

响应型纳米载体系统可在体循环中保持光敏剂（PS）的活性，再在特定的TME条件下有效地释放或激活PS，从而提高抗肿瘤疗效。Uthaman等（2020）报道了一种具有ROS敏感级联的TME响应型自猝灭多糖纳米粒，以脱镁叶绿酸A（PhA）为PS，通过ROS敏感的硫代酮（TK）连接物与水溶性乙二醇壳聚糖（GC）结合。两亲性GC-TK-PhA缀合物可以排列成NPs，并由于其自猝灭作用而保持无光活性。在到达肿瘤组织富含ROS的缺氧核心后，NPs通过对ROS敏感的TK键的高效裂解，以光活性形式释放PS，从而产生强大的光毒性作用。近红外照射后，局部ROS水平的升高进一步加速了PS的释放和激活，这些级联反应导致肿瘤体积显著减小，显示出良好的抗肿瘤活性。

鬼臼毒素（podophyllotoxin，POD）对多种肿瘤具有较好的抑制作用，但低生物利用度限制了其临床应用。由同型二聚体前体药物衍生的纳米粒具有很高的载药潜力，是一种很有前途的纳米药物，但细胞内药物的不完全释放仍然是使用此类前药纳米药物的主要障碍。Liang等（2021）通过结合维生素K₃和嵌段共聚物F127合成了球形纳米粒（PVT-NPs），开发出一种ROS响应型POD二聚体前药。高POD含量的PTV-NPs可在肿瘤细胞ROS富集的微环境下释放药物，释放的维生素K₃在过表达的NAD(P)H：醌氧化还原酶-1（NQO1）酶催化下，选择性地在肿瘤细胞中产生大量ROS。反过来，高ROS浓度促进了POD二聚体前体药物向POD单体的转化，从而实现对系统毒性较弱的肿瘤细胞的选择性杀伤。体外和体内研究结果均证实，PTV-NPs具有较高的载药率和生物利用度，能有效地被肿瘤细胞内化，在胞内诱导生成大量的ROS，具有较高的肿瘤特异性细胞毒性。这种具有选择性自扩增药物释放特性的ROS响应型二聚体前药纳米平台在抗肿瘤药物递送领域具有广阔的应用前景。

## 六、能量响应型纳米递送系统

肿瘤细胞主要依赖糖酵解过程获得ATP，维持DNA快速复制和高浓度GSH合成所需的能量，以建立强大的抗氧化防御系统。ATP为肿瘤治疗提供了新的靶点，ATP的耗竭可以阻滞肿瘤细胞的DNA复制和GSH合成，从而抑制细胞增殖，破坏胞内的抗氧化防御系统，增强肿瘤细胞对氧基治疗剂的敏感性。化学动力学疗法（CDT）可以在$H_2O_2$和催化剂存在下通过Fenton反应有效地破坏肿瘤细胞，但体内$H_2O_2$含量有限和催化剂效率低下等问题限制了CDT的实际应用效果。Zhang等（2018）将葡萄糖氧化酶（GOx）结合在沸石咪唑酸骨架（ZIF）中，再涂上金属多酚网格（MPN），设计构建出一种ATP反应自催化Fenton纳米系统（GOx@ZIF@MPN），用于肿瘤消融的自供$H_2O_2$和单宁酸（TA）介导的Fe（Ⅲ）/Fe（Ⅱ）转化。在ATP过表达的肿瘤细胞中，纳米系统的外壳MPN被降解为Fe（Ⅲ）和TA，内部GOx被暴露。然后GOx与内源性葡萄糖反应生成大量$H_2O_2$，TA将Fe（Ⅲ）还原为Fe（Ⅱ），这是一种更活跃的Fenton反应催化剂。随后，Fe（Ⅱ）催化自产的$H_2O_2$生成高毒性的羟基自由基（OH·）和Fe（Ⅲ），进一步生成催化活性较低的Fe（Ⅲ），在TA的作用下迅速还原为活性Fe（Ⅱ），形成Fe（Ⅲ）/Fe（Ⅱ）的加速转化，保证Fenton反应介导的CDT有效。这种自催化式Fenton纳米体系可为肿瘤的有效CDT提供良好的范式。

## 七、多重、时序响应型纳米递送系统

合理设计的多功能刺激响应性纳米复合材料对有效治疗肿瘤具有重要意义，但多药耐药仍然是构建响应型递药系统用于高效治疗的主要障碍。Zhang等（2022）基于肿瘤特异性线粒体蓄积能力和光热疗法（PTT），设计了一种负载DOX的$MoS_2$/PDA-TPP纳米复合材料，用于TME双响应和协同增强抗肿瘤治疗。$MoS_2$/PDA-TPP纳米材料可在TME中实现pH响应性解离，使DOX快速释放，同时提高了PTT效率。此外，$MoS_2$/PDA-TPP通过产生ROS和降低线粒体膜电位（MMP）触发线粒体依赖性凋亡。最重要的是，在PTT过程中，50℃的高温可以有效诱导肿瘤细胞死亡，而不会对邻近组织造成严重的损伤。开发靶向双响应性纳米材料是克服肿瘤耐药的一种新思路，将为解决实际问题提供更有效的策略。

细胞摄取不足和胞内药物释放不完全是聚合物原药递药系统（PPDDSs）在肿瘤治疗中面临的两大挑战。Xu等（2020）开发了一种具有pH诱导的表面电荷逆转和ROS扩增性能的PPDDSs，用于ROS触发的自加速药物释放。将一种ROS生成剂（维生素$K_3$）封装在pH/ROS双敏感聚类前药中［PEG-*b*-P(LL-*g*-TK-PTX)-(LL-*g*-DMA)］，制成胶束纳米粒（PVD-NPs）。在TME中PVD-NPs的表面电荷可以由负向正转变，以增强肿瘤细胞对其摄取，PVD-NPs被细胞内化后，在富含ROS的胞内条件下表现出双重药物释放。此外，释放的维生素$K_3$在NAD(P)H：醌氧化还原酶-1催化下产生ROS，进一步促进肿瘤特异性的ROS扩增和细胞内的药物选择性释放，增强化疗效果。体外和体内试验结果均表明PVD-NPs对人前列腺癌具有显著的抑制活性。

低肿瘤相关抗原（TAA）表达的晚期黑色素瘤通常对PD-1/PD-L1免疫阻断治疗反应较差。表观遗传调节剂，如低甲基化试剂（HMAs），可通过诱导TAA表达来增强抗肿瘤免疫反应。Ruan等（2019）设计了一种双生物反应性凝胶库，该凝胶库可以响应TME中的酸性pH和高水平ROS，用于协同递送抗PD1抗体（aPD1）和Zeb（一种HMA）。首先将aPD1装入pH敏感的碳酸钙纳米粒（CaCO$_3$ NPs）中，将其与Zeb（Zeb-aPD1-NPs-Gel）一起包裹在ROS响应性水凝胶中。研究结果表明，该联合治疗增强了肿瘤细胞的免疫原性，显著提高了免疫治疗效果，有助于抑制肿瘤生长，延长荷B16F10黑色素瘤小鼠的生存时间。

线粒体的Ca$^{2+}$缓冲能力可维持细胞生理活动的平衡，外源性ROS可破坏线粒体平衡，导致线粒体功能障碍和不可逆的细胞凋亡。Zhu等（2022）设计了基于CaCO$_3$的TME响应性纳米平台（CaNP$_{CAT+BSO}$@Ce6-PEG），用于氧/GSH消耗增强PDT和线粒体过量Ca$^{2+}$的协同治疗。在酸性的TME中，CaCO$_3$分解并释放药物〔过氧化氢酶（CAT）、丁硫氨酸亚砜胺（BSO）、Ce6和Ca$^{2+}$〕。释放的CAT和BSO可以缓解肿瘤缺氧，抑制GSH的产生。在660nm激光照射下，光动力效应增强并引起细胞凋亡。CAT和BSO可显著逆转肿瘤缺氧和还原性微环境，大大提高PDT疗效。PDT过程中产生的$^1$O$_2$不仅可直接杀死肿瘤细胞，而且破坏了Ca$^{2+}$缓冲能力，导致线粒体Ca$^{2+}$浓度增加。这一变化促进了氧化磷酸化过程，抑制ATP的产生，导致细胞加速死亡。在增强的PDT和线粒体过量Ca$^{2+}$共同作用下，CaNP$_{CAT+BSO}$@Ce6-PEG NPs表现出显著的协同抑瘤作用，且无毒副作用。随着CaNP CAT+BSO@Ce6-PEG NPs在酸性TME中分解，PDT和过量Ca$^{2+}$的协同作用使该纳米系统表现出显著的抗肿瘤性能。

尽管基于pH和氧化还原敏感性设计的响应型纳米载体已得到广泛研究，并被证实可显著提高药物递送和肿瘤治疗效率，但载体中二硫键位置和pH触发的电荷反转对其级联靶向与释药性能的影响仍需进一步评估。Cui等（2020）以介孔二氧化硅纳米粒（MSNs）负载DOX，通过含二硫键的壳寡糖和羧甲基壳聚糖（COS-SS-CMC和COS-CMC）的自组装，设计构建了pH触发的电荷可逆和氧化还原多响应性纳米系统DOX@MSNs-COS-SS-CMC，评估其级联靶向作用，以及表面电荷反转和二硫键定位对内吞机制与抗肿瘤效率的影响。实验结果表明，DOX@MSNs-COS-SS-CMC在肿瘤环境中200h后的体外药物释放率是正常生理条件下的7倍。DOX@MSNs-COS-SS-CMC和DOX@MSNs-COS-CMC-SS在pH 6.5和10mmol/L GSH下的荧光强度分别是游离DOX的1.9倍和1.3倍。此外，囊泡运输可能是影响DOX@MSNs-COS-SS-CMC和DOX@MSNs-COS-CMC-SS摄取效率的重要因素。网格蛋白介导的内吞作用和内涵体逃逸增强了DOX@MSNs-COS-SS-CMC的细胞内化，其在入胞后能以高度可控的方式将药物释放到HeLa细胞的核周。DOX@MSNs-COS-SS-CMC有效实现了协同化疗，具有显著的肿瘤抑制效应和较低的心脏毒性副作用。基于电荷反转和二硫键屏蔽的级联靶向型纳米平台将是宫颈癌治疗的高度个性化新策略。

# 第三节　靶向修饰型纳米递送系统的研究与应用

## 一、叶酸修饰型纳米递送系统

叶酸（FA）是细胞增殖所必需的维生素，用FA对纳米粒进行表面修饰是提高纳米载体靶向性、提升抗肿瘤疗效的有效策略。大量的研究报道显示，将FA修饰在聚合物等载体中，如PLGA、PLGA-PEG结合物、维生素E、TPGS结合物、脂质体、胶束、SLN和碳纳米管等，以递送抗肿瘤药物，与对应的游离型药物相比，FA修饰型纳米制剂具有更高的细胞摄取效率和药效活性。

以FA为靶向基团的普通PLGA型药物载体，由于FA偶联率低，使载体的靶向性能不足。有研究人员以1,3-二氨基丙烷为交联剂，制备了FA-共轭PLGA体系，共轭率高达46.7%（摩尔分数）。制得的PLGA基生物材料用于将化疗药物5-氟尿嘧啶（5-FU）封装到纳米粒中。在体外试验中，载5-FU的PLGA-1,3-二氨基丙烷-FA纳米粒对HT-29肿瘤细胞的$IC_{50}$为5.69mg/ml，而游离5-FU和载5-FU型PLGA纳米粒的$IC_{50}$分别为22.9mg/ml和14.17mg/ml。荧光显微镜图像显示FA修饰的纳米粒大部分被HT-29肿瘤细胞吸收，相较于游离药物和未修饰型纳米粒，靶向型纳米粒对肿瘤细胞具有更强的亲和力。总之，1,3-二氨基丙烷可以促进FA与PLGA结合形成一种新型聚合物，负载5-FU的PLGA-1,3-二氨基丙烷-FA纳米粒可被用作一种高效的特异性药物递送系统。

SN-38（7-乙基-10-羟基喜树碱）是伊立替康的活性代谢物，其细胞毒性是伊立替康的$100 \sim 1000$倍，但SN-38的极端疏水性阻碍了其临床应用。将SN-38与适宜的材料结合制成纳米制剂是提高其溶解性和稳定性的途径之一。Ebrahimnejad等（2010）将活性FA与PLGA-PEG-NH$_2$二嵌段共聚物偶联，合成了FOLG-共轭二嵌段共聚物，再使用乳化/溶剂蒸发的方法，将聚乳酸-羟基乙基共聚物-聚乙二醇-叶酸（PLGA-PEG-FOL）偶联制得SN-38聚合型纳米粒。该纳米粒平均粒径为200nm，与负载SN-38的非靶向纳米粒（无FA修饰）相比，SN-38靶向型纳米粒对HT-29肿瘤细胞表现出更强的细胞毒性。这些结果表明，FA靶向修饰型纳米粒可能是一种有效的SN-38抗癌药物递送系统。

将ZnS量子点包裹在FA功能化的壳聚糖纳米粒中，用于同时进行细胞成像和靶向给药。所制得的纳米复合材料物理化学性质优异，其发射的橙红色荧光约为600nm，并在较宽的pH范围内稳定。四甲基偶氮唑盐比色实验结果表明，所合成的纳米复合材料对MCF-10（非肿瘤细胞系）和乳腺癌细胞系（MDA-MB-231和MCF-7）均无毒性。用激光共聚焦扫描显微镜检测细胞对纳米粒的摄取，结果显示，壳聚糖包裹的量子点中存在FA，其可增加纳米粒与FA受体高表达的肿瘤细胞的结合，从而提高细胞的内化效率

（Bwatanglang等，2016）。

Tong等（2014）制备了含紫杉醇的FA偶联PEG化脂质体，并对其在SKOV3/TAX细胞系和紫杉醇耐药卵巢癌腹膜移植瘤模型中的细胞毒性进行了考察。FA修饰型脂质体的体内吸收在4h达到高峰，优于PEG化的脂质体。FA脂质体可显著抑制卵巢癌细胞的增殖（$P < 0.01$），并使倍增时间增加一倍，FA脂质体对SKOV3和SKOV3/TAX细胞系的细胞毒性均优于PEG化脂质体。与PEG化脂质体或游离紫杉醇相比，FA脂质体对卵巢癌细胞G2-M周期阻滞和凋亡的诱导作用更强。

有研究人员以FA-金属有机骨架（MOFs）结合物为DDS，制备了多柔比星沸石咪唑骨架（ZIF-8）纳米粒，用于肝癌的治疗。ZIF-8纳米粒具有良好的物理化学性质和较高的载药量，并在肿瘤部位表现出高效的pH响应性药物释放。比较游离多柔比星、负载多柔比星的ZIF-8纳米粒和负载多柔比星的ZIF-8-FA纳米粒在HepG2细胞中的抑制作用，结果显示负载多柔比星的ZIF-8-FA具有更强的抗癌效果，这表明FA修饰的纳米粒在肿瘤靶部位具有更高的药物递送效率和更好的应用潜力（Bi等，2018）。

Li等（2019）研究并报道了PEG和FA修饰的羧化石墨烯量子点纳米系统（FA-PEG-cGQDs-MTN）。载体的载药量和包封率分别为40.1%和97.5%，细胞成像结果显示，该纳米系统主要通过巨噬细胞吞噬依赖的途径被人宫颈癌细胞内化。体内试验表明，FA-PEG-cGQDs-MTN治疗组的肿瘤体积最小，抑瘤效果最强，肿瘤生长抑制率为99.68%，此外，在大多数肿瘤组织中观察到了程序性细胞坏死。

在肿瘤组织中的特异性吸收效果差是影响紫杉醇抗癌疗效的一个关键障碍。Wang等（2012）合成了FA偶联脱氧胆酸-羧甲基壳聚糖纳米粒（FA-DOMC），并以此制备紫杉醇胶束。对紫杉醇胶束的理化性质进行考察，并以高表达FA受体的人乳腺癌MCF-7细胞为模型进行体外试验。研究结果显示，与未修饰型胶束相比，MCF-7细胞对FA偶联型胶束的摄取量明显增加，其主要原因是FA介导的高效内吞作用。此外，与非FA修饰型胶束或普通紫杉醇注射剂相比，FA偶联型胶束具有更高的细胞毒性和肿瘤抑制率。以上结果表明，载紫杉醇的FA偶联型胶束是一种有效的抗肿瘤靶向递送系统。

## 二、透明质酸修饰型纳米递送系统

透明质酸（HA）可与肿瘤细胞表面受体进行特异性结合，且具有良好的生物可降解性和生物相容性。基于此，其在抗癌药物靶向递送方面的应用取得了很大进展。HA可以作为载体，与药物反应形成偶联物，结合物具有控释和靶向作用，能够靶向地将多种药物分子输送到不同的病变部位，从而达到定时定向释放的目的。

Xin等（2010）使用氨基酸作为交联剂将紫杉醇与HA连接。首先，将氨基酸的羧基连接到紫杉醇的羟基上，再将氨基酸的氨基连接到HA的羧基上，形成HA-氨基酸-紫杉醇的结合物。在水溶液中，该结合物两亲共轭自组装成纳米粒，紫杉醇被亲水的HA壳包裹。氨基酸的存在促进了酯酶的酯键破坏作用，使紫杉醇释放较快。细胞实验结果表明，HA-氨基酸-紫杉醇纳米粒可增强对乳腺癌细胞的毒性，使细胞周期处于G2/M期。因此，选用不同的交联剂可以更好地调节药物释放速率，为HA-药物结合物的制备提供更多的选择。

Kim的团队首次合成了HA神经酰胺（HACE）聚合物，并用普朗尼克85制备了自组装纳米粒。这种纳米粒可以增加细胞摄取，抑制多药耐药，并调节药物释放速率。由于HA-PE载体的半衰期短且易在肝脏中蓄积，将其与PEG连接，可增加在血液中的循环时间，降低清除率，增加药物在肿瘤细胞中的蓄积量（Choi等，2011）。将合成的HA-PLGA嵌段共聚物用作抗肿瘤药物DOX的靶向载体，实验结果表明，该共聚物纳米粒可靶向高表达CD44受体的人结肠癌HCT-116细胞，增强细胞摄取（Choi等，2011）。

有研究人员以（3-氨基甲基）苯基硼酸（AMPB）修饰的HA神经酰胺（HACE）为基础纳米粒，负载抗癌药物Manassantin B（MB）并进行靶向输送。AMPB的氨基通过酰胺键与HA的羧基结合，经光谱法对此进行了确证。制备的HACE-AMPB/MB纳米粒平均直径为239nm，尺寸分布较窄，Zeta电位为负值，药物包封率高达90%。AMPB暴露在纳米粒的外表面（水环境），可能与肿瘤细胞的唾液酸发生反应。与HACE/MB NPs相比，HACE-AMPB/MB NPs在MDA-MB-231细胞（CD44受体阳性的人乳腺癌细胞）中的蓄积效率、体外抗肿瘤效果和肿瘤穿透效率明显更为优异，这可能是基于CD44受体介导的内吞作用和苯硼酸-唾液酸相互作用。在MDA-MB-231异种移植小鼠模型中观察到，与HACE NPs相比，HACE-AMPB NPs具有更强的体内肿瘤靶向性、浸润效率和抗肿瘤效果。因此，除了基于渗透性和保留作用的被动肿瘤靶向性和基于HA与CD44受体相互作用的主动肿瘤靶向性外，苯基硼酸-唾液酸相互作用在增强HACE-AMPB NPs的肿瘤靶向性和穿透性方面也发挥了重要作用（Jeong等，2017）。

他莫昔芬（TMX）主要用于治疗早期激素受体阳性的乳腺癌。Nokhodi等构建了一种靶向给药系统，即包覆HA的壳聚糖（CS）纳米粒（HA-CS NPs），以普通型和耐药型MCF-7细胞系为模型，对其体外抗肿瘤活性进行了考察。首先制备了CS纳米粒，并通过离子凝胶法合成了TMX，将壳聚糖的氨基与HA的羧基交联，制得负载TMX的CS NPs。对HA-CS NPs递送系统进行优化和表征，用于纳米粒制备、药物释放和靶向肿瘤细胞。HA-CS NPs粒径为210nm，Zeta电位为+25mV，TMX在NPs中的包封率为55%。NPs在酸性条件（pH 5～6）下的TMX释放量高于生理pH（7.4），载TMX的HA-CS NPs对MCF-7和耐药型MCF-7细胞的杀伤作用显著高于游离药物与载TMX的CS NPs，具有更显著的肿瘤抑制作用（Nokhodi等，2022）。

有研究人员以聚乳酸-羟基乙酸共聚物（PLGA）纳米粒负载化疗药物伊立替康（IRIN），并以HA进行修饰。PLGA构成纳米粒主体，HA暴露在表面，两亲性泊洛沙姆充当PLGA和HA之间的连接桥梁，利用乳液的油相与水相之间的亲油性梯度可实现该纳米粒的大量制备。采用差示扫描量热法、Zeta电位分析和ELISA测试法验证了纳米粒结构中聚合物组装的假设。由于纳米粒之间静电斥力的增加和表面水化程度的提高，其表面柔性HA链的存在随着时间的推移逐级增强了纳米粒尺寸的稳定性，IRIN的体外释放动力学可持续7～13天。体外生物学试验结果表明，含HA的NPs对CD44过表达乳腺癌细胞（HS578T）的毒性比裸PLGA NPs更强，表明它们具有高度靶向CD44受体的能力（Giarra等，2016）。

Park等（2017）利用HA的多面性，使用分子成像指导下的光动力疗法（PDT）对肿瘤进行靶向治疗。以HA为CD44靶向配体，包覆PLGA NPs，再负载近红外光敏剂（Ce6）。HA丰富的羧酸基团能使钆离子（$Gd^{3+}$）在PLGA NPs表面螯合，钆离子是TI加权MRI造影剂。通过体内外荧光和MRI信号分析，证实了HA-Gd-Ce6-PLGA NPs（HAGCP-NPs）能有效靶向CD44过表达的A549肿瘤细胞。当近红外激光照射荷瘤小鼠时，使用HAGCP-NPs的治疗组显示出肿瘤生长或肿瘤消退的显著延迟。综上所述，HAGCP-NPs有望成为肿瘤双模态（MR/NIR）成像和PDT的诊疗一体化平台。

有研究人员以聚乳酸-羟基乙酸共聚物（PLGA）纳米粒为载体负载多西他赛（DCT），又制备了HA神经酰胺（HACE）纳米结构物，将负载DCT的PLGA NPs嵌入HACE纳米结构（DCT/PLGA/HACE）中，用于肿瘤靶向药物递送。该纳米粒尺寸分布窄、Zeta电位为负值。使用傅里叶变换红外光谱（FT-IR）、差示扫描量热（DSC）和粉末X射线衍射（PXRD）等技术对DCT/PLGA和DCT/PLGA/HACE NPs进行了表征。在NIH3T3细胞（正常成纤维细胞，CD44受体阴性）和MDA-MB-231细胞（乳腺癌细胞，CD44受体阳性）中观察到了NPs的持续药物释放模式，其细胞毒性极低。基于HA-CD44受体相互作用，以香豆素-6为荧光染料的PLGA/HACE NPs比普通PLGA NPs表现出更高的细胞摄取效率。根据近红外荧光（NIRF）成像结果，将菁染料Cy5.5标记的PLGA/HACE NPs静脉注射到MDA-MB-231肿瘤异种移植小鼠模型中，与Cy5.5-PLGA NPs实验组相比，前者具有更强的肿瘤靶向性。以上实验结果表明，构建的DCT/PLGA/HACE NPs可能是一种高效的肿瘤靶向给药系统（Park等，2014）。

## 三、免疫抗体修饰型纳米递送系统

以免疫抗体修饰纳米载药系统，可在增强靶向递送的基础上协同化疗与免疫疗法。有研究人员以十一烯酸修饰的热碳氢化多孔硅纳米粒（UnTHCPSi NPs）负载化疗药物索拉非尼，并在表面连接生物功能化的抗CD326抗体（Ab），用于MCF-7和MDA-MB-231乳腺癌的化疗-免疫治疗。细胞相容性试验结果表明，在低于200μg/ml的浓度下，裸抗体偶联的UnTHCPSi（Un-Ab）NPs没有显著毒性。与未修饰型UnTHCPSi相比，负载索拉非尼的Un-Ab NPs减少了血浆中药物的过早释放，延长了循环时间并增强了靶向效率。摄取试验结果显示Un-Ab NPs可与表达CD326抗原的肿瘤细胞特异性结合并被内化，证明了通过靶向CD326改善抗原介导的内吞作用的可能性。体外抗肿瘤试验结果表明具有更强靶向性的载药Un-Ab NPs对MCF-7细胞的抑制作用明显强于UnTHCPSi NPs+CD326，证明CD326是一种合适的Ab介导的药物递送受体。以上结果表明，抗CD326抗体可作为一种免疫治疗剂，通过诱导抗体依赖的细胞毒性，增强效应免疫细胞和肿瘤细胞的相互作用，促进其吞噬和细胞因子分泌。因此，所开发的纳米载体可以同时用于肿瘤选择性药物靶向递送和免疫治疗（Shahbazi等，2015）。

使用特异性单克隆抗体的免疫疗法为肿瘤医学提供了一种新的治疗手段，其基本原理是黑色素瘤gp75抗原特异性抗体TA99可在肿瘤治疗过程中高效启动中性粒细胞募集。Chu等（2016）报道了一种利用纳米粒在体内拦截中性粒细胞的策略，将治疗药物递送到肿瘤中。在黑色素瘤小鼠模型中，在注射TA99抗体时，系统递送的载白蛋白NPs在肿瘤中增加，这一蓄积效应是由中性粒细胞介导的。在给予连接TA99并负载白蛋白的NPs后，光动力疗法显著抑制了肿瘤生长，与游离TA99或未修饰型NPs相比，提高了小鼠存活率。该研究揭示了一种新的肿瘤治疗途径，即NPs搭便车免疫系统，以增强对肿瘤靶位的递送效率。

曲妥珠单抗是一种靶向人表皮生长因子受体-2（HER2）的人源化单克隆抗体，而MIR-21是一种在胃癌中高表达的MIR因子，其过表达可降低胃癌细胞对曲妥珠单抗的敏感性。使用核酸类药物能降低MIR-21表达量，提高癌细胞对曲妥珠单抗的亲和力，但此类大分子药物如抗miRNA寡核苷酸（AMOs）的有效递送是一个较大的挑战。受体介导的内吞作用在包括AMOs在内的生物治疗药物的输送中起着至关重要的作用。Wu等（2017）依据先前的研究，设计开发出了聚乙二醇-聚ε-己内酯纳米粒（PEG-PCL NPs），将纳米粒包裹在曲妥珠单抗表面，使用抗miRNA-21反义寡核苷酸（AMO-21）靶向HER2受体过表达的胃癌细胞。该抗体偶联物（HER-PEG-PCL NPs）通过抗体依赖机制作用于靶细胞，其靶向力源自包封的AMO-21。考察HER-PEG-PCL NPs的细胞特异性摄取、AMO-21递送和细胞毒性，结果发现抗体偶联物可显著增强癌细胞对NPs的摄取，HER-PEG-PCL NPs有效抑制了胃癌细胞中靶miRNA的表达，进而上调了同源性磷酸酶（PTEN）水平。该方法增强了曲妥珠单抗的靶向性以及免疫细胞的抗体依赖细胞毒性。这些结果为改进曲妥珠单抗的靶向性、结合AMOs药物的有效递送治疗胃癌提供了有益的探索。

## 四、多肽修饰型纳米递送系统

肿瘤的全身化疗往往会产生严重的全身副作用，影响患者的依从性。尽管新兴的纳米递送系统可以将所需的药物运送到肿瘤部位，但由于靶向能力较差或药物动力学性质不佳，纳米递送系统的应用效果受到较大限制。Lin等（2020）通过将肿瘤靶向多肽环RGD（cRGD）修饰的红细胞膜（eM-cRGD）与包裹DOX的沸石咪唑骨架ZIF-8纳米粒结合，组装了一种新型靶向纳米递送系统，用于精准的肿瘤治疗。当ZIF-8与DOX的质量比为1：1时，负载量可达49%。纳米递送系统通过EPR效应促进NPs在肿瘤组织中的蓄积，cRGD使NPs具有极强的靶向性，入胞后再被转移到核内体。在模拟肿瘤微环境和细胞器的低pH条件下（pH 5.0），DOX@ZIF-8 NPs的累积释药率为82.8%，而在生理pH条件下（pH 7.4）累积释药率仅为24.92%。流式细胞实验结果证实，与未修饰的NPs相比，cRGD修饰型NPs的内化率约为44.35%。体内试验证实cRGD修饰型纳米递送系统有能力延长血液循环时间（$t_{1/2}$=6.81h），提高肿瘤特异性蓄积，并通过整合素$\alpha_v\beta_3$受体介导途径，进一步对人类宫颈癌HeLa细胞产生了显著的抑制增殖作用，肿瘤抑制率高达85.46%。在相同条件下，未修饰型纳米递送系统的血液循环半衰期仅为3.22h，肿瘤抑制率为41.34%。此外，cRGD修饰型纳米递送系统的全身毒副作用明显更低。综上，cRGD靶向修饰型纳米递送系统有望作为新的递药系统用于抗肿瘤实践。

## 五、苯硼酸修饰型纳米递送系统

将疏水药物负载于纳米系统中可改善其水溶性、提高肿瘤特异性聚集和治疗效果。Chen等（2017）以大肠埃希菌为表达载体，通过表面聚合N-3-丙烯酰胺苯基硼酸（APBA）制备了含有苯基硼酸的弹性蛋白样多肽（ELP）纳米粒（ELP-PAPBA NPs），经考察发现该纳米粒在较宽pH范围的水介质中呈100nm大小的球形并具有高度稳定性。细胞摄取实验结果表明，ELP-PAPBA NPs可以被单细胞或多细胞球状体（MCs）快速摄取。但当肿瘤细胞被游离APBA或游离唾液酸预处理时，细胞对ELP-PAPBA NPs的摄取量显著下降，这表明苯硼酸纳米粒与肿瘤细胞中过表达的唾液酸之间存在相互作用。使用ELP-PAPBA NPs负载DOX，其载药量约为10%，包封率约为85%。生物分布和体内抗肿瘤活性实验结果表明，与游离DOX相比，负载DOX的ELP-PAPBA NPs在H22荷瘤小鼠中具有更高的肿瘤蓄积与渗透力、更低的心脏副作用和显著的抗癌活性。

Wang等（2016）制备了苯硼酸修饰的纳米颗用于肿瘤靶向药物递送。将3-羧基苯基硼酸（3-CPBA）修饰在传统明胶NPs（命名为NP1）表面，得到靶向肿瘤的NPs（命名为NP2）。使用透射电镜、扫描电镜和动态光散射技术考察了NP1和NP2的形态与稳定性。结果表明，NP1和NP2在不同条件下均呈球形，并且其动力学性质稳定。将抗癌药物DOX装载于NP1（NP1-DOX）和NP2（NP2-DOX）中，培养SH-SY5Y细胞、H22细胞和HepG2细胞，分别考察NP1-DOX和NP2-DOX的细胞摄取和细胞毒性，以SH-SY5Y肿瘤样球体和H22荷瘤小鼠为模型检测纳米系统对肿瘤的渗透、蓄积作用和抗肿瘤活性。各实验结果表明，3-CPBA的结合可以有效增强非靶向NPs的肿瘤靶向亲和力，从而提高其在肿瘤靶位的蓄积量和抗肿瘤疗效。

以信使RNA（mRNA）为基础的基因组编辑和基因治疗是一种新兴的核酸药物疗法。但如何将外源mRNA高选择性地递送到靶细胞中，仍然是拓宽mRNA生物医学应用和开发靶向基因治疗的主要挑战。Tang等（2019）报道了通过调节苯硼酸（PBA）衍生的脂质纳米粒和细胞富含唾液酸（SA）的界面，可实现细胞内选择性的mRNA递送和CRISPR/Cas9基因组编辑。该研究设计了一种具有PBA基团的阳离子脂质，PBA-BADP可以通过静电作用与mRNA自组装成纳米粒。重要的是，这些纳米粒表面存在自由的PBA基团，通过PBA/SA的界面相互作用，可使过表达SA的肿瘤细胞对其吸收增强。结果表明，使用PBA-BADP/mRNA NPs转染后，肿瘤细胞荧光素酶报告基因的表达量比非肿瘤细胞高300倍。并发现PBA-BADP转染肿瘤抑制因子p53 mRNA可以选择性地抑制肿瘤细胞的生长，而以PBA-BADP/Cas9 mRNA NPs转染后可以更有效地敲除HeLa肿瘤细胞的表达基因。相信这些发现可以进一步扩展PBA和细胞SA界面的调节手段，推进mRNA的高效递送和基因组编辑，为新的基因治疗提供技术支持。

## 六、糖类化合物修饰型纳米递送系统

片状-层状双氢氧化物纳米粒（LDH NPs）在药物和基因载体构建、生物传感器和显像剂开发等生物医学领域具有巨大的应用潜力。然而，使用LDH NPs将药物和基因靶向递送到理想的肿瘤位点是癌症治疗的一个主要挑战。Li等（2018）开发了一种基于LDH的功能性纳米复合材料，用于靶向递送siRNA至肿瘤细胞。以甘露糖为靶向连接剂，将其偶联到二氧化硅（$SiO_2$）包被的LDH纳米复合材料上。细胞摄取实验结果表明，与未修饰型LDH NP相比，甘露糖偶联$SiO_2$包被的LDH纳米系统（Man-$SiO_2$@LDH）可以更有效地将siRNA递送到骨肉瘤U2OS细胞中，Man-$SiO_2$@LDH在负载治疗性siRNA（CD-siRNA）后能够将其运送至胞内并高效地杀死肿瘤细胞。这些结果表明，Man-$SiO_2$@LDH纳米复合材料能够靶向递送siRNA或小分子药物到肿瘤细胞，从而更有效地治疗肿瘤，具有巨大的开发应用潜力。

Guo等（2012）构建了甘露糖基化石蒜碱脂质纳米乳（M-LYC-OA-LNEs）系统，以实现对石蒜碱（LYC）的肿瘤靶向输送。LYC的低亲脂性使其难以分散到脂质纳米乳液中，为提高其亲脂性，首先合成了石蒜-油酸离子配合物（LYC-OA），再使用溶剂注射法制备了M-LYC-OA-LNEs和未以甘露糖修饰的载LYC脂质纳米乳（LYC-OA-LNEs），并通过透射电镜（TEM）观察及粒径、多分散性指数、Zeta电位和包封率测定等手段对其进行表征。以A549细胞系为模型进行了体外细胞摄取和增殖抑制活性考察。实验结果表明，M-LYC-OA-LNEs中LYC的负载率为（82.7±1.6）%，与LYC-OA-LNEs相比，M-LYC-OA-LNEs更易被A549细胞摄取。MTT检测结果显示，M-LYC-OA-LNEs对A549细胞的增殖抑制作用显著优于游离LNEs和LYC-OA-LNEs。这些结果表明，M-LYC-OA-LNEs是一种很有前景的LYC靶向给药制剂，在肿瘤的诊断和治疗中具有广阔的应用前景。

## 七、其他靶向配体修饰型纳米递送系统

### 1.生物素

Cheng等（2017）使用生物素纳米骨架，与壳聚糖结合合成了生物素化壳聚糖（Bio-CS），并成功靶向肝癌细胞。以傅里叶变换红外光谱和$^1$H-NMR对Bio-CS进行验证，使用Bio-CS和质粒DNA构建出Bio-CS/质粒DNA纳米粒，最佳摩尔比为1：1，最佳pH值为5.5。在此条件下，纳米粒的平均粒径、电位、包封率和载药量分别为82.9nm、+21.8mV、85.7%和35.4%。在共聚焦激光扫描、绿色荧光蛋白转染和体内成像实验中，Bio-CS在体外和体内均表现出明显的肝癌靶向作用。此外，与裸的质粒DNA相比，Bio-CS/质粒DNA纳米粒显著延长了正交各向异性肝癌模型小鼠的生存期，且无明显的毒副作用。Bio-CS纳米粒可通过增加GM-CSF、IL-21和Rae-1标记物的表达量来刺激肝癌细胞的免疫反应，说明Bio-CS不仅在体外增强了对肝癌细胞增殖的抑制作用，还能在体内提高细胞免疫的激活效应。

结合脂质体和聚合物纳米粒的优点，可设计复合型多层纳米载体，用于DOX等药物在肿瘤中的靶向递送。Dai等（2016）制备了DOX-PLGA-卵磷脂-PEG-生物素纳米粒（DOX-PLPB-NPs），并对其进行生物素功能化，用于特异性靶向肿瘤。通过TEM观察，发现聚合物芯表面包覆有清晰的脂质层，共聚焦激光扫描显微镜观察结果证实了PLPB-NPs的细胞摄取和靶向输送。体外释放试验结果表明，DOX-PLPB-NPs对DOX的释放具有明显的pH依赖性。对HepG2细胞的毒性考察和荷瘤小鼠体内抗肿瘤试验结果均证明DOX-PLPB-NPs对肿瘤增殖的抑制作用最强。在生物分布试验中，DOX-PLPB-NPs在肿瘤部位24h内的DOX蓄积浓度高于游离DOX与DOX-PLGA-卵磷脂-PEG纳米粒（DOX-PLP-NPs，无生物素修饰），而在正常器官中的DOX水平最低，该结果与体内试验中表现出的最强抗肿瘤作用相吻合。组织病理学分析显示DOX-PLPB-NPs具有最强的抗肿瘤活性和最低的心脏毒性。总之，PLPB-NPs被证明是一种有效的肿瘤靶向治疗给药系统。

### 2.CD59sp

Yu等（2016）将CD59sp与装载C-藻蓝蛋白（C-PC）的羧甲基壳聚糖纳米粒表面氨基（C-PC/CMC-NPs）共价结合，制备了具有主动靶向性能的C-PC/CMC-CD59sp-NPs。将该纳米粒作用于人宫颈癌HeLa细胞和小鼠成纤维L929细胞，激光共聚焦显微镜下观测到C-藻蓝蛋白自发的红色荧光，以流式细胞仪检测荧光强度。结果显示，HeLa细胞内的荧光强度明显强于L929细胞（$P<0.05$），而且在L929细胞中，大部分荧光集中于细胞质，而在HeLa细胞的细胞核与细胞质中都有明显的荧光分布。总之，与L929细胞比

较，C-PC/CMC-CD59sp-NPs在hcLa细胞中具有更高的选择性和更强的渗透性。

Wang等（2017）将CMC-NPs、C-PC/CMC-NPs、C-PC/CMC-CD59spNPs每隔2天1次分别注射于HeLa细胞异种移植瘤裸鼠的肿瘤部位，以未经任何处理的移植瘤裸鼠为对照组，20天后观察肿瘤的生长情况，以肿瘤体积作为检测指标。结果显示，与对照组比较，C-PC/CMC-NPs与C-PC/CMC-CD59sp-NPs对裸鼠的肿瘤生长均有明显的抑制（$P < 0.001$），且C-PC/CMC-CD59sp-NPs的抑制作用更显著（$P < 0.01$）。以上结果表明，CD59sp修饰的壳聚糖纳米粒可以增强对癌细胞的选择性和渗透性，更有效地抑制肿瘤的增殖。

## 八、多靶头共修饰型纳米递送系统

随着肿瘤恶性增殖对营养物质需求的增加，肿瘤细胞的L-型氨基酸转运体1（LAT1）和氨基酸转运体$B^{0,+}$（$ATB^{0,+}$）比正常细胞表达更高，可作为肿瘤主动靶向的新靶点。然而，由于肿瘤的异质性，药物递送系统往往需要多靶点设计，以实现对不同受体或转运体的协同靶向。Wang等（2019）利用三乙胺-辛基磺酸蔗糖梯度作用，主动将化疗药物伊立替康包裹到脂质体水相内，通过将不同氨基酸修饰的PEG单硬脂酸酯插入脂质体中使其具备靶向能力，其中，谷氨酸-脂质体可靶向LAT1，赖氨酸-脂质体可靶向$ATB^{0,+}$，而酪氨酸-脂质体可同时靶向LAT1和$ATB^{0,+}$。酪氨酸型修饰脂质体在LAT1和$ATB^{0,+}$高表达的BxPC-3和MCF-7细胞中显示出最高的细胞摄取率，此外还验证了其靶向能力，并阐明了LAT1和$ATB^{0,+}$介导的内吞作用转运机制。与市售的负载CPT-11的脂质体（Onivyde®）相比，酪氨酸修饰型脂质体的肿瘤抑制率从39%提高至87%，在肿瘤的高效治疗和工业化生产方面具有良好的应用前景。

迄今为止，由于血液肿瘤细胞对传统转染方法具有较强的抵抗力，将RNA疗法应用于血液系统恶性肿瘤一直具有挑战性。Kwak等（2022）系统地开发了三靶向部分功能化的聚合siRNA纳米粒，用于将RNA治疗剂高效靶向递送至血癌细胞。聚合siRNA可通过反复转录法合成，并用三种类型的靶向部分（一种天然配体和两种额外的细胞特异性抗体组合）进行表面功能化，以实现可调节的靶向性。作为概念验证，通过受体介导的内吞作用，对HA与抗体的结合比例进行了优化，以选择性地向各种非霍奇金淋巴瘤（NHL）细胞系（Daudi、Raji、Ramos和Toledo细胞）进行胞内递送。实验结果显示，功能化纳米粒具有增强10倍的NHL特异性细胞内递送效率，并诱导了显著的体外抗癌作用。这种多靶点纳米粒平台可以有效地介导聚合型siRNA序列的细胞内递送，从而实现对造血系统恶性肿瘤的治疗效果。该递送平台与针对已知癌基因和/或化疗方案的RNAi疗法相结合，能够协同并潜在地高效抑制肿瘤的生长和增殖。该研究还系统地展示了聚合型siRNA治疗性纳米平台的基本发展策略，用于构建靶向基团多组合修饰型递送系统，治疗血液恶性肿瘤。

目前，针对肿瘤治疗的靶向递药系统已有许多研究，但在介导抗肿瘤治疗的同时能进行实时监测的递药平台却鲜见报道。Ma等（2016）使用单甲氧基聚乙二醇-聚乳酸-羟基乙酸共聚物（mPEG-PLGA），通过双乳液法制备了一种多孔结构的纳米级超声造影剂（UCA），并经双靶向抗体修饰，即抗癌胚抗原（CEA）和抗碳水化合物抗原19-9（CA19-9），制得双靶向纳米粒，并将化疗药物紫杉醇（PTX）封装在纳米粒中，即得双靶向PTX-mPEG-PLGA NPs。细胞毒性试验验证了PTX-NPs具有一定的抗癌作用，细胞摄取实验结果表明，在体外通过超声（US）穿孔可以促进更多的NPs进入细胞或组织。对PTX-mPEG-PLGA NPs的体外和体内的超声对比增强图像进行考察分析，与SonoVue相比，NPs延长了兔肾脏和裸鼠瘤内的成像时间，这使得通过延长在肿瘤区域的保留时间进一步增强抗肿瘤作用成为可能。具有超声造影增强成像和抗肿瘤治疗功能的新型双靶点纳米粒有望进入临床应用。

靶向型脂质体纳米粒是一种常用的药物载体，可用于靶向过表达特定细胞表面受体的肿瘤细胞。但典型的靶受体在健康组织和细胞中也会以不同的水平表达，导致非选择性靶向和全身毒性。Stefanick等（2019）证明了采用双受体靶向的方法能同时靶向多种肿瘤细胞表面受体，肽修饰型脂质体对其靶细胞的选择性可以显著增强。双受体靶向的方法可以调整为载体只在与肿瘤细胞结合时产生协同作用，因此不伤害健康的细胞和组织。在多发性骨髓瘤疾病模型中评估了该策略，用两种不同的肽拮抗剂（靶向基团）将脂质体功能化，以靶向VLA-4和LPAM-1受体，这两种受体与多发性骨髓瘤高度相关。通过调节脂质体的制剂组成和每个靶向肽的配比，发现最优化的靶向脂质体中两种肽类的质量比分别为0.75%的VLA-4和1%的LPAM-1，可使细胞摄取量分别比VLA-4和LPAM-1单靶向脂质体增加8倍和12倍，并增强了同时表达这两种受体的骨髓瘤细胞的摄取，但对只表达一种或不表达受体的细胞摄取没有增加，导致双靶向脂质体对同时表达两种受体的癌细胞的选择性比不表达受体的细胞高28倍。这些结果表明，经过精细设计和良好表征的纳米粒制剂，即双受体靶向脂质体比普通的单受体靶向载体具有更强的选择性，有望深度改善肿瘤治疗效果。

# 第四节　总结与展望

TME独特的生理条件，包括弱酸性、低氧、强还原性、ROS水平升高和酶的过度表达以及能量代谢异常，已经被有效地利用以设计各种纳米载体，克服多个生物障碍，从而改善肿瘤治疗效果。随着人们对肿瘤细胞表面各种高表达因子（或受体）的认识越来越清晰，根据这些因子（如叶酸受体、透明质酸受体、唾液酸受体、免疫受体等）设计的主动靶向型纳米递送系统也为肿瘤治疗提供了更多机会。本章主要综述了依赖于肿瘤微环境相关生化特征的各种智能纳米平台，包括低氧响应型、低pH响应型、还原响应型、酶响应型、ROS响应型以及能量响应型等；以及针对肿瘤细胞表面过表达因子的各种靶向型纳米递药系统，包括叶酸修饰型、透明质酸修饰型、免疫抗体修饰型、多肽修饰型、苯硼酸修饰型、糖类化合物修饰型等。

近年来，通过深入研究TME，利用对其针对性强的响应性因素有效地解决了载体转运稳定性、靶向性、药物定位释放等难题，增强了化疗药物的作用效果，并减轻了毒副作用。由于很多生物学信号为肿瘤部位所独有，因此针对此类信号设计的递药系统可实现药物在靶位的精准释放，多个研究团队均通过大量试验证明，TME响应型纳米制剂具有良好的治疗效应与较低的副作用。尽管取得了重大进展和令人鼓舞的结果，但TME响应型纳米制剂仍有一些突出的缺点，如易被免疫系统清除或在非靶部位蓄积产生毒性，因此该类制剂从临床前研究走向实际临床应用仍面临着许多挑战。首先，响应型纳米制剂的载体材料多为新型聚合物，生物相容性和可降解性是此类材料应用需要考虑的前提，因此如多糖、核酸、聚碳酸酯、多肽、PEG等可作为载体设计的首选材料。其次，大多数响应型纳米制剂在靶部位的响应速度慢，使得药物释放缓慢且不完全，导致疗效下降。因此，只有具有高载药量、良好稳定性、长循环时间等特性的响应型纳米制剂，才能真正发挥出其优越性。此外，虽然使用靶向基团修饰的纳米载体能够有效地主动靶向至肿瘤细胞，并增加药物的释放量、提高细胞摄取和蓄积效率，但与总剂量相比，其在肿瘤靶位的蓄积量仍处于相对较低的水平。

长期使用纳米制剂后的潜在安全性问题也必须得到足够关注和充分考虑。大多数纳米粒在给药后积聚在肝脏和脾中，可能会导致严重的毒副作用。而由于大多数不可生物降解的纳米材料都会残留在体内，这些纳米系统的长期滞留也可能会导致特定器官的毒性反应。鉴于此，开发可生物降解和快速代谢的纳米制剂是未来一个重要的发展方向。此外，纳米平台与免疫系统的相互作用尚不清楚，还需进一步研究来确定其是否会干扰生殖系统并影响下一代。

随着人们对肿瘤细胞生理特征了解的深入，越来越多的特征因子被作为主动靶向型纳米递药系统的目标受体。近年来，一些学者将不同的主动靶向修饰方法相结合，大大改善了纳米载体的靶向性，尤其治疗与诊断相结合的一体化纳米递药系统使肿瘤医学迈进了新的时代。通过在纳米载体上修饰可与特定细胞表面受体结合的配体或抗体，使载体通过配体-受体或抗体-抗原相互作用识别并进入靶细胞。纳米载体的实验室制备技术已经相当成熟，但仍有许多问题亟待解决，比如正常组织中也存在靶点受体，使用靶向抗癌制剂会对正常组织产生损伤；多数配体的偶联度不能达到靶向要求等。目前，靶向纳米制剂大多处于临床前研究阶段，如何将其安全、高效地推向临床是一个迫切而又必须慎重的问题。

目前，TME多重响应型纳米载体正受到越来越多的关注，pH/温度、pH/还原性、还原性/酶、温度/酶、温度/磁场、pH/温度/磁场等特性组合将成为主要研究热点。多重刺激响应体系能充分发挥不同环境响应性物质的特点，对实现药物的特异性递送具有重要意义。未来，随着纳米材料学、分子生物学、肿瘤药理学、药剂学等多学科交叉融合发展，研究者将重点围绕TME响应型纳米制剂的临床转化、质量控制、生产工艺过程等研究内容，将TME响应性因素与肿瘤细胞表面特异性受体相结合，设计集主动靶向、被动靶向与响应性释药于一体的纳米递送平台，在更大程度上优化药物的治疗效果，以期实现对肿瘤的靶向、低毒、高效治疗，为抗肿瘤医学实践提供新的策略。

## 参考文献

[1] Zhang Y, Elechalawar C K, Hossen M N, et al. Gold nanoparticles inhibit activation of cancer-associated fibroblasts by disrupting communication from tumor and microenvironmental cells [J]. Bioactive Materials, 2021, 6(2): 326-332.

[2] Thakkar S, Sharma D, Kalia K, et al. Tumor microenvironment targeted nanotherapeutics for cancer therapy and diagnosis: a review [J]. Acta Biomaterialia, 2020, 101: 43-68.

[3] Saleem J, Wang L, Chen C. Carbon-based nanomaterials for cancer therapy via targeting tumor microenvironment [J]. Advanced Healthcare Materials, 2018, 7(20): e1800525.

[4] Wang D, Zhang N, Jing X, et al. A tumor-microenvironment fully responsive nano-platform for MRI-guided photodynamic and photothermal synergistic therapy [J]. Journal of Materials Chemistry B, 2020, 8(36): 8271-8281.

[5] Zhu W. Visualizing deeper into the body with a NIR-II small-molecule fluorophore [J]. Science China-Chemistry, 2016, 59(2): 203-204.

[6] Lv Y, Xu C, Zhao X, et al. Nanoplatform assembled from a CD44-targeted prodrug and smart liposomes for dual targeting of tumor microenvironment and cancer cells [J]. ACS Nano, 2018, 12(2): 1519-1536.

[7] Mcdonald D M, Choyke P L. Imaging of angiogenesis: from microscope to clinic [J]. Nature Medicine, 2003, 9(6): 713-725.

[8] Hida K, Maishi N, Sakurai Y, et al. Heterogeneity of tumor endothelial cells and drug delivery [J]. Advanced Drug Delivery Reviews, 2016, 99: 140-147.

[9] Maishi N, Hida K. Tumor endothelial cells accelerate tumor metastasis [J]. Cancer Science, 2017, 108(10): 1921-1926.

[10] Acharya S, Sahoo S K. PLGA nanoparticles containing various anticancer agents and tumour delivery by EPR effect [J]. Advanced Drug Delivery Reviews, 2011, 63(3): 170-183.

[11] Poon W, Zhang Y N, Ouyang B, et al. Elimination Pathways of Nanoparticles [J]. ACS Nano, 2019, 13(5): 5785-5798.

[12] Muraki C, Ohga N, Hida Y, et al. Cyclooxygenase-2 inhibition causes antiangiogenic effects on tumor endothelial and vascular progenitor cells [J]. International Journal of Cancer, 2012, 130(1): 59-70.

[13] Helske S, Laine M, Kupari M, et al. Increased expression of profibrotic neutral endopeptidase and bradykinin type 1 receptors in stenotic aortic valves [J]. European Heart Journal, 2007, 28(15): 1894-1903.

[14] Föerstermann U, Sessa W C. Nitric oxide synthases: regulation and function [J]. European Heart Journal, 2012, 33(7): 829-837.

[15] Ferdinandy P, Danial H, Ambrus I, et al. Peroxynitrite is a major contributor to cytokine-induced myocardial contractile failure [J]. Circulation Research, 2000, 87(3): 241-247.

[16] Su B, Wang R, Xie Z, et al. Effect of retro-inverso isomer of bradykinin on size-dependent penetration of

blood-brain tumor barrier [J]. Small, 2018, 14(7): 1702331.

[17] Wang X, Yang C, Zhang Y, et al. Delivery of platinum(Ⅳ) drug to subcutaneous tumor and lung metastasis using bradykinin-potentiating peptide-decorated chitosan nanoparticles [J]. Biomaterials, 2014, 35(24): 6439-6453.

[18] Dai Q, Wilhelm S, Ding D, et al. Quantifying the ligand-coated nanoparticle delivery to cancer cells in solid tumors [J]. ACS Nano, 2018, 12(8): 8423-8435.

[19] Ishii G, Ochiai A, Neri S. Phenotypic and functional heterogeneity of cancer-associated fibroblast within the tumor microenvironment [J]. Advanced Drug Delivery Reviews, 2016, 99: 186-196.

[20] Kalluri R. The biology and function of fibroblasts in cancer [J]. Nature Reviews Cancer, 2016, 16(9): 582-598.

[21] Quail D F, Joyce J A. Microenvironmental regulation of tumor progression and metastasis [J]. Nature Medicine, 2013, 19(11): 1423-1437.

[22] Yu S, Jiang Y, Wan F, et al. Immortalized cancer-associated fibroblasts promote prostate cancer carcinogenesis, proliferation and invasion [J]. Anticancer Research, 2017, 37(8): 4311-4318.

[23] Mahale J, Smagurauskaite G, Brown K, et al. The role of stromal fibroblasts in lung carcinogenesis: a target for chemoprevention? [J]. International Journal of Cancer, 2016, 138(1): 30-44.

[24] Costa A, Kieffer Y, Scholer-Dahirel A, et al. Fibroblast heterogeneity and immunosuppressive environment in human breast cancer [J]. Cancer Cell, 2018, 33(3): 463-479.

[25] Zhang Q, Yang J, Bai J, et al. Reverse of non-small cell lung cancer drug resistance induced by cancer-associated fibroblasts via a paracrine pathway [J]. Cancer Science, 2018, 109(4): 944-955.

[26] Wang L, Liu X, Zhou Q, et al. Terminating the criminal collaboration in pancreatic cancer: nanoparticle-based synergistic therapy for overcoming fibroblast induced drug resistance [J]. Biomaterials, 2017, 144: 105-118.

[27] Haabeth O A W, Lorvik K B, Hammarstrom C, et al. Inflammation driven by tumor-specific Th1 cells protects against B-cell cancer [J]. Scandinavian Journal of Immunology, 2011, 73(4): 384.

[28] De Monte L, Reni M, Tassi E, et al. Intratumor T helper type 2 cell infiltrate correlates with cancer-associated fibroblast thymic stromal lymphopoietin production and reduced survival in pancreatic cancer [J]. Journal of Experimental Medicine, 2011, 208(3): 469-478.

[29] Adeegbe D O, Nishikawa H. Natural and induced T regulatory cells in cancer [J]. Frontiers in Immunology, 2013, 4: 190.

[30] Whiteside T L, Schuler P, Schilling B. Induced and natural regulatory T cells in human cancer [J]. Expert Opinion on Biological Therapy, 2012, 12(10): 1383-1397.

[31] Bronte V. Th17 and cancer: friends or foes? [J]. Blood, 2008, 112(2): 214.

[32] Reading J L, Galvez-Cancino F, Swanton C, et al. The function and dysfunction of memory CD8[+] T cells in tumor immunity [J]. Immunological Reviews, 2018, 283(1): 194-212.

[33] Stephens G L, Mchugh R S, Whitters M J, et al. Engagement of glucocorticoid-induced TNFR family-related receptor on effector T cells by its ligand mediates resistance to suppression by CD4[+]CD25[+] T cells [J]. Journal of Immunology, 2004, 173(8): 5008-5020.

[34] Mantovani A, Marchesi F, Malesci A, et al. Tumour-associated macrophages as treatment targets in oncology [J]. Nature Reviews Clinical Oncology, 2017, 14(7): 399-416.

[35] Chiang C L L, Balint K, Coukos G, et al. Potential approaches for more successful dendritic cell-based immunotherapy [J]. Expert Opinion on Biological Therapy, 2015, 15(4): 569-582.

[36] Kise K, Kinugasa-Katayama Y, Takakura N. Tumor microenvironment for cancer stem cells [J]. Advanced Drug Delivery Reviews, 2016, 99: 197-205.

[37] Krause M, Dubrovska A, Linge A, et al. Cancer stem cells: radioresistance, prediction of radiotherapy outcome and specific targets for combined treatments [J]. Advanced Drug Delivery Reviews, 2017, 109:

63-73.

[38] Clarke M F, Dick J E, Dirks P B, et al. Cancer stem cells--perspectives on current status and future directions: AACR Workshop on cancer stem cells [J]. Cancer Research, 2006, 66(19): 9339-9344.

[39] Puetzer B M, Solanki M, Herchenroeder O. Advances in cancer stem cell targeting: how to strike the evil at its root [J]. Advanced Drug Delivery Reviews, 2017, 120: 89-107.

[40] Ramaswamy S, Ross K N, Lander E S, et al. A molecular signature of metastasis in primary solid tumors [J]. Nature Genetics, 2003, 33(1): 49-54.

[41] Abramsson A, Berlin O, Papayan H, et al. Analysis of mural cell recruitment to tumor vessels [J]. Circulation, 2002, 105(1): 112-117.

[42] Chantrain C F, Henriet P, Jodele S, et al. Mechanisms of pericyte recruitment in tumour angiogenesis: a new role for metalloproteinases [J]. European Journal of Cancer, 2006, 42(3): 310-318.

[43] Chen G, Chen S M, Wang X, et al. Inhibition of chemokine (CXC motif) ligand 12/chemokine (CXC motif) receptor 4 axis (CXCL12/CXCR4)-mediated cell migration by targeting mammalian target of rapamycin (mTOR) pathway in human gastric carcinoma cells[J]. Journal of Biological Chemistry, 2012, 287(23): 19336-19336.

[44] Beaty B T, Condeelis J. Digging a little deeper: the stages of invadopodium formation and maturation [J]. European Journal of Cell Biology, 2014, 93(10-12): 438-444.

[45] Levental K R, Yu H, Kass L, et al. Matrix crosslinking forces tumor progression by enhancing integrin signaling [J]. Cell, 2009, 139(5): 891-906.

[46] Lu P, Weaver V M, Werb Z. The extracellular matrix: a dynamic niche in cancer progression [J]. Journal of Cell Biology, 2012, 196(4): 395-406.

[47] Pickup M W, Mouw J K, Weaver V M. The extracellular matrix modulates the hallmarks of cancer [J]. Embo Reports, 2014, 15(12): 1243-1253.

[48] Muz B, De La Puente P, Azab F, et al. The role of hypoxia in cancer progression, angiogenesis, metastasis, and resistance to therapy [J]. Hypoxia (Auckland, NZ), 2015, 3: 83-92.

[49] Dewhirst M W, Cao Y, Moeller B. Cycling hypoxia and free radicals regulate angiogenesis and radiotherapy response [J]. Nature Reviews Cancer, 2008, 8(6): 425-437.

[50] Casazza A, Di Conza G, Wenes M, et al. Tumor stroma: a complexity dictated by the hypoxic tumor microenvironment [J]. Oncogene, 2014, 33(14): 1743-1754.

[51] Ultsch G R, Nordlie F G. The case for reporting $PO_2$ (partial pressure of oxygen), in addition to DO (dissolved oxygen), in studies of aquatic systems [J]. Comparative Biochemistry and Physiology Part A: Molecular & Integrative Physiology, 2019, 235: 66-68.

[52] Urano Y, Asanuma D, Hama Y, et al. Selective molecular imaging of viable cancer cells with pH-activatable fluorescence probes [J]. Nature Medicine, 2009, 15(1): 104-109.

[53] Cardone R A, Casavola V, Reshkin S J. The role of disturbed pH dynamics and the $Na^+/H^+$ exchanger in metastasis [J]. Nature Reviews Cancer, 2005, 5(10): 786-795.

[54] Dai Y, Xu C, Sun X, et al. Nanoparticle design strategies for enhanced anticancer therapy by exploiting the tumour microenvironment [J]. Chemical Society Reviews, 2017, 46(12): 3830-3852.

[55] Brisson L, Reshkin S J, Gore J, et al. pH regulators in invadosomal functioning: proton delivery for matrix tasting [J]. European Journal of Cell Biology, 2012, 91(11/12): 847-860.

[56] Justus C R, Dong L, Yang L V Acidic tumor microenvironment and pH-sensing G protein-coupled receptors [J]. Frontiers in Physiology, 2013, 4: 354.

[57] Wang D, Wu H, Yang G, et al. Metal-organic framework derived multicomponent nanoagent as a reactive oxygen species amplifier for enhanced photodynamic therapy [J]. ACS Nano, 2020, 14(10): 13500-13511.

[58] Zhu J, Xiao T, Zhang J, et al. Surface-charge-switchable nanoclusters for magnetic resonance imaging-guided and glutathione depletion-enhanced photodynamic therapy [J]. ACS Nano, 2020, 14(9): 11225-

11237.

[59] Won M, Koo S, Li H, et al. An ethacrynic acid-brominated BODIPY photosensitizer (EA-BPS) construct enhances the lethality of reactive oxygen species in hypoxic tumor-targeted photodynamic therapy [J]. Angewandte Chemie-International Edition, 2021, 60(6): 3196-3204.

[60] Roy R, Yang J, Moses M A. Matrix metalloproteinases as novel biomarkers and potential therapeutic targets in human cancer [J]. Journal of Clinical Oncology, 2009, 27(31): 5287-5297.

[61] Chu D, Zhang Z, Li Y, et al. Matrix metalloproteinase-9 is associated with disease-free survival and overall survival in patients with gastric cancer [J]. International Journal of Cancer, 2011, 129(4): 887-895.

[62] Yao Z, Yuan T, Wang H, et al. MMP-2 together with MMP-9 overexpression correlated with lymph node metastasis and poor prognosis in early gastric carcinoma [J]. Tumor Biology, 2017, 39(6): 1010428317700411.

[63] Jia P, Dai C, Cao P, et al. The role of reactive oxygen species in tumor treatment [J]. Rsc Advances, 2020, 10(13): 7740-7750.

[64] Warburg O H. The classic the chemical constitution of respiration ferment [J]. Clinical Orthopaedics and Related Research, 2010, 468(11): 2833-2839.

[65] Hanahan D, Weinberg R A. Hallmarks of cancer: the next generation [J]. Cell, 2011, 144(5): 646-674.

[66] Ebrahimnejad P, Sodagar T A, Asare-Addo K, et al. An updated review of folate-functionalized nanocarriers: a promising ligand in cancer [J]. Drug Discovery Today, 2022, 27(2): 471-489.

[67] Huang G, Huang H. Application of hyaluronic acid as carriers in drug delivery [J]. Drug Delivery, 2018, 25(1): 766-772.

[68] Ghaznavi H, Najafi R, Mehrzadi S, et al. Neuro-protective effects of cerium and yttrium oxide nanoparticles on high glucose-induced oxidative stress and apoptosis in undifferentiated PC12 cells [J]. Neurological Research, 2015, 37(7): 624-632.

[69] Talekar M, Kendall J, Denny W, et al. Targeting of nanoparticles in cancer: drug delivery and diagnostics [J]. Anti-Cancer Drugs, 2011, 22(10): 949-962.

[70] Yu B, Tai H C, Xue W, et al. Receptor-targeted nanocarriers for therapeutic delivery to cancer [J]. Molecular Membrane Biology, 2010, 27(7): 286-298.

[71] Byrne J D, Betancourt T, Brannon-Peppas L. Active targeting schemes for nanoparticle systems in cancer therapeutics [J]. Advanced Drug Delivery Reviews, 2008, 60(15): 1615-1626.

[72] Parker N, Turk M J, Westrick E, et al. Folate receptor expression in carcinomas and normal tissues determined by a quantitative radioligand binding assay [J]. Analytical Biochemistry, 2005, 338(2): 284-293.

[73] Samadian H, Hosseini-Nami S, Kamrava S K, et al. Folate-conjugated gold nanoparticle as a new nanoplatform for targeted cancer therapy [J]. Journal of Cancer Research and Clinical Oncology, 2016, 142(11): 2217-2229.

[74] Widjaja L K, Bora M, Chan P N P H, et al. Hyaluronic acid-based nanocomposite hydrogels for ocular drug delivery applications [J]. Journal of Biomedical Materials Research Part A, 2014, 102(9): 3056-3065.

[75] Hayashi M A F, Ducancel F, Konno K. Natural peptides with potential applications in drug development, diagnosis, and/or biotechnology [J]. International Journal of Peptides, 2012, 2012: 757838.

[76] Collina S. New perspectives in cancer therapy: the biotin-antitumor molecule conjugates [J]. Medicinal Chemistry, 2014, S(1): 1-8.

[77] Li B, Gao M H, Chu X M, et al. Identification of a novel short peptide seal specific to CD59 and its effect on HeLa cell growth and apoptosis [J]. Cellular Oncology, 2012, 35(5): 355-365.

[78] Lee H Y, Kim H W, Lee J H, et al. Controlling oxygen release from hollow microparticles for prolonged cell survival under hypoxic environment [J]. Biomaterials, 2015, 53: 583-591.

[79] Song G, Ji C, Liang C, et al. TaO$_x$ decorated perfluorocarbon nanodroplets as oxygen reservoirs to overcome tumor hypoxia and enhance cancer radiotherapy [J]. Biomaterials, 2017, 112: 257-263.

[80] Silval I, Rausch V, Peccerella T, et al. Hypoxia enhances $H_2O_2$-mediated upregulation of hepcidin: evidence for NOX4-mediated iron regulation [J]. Redox Biology, 2018, 16: 1-10.

[81] Song G, Chen Y, Liang C, et al. Catalase-loaded $TaO_x$ nanoshells as bio-nanoreactors combining high-Z element and enzyme delivery for enhancing radiotherapy [J]. Advanced Materials, 2016, 28(33): 7143-7148.

[82] Son S, Rao N V, Ko H, et al. Carboxymethyl dextran-based hypoxia-responsive nanoparticles for doxorubicin delivery [J]. Int J Biol Macromol, 2018, 110: 399-405.

[83] Xia D, Hang D, Li Y, et al. Au-hemoglobin loaded platelet alleviating tumor hypoxia and enhancing the radiotherapy effect with low-dose X-ray [J]. ACS Nano, 2020, 14(11): 15654-15668.

[84] Zhang C, Ni D, Liu Y, et al. Magnesium silicide nanoparticles as a deoxygenation agent for cancer starvation therapy [J]. Nature Nanotechnology, 2017, 12(4): 378-386.

[85] Liu Y, Liu Y, Bu W, et al. Hypoxia induced by upconversion-based photodynamic therapy: towards highly effective synergistic bioreductive therapy in tumors [J]. Angewandte Chemie-International Edition, 2015, 54(28): 8105-8109.

[86] Zhu H, Zhang L, Liu Y, et al. Aptamer-PEG-modified $Fe_3O_4$@Mn as a novel $T_1$-and $T_2$-dual-model MRI contrast agent targeting hypoxia-induced cancer stem cells [J]. Scientific Reports, 2016, 6: 39245.

[87] Wang S, Huang P, Chen X. Hierarchical targeting strategy for enhanced tumor tissue accumulation/retention and cellular internalization [J]. Advanced Materials, 2016, 28(34): 7340-7364.

[88] Jin M, Jin G, Kang L, et al. Smart polymeric nanoparticles with pH-responsive and PEG-detachable properties for co-delivering paclitaxel and survivin siRNA to enhance antitumor outcomes [J]. International Journal of Nanomedicine, 2018, 13: 2405-2426.

[89] Liu J, Tian L, Zhang R, et al. Collagenase-encapsulated pH-responsive nanoscale coordination polymers for tumor microenvironment modulation and enhanced photodynamic nanomedicine [J]. ACS Applied Materials Interfaces, 2018, 10(50): 43493-43502.

[90] Li H J, Du J Z, Liu J, et al. Smart superstructures with ultrahigh pH-sensitivity for targeting acidic tumor microenvironment: instantaneous size switching and improved tumor penetration [J]. ACS Nano, 2016, 10(7): 6753-6761.

[91] Li X X, Chen J, Shen J M, et al. pH-Sensitive nanoparticles as smart carriers for selective intracellular drug delivery to tumor [J]. International Journal of Pharmaceutics, 2018, 545(1/2): 274-285.

[92] Liu Y, Qiao L, Zhang S, et al. Dual pH-responsive multifunctional nanoparticles for targeted treatment of breast cancer by combining immunotherapy and chemotherapy [J]. Acta Biomaterialia, 2018, 66: 310-324.

[93] Chou H S, Hsiao M H, Hung W Y, et al. A pH-responsive amphiphilic chitosan-pyranine core-shell nanoparticle for controlled drug delivery, imaging and intracellular pH measurement [J]. Journal of Materials Chemistry B, 2014, 2(38): 6580-6589.

[94] She W, Li N, Luo K, et al. Dendronized heparin-doxorubicin conjugate based nanoparticle as pH-responsive drug delivery system for cancer therapy [J]. Biomaterials, 2013, 34(9): 2252-2264.

[95] Li J, Hu Z E, Yang X L, et al. Hierarchical targeted delivery of lonidamine and camptothecin based on the ultra-rapid ph/gsh response nanoparticles for synergistic chemotherapy [J]. ACS applied Bio Materials, 2020, 3(11): 7382-7387.

[96] Li J, Hu Z E, We Y J, et al. Multifunctional carbon quantum dots as a theranostic nanomedicine for fluorescence imaging-guided glutathione depletion to improve chemodynamic therapy [J]. Journal of Colloid and Interface Science, 2022, 606(2): 1219-1228.

[97] Ling X, Tu J, Wang J, et al. Glutathione-responsive prodrug nanoparticles for effective drug delivery and cancer therapy [J]. ACS Nano, 2019, 13(1): 357-370.

[98] Zong L, Wang H, Hou X, et al. A novel GSH-triggered polymeric nanomicelles for reversing MDR and enhancing antitumor efficiency of hydroxycamptothecin [J]. International Journal of Pharmaceutics, 2021,

600: 120528.

[99] Zhang A, Zhang Q, Alfranca G, et al. GSH-triggered sequential catalysis for tumor imaging and eradication based on star-like Au/Pt enzyme carrier system [J]. Nano Research, 2020, 13(1): 160-172.

[100] Zhao M, Song X, Lu J, et al. DNA aptamer-based dual-responsive nanoplatform for targeted MRI and combination therapy for cancer [J]. Rsc Advances, 2022, 12(7): 3871-3882.

[101] Yang W, Zhao X. Glutathione-induced structural transform of double-cross-linked PEGylated nanogel for efficient intracellular anticancer drug delivery [J]. Molecular Pharmaceutics, 2019, 16(6): 2826-2837.

[102] Zhang Y, Zhang H, He P, et al. A PEGylated alternating copolymeric prodrug of sulfur dioxide with glutathione responsiveness for Irinotecan delivery [J]. Journal of Materials Chemistry B, 2021, 9(1): 187-194.

[103] Vandenbroucke R E, Libert C. Is there new hope for therapeutic matrix metalloproteinase inhibition? [J]. Nature Reviews Drug Discovery, 2014, 13(12): 904-927.

[104] Wang H, Hou Y, Hu Y, et al. Enzyme-activatable interferon-poly(alpha-amino acid) conjugates for tumor microenvironment potentiation [J]. Biomacromolecules, 2019, 20(8): 3000-3008.

[105] Chen W H, Luo G F, Lei Q, et al. MMP-2 responsive polymeric micelles for cancer-targeted intracellular drug delivery [J]. Chemical Communication, 2015, 51(3): 465-468.

[106] Callmann C E, Barback C V, Thompson M P, et al. Therapeutic enzyme-responsive nanoparticles for targeted delivery and accumulation in tumors [J]. Advanced Materials, 2015, 27(31): 4611-4615.

[107] Kalafatovic D, Nobis M, Son J, et al. MMP-9 triggered self-assembly of doxorubicin nanofiber depots halts tumor growth [J]. Biomaterials, 2016, 98: 192-202.

[108] Liu Y, Zhang D, Qiao Z Y, et al. A peptide-network weaved nanoplatform with tumor microenvironment responsiveness and deep tissue penetration capability for cancer therapy [J]. Advanced Materials, 2015, 27(34): 5034-5042.

[109] Li Y, Xu X, Zhang X, et al. Tumor-specific multiple stimuli-activated dendrimeric nanoassemblies with metabolic blockade surmount chemotherapy resistance [J]. ACS Nano, 2017, 11(1): 416-429.

[110] Li S, Luo W. Matrix metalloproteinase 2 contributes to aggressive phenotype, epithelial-mesenchymal transition and poor outcome in nasopharyngeal carcinoma [J]. Oncotargets and Therapy, 2019, 12: 5701-5711.

[111] Yang K, Liu Y, Wang Y, et al. Enzyme-induced *in vivo* assembly of gold nanoparticles for imaging-guided synergistic chemo-photothermal therapy of tumor [J]. Biomaterials, 2019, 223: 119460.

[112] Peng S Y, Liu X H, Chen Q W, et al. Harnessing in situ glutathione for effective ROS generation and tumor suppression via nanohybrid-mediated catabolism dynamic therapy [J]. Biomaterials, 2022, 281: 121358.

[113] Zhang J, Zuo T, Liang X, et al. Fenton-reaction-stimulative nanoparticles decorated with a reactive-oxygen-species (ROS)-responsive molecular switch for ROS amplification and triple negative breast cancer therapy [J]. Journal of Materials Chemistry B, 2019, 7(45): 7141-7151.

[114] Deng H, Zhao X, Liu J, et al. Reactive oxygen species (ROS) responsive PEG-PCL nanoparticles with pH-controlled negative-to-positive charge reversal for intracellular delivery of doxorubicin [J]. Journal of Materials Chemistry B, 2015, 3(48): 9397-9408.

[115] Zhao C, Li Y, Shao L, et al. Reactive oxygen species-responsive theranostic nanoparticles for enhanced hypoxic tumor photodynamic therapy via synchronous HIF-1 alpha inhibition and ATP depletion [J]. Materials Chemistry Frontiers, 2019, 3(9): 1793-1799.

[116] Uthaman S, Kim Y, Lee J Y, et al. Self-quenched polysaccharide nanoparticles with a reactive oxygen species-sensitive cascade for enhanced photodynamic therapy [J]. Acs Applied Materials & Interfaces, 2020, 12(25): 28004-28013.

[117] Liang B, Zhou D. ROS-Activated homodimeric podophyllotoxin nanomedicine with self-accelerating drug release for efficient cancer eradication [J]. Drug Delivery, 2021, 28(1): 2361-2372.

[118] Zhang L, Wan S S, Li C X, et al. An adenosine triphosphate-responsive autocatalytic fenton nanoparticle

for tumor ablation with self-supplied $H_2O_2$ and acceleration of fe(III)/Fe(II) Conversion [J]. Nano Letters, 2018, 18(12): 7609-7618.

[119] Zhang W, Ding M, Zhang H, et al. Tumor acidity and near-infrared light responsive drug delivery $MoS_2$-based nanoparticles for chemo-photothermal therapy [J]. Photodiagnosis Photodynamic Therapy, 2022, 38: 102716.

[120] Xu C, Song R, Lu P, et al. A pH-responsive charge-reversal drug delivery system with tumor-specific drug release and ROS generation for cancer therapy [J]. International Journal of Nanomedicine, 2020, 15: 65-80.

[121] Ruan H, Hu Q, Wen D, et al. A dual-bioresponsive drug-delivery depot for combination of epigenetic modulation and immune checkpoint blockade [J]. Advanced Materials, 2019, 31(17): e1806957.

[122] Zhu J, Jiao A, Li Q, et al. Mitochondrial $Ca^{2+}$-overloading by oxygen/glutathione depletion-boosted photodynamic therapy based on a $CaCO_3$ nanoplatform for tumor synergistic therapy [J]. Acta Biomaterialia, 2022, 137: 252-261.

[123] Cui L, Liu W, Liu H, et al. Cascade-targeting of charge-reversal and disulfide bonds shielding for efficient dox delivery of multistage sensitive MSNs-COS-SS-CMC [J]. International Journal of Nanomedicine, 2020, 15: 6153-6165.

[124] Ebrahimnejad P, Dinarvand R, Sajadi A, et al. Preparation and in vitro evaluation of actively targetable nanoparticles for SN-38 delivery against HT-29 cell lines [J]. Nanomedicine-Nanotechnology Biology and Medicine, 2010, 6(3): 478-485.

[125] Bwatanglang I B, Mohammad F, Yusof N A, et al. Folic acid targeted Mn:ZnS quantum dots for theranostic applications of cancer cell imaging and therapy [J]. International Journal of Nanomedicine, 2016, 11: 413-428.

[126] Tong L, Chen W, Wu J, et al. Folic acid-coupled nano-paclitaxel liposome reverses drug resistance in SKOV3/TAX ovarian cancer cells [J]. Anti-Cancer Drugs, 2014, 25(3): 244-254.

[127] Bi J, Lu Y, Dong Y, et al. Synthesis of folic acid-modified DOX@ZIF-8 nanoparticles for targeted therapy of liver cancer [J]. Journal of Nanomaterials, 2018, 2018: 1-5.

[128] Li Z, Fan J, Tong C, et al. A smart drug-delivery nanosystem based on carboxylated graphene quantum dots for tumor-targeted chemotherapy [J]. Nanomedicine, 2019, 14(15): 2011-2025.

[129] Wang F, Chen Y, Zhang D, et al. Folate-mediated targeted and intracellular delivery of paclitaxel using a novel deoxycholic acid-O-carboxymethylated chitosan-folic acid micelles [J]. International Journal of Nanomedicine, 2012, 7: 325-337.

[130] Xin D, Wang Y, Xiang J. The use of amino acid linkers in the conjugation of paclitaxel with hyaluronic acid as drug delivery system: synthesis, self-assembled property, drug release, and in vitro efficiency [J]. Pharmaceutical Research, 2010, 27(2): 380-389.

[131] Cho H J, Yoon H Y, Koo H, et al. Self-assembled nanoparticles based on hyaluronic acid-ceramide (HA-CE) and Pluronic (R) for tumor-targeted delivery of docetaxel [J]. Biomaterials, 2011, 32(29): 7181-7190.

[132] Choi K Y, Min K H, Yoon H Y, et al. PEGylation of hyaluronic acid nanoparticles improves tumor targetability in vivo [J]. Biomaterials, 2011, 32(7): 1880-1889.

[133] Jeong J Y, Hong E H, Lee S Y, et al. Boronic acid-tethered amphiphilic hyaluronic acid derivative-based nanoassemblies for tumor targeting and penetration [J]. Acta Biomaterialia, 2017, 53: 414-426.

[134] Nokhodi F, Nekoei M, Goodarzi M T. Hyaluronic acid-coated chitosan nanoparticles as targeted-carrier of tamoxifen against MCF7 and TMX-resistant MCF7 cells [J]. Journal of Materials Science-Materials in Medicine, 2022, 33(2): 24.

[135] Giarra S, Serri C, Russo L, et al. Spontaneous arrangement of a tumor targeting hyaluronic acid shell on irinotecan loaded PLGA nanoparticles [J]. Carbohydrate Polymers, 2016, 140: 400-407.

[136] Park K E, Noh Y W, Kim A, et al. Hyaluronic acid-coated nanoparticles for targeted photodynamic therapy of

cancer guided by near-infrared and MR imaging [J]. Carbohydrate Polymers, 2017, 157: 476-483.

[137] Park J H, Lee J Y, Termsarasab U, et al. Development of poly(lactic-co-glycolic) acid nanoparticles-embedded hyaluronic acid-ceramide-based nanostructure for tumor-targeted drug delivery [J]. International Journal of Pharmaceutics, 2014, 473(1/2): 426-433.

[138] Shahbazi M A, Shrestha N, Makila E, et al. A prospective cancer chemo-immunotherapy approach mediated by synergistic CD326 targeted porous silicon nanovectors [J]. Nano Research, 2015, 8(5): 1505-1521.

[139] Chu D, Zhao Q, Yu J, et al. Nanoparticle targeting of neutrophils for improved cancer immunotherapy [J]. Advanced Healthcare Materials, 2016, 5(9): 1088-1093.

[140] Wu F L, Zhang J, Li W, et al. Enhanced antiproliferative activity of antibody-functionalized polymeric nanoparticles for targeted delivery of anti-miR-21 to HER2 positive gastric cancer [J]. Oncotarget, 2017, 8(40): 67189-67202.

[141] Lin Y, Zhong Y, Chen Y, et al. Ligand-modified erythrocyte membrane-cloaked metal-organic framework nanoparticles for targeted antitumor therapy [J]. Molecular Pharmaceutics, 2020, 17(9): 3328-3341.

[142] Chen W, Ji S, Qian X, et al. Phenylboronic acid-incorporated elastin-like polypeptide nanoparticle drug delivery systems [J]. Polymer Chemistry, 2017, 8(13): 2105-2114.

[143] Wang X, Wei B, Cheng X, et al. Phenylboronic acid-decorated gelatin nanoparticles for enhanced tumor targeting and penetration [J]. Nanotechnology, 2016, 27(38): 385101.

[144] Tang Q, Liu J, Jiang Y, et al. Cell-selective messenger RNA delivery and CRISPR/Cas9 genome editing by modulating the interface of phenylboronic acid-derived lipid nanoparticles and cellular surface sialic acid [J]. Acs Applied Materials & Interfaces, 2019, 11(50): 46585-46590.

[145] Li L, Zhang R, Gu W, et al. Mannose-conjugated layered double hydroxide nanocomposite for targeted siRNA delivery to enhance cancer therapy [J]. Nanomedicine-Nanotechnology Biology and Medicine, 2018, 14(7): 2355-2364.

[146] Guo Y, Liu X, Sun X, et al. Mannosylated lipid nano-emulsions loaded with lycorine-oleic acid ionic complex for tumor cell-specific delivery [J]. Theranostics, 2012, 2(11): 1104-1114.

[147] Cheng M, Zhu W, Li Q, et al. Anti-cancer efficacy of biotinylated chitosan nanoparticles in liver cancer [J]. Oncotarget, 2017, 8(35): 59068-59085.

[148] Dai Y, Xing H, Song F, et al. Biotin-conjugated multilayer poly D,L-lactide-co-glycolide -lecithin-polyethylene glycol nanoparticles for targeted delivery of doxorubicin [J]. Journal of Pharmaceutical Sciences, 2016, 105(9): 2949-2958.

[149] Yu X, Hou J, Shi Y, et al. Preparation and characterization of novel chitosan-protamine nanoparticles for nucleus-targeted anticancer drug delivery [J]. International Journal of Nanomedicine, 2016, 11: 6035-6046.

[150] Wang Y, Jiang L, Yin Q, et al. The targeted antitumor effects of c-PC/CMC-CD59sp nanoparticles on hela cells *in vitro* and *in vivo* [J]. Journal of Cancer, 2017, 8(15): 3001-3013.

[151] Wang Z, Chi D, Wu X, et al. Tyrosine modified irinotecan-loaded liposomes capable of simultaneously targeting LAT1 and ATB(0,+) for efficient tumor therapy [J]. J Control Release, 2019, 316: 22-33.

[152] Kwak E, Kim T, Yang K, et al. Surface-functionalized polymeric siRNA nanoparticles for tunable targeting and intracellular delivery to hematologic cancer cells [J]. Biomacromolecules, 2022, 23(6): 2255-2263.

[153] Ma J, Shen M, Xu C S, et al. Biodegradable double-targeted PTX-mPEG-PLGA nanoparticles for ultrasound contrast enhanced imaging and antitumor therapy *in vitro* [J]. Oncotarget, 2016, 7(48): 80008-80018.

[154] Stefanick J F, Omstead D T, Kiziltepe T, et al. Dual-receptor targeted strategy in nanoparticle design achieves tumor cell selectivity through cooperativity [J]. Nanoscale, 2019, 11(10): 4414-4427.

# 第十三章

# 用于逆转肿瘤多药耐药的纳米递送系统

目前常用的肿瘤治疗手段尤其是化疗，因其特有的局限性经常导致治疗失败。其失败的原因有多种，包括靶向性较差、对健康组织的非特异性生物分布、缺乏水溶性、低口服生物利用度等，这些缺点会导致治疗指数低下与剂量限制性毒性，更重要的是，使用常规化疗几乎无一例外地都会出现程度不一的耐药性问题。迄今为止，耐药性仍然是肿瘤化疗的一个主要障碍，而新的纳米治疗策略正在迅速发展并克服这些限制。为了提高抗肿瘤剂的生物分布，纳米载体通常被设计成最佳的表面特征和尺寸大小，从而延长其在血液中的循环时间（王庭丰等，2017；王孝锦等，2021）。纳米载体能够携载活性药物，组成载药系统并将其递送至肿瘤细胞，通过被动靶向方式如EPR效应，或主动靶向机制，即使用配体直接靶向至表面高表达某种受体或因子的肿瘤细胞表面，实现选择性的高效药物递送。载药纳米粒能够蓄积在肿瘤细胞中，并避免外排泵的作用，增加胞内药物浓度从而提高化疗疗效。

在靶向性修饰的基础上，开发具有肿瘤微环境响应功能的纳米载药系统，能够有力地提高对药物的靶向递送和精准释放效果，减弱肿瘤外排作用。此外，以纳米载体作为通用性递送平台，同时负载化疗药物与其他治疗剂，如外排抑制剂、光热转换剂等光敏剂、可沉默外排表达基因的siRNA等，可实现化疗与光热疗（PTT）、光动力治疗（PDT）、基因治疗等多种治疗手段的有效协同，极大地提高对耐药型肿瘤的治疗效果。纳米技术和纳米医学的快速发展，为逆转肿瘤耐药提供了更多可靠的选择（Guo等，2018）。近年来，多种针对耐药型肿瘤的纳米药物已经进入临床开发阶段，有望在抗癌治疗实践中发挥越来越大的关键性作用。

## 第一节　肿瘤多药耐药的产生机制与逆转策略

### 一、多药耐药的概念与机制

近年来，恶性肿瘤的发病率逐年上升，各种治疗方法层出不穷。化疗或化疗与放疗联用，以及化疗联合手术切除是目前治疗肿瘤的主要手段和方法（Bray等，2018）。但随着化疗药物在临床治疗中的广泛应用，肿瘤多药耐药（multidrug resistant，MDR）问题变得越来越常见，已经成为癌症治疗的一个重要障碍。MDR是指对某一种化疗药物产生耐药性的肿瘤细胞往往伴随着对多种不同化学结构与作用机制的药物均产生耐药性，即癌症患者接受某一种化疗药物治疗时，肿瘤细胞对不同结构和作用靶点的多种抗肿瘤药物产生的交叉耐药性（Mukerabigwi，2020）。MDR已成为导致癌症患者死亡的重要原因，因此也是目前肿瘤临床治疗面对的一个重大难题，如何寻找有效的方法逆转MDR一直是肿瘤学领域的研究热点。有研究报道，MDR的机制主要包括ATP结合蛋白（ABC）转运体家族、凋亡诱导、自噬诱导、肿瘤干细胞调节、miRNA调节、缺氧诱导、DNA损伤修复、表观遗传调节等（Liu等，2019；Pan等，2013），其中，最重要的两种耐药机制分别是ABC转运体家族［主要是ABCB1基因编码的P糖蛋白（P-glycoprotein，P-gp）］引起的药物外排，以及抗凋亡蛋白上调引起的化疗药物介导细胞凋亡作用减弱（张滨旋等，2020）。有多种原因促进了肿瘤MDR，包括增加药物外排、药物失活、改变药物靶点、通过各种酶代谢解毒、药源性损伤修复和逃避凋亡等（Gao等，2019）。在这些原因中，耐药肿瘤细胞膜表面的ABC家族转运体如P-糖蛋白的过表达是引起肿瘤MDR的最常见机制，该类蛋白可将小分子治疗药物从细胞内泵出，降低胞内药物浓度，从而高效地诱发MDR（王诚淏等，2021）。如何克服P-gp所介导的肿瘤MDR是近年来癌症医学领域的一大研究热点。

常见的耐药机制与原理如下所述。

（1）增加药物外排

药物外排主要由ABC蛋白转运家族介导。众所周知，在哺乳动物中ABC转运体家族拥有至少48个成员，其中有12个是公认的药物转运蛋白，包括：最著名的由ABCB1基因编码的P-糖蛋白，由ABCC1基因编码的MDR相关蛋白-1（MDR1，MRP-1），由ABCG2基因编码的乳腺癌耐药蛋白BCRP（ABC亚家族G成员）。对化疗没有明显反应的肿瘤患者常伴随着ABC转运体泵的高表达，这些转运体位于耐药细胞质膜的一侧，可导致药物外排的增加（于淼，2017）。这些不同种类的ABC转运体介导药物外排的作用很强，导致药物无法进入肿瘤靶细胞发挥作用，从而使细胞获得了化疗耐药性。研究发现，化疗疗效差的癌症患者其病灶部位肿瘤细胞表面的ABC转运体家族通常高表达，尤其是P-gp表达量异常，明显高于一般肿瘤细胞（Ahmad等，2020）。已有大量证据表明，P-gp可以作为肿瘤细胞表面的一种外排泵，将进入细胞的带正电荷的亲脂性化疗药物（如多柔比星）高效地外排到胞外，显著地减小药物的细胞毒性作用从而使化疗失效。

（2）细胞凋亡途径的阻断

细胞凋亡是化疗药物杀死癌细胞的主要机制。但是，很多癌细胞被发现具有原发性或获得性的抗凋亡特性，对药物具有耐受性。例如，BYL719是一种PI3KCA通路的特异性抑制剂，能够抑制原发性、多发性骨髓瘤（MM）细胞的生长，诱导MM细胞凋亡并通过阻断有丝分裂G1期阶段抑制细胞循环。在MM细胞中，BYL719可调控PI3K信号通路，抑制细胞增殖和细胞周期变化，诱导细胞凋亡（Wu等，2016）。BYL719还可与硼替佐米和卡菲佐米联合使用，克服骨髓间质诱导的药物耐受性。Shao等通过使用多柔比星诱导形成的细胞凋亡模型，在MM细胞内发现AGS3具有抗凋亡作用（Shao等，2014）。通过敲除实验，进一步验证了AGS3对细胞凋亡的副调控作用。微环境的改变显示化疗药物介导的细胞凋亡是其杀死肿瘤细胞的主要方式之一，但部分肿瘤细胞可以通过上调抗凋亡蛋白Bcl-2和凋亡抑制蛋白Survivin的表达来抑制药物介导细胞凋亡的过程，从而产生显著的耐药性。

（3）自噬诱导

自噬是指应对细胞内外的压力，细胞组件被转运到溶酶体中降解的过程。自噬是一种保守的进化机制，通过降解来维持细胞内的生理平衡，越来越多的证据表明自噬在调节肿瘤的耐受性方面起着十分重要的作用（Cheng等，2017）。化疗药物引发细胞自噬并伴随着凋亡，但自噬亦通过降解药物来保护细胞，从而使癌细胞避免了凋亡的发生。接触并摄取5'-氟尿嘧啶（5'-FU）或铂类化合物后，敏感癌细胞会发生凋亡，但耐药型细胞会出现自噬和Ⅱ型程序性死亡。易被化学药物触发自噬的癌细胞也更易出现耐药性，并且伴随着化疗药物的失效，这些细胞会重新恢复功能。进一步的研究发现，在营养缺乏的肝癌HCC细胞内，p53因子的基础表达对自噬激活有重要的作用。在HCC细胞饥饿条件下，p53通过激活自噬导致细胞存活和耐药性的产生。MDR型肿瘤细胞可以通过自噬使进入胞内的化疗药物降解失活或将其封闭于内体性溶酶体的酸性环境中，从而逃避药物介导的细胞凋亡作用。

（4）DNA损伤修复

大多数化疗药物都是通过直接或间接地损伤肿瘤细胞DNA、破坏其完整性和稳定性，从而介导细胞凋亡（Zhang等，2017）。DNA损伤修复机制存在于所有的正常组织细胞中，而MDR型肿瘤细胞特有的补偿修复机制可以有效避免某一机制障碍引起DNA损伤修复失败，从而抑制化疗药物造成的DNA损伤及后续的诱导细胞凋亡。大多数的抑癌抗生素都会直接或间接地损伤肿瘤细胞的DNA，在未修复情况下，这些损伤会导致基因不稳定并最终发挥治疗作用。通常，癌细胞中的修复机制会免除或削弱致命的DNA损伤，因此这种修复作用实际上使细胞获得了原发性的药物耐受性。一条DNA修复途径的功能障碍可能会被另一条补偿性损伤反应的途径抵消，这也可能会导致癌细胞对化疗产生耐受性。

（5）肿瘤干细胞调控

肿瘤干细胞被定义为具有自我修复能力和分化能力的肿瘤细胞的一个亚群，通常被认为是癌症的起源和肿瘤快速恶变（包括MDR型）的基础（陈岳等，2019）。根据Xue

等的研究，用化疗药长春新碱（VCR）可以从胃癌细胞系SGC7901中诱导获得类似的肿瘤干细胞（CSLCs）（Xue等，2012）。他们还发现诱导获得的CSLCs表现出间质细胞的特性，包括间质细胞标志物Snail、Twist和Vimentin的上调和内皮标志物E-cadherin的下调。Matrigel胶分化实验的结果显示，CSLCs可以分化成管状，如已分化的胃隐窝。更有趣的是，药物敏感试验和异质瘤检测试验显示这些细胞已具有MDR特性，且在体内具有明显的成瘤性。相关研究已不断证实，肿瘤干细胞与MDR存在直接的关系。

（6）组织缺氧诱导

低氧诱导因子-1（HIF-1）信号通路对放射疗法和化疗耐药的产生具有重要作用。例如，Liu等发现HIF-1是由低氧激活的最主要的转录因子（Liu等，2008），在含氧量正常的情况下，可以在耐长春新碱胃癌SGC7901/VCR细胞中过表达，这表明HIF-1在胃癌细胞中与药物的耐受性有关。他们还发现在胃癌细胞内用沉默性siRNA抑制MGr1-Ag/37LRP的表达，能够有效逆转由低氧诱发的多药耐药表型。与此同时，由于沉默性siRNA抑制了HIF-1的表达，MGr1-Ag/37LRP的高表达也被抑制。进一步的实验发现，HIF-1的功能结合位点在MGr1-Ag/37LRP的调控区域内，位于转录起始位点$-16 \sim -11$处。

（7）表观遗传调控

表观遗传的改变，如DNA甲基化和组蛋白修饰，也被认为能调节包括MDR型在内的各种恶性肿瘤的生长与增殖。一些肿瘤抑癌基因的脱甲基化或低甲基化可能会引起肿瘤细胞的恶性表型出现（Yu等，2016）。Martin等发现脑肿瘤干细胞（BTSCs）过表达ABC转运体家族（Martin等，2013），使其具有了多药耐药性和易复发性。褪黑素和化疗药物（包括替莫唑胺）的联合使用对BTSCs和A172恶性胶质瘤细胞有很强的毒副作用，褪黑素增强了ABCG2/BCRP启动子区域的甲基化水平，由于DNA甲基化转移酶抑制剂的预孵化，ABCG2/BCRP的表达和致癌功能被抑制。为了识别哪些基因参与了铂耐受性的调控，研究人员对20种胃癌细胞进行了基因表达谱测序、DNA甲基化测序和药物反应实验。表观遗传分析发现骨形态生成蛋白（BMP4）作为一种表观遗传调节基因在耐铂细胞中高表达。在原始肿瘤细胞中，BMP4启动子区域的甲基化与其表达呈相反关系，并且高表达BMP4的病人化疗预后效果较差，因此推测对BMP4的靶向基因抑制作用可使GC细胞对铂的敏感性有效增强。

## 二、逆转多药耐药的方法与策略

肿瘤细胞MDR现象的出现是癌症化疗面临的一大问题。为克服肿瘤MDR，主要围绕肿瘤细胞的耐药机制展开，研究者们采取了多种策略，包括研发新的非P-gp底物的化疗药物、通过siRNA靶向MDR相关基因转录的mRNA下调相关蛋白的表达、靶向

P-gp的单克隆抗体、ABC蛋白转运体的抑制剂，以及采用纳米载药系统包载化疗药物、siRNA或多肽以克服肿瘤MDR等（Wang等，2020）。

### 1. 研发新的非P-gp底物的化疗药物

对化疗药物进行结构改造，主要是运用药物化学研究的方法，通过官能团变换或优化合成化疗药物的类似物，其既具有良好的抗肿瘤活性，且不易被P-gp识别。此类新药物非P-gp底物，能够不与P-gp发生结合，有效避免了由P-gp的外排作用介导的肿瘤MDR。例如，研究者们开发的紫杉烷类似物DJ-927（临床Ⅰ期）和Ortataxel（临床Ⅱ期）已经进入临床试验阶段，前期试验结果证实其对敏感型和耐药型肿瘤细胞都有很强的杀伤作用（Zhang等，2020）。

### 2. siRNA靶向MDR相关基因

肿瘤细胞MDR的产生与ABC转运家族如P-gp、MRP-1、BCRP以及抗凋亡蛋白Bcl-2的过表达有直接关系，目前，广泛应用的siRNA干扰技术，可以沉默肿瘤细胞的特定基因，下调相关蛋白表达（荆晓东等，2021）。例如，Wu等使用PLGA阳离子纳米粒和叶酸（FA）修饰的PEG-*b*-(PCL-*g*-PEI)-*b*-PCL聚合物胶束共输送可沉默P-gp相关基因的siRNA和化疗药物DOX（Wu等，2021），通过功能化的纳米载药系统实现肿瘤部位靶向递送，降低肿瘤细胞表面P-gp的表达，抑制了其介导的药物外排，显著增加DOX在乳腺癌耐药MCF/ADR细胞内的蓄积，实现了有效逆转P-gp介导的MDR。同样地，Chen等使用介孔二氧化硅纳米粒共输送DOX和Bcl-2 siRNA，通过下调人卵巢癌耐药A2780/ADR细胞内的抗凋亡蛋白Bcl-2的表达，显著提升了DOX的化疗效果（Chen等，2009）。然而，作为带负电的大分子药物，siRNA在体内面临着易被RNA酶降解、转染效率低以及内涵体逃逸等问题，限制了其预期作用的发挥，同时，这也是阳离子纳米载药系统作为非病毒基因载体被广泛应用于siRNA转染的主要原因。

### 3. P-gp抑制剂

肿瘤细胞表面P-gp过表达，可将进入胞内的化疗药物外排到胞外，降低胞内浓度，使化疗失效。为抑制P-gp外排，研究者们开发出两种抑制剂：一种是作为底物通过与P-gp竞争性结合，促进化疗药物在肿瘤细胞内蓄积，如维拉帕米、环孢素A等；另一种是通过抑制P-糖蛋白ATP酶的活性，实现功能化抑制，从而逆转肿瘤MDR，如维生素E聚乙二醇琥珀酸酯（TPGS）（Mi等，2020）。Wu等使用转铁蛋白修饰的脂质体共输送维拉帕米和DOX，以转铁蛋白实现肿瘤靶向递送，以维拉帕米抑制P-gp外排，促进DOX的胞内蓄积，可以有效克服白血病K562细胞的耐药性（Wu等，2007）。Bao等将紫杉醇与TPGS通过二硫键共价结合形成前药，再经自组装制成胶束，利用肿瘤细胞内高浓度的GSH破坏二硫键，促进药物快速释放，游离出的TPGS作为P-gp抑制剂减少了药物外排，显著提高人卵巢癌A2780/T细胞内DOX的浓度，从而有效逆转肿瘤MDR（Bao等，2014）。

### 4.靶向P-gp的单克隆抗体

研究表明，靶向P-gp的单克隆抗体可以有效抑制无胸腺裸鼠模型体内肿瘤的生长。P-gp单抗能够特异性地与MDR型肿瘤细胞表面高表达的P-糖蛋白结合，抑制P-gp的药物外排功能，同时诱导细胞凋亡（王霁宁等，2016）。但P-gp单抗有可能被靶向到MDR-1基因表达水平较高的正常组织，造成一定的毒副作用。

### 5.纳米载药系统

纳米载药系统可通过包载作用使疏水性药物有效增溶，减少药物清除量，通过EPR效应的被动靶向或功能化修饰后的主动靶向增加药物在肿瘤部位的蓄积，同时实现药物在肿瘤靶点或细胞内的响应性快速释放，具有稳定性好、毒副作用小等优势。此外，纳米载药系统可以实现多种药物的共载，对于共输送多种化疗药物、化疗药物与siRNA或化疗药物与P-gp抑制剂等来逆转肿瘤细胞MDR具有极大的应用潜力（Dey等，2020）。

# 第二节　用于逆转肿瘤多药耐药的纳米递送系统

## 一、原理与优势

纳米药物递送系统（NDDS）是结合并运用生物学、医学、药学、材料科学等多学科领域的理论与技术，设计开发功能化的纳米载体并用于药物的体内递送，实现最佳的化学治疗效果。NDDS具有许多显著优点，例如纳米级尺寸、被动/主动靶向能力、EPR效应、携载多种药物的能力以及表面易修饰改性等。因此，可以NDDS作为通用平台，将化疗与其他癌症治疗手段相结合，使化疗药物高效发挥抗肿瘤作用。

典型的NDDS或纳米载体包括脂质体、聚合物纳米粒、树枝状大分子和无机纳米粒等，不同载体都具有各自的独特优势。虽然化疗在某些肿瘤治疗中有一定的功效，但仍存在许多缺点，主要包括化疗缺乏对肿瘤的充分选择性，对健康组织易产生严重毒性，同时由于靶向递送效果差导致对肿瘤组织的杀伤作用有限，需要不断增大化疗剂量，这又不可避免地引起了多药耐药性的产生。某些恶性肿瘤患者通过一线联合化疗，最初显示病症部分或完全缓解（即达到部分治愈），但最终病情会快速进展并引起复发，需要二次、三次联合化疗。因此，肿瘤MDR的存在会使常规化疗方案与各种细胞毒性药物变得无效。用于肿瘤医药学的纳米粒载药系统发展迅速，其可克服大多数常规小分子化疗药物的局限性。纳米药物制剂的应用已成为一种可替代传统小分子化疗方案的新型癌症治疗策略，旨在专门实施靶向性载荷抗肿瘤与高效逆转并克服MDR（Lee等，2014）。经过合理设计的功能化纳米粒载药系统不仅能够增强化疗疗效、降低毒副作用，还可通过被动或主动靶向作用蓄积在瘤内而不被机体清除。此外，通过共递送化学增敏剂，可以有效阻止化疗药物从细胞排出，增加胞内药物浓度，显著提高各类药物的抗肿瘤疗效。

纳米制剂通过被动或主动靶向的方式到达肿瘤部位，提高药物在靶点的浓度。不同于游离药物被动扩散的入胞方式，纳米制剂主要通过内吞方式入胞，可保护药物不被外排蛋白识别而排出胞外，从而提高胞内浓度。进一步地，可以设计纳米给药系统精确靶向至细胞器，实现逐级靶向，最终将药物递送至亚细胞级病灶部位发挥作用。纳米给药系统能够实现对化疗药物、外排抑制剂、基因药物、光敏剂等其中一种或几种的递送，许多给药系统本身具有独特的性质，可以用于高效克服MDR。

**1.激活性疗法增敏化疗药物逆转肿瘤MDR**

纳米递送系统可实现更高效的靶细胞递送与摄取，并可与其他疗法协同以治疗MDR型肿瘤。许多无机纳米载体，如金纳米棒、纳米石墨烯等在近红外区有较强吸收，可将近红外光转换为热能，从而进行光热治疗。通过负载不同作用机制的药物或治疗剂，无机纳米载体能实现化疗与光热疗、化疗与光动力治疗、光热疗与光动力治疗以及多种治疗手段的高效协同，从而以更深层次的多样化机制有力地逆转或克服肿瘤MDR。

在抗肿瘤方面，多模式疗法具有独特的优势。当受到外部触发器（例如激光、近红外光、X射线或磁场等）作用时，物理激活的模态（例如光热、光动力、无线电和磁力辅助治疗）提供了一种协同破坏癌细胞的作用方式，达到高效逆转MDR的效果。在许多基于纳米技术的联合疗法中，化学-光热联合治疗是目前的研究热点，主要原因在于光热疗法（PTT）安全无创，可精确控制，其以物理高温方式杀灭肿瘤的机制能够完全规避耐药途径。此外，在近红外激光照射时，PTT不仅转换光能为热能，升高肿瘤部位的温度将其消融，而且可以增强化疗效果。其主要机制包括以下几个方面：① 温度的升高改善了细胞膜的通透性，纳米粒可以更有效地在癌细胞中蓄积；② 高温热疗可下调MDR相关基因如*ABCB1*、*ABCC1*的表达，使细胞膜中的P-gp泵产生减少，从而降低或克服癌细胞的外排效应；③ 热疗能够阻碍癌细胞对抗癌药物引起的DNA损伤的修复，间接提高了化疗药物的作用。由于金属纳米材料具有独特的理化与光热特性，如金纳米材料具有热转换效应且易于进行表面功能化修饰，其已被广泛开发并用作介导PTT的基础性药物载体（Zheng等，2013）。Chauhan等研制了金纳米粒复合物-FA共轭氧化石墨烯（FA-GO@Au）纳米系统（Chauhan等，2017），用于化疗/热疗联合消融肝癌细胞。FA连接于GO表面提供靶向肿瘤细胞的功能。当被NIR局部照射后，纳米混合物释放出DOX和金离子，导致对癌细胞的毒性显著增强。体外试验结果表明，光热效应有效触发了G0/G1期停滞和早期细胞凋亡，体内研究模型亦证实PTT提高了肿瘤的消融和死亡率。

光动力疗法（PDT）是一种新兴的癌症治疗手段。当光敏剂被递送到肿瘤部位后，在特定波长的光源照射下激活，产生活性氧（ROS），进而抑制肿瘤生长。目前已经证实化疗和PDT联合治疗能显著增强治疗效果，其疗效优于单独化疗的原因如下：① PDT具有多种消除癌症的机制，与化疗可产生协同效应；② PDT可降低P-gp表达水平，减少药物外排量，提高药物的生物利用率；③ 通过PDT产生的ROS可以氧化一些纳米载体，例如磷脂或硫代缩酮，以释放药物并增强纳米载体介导的化疗效果。Yao等合成了一种双功能金属超分子纳米凝胶（SNG），并负载Zn-Pro和DOX，这种共递送系统可在肿瘤酸性微环境中响应性释放光敏剂Zn-Pro和DOX，以两种机制杀死癌细胞。体外和体内试验均证实，与单一疗法相比，共载型SNG表现出更强的抗肿瘤效果（Yao等，2015）。

### 2. 药物联合作用逆转肿瘤 MDR

DOX和紫杉醇（Taxol，PTX）是最常用于纳米递送系统的化疗药物。将不同作用机制的药物共递送进入肿瘤细胞往往比单独用药具有更好的治疗效果，如PTX可以破坏细胞内的微管蛋白结构，从而导致细胞凋亡；DOX通过破坏DNA而诱导细胞凋亡。Feng等开发了一种聚乙二醇-聚乳酸-羟基乙酸共聚物（PEG-PLGA）纳米粒，用作DOX和PTX的共递送系统，通过吸入方式用于肺部肿瘤的治疗（Feng等，2014）。实验结果表明，当共递送系统中的DOX和PTX摩尔比为2∶1时，其表现出最强的协同抗肿瘤效果。Wang等开发了负载DOX和PTX的核-壳甲氧基PEG-PLGA纳米粒，与单次递送相同浓度的DOX或PTX相比，该纳米共递送系统显示出有效的协同作用，表现出了更强的抑制癌细胞增殖作用（Wang等，2011）。顺铂（Cisplatin，CDDP）是一种金属类抗肿瘤药物，对DNA的复制有抑制作用，研究发现CDDP联合PTX或DOX的纳米共载运系统对卵巢癌和黑色素瘤都具有显著协同的疗效。另一些小分子化疗药物例如伊立替康与DOX、10-羟基喜树碱与DOX，通过共载于纳米递送系统，均被证实具有协同增强化疗的抗癌能力。可被纳米载体共递送的案例并不局限于化疗药物，化疗药物与抑制剂类药物的共载协同在治疗癌症时往往会有更好的效果。目前，研究较多的耐药抑制剂主要是一些P-gp外排蛋白抑制类药物，如维拉帕米等。此外，谷胱甘肽合成酶（γ-谷氨酰半胱氨酸合成酶）抑制剂，如丁硫氨酸亚砜胺也是经常被使用的耐药抑制剂。NDDS还可以有效地递送具有不同化学性质的多种治疗剂，如疏水性药物与亲水性药物的组合。将DOX和丝裂霉素C共同包载于脂质聚合物-杂化纳米粒（DMPLN）中，可在小鼠乳腺癌模型中实现药物靶向递送，相较于单一药物的治疗效果，DMPLN可以明显增加细胞凋亡水平，并降低系统毒副作用。

### 3. 化疗药物与基因共载逆转肿瘤 MDR

研究证实以纳米载体共递送基因和化疗药物能够显著增强抗肿瘤效果。由于化学药物可诱导细胞内基因的表达，而基因又可使癌细胞对药物更敏感，因此，基于纳米载药平台可使基因治疗与化疗联合起来，最大限度地提高治疗效率。*p53* 是最常见的肿瘤抑制基因，参与细胞程序性死亡过程。Zhang 等将共包载二氯乙酸（DCA）和 *p53* 的纳米粒系统用于癌症治疗，在肺腺癌 A549 细胞系的研究中显示该纳米粒可被有效摄取并具有基因转染功能（Zhang 等，2016）。同时，裸鼠 A549 异质移植瘤体内试验结果显示，载药纳米粒具有肿瘤靶向特异性和抗肿瘤效应。

另一种常用于与化疗协同的外源性基因治疗剂是 RNA 类药物［如小干扰 RNA（即 siRNA）、短发夹 RNA（即 shRNA）］。有研究人员提出基于聚酰胺-胺树枝状聚合物的功能化氧化石墨烯（GO-PAMAM），用于共负载 DOX 与 MMP-9 shRNA 质粒，并考察了其对乳腺癌的治疗作用。实验结果表明载体共递送 DOX 与 shRNA 质粒引发的抑瘤效果比单一药物更显著。近年来，基因和化学治疗剂的联合应用取得了很大进展，但目前尚没有被 FDA 批准可用于临床实践的基因-化疗结合型纳米制剂。因此，开发可用作基因-化疗双模式抗肿瘤平台的纳米药物制剂仍需进一步地深入研究。

## 二、常用纳米递送系统的研究与应用

常见的用于逆转肿瘤 MDR 的纳米递送系统包括无机纳米递送系统、脂质类纳米递送系统、聚合物类纳米递送系统、金属有机骨架纳米递送系统、组合型纳米递送系统以及细胞制剂类纳米递送系统等。它们常作为抗肿瘤药物载体与其他疗法（光疗、基因疗法、免疫疗法等）协同发挥作用，并在逆转肿瘤 MDR 方面有着巨大的实用前景。脂质体是指由脂质双层膜形成的球形囊泡结构，能有效穿过细胞膜，易于将药物递送至细胞；在球形核内或双层膜之间，可携带亲水性或疏水性药物。目前常用的聚合物纳米载体根据材料类型可分为合成型与天然来源的聚合物，其具有生物相容性良好与载药量高等特点。表面多功能聚合物纳米粒也可用一些抗体、短肽进行修饰以实现主动靶向。使用聚乙二醇（PEG）修饰于聚合物纳米粒的表面，可以保护其免受单核巨噬细胞系统的清除。在聚合物的表面也可与药物通过共轭作用共价连接，增加其在血液中的循环时间，促进药物分子在肿瘤中大量蓄积。此外，经功能化设计的聚合物纳米粒还具有智能响应性特征，如温度响应、pH 响应、氧化还原响应、光响应等。树枝状聚合物是指具有星形或分支样结构的聚合物载体，可将药物缀合在其表面上，达到最大化的癌症治疗效果。无机纳米粒子包括介孔二氧化硅纳米粒、金纳米粒、超顺磁性氧化铁（SPIO）纳米粒等，由于其独特的形貌和结构特征，作为各种抗肿瘤药物或治疗剂的载体已被广泛研究并应用（Zhou 等，2020）。

纳米载体主要通过两种机制负载药物：非共价相互作用/共价相互作用与分子相互作用。药物可通过多种化学键与纳米载体结合，如酯键、腙键等，大多数化学键只有在肿瘤微环境中才能被高效切割。例如，Qi 等证实 DOX 与甲氧基聚乙二醇-聚酰胺-胺共聚物（MPEG-*b*-PAMAM）通过共轭作用形成了腙键，只有在肿瘤部位的酸性坏境中才易被裂解（Qi等，2017）。因此，经合理设计的化学结合物不仅可以负载大量的药物分子，而且能在特定的时间和位点集中释放药物。此外，药物也可通过分子作用力被包封在纳米粒内部，尤其是疏水-疏水相互作用。需要注意的是，在癌症治疗中，准确的预诊断和对病症的实时监控，能为疾病治疗提供有效的信息以供设计更科学合理的治疗方案。因此，将实施治疗手段和预诊断、同步监控相结合，研制出具有良好诊断和治疗效应的多功能纳米系统是未来癌症纳米医学发展的新方向，可为难治性癌症尤其是MDR型肿瘤提供新的诊疗一体化实用工具。

## （一）无机纳米递送系统

无机纳米材料通常是指尺寸在 $1 \sim 100nm$ 的无机物颗粒。以纳米材料为载体负载化疗药物能够增强渗透性，提高EPR效应和靶向作用，进而提高药物的抗肿瘤疗效。相较于有机纳米材料，无机材料具有理化性质稳定、表面易于修饰、载药量高等优势。目前常用于制备NDDS的无机纳米材料主要有钛、碳、硅、金等，它们大都具有生物相容性好、粒径可调节、结构有序等特点，因此被广泛用于新型抗肿瘤药物递送系统的研究（Wang等，2018）。在无机纳米材料的基础上添加特定序列的siRNA、某些功能肽以及各种具有抗MDR作用的修饰剂，可有效抑制或逆转肿瘤MDR。总之，无机纳米材料因具有一系列优良特性而被广泛用作药物递送载体，其可与光热、光动力等疗法协同，进一步增强逆转肿瘤MDR的效果。

### 1.碳基材料

碳纳米材料是一种非均匀纳米材料，由卷成单壁或多壁的碳片经 $sp^2$ 杂化而成。根据立体结构及组成方式的不同，其可分为：碳纳米管（CNTs）、氧化石墨烯（GO）、富勒烯（CFs）以及纳米金刚石等。由于碳纳米材料具有独特的物理特性、化学多功能性和出色的药物负载能力，其用作癌症治疗剂的递送载体具有显著优势。以碳纳米材料为载体，融合物理、化学等作用协同增效，构建兼具高负载能力和靶向识别肿瘤功能的药物载运系统，可为MDR型肿瘤的诊治提供高效的功能化平台。

碳纳米材料制备方法众多，如CFs的制备方法有石墨激光气化法、石墨电弧放电法、有机合成法等；CNTs的制备方法有电弧放电法、激光烧蚀法、等离子体法、化学气相沉积法等；GO的制备方法有氧化石墨还原法、微机械撕裂法等。碳纳米材料的功能化修饰主要分为共价修饰与非共价修饰，共价修饰是基于材料表面富含的—OH、—COOH等含氧官能团而进行的共价酰化、酯化和酰胺化反应，非共价修饰主要是通过π-π堆积、物理吸附以及形成氢键和范德华力等化学键来实现（Bajelan等，2020）。

Li等通过二亚胺活化酰胺化反应设计了抗P-gp抗体功能化的氧化单壁碳纳米管（AP-

SWCNTs），将DOX靶向递送到P-gp过表达的人白血病K562R细胞。靶向的抗P-gp抗体能特异性识别细胞膜上过表达的P-gp，并抑制其功能，克服肿瘤MDR的效果显著（Li等，2010）。碳纳米材料具有良好的光热转换性能，可在将其用作药物载体的基础上进一步制成NIR响应型NDDS，与PTT、PDT结合对抗肿瘤MDR。有研究人员通过双烯键将聚氨基胺-Pluronic F68与GO偶联，并将光敏剂吲哚菁绿（ICG）与DOX包载于上述纳米复合物中，在NIR照射下，该纳米制剂能有效下调MCF-7/ADR细胞的ABCB1基因和P-gp表达量，表现出显著的细胞毒性，且该多功能制剂在MCF-7/ADR肿瘤中有良好的蓄积作用，在MDR型肿瘤的临床治疗中显示出巨大潜力。Lv等用PEG与聚姜黄素二硫代二丙酸（PCDA）对介孔碳（MCNs）进行功能化修饰并包载DOX，得到的PEG-PCDA-DOX@MCNs复合载药系统可提高MDR型癌细胞对DOX的敏感性，且该复合载药系统对DOX的负载率达36.4%，在NIR照射下可使肿瘤部位温度升高，协同化疗/光疗发挥抗肿瘤效果（Lv等，2015）。Wang等以GO负载siRNA及光敏剂Ce6，经NIR（808nm）照射，siRNA可快速进入肿瘤细胞，实现基因治疗与光疗联合作用（Wang等，2014）。Tao等以PEG、聚乙烯亚胺（PEI）修饰型GO作为药物载体，显著增强了所负载的CpG寡核苷酸的免疫刺激作用，可激活免疫细胞发挥抗肿瘤效果，使化疗协同免疫疗法有效逆转了肿瘤MDR（Tao等，2014）。Chan等以纳米金刚石作为载体，使用具有靶向能力的脂肪酸（FA）和线粒体定位序列（MLS）肽进行功能化修饰，该功能化载体可将DOX特异性递送到癌细胞中，首先根据FA受体表达水平的不同将癌细胞与正常细胞区分开来。随后，在MLS的引导下，细胞对纳米复合物的摄取速率显著提高，且其高效蓄积于线粒体，DOX在线粒体中充分起效，导致MDR型MCF-7细胞的死亡率明显增高（Chan等，2017）。

### 2.硅基材料

硅纳米材料因具有比表面积大、孔径可调节、生物相容性好等优点而被广泛应用于医药领域。常见的硅纳米材料有介孔硅纳米粒（MSNs）、硅纳米线、硅纳米管等，其中MSNs应用最为广泛，其孔隙率高、负载能力强，且本身作为疏水性材料，能很好地吸附疏水性药物。

硅纳米材料如MSNs的制备方法主要有溶胶-凝胶法、微波合成法、水热合成法、模板合成法等。MSNs是一种良好的药物缓释载体，其遇酸可降解、具有pH敏感性，经聚电解质修饰可制得pH响应型载体系统，经温敏性材料修饰可制得温度响应型载体系统，经生物分子如酶、抗原、葡萄糖等修饰可制得微环境响应型载体系统。功能化修饰还可以提高MSNs的载药能力，作为良好的光热型纳米载体，其可与PTT协同，经NIR照射后，不仅能促进化疗药物的释放，还能引起肿瘤部位温度升高，提高杀灭肿瘤的效率。

Pan等开发出了用TAT肽段修饰的单分散SiO$_2$纳米微球，负载DOX后可促进纳米粒穿过核膜并在核内释放药物，避免药物被P-gp外排（Pan等，2012）。Han等开发了LTMSNs-DOX递药系统，体外释放结果表明在含梯度浓度GSH的PBS中，DOX的释放率逐渐增加；分别以MCF-7和MCF-7/ADR肿瘤细胞为体外研究对象，用DOX及不同修饰型载药系统处理细胞，经LTMSNs-DOX处理的细胞中DOX保留量要远高于其他组，能有效抑制药物外排而克服肿瘤MDR（Han等，2015）。Li等将胺化荧光素（FL-C6-NH$_2$）修饰于MSNs表面，并以罗丹明改性壳聚糖（CS-RhB）对其进行包覆，制得CRP@dOSN-FL复合载药系统，分别施用于COS7及耐药型HeLa细胞，结果表明该复合载药系统于肿瘤微酸性环境中触发GSH响应性释放CS-RhB，在5mmol/L GSH（pH 5）体外释放液中经48h其释放率可达47%，具有良好的抗MDR型肿瘤效果（Li等，2019）。

Bcl-2蛋白是一种完整的线粒体外膜蛋白，是引起MDR的主要抗凋亡防御蛋白之一。Bcl-2 siNRA可有效抑制Bcl-2蛋白的表达，显著增强DOX等药物对MDR型癌细胞的毒性作用。Chen等将DOX包裹于单分散性介孔SiO$_2$（MSN）中，并将bcl-2 siRNA负载于SiO$_2$外表面，以第2代（G2）聚酰胺-胺（PAMAMP）型对SiO$_2$进行修饰，将该载药系统作用于MDR型人卵巢癌A2780/ADR细胞（Chen等，2009）。荧光显微镜观察结果显示，进入肿瘤细胞内的复合物样品量从高到低依次为MSN-DOX-G2@Bcl-2 siRNA组、MSN-DOX-G2组、Bcl-2 siRNA组、空白对照组。MSN-DOX-G2@Bcl-2 siRNA组同样显示出了对A2780/ADR细胞最强的抑制活性。

Yang课题组制备了DOX/AuNRs@hMSR-DNA复合纳米载药系统，并以HepG2/ADR细胞为体外研究对象，CLSM结果显示经两个NIR辐照周期后HepG2/ADR细胞核上可以看到由DOX和Hoechst 33342核染料释放的荧光形成明显的重叠，表明该载药系统短时间内可实现靶向集中并释放DOX，对MDR型肿瘤细胞具有较强的杀伤力（Yang等，2021）。Jiang等制备了GNRs/mSiO$_2$/PHIS/TPGS/DOX纳米载药系统（Jiang等，2020）。该系统在NIR区域表现出高效的光热转换性能，经照射后，DOX释放率达20.9%，高于纯DOX组的15.5%。将各样品施用于荷SW620/Ad300/ADR肿瘤的小鼠，40天后经GNRs/mSiO$_2$/PHIS/TPGS/DOX+NIR处理的瘤体积仅约为1000mm$^3$，远低于PBS处理组的约7000mm$^3$和DOX处理组的2500mm$^3$。

以MSNs为纳米载体及载药系统的核心，装载多种核定位信号（NLS）肽功能化的模型药物（钙黄素、双链DNA等），将靶向肽和PEG共修饰的脂质双分子层包裹在MSNs表面。实验结果表明，该复合载药系统显著增强了NLS修饰型药物的核内蓄积，与脂质体相比，其对耐药人肝癌细胞的载药效率更高，治疗效率提高了106倍，证明了以核-壳功能化载体作为递药平台实施核靶向给药策略的优越性（Ashley等，2011；Liu等，2009；Sun等，2015；Ashley等，2012）。Pan等开发了DOX-MSN-COOH@ZIF-8/Bcl-2 siRNA纳米载药系统（Pan等，2018），在不同pH条件下进行体外释放实验，结果表明该载药系统在pH 5释放介质中DOX的释放速率和释放量显著高于pH 6、pH 7.4条件下，且该载药系统对MCF-7/ADR及SKOV-3/ADR细胞的$IC_{50}$值分别为（9.2±0.4）μmol/L、（3.0±0.2）μmol/L，低于普通型MCF-7和SKOV-3细胞的$IC_{50}$值，抗MDR型肿瘤效果十分明显。常见的酸不稳定化学键主要有亚胺键、腙键、乙缩醛键等。Cheng等构建了对pH值高度敏感的MSNs-siRNA@DOX-PEG-FA复合纳米载药系统（Cheng等，2017）。在酸性条件下，该载药系统中的苯甲酸亚胺键会断裂并释放DOX，在pH 5条件下48h时的DOX释放率达53.7%，显著高于pH 7.4条件下的18.6%；Western blot实验结果显示，经该复合载药系统处理的MCF-7/ADR细胞中P-gp蛋白的表达量明显下降，表明其对MDR型肿瘤有明显疗效。

### 3. 磁性纳米粒

在过去的二十年里，研究者们致力于磁性纳米粒的合成研究，并发表了很多相关文章，其中阐述了关于形状可控、高稳定性且单分散的磁性纳米粒的高效合成路线。比较常用的方法有：共沉淀、热分解和还原、胶束合成、水热合成以及激光热解技术等，这些方法均能用于高质量磁性纳米粒的合成。

共沉淀法是合成氧化铁的方法之一，这种方法是在室温或高温条件下，通过向惰性气体保护的$Fe^{2+}/Fe^{3+}$盐溶液中加入碱，从而得到氧化铁（$Fe_3O_4$或$\gamma$-$Fe_2O_3$）。这种方法合成的磁性纳米粒的尺寸、形状、组成都与合成所用的盐的种类（如氯化盐、硫酸盐、硝酸盐）、$Fe^{2+}/Fe^{3+}$的比例、温度、pH值以及介质中的盐浓度等因素密切相关。具有小粒径的单分散磁性纳米晶可以通过有机金属化合物在含有表面活性剂的高沸点有机溶剂中进行热分解而成功制备，使用该方法可合成尺寸和形状可控的磁性粒子。例如，有研究人员以十二烷基苯磺酸钠为表面活性剂，通过在甲苯中形成反相胶束制备了Mn-$Fe_2O_4$纳米粒，其粒径在4～15nm范围内可控。合成过程起始于含有$Mn(NO_3)_2$和$Fe(NO_3)_3$的水溶液，在向金属盐溶液中加入十二烷基磺酸钠的水溶液后，再加入大量的甲苯形成反相胶束，水和甲苯的体积比决定了最终得到的Mn-$Fe_2O_4$纳米粒的尺寸。Woo等报道了氧化铁纳米棒能够通过在反相胶束中的溶胶-凝胶反应制备（Woo等，2003），其中反相胶束由油酸和苄醚构成，反应中以$FeCl_3 \cdot 6H_2O$作为铁源、以氧化丙烯作为质子清除剂，可通过改变反应温度、气体环境以及在加热或回流四氢化萘时凝胶的水合态来控制纳米棒的形貌。

磁性纳米粒具有良好的稳定性，可用于磁性分离、药物运输、催化、过高热及磁共振成像等生物技术/生物医药领域。在医药学领域，磁性分离有利于将特殊的生物种类从它们原本存在的环境中分离出来，从而使样品得到浓缩，并可用于进一步的分析或其他用途。在生物学与医药学领域，磁性分离可以作为一种快速简单的方法来有效、可信地捕获特殊蛋白质或者其他生物分子。通常可使用具有生物相容性的纳米粒来进行磁分离，这一过程一般分为两步：① 将预期获得生物种类物质用磁性材料加以标记；② 使用基于流体的磁分离装置分离出这些标记物质。

Lai等研制了载柔红霉素（DNR）的$Fe_3O_4$磁性纳米载药系统（Lai等，2009），将各样品组分别施用于各组荷瘤小鼠，并在肿瘤部位施加磁场，21天后，经$Fe_3O_4$@DNR处理组的瘤体积明显小于其他实验组，仅为空白对照组的1/2。PCR和Western blot实验结果也证实$Fe_3O_4$@DNR处理组的MDR-1基因转录水平明显低于其他实验组，表明该磁响应型纳米系统具有克服肿瘤MDR的潜力。Wang等以PEG化的两亲性二嵌段共聚物（Biotin-PEG-PCDA）为纳米载体负载紫杉醇（PTX），并加入磁性纳米粒$Fe_3O_4$@OA制得PTX/$Fe_3O_4$@OA@Biotin-PEG-PCDA纳米载药系统，将其作用于MCF-7/ADR细胞，计算所需$IC_{50}$值仅为1.75μg/ml，是一种能有效治疗MDR型肿瘤的磁响应型纳米制剂（Wang等，2016）。Tang等设计了一种以$Fe_3O_4$为载体的磁性纳米载药系统$Fe_3O_4$@PDA-TPP/$S_2$-PEG-hyd-DOX（$Fe_3O_4$-ATSPD），采用化疗协同PTT法联合克服肿瘤的多药耐药性（Tang等，2022）。该纳米系统在血液循环中表现出很高的稳定性，能通过磁靶向作用增强对实体瘤的EPR效应，在肿瘤部位高效蓄积，从而提高了抑瘤率。当肿瘤细胞吞噬纳米系统后，在胞内酸性条件下，$Fe_3O_4$-ATSPD释放出DOX并进入细胞核，同时，在高浓度谷胱甘肽（GSH）作用下，载体中的二硫键断裂，暴露出线粒体靶向基团三苯基膦（TPP）修饰的光热剂$Fe_3O_4$-AT，使用NIR照射肿瘤组织时，线粒体中的$Fe_3O_4$-AT快速产生光热效应，扰乱线粒体功能。体内外试验结果均表明，化疗协同PTT可以显著增强MDR型细胞的凋亡率，获得较强的抑瘤效果。

### 4. 金纳米粒

金纳米材料常见的功能化修饰为与PEG、精氨酸-甘氨酸-天冬氨酸三肽（RGD）、谷胱甘肽（GSH）等进行偶联，改善其载体性能，提高对瘤体的靶向性，并激活免疫系统。例如：PEG修饰可降低网状内皮细胞（RES）对纳米金的摄取，延长金纳米制剂在血液中的循环时间；GSH使纳米金更易经肾脏随尿液排出，降低其细胞毒性以减少不良反应。Zhou等亦发现纳米金能上调众多免疫细胞因子的表达水平（Zhou等，2021），表明其具有一定的免疫原性，进入机体后可诱导激活免疫系统杀伤肿瘤细胞。

由于金纳米材料的局部表面等离子体共振（SPR）效应可触发强光吸收，因此其被广泛用于研究介导光热效应。Lee等将DOX和PLGA负载于Au半壳纳米粒上（Lee等，2014），同时将抗死亡受体-4（DR4）的单克隆抗体靶向偶联于纳米粒表面，制得纳米制剂DR4-PLGA-Au H-S NPs，以结直肠腺癌上皮细胞（DLD-1）和其耐药株（DLD-1/DOX）为体外研究对象。实验结果显示，DOX处理组的DLD-1及DLD-1/DOX的细胞存活率分别下降至59%和90%，而以DR4-PLGA-Au H-S NPs处理，并经NIR（808nm）照射后，肿瘤部位温度可升高至45℃，DLD-1和DLD-1/DOX的细胞存活率分别下降至18%和41%，表明这种化学/光热协同疗法可有效杀死MDR型肿瘤细胞。Zhang等以PEG和生物素对金纳米棒进行功能化修饰并负载DOX富集的硫醚-DNA（Zhang等，2016），以MCF-7/ADR细胞为研究模型，经NIR照射后，该载药复合体药物释放率可提高至60%，局部温度升至45℃，MCF-7/ADR细胞的死亡率高达81%，可有效逆转肿瘤MDR。Xia等利用金属蛋白酶（MMP2）和牛血清白蛋白（BSA）对金纳米星进行功能化修饰并负载NIR荧光剂IR-780（Xia等，2019），所得的该金纳米复合体经NIR照射可介导肿瘤部位温度升高至63℃；体内研究中，静脉注射上述金纳米复合体，肿瘤部位温度升高至46℃，瘤体体积减少93%，对于MDR型肿瘤具有较强的抑杀作用。Yu等构建了DOX/ICG@biotin-PEG-AuNC-PCM纳米载药系统（Yu等，2017），将其施用于MCF-7/ADR细胞，同时施加808nm的NIR光辐照，结果显示其对MCF-7/ADR细胞的$IC_{50}$值仅为0.48μg/ml，远小于DOX处理组的74.51μg/ml，且以该系统施用于MCF-7/ADR细胞，可使其凋亡率由DOX处理组的18.66%上升至97.17%，具有较好的抗MDR型肿瘤效果。有研究人员使用Au纳米载体负载DOX，并以肿瘤靶向配体和透明质酸（HA）进行修饰，得到多靶点纳米载药系统AuNS-pep/DOX@HA。该系统可通过EPR效应和CD44受体介导的特异性识别作用有效定位于肿瘤部位，进入癌细胞后，HA被HAase降解，DOX释放。NIR辐射（1W/cm$^2$，5min）使AuNS进一步蓄积到线粒体中，触发PTT，将该纳米复合物加入到MCF-7/ADR细胞中培养22h后，97%的药物保留在癌细胞中，远高于对照组。

## （二）脂质类纳米递送系统

目前，许多纳米给药系统如固体纳米粒、微胶粒、脂质体、微乳液等已经在临床上得到应用。在这些纳米系统中，脂质体由于生物相容性与生物可降解性好等优点，得到了广泛的研究与开发。脂质体的主要组成成分是磷脂，是一种两亲性分子，含有亲水性头部和疏水性尾部，磷脂的这一性质赋予了脂质体在水介质中具有自封闭的特性，使其成为理想的载体系统，在食品、化妆品、农业和医药等领域有着广泛的应用。脂质体的一个显著优点是其可同时包载并释放两种溶解性不同的物质，如将两种抗氧剂α-生育酚（脂溶性分子）和谷胱甘肽（水溶性分子）共包封入同一脂质体中。

### 1.脂质体的组成

脂质体是由天然磷脂或合成磷脂与其他成分如胆固醇或亲水聚合物-共轭脂类等组成的双层脂质纳米粒。卵磷脂（PC）和磷脂酰乙醇胺（PE）是动植物体内最常见的磷脂，是构成生物膜的主要结构成分。但在脂质体和其他脂类递送系统中很少用到PE，这是因为其在生理条件下能够形成非双层结构，破坏膜的稳定性，诱导膜融合。而其他类型的磷脂，如磷脂酰丝氨酸（PS）、磷脂酰甘油（PG）和磷脂酰肌醇（PI）等，也可根据所需样品的特性用于制备脂质体。胆固醇（CHO）也是构成脂质体的重要组成成分。胆固醇一旦进入脂质体膜的双分子层，就会排列在脂质体分子之间，羟基朝向水层，而四个环结构则插入脂酰链的前几个碳之间，进而进入到膜双分子层。胆固醇在磷脂双分子层中的存在有助于降低磷脂膜的流动性，进而降低水溶性分子通过膜的渗透性，提高脂质体膜在血液、血浆等生物液体中的稳定性。胆固醇有一定能力保护脂质体不受血液蛋白的破坏，但不能完全预防。除胆固醇外，一小部分含有亲水性基团的聚合物，如聚乙二醇（PEG）也可连接在脂质体表面，提高其稳定性。PEG是一种亲水性聚合物材料，当PEG被偶联到脂质体表面时，能够通过空间位阻效应减少脂质体与血浆蛋白的相互作用，阻止其被吸附到脂质体的表面，减少网状内皮系统对脂质体的吞噬和摄取。PEG化修饰可延长脂质体在体内的循环时间与生物半衰期，进而增加脂质体在体内的蓄积和利用率。研究表明，PEG的隐形功能可使PEG化脂质体的循环半衰期比非修饰型脂质体延长10倍。总之，脂质体在作为纳米药物载体方面具有十分显著的优势：首先，其不具有毒性、免疫原性等；其次，当其在体内被降解时，不会有代谢障碍，表现出良好的生物相容性；第三，脂质体的独特结构使其对各种药物分子均有较强的负载能力；最后，脂质体易于进行功能化修饰，获得高效的靶向性、智能响应性等高级载体特性，发挥更好的载运功能，提高对各类肿瘤的治疗效果。

### 2.脂质体的分类

脂质体可根据不同的划分依据进行分类，如根据制备方法、表面带电情况、功能、双分子层的数量或尺寸大小等来划分。最常见的是根据脂质体双分子层的数量进行分类，可大致分为多层囊泡（MLVs）与单层囊泡（ULVs），ULVs又可分为大单室脂质体（LUVs）与小单室脂质体（SUVs）（Han等，2015）。MLVs因由多个磷脂双分子层组成，所以其粒径大小通常在0.05 ～ 10mmol/L之间。MLVs和ULVs均具有广泛应用，且制备方法简单，最常用的是薄膜分散法。薄膜分散法是在油脂形成干的薄膜后，在一定的温度下加入适量水溶液，通过水合作用，在水溶液中自发形成脂质体。通过这种方法制得的脂质体可将药物载进其壁层与水合的缓冲液中，且具有较高的包封率，因为其在真空状态下能将脂质混合物从有机溶剂中除去，水化完全。采用薄膜法制备脂质体，需要尽量除去有机溶剂。此外，脂质膜与缓冲溶液或药物水溶液水合的时间会影响药物在囊泡内的滞留量。LUVs是由单个磷脂双分子层组成的脂质体，其粒径在0.1 ～ 1μm。与MLVs相比，LUVs具有更大的内腔容量，其包封率也比MLVs更高。在制备脂质体制剂时，LUVs因具有较高的包封率，可以用相对较少的脂质膜材包载更多的药物，具有更高的经济效益。

### 3.脂质体制剂在逆转肿瘤MDR方面的应用

向天娇等使用纳米隐形阳离子脂质体装载抗MDR1基因的siRNA表达质粒（向天娇等，2015），并对该脂质体进行体内外药效学考察。实验结果表明，装载siRNA表达质粒的阳离子脂质体在体内外均能有效抑制MDR1基因的表达，很大程度上逆转了乳腺癌的MDR。Zhou等制备了4R22修饰的紫杉醇脂质体（4R22-liposome-paclitaxe，4R22-LP-PTX），探索其逆转肺癌细胞（耐顺铂、多柔比星细胞株A549/ADR）多药耐药的能力（Zhou等，2016）。实验结果表明，4R22-LP-PTX能显著地逆转多药耐药，可有效诱导A549/ADR细胞的凋亡和增殖抑制，并转染进入细胞，降低外排蛋白表达。Cosco等制备了包载化疗药物吉西他滨与他莫昔芬的脂质体，并考察其对乳腺癌细胞株的作用（Cosco等，2012）。实验结果显示，该脂质体可以有效逆转MCF-7和T47D细胞株对化疗药物的耐药。Wang等研究发现，用脂质体同时负载抗转谷氨酰胺酶的siRNA与吉西他滨，能够有效降低胰腺癌细胞的存活率和迁移率（Wang等，2013）。Apte等通过在脂质体偶联剂PEG$_{1000}$-PE上连接细胞穿透肽TATP（Apte等，2014），制备了负载DOX的免疫脂质体，并考察其逆转MDR的作用。结果表明，该免疫脂质体能够克服肿瘤细胞的MDR，显著抑制药物耐受型小鼠体内肿瘤的生长。Hädicke等研究发现，MRK-16修饰的载DOX脂质体在体内外对非小细胞肺癌的多药耐药均具有一定的逆转作用（Hädicke等，2013）。Bajelan等研究发现，使用纳米脂质体包载DOX与耐药调节剂伐司扑达，能有效逆转人乳腺癌T47D/TAMR-6细胞株对DOX的耐药（Bajelan等，2012）。

林力等的研究表明，与游离型5'-FU相比较，载5'-FU核苷的前药脂质体对人鼻咽癌HNE-1细胞具有更强的生长增殖抑制作用。范青等制备了川芎嗪脂质体（范青等，2004），并考察其对人白血病细胞株K562（K562/ADM）多药耐药的逆转作用，结果发现，脂质体在非细胞毒性剂量下可显著降低川芎嗪对K562/ADM细胞的IC$_{50}$，抗药性逆转率为11.2倍，低毒剂量下的抗药性逆转率为178倍，呈明显的剂量依赖性。以脂质体为给药载体，可将化疗药物和小分子MDR逆转剂的复合物靶向送达肿瘤组织内发挥作用，同时大幅降低了两者的毒副作用。Lo等将铁调素与表柔比星复合物负载于PEG化脂质体中，并作用于人鳞状细胞癌SCC15和人胚胎癌NT2D1细胞（Lo等，2015）。结果发现铁调素能抑制P-gp的外排作用，并通过产生大量ROS激活线粒体凋亡途径，显著增加肿瘤细胞对表柔比星脂质体的摄取，增强抑瘤效果，达到逆转肿瘤MDR的目的。余南荣等以纳米脂质体包载针对STAT3的siRNA，制得STAT3/DOTAP-Lip，用于抑制目的癌基因STAT3的表达，改善胃癌耐药细胞对化疗药物的敏感性（余南荣等，2013）。结果表明，STAT3/DOTAP-Lip在体外试验中可有效抑制STAT3的蛋白与基因表达，显著提高顺铂（DDP）对胃癌细胞的杀伤作用。在胃癌动物模型实验中，该脂质体同样明显抑制了耐药肿瘤生长，有效提高耐药癌细胞对DDP的敏感性，实现了对肿瘤MDR的逆转。

## （三）聚合物类纳米递送系统

聚合物纳米材料的大小范围通常为10～1000nm，它们是由可生物降解的合成聚合物（例如聚丙交酯-聚乙交酯共聚物）或天然聚合物（例如明胶、藻酸盐和壳聚糖）制成。聚合物的制备方法较多，如溶剂蒸发、自发乳、溶剂扩散等。在普通型聚合物的基础上，研究者们进一步开发了智能型聚合物（刺激响应性聚合物），此类聚合物可以响应环境信号而改变其结构特征或理化性质。通常的刺激源多为物理性（光、热）、化学性（不同的酸碱性）和生物分子（酶）类。聚合物的多功能性，在特定环境下对给定刺激的敏感性、响应性以及易于组合的特性使得以其为载体可实现精准、程序化的药物递送，其中研究和应用最多的是两亲性嵌段共聚物与聚合物胶束。当两亲性聚合物分子在水性介质中自发缔合并形成核-壳结构时，就会生成聚合物胶束，疏水性胶束的内芯被亲水性嵌段（例如PEG）外壳包围，它们的疏水核可负载水溶性差的药物。同时，胶束的亲水壳层稳定了其核心，延长了自身的血液循环时间，并增加了在肿瘤组织中的蓄积。

### 1.聚合物胶束

聚合物胶束是一类由两亲性共聚物形成的胶态分散体，是由亲水链与疏水链在水溶液中自发排列形成的两亲性聚合物，其中疏水片段形成胶束内核，亲水片段形成胶束外壳，药物可被包裹在内核中，具有载药量大、稳定性高、可修饰性强、生物相容性好等特点。作为一种新型给药系统，聚合物胶束具有热力学稳定性、被动靶向性和生物相容性等特性，如对其亲水性表面进行适当修饰，还可使其具有主动靶向性等优势。因此，以聚合物胶束作为化疗药物载体，不仅可以降低药物的毒副作用、提高治疗效果，还能逆转肿瘤MDR。

Han等采用乳化-溶剂蒸发法制备了载DOX的胆固醇修饰型乙二醇壳聚糖（Doxorubicin cholesterol-modified glycolchi-tosan，DCHGC）胶束（Han等，2012），测定了该载药胶束对MCF-7/ADR细胞的毒性作用。结果显示，DCHGC胶束可明显提高DOX在MCF-7/ADR细胞内的富集，增强其对肿瘤细胞的杀伤作用，有效逆转肿瘤MDR。Wang等以Pluronic P105为载体，采用固体分散-水化法制备了紫杉醇（PTX）聚合物胶束，考察PTX胶束的细胞摄取及逆转肿瘤细胞耐药性的作用（Wang等，2013）。结果显示，Pluronic P105能够有效增溶难溶性的PTX，并形成具有较强缓释作用的纳米级聚合物胶束，该制剂可显著提高PTX对人卵巢癌耐药细胞的毒性，逆转其耐药性。吴金花等将PEG-PE聚合物与槲皮素混合后制得脂膜，加0.9%氯化钠注射液形成胶束（quercetin-loaded PEG-PE micelles，M-Q），并考察其对乳腺癌细胞耐药性的逆转效应（吴金花等，2015）。结果显示，与游离槲皮素相比，M-Q能在体外更大程度地逆转MCF-7/ADR细胞对DOX的耐药性，且PEG-PE胶束自身对靶细胞无明显杀伤作用。Fan等采用薄膜水化法制备了载PTX的PEG-PLA/VE-TPGS混合胶束（PV-PTX），通过细胞摄取和毒性试验考察PV-PTX胶束在体外逆转肿瘤MDR的能力（Fan等，2015）。结果显示，PV-PTX胶束的载药量约为24%，包封率约为95%，可通过逆转MDR效应提高耐药肿瘤细胞对其摄取量。Wei等制备了载DOX的两亲性树枝状聚合物（amphiphilic dendrimer，AmDM）

纳米胶束，考察其逆转乳腺癌MDR的能力和可能机制（Wei等，2015）。结果表明，载AmDM/DOX胶束能够提高药物效能，并通过显著增强细胞摄入和减少药物流出作用而逆转乳腺癌细胞对DOX的耐药。Pritchard等制备了包裹雷洛昔芬的SMA［poly（styrene-co-maleic acid）］聚合物胶束，考察其对去势抵抗性前列腺癌（castrate-resistant prostate cancer，CRPC）的细胞毒性和逆转效果（Pritchard等，2016）。结果表明，相对于单一的雷洛昔芬，SMA-雷洛昔芬胶束进入PC3细胞的药量增加75%，组织分布高出69%，有效提高了雷洛昔芬治疗CRPC的效果。Dong等以抗肿瘤新生血管药物康普瑞汀A4（Combretastatin A4，CA4）和聚天冬氨酸-多柔比星大分子前药（polyaspartic acid doxorubicin，Pasp-DOX）作为模型药物，将具有生物相容性的聚乙二醇-组氨酸共聚物［poly（ethylene glycol）-polyhistidine，PEG-Phis］作为载体制备了纳米载药胶束，考察其对乳腺癌敏感株MCF-7细胞的逆转效果（Dong等，2015）。结果表明，PEG-Phis60/Pasp-DOX/CA4制剂在MCF-7/ADR细胞中表现出显著的细胞毒性，能够降低化疗药物的毒副作用，显著克服肿瘤MDR。Yoncheva等制备了载PTX的聚合物胶束（Yoncheva等，2012），实验结果表明，该胶束明显地降低了肿瘤细胞P-gp蛋白对药物的外排作用，增加PTX在胃肠道的滞留时间，促进吸收，极大地提高了PTX的生物利用度。陈亮岑制备了载多烯紫杉醇的混合胶束（PF-DTX）（陈亮岑等，2013），通过功能化修饰增强了胶束载体对肿瘤细胞的敏感性和主动靶向性，提高了药物的抗肿瘤活性，同时降低其对正常细胞的毒副作用。同时，存在于肿瘤新生血管上的CD13受体高效介导了该胶束系统进入肿瘤细胞，进一步逆转肿瘤MDR。

### 2.树枝状聚合物

树枝状聚合物是一类具有树枝状骨架和球状外形结构的纳米级聚合物，其表面分支的末端连接有大量官能团。在用作载药系统时，药物既可被包封于聚合物的骨架内部的空腔，也可化学偶联在其表面官能团上。载药聚合物可以免受体内外的化学降解和酶解、屏蔽抗原作用点、降低药物代谢率，从而提高药物的稳定性、延长药效时间并增强药物的抗肿瘤毒性作用。树枝状聚合物粒径较小，因此以其为基础制得的纳米粒具有较强的EPR效应，可对肿瘤组织实现被动靶向递药，增强肿瘤细胞对化疗药物的敏感性。同时，聚合物表面的官能团还能同时连接多种特异性靶向配基，实现对机体某些器官、组织和细胞的特异性作用，从而将药物递送到病变部位实现主动靶向。

Gellerman等使用从髓鞘碱性蛋白衍生出的13肽，合成了肽偶联树枝状聚合物并负载苯丁酸氮芥，该聚合物能够显著提高苯丁酸氮芥对肿瘤细胞的毒性，同时增强了细胞对苯丁酸氮芥的敏感性（Gellerman等，2013）。基于纳米金的聚合物是一种新型的高效药物输送载体，其组织渗透性高、稳定性好，小分子药物可以很容易地通过物理吸附、离子键或共价键连接到金纳米聚合物上。Gono等开发了一种金（Au）-多柔比星（DOX）

纳米共轭系统，用以克服肿瘤MDR，首先将金纳米粒（AuNPs）聚乙二醇化，生成Au-PEG-NH$_2$，再通过二硫键（—S—S—）将DOX嫁接到AuNPs表面，制成Au-PEG-SS-DOX树枝状聚合物（Gono等，2011）。聚焦成像结果显示该聚合物在耐药细胞内的摄取率远高于游离DOX，电感耦合等离子体质谱法也证实了聚合物纳米粒在耐药细胞中的蓄积量大于15μmol/L，采用MTT法测定Au-PEG-SS-DOX对HepG2细胞的毒性作用，IC$_{50}$测定结果显示该聚合物制剂对细胞的毒性杀伤作用远高于游离DOX。

## （四）金属有机骨架纳米递送系统

金属有机骨架（MOFs）是由金属离子和有机配体通过自组装形成的具有周期性网状结构的多孔无机-有机杂化材料。由于具有结构多样性、灵活性和可变性以及独特的多孔结构，MOFs材料在气体存储、吸附分离、催化、药物输送和生物传感中显示出广阔的应用前景。MOFs具有高密度和均匀分散的活性位点，其多孔结构和内部的多个通道可促进小分子底物进入并与活性位点充分接触，有利于负载物的运输和扩散。纳米尺寸的金属有机骨架材料（NMOFs）不仅保持了传统骨架结构的规整性，还具有纳米粒的特殊性质，例如EPR效应等。相较于传统的纳米粒体系，NMOFs可将客体分子分隔在骨架中，利于小分子扩散的同时也可有效阻止外界生化反应对药物的损耗，可望成为绝佳的药物载体。作为一种纳米级药物载体，MOFs可借助尺寸优势改善药物代谢性质；利用细胞的主动摄取，提高药物的生物利用率；通过包埋疏水性药物，提高其溶解性及稳定性；还可有效透过机体屏障，提高药效并实现靶向递送。

为避免纳米载体本身的毒副作用，一般选用毒性较低的金属离子及有机配体合成NMOFs。Tamames-Tabar等使用HeLa癌细胞和J774巨噬细胞测试了14种NMOFs的细胞毒性（Tamames-Tabar等，2014），发现当以Fe、Zr、Zn等生物相容性好的元素作为金属中心时，NMOFs的毒性主要取决于选用的有机配体；当以强亲水性或极性分子作为有机配体时，NMOFs的毒性较低，例如由2,3,5,6-四甲基对苯二甲酸与Fe组成的MIL-4CH$_3$材料的毒性成倍高于以2-氨基对苯二甲酸作为配体的MIL-NH$_2$。此外，应用生物相容性材料对NMOFs进行外包裹也可有效降低其毒副作用。

癌症治疗往往需要面对复杂的肿瘤微环境。已知肿瘤组织区域（pH=5.5～6.5）相较正常组织（pH 7.4）呈酸性，因此构建pH响应性的载药系统可实现在肿瘤部位的定点药物释放，提高药物有效浓度。应用Zn$^{2+}$与2-甲基咪唑制备的具有pH敏感性的ZIF-8纳米粒，已在响应性药物递送领域取得较大进展。在构建载抗癌药物DOX的ZIF-8纳米体系时，将具有光热响应性的聚多巴胺（polydopamine，PDA）与熔点为38～40℃的相变材料（phase-change material，PCM）正十四醇包裹在ZIF-8表面，形成具有核-壳结构的复合型载体，不仅可融合PTT与化疗，而且降低了由ZIF-8在酸性条件下快速崩解引起的细胞毒性。PDA-PCM@ZIF-8/DOX在到达偏酸性的肿瘤部位后，包裹在聚合物中的ZIF-8骨架缓慢崩解完成药物释放，同时，通过近红外辐射使得PDA产生光热效应，促使原本在生理环境下不溶解的PCM熔化，释放包裹在颗粒内的DOX，最终实现光学控制下的药物精准释放。结果显示，pH中性条件下PCM层可有效减缓DOX的释放，降低了正常生理环境中的细胞毒性行为；而在酸性及光学双重刺激下，药物释放量达到78%。使用HepG2细胞与荷瘤小鼠模型进行药效学验证，实验结果证实，使用该载药系统在体内外可有效抑制MDR型肿瘤的生长，抑瘤效果明显优于单独的化疗与PTT。

此外，药物进入细胞后往往受到膜蛋白外排以及胞吐作用而降低药效，使用酸敏性的ZIF-8纳米粒作为药物载体，可有效实现胞内溶酶体逃逸，进而提升药物治疗效果。研究表明，ZIF-8纳米粒以细胞内吞作用进入胞内，遇到呈酸性的溶酶体后，颗粒可迅速崩解，大量释放的$Zn^{2+}$引起反离子涌入溶酶体内，同时激活ROS的生物效应，破坏溶酶体膜，实现药物高效释放。例如，利用静电作用构建的核酸适配体（aptamer）MOFs纳米粒DOX@ZIF-8@aptamer，在针对耐药型宫颈癌HeLa细胞的实验中，被证实可在胞内产生大量ROS；在DOX浓度为50μg/ml的条件下，纳米粒对HeLa细胞的杀伤效率高达85%，而游离多柔比星对其的杀伤效率仅为20%。这类具有pH敏感性的NMOFs纳米粒兼具较好的生物相容性及溶酶体逃逸功能，可增强所负载药物的治疗效果，在肿瘤治疗及其他生物医学领域拥有广阔的应用空间。

## （五）细胞制剂类纳米递送系统

从进化角度来看，各种细胞的独特形状具有重要意义，并在生物学功能中起关键作用。红细胞作为最常见的细胞类型，是将氧气输送到人体组织的主要细胞，其盘状形状已被证明可促进微血管中氧气的有效输送。与其他形状相比，圆盘形具有更大的比表面积和更小的体积占比，两侧的圆面与外界有较大接触面积，可进一步促进氧气的快速释放。细胞形状赋予的运输和氧气输送功能为设计新型纳米载体提供了良好的借鉴。哺乳动物的红细胞大多呈两面凸、中央凹的圆盘状，中央较薄，周缘较厚，直径约7μm，厚度约2μm。在显微镜下单个红细胞呈黄绿色，而大量红细胞聚集使血液呈现深红色。成熟的红细胞没有细胞核和线粒体，富含血红蛋白（血液的主要成分），每毫升血液中含有超过一百万个红细胞。红细胞在哺乳动物体内起着重要的运输作用，可携载包括氧气在内的各类生命物质进行机体组织间的转运。除了红细胞内部的血红蛋白，红细胞膜特异性的膜蛋白作用也有助于实现对物质的转运。

纳米载体的长循环能力受到其表面性质的深刻影响，在纳米粒表面修饰特定分子或基团可显著提高其体内长循环性能。例如，表面接载聚乙二醇（即PEG化修饰）可极大改善纳米粒的"隐形"性质，减少其与血浆中的蛋白成分发生聚集，降低机体自身免疫清除率，延长血浆内半衰期。近年来，越来越多的接载PEG的药物载体或纳米制剂进入临床试验中，研究发现在多次使用PEG化药物后，动物体内会产生anti-PEG IgG，导致自身免疫功能被激活，巨噬细胞吞噬、清除药物载体，抗药性增加。随着纳米载体技术的快速发展，仿生型载体进入了科研人员的研究范围，动物体内天然存在的细胞具有长循环和特异性靶向等一系列优异特征，这激发了研究者通过借鉴、模拟等策略开发仿生型纳米药物载体，并赋予其天然细胞的各种优良性能。研究人员直接使用天然细胞的相关结构物作为修饰成分，可制得特殊的仿生纳米载体，并在体内外试验中表现出优异性能。红细胞膜基相关载体能够实现药物的持续释放，减少给药次数，还可以通过躲避体内免疫系统清除的方式延长半衰期，且具有十分优异的生物相容性，是仿生型纳米载体领域的研究热点。2011年，美国加州大学圣地亚哥分校的张良方教授课题组首先使用红细胞膜对纳米载体进行表面修饰，他们在PLGA载体的表面包覆上一层红细胞膜，得到的PLGA-RBCM纳米载体具有优异的血液长循环能力。这项研究表明红细胞膜的存在显著延长了纳米载体的体内半衰期，为纳米载体的仿生设计提供了新的思路，为其进一步实现临床应用指明了方向。

Jiang等从墨鱼汁中提取出具有高光热转化效率的天然黑色素纳米粒（216nm），与红细胞膜通过聚碳酸酯膜共挤出法制成膜仿生型黑色素纳米粒（241nm），粒径的增大证明红细胞膜已成功包覆在黑色素纳米粒上（Jiang等，2017）。在对人肺癌（A549）异位荷瘤小鼠的治疗研究中观察到，红细胞膜仿生化修饰显著增强了黑色素在肿瘤部位的蓄积。静脉注射4h后，仿生纳米粒在肿瘤部位的蓄积量是天然黑色素的1.44倍。经NIR光（808nm，2W/cm$^2$）照射5min，肿瘤局部温度上升至55℃，比天然黑色素产生的温度高10℃，可完全使肿瘤消融。为实现PTT与化疗的联合治疗，Chen等以具有光热效应、中空的普鲁士蓝纳米粒荷载DOX，并与红细胞膜通过超声完成仿生修饰（Chen等，2017）。静脉给药24h后，仿生普鲁士蓝纳米粒在4T1肿瘤异位荷瘤小鼠血液中的药量是其注射剂量的17.5%，而未包覆红细胞膜的纳米粒只有6%残留在血液中，证明红细胞膜修饰能避免普鲁士蓝纳米粒被网状内皮系统吞噬，提高体内生物利用度。经NIR光（808nm，1W/cm$^2$）照射5min，肿瘤部位温度升高至60.6℃，抑瘤率高达98.3%。Yang等将免疫增强剂1-甲基色氨酸（1-methyl-tryptophan，1-MT）和NIR-Ⅱ光热剂IR1061共载于聚丙烯酰胺温敏纳米粒中，再通过与红细胞膜共挤出进行仿生修饰（Yang等，2020）。对于相同厚度的皮肤，施用于皮下的光热剂经NIR-Ⅱ光照射后升高的温度是经NIR-Ⅰ光照射后的3倍以上，充分证明了NIR-Ⅱ光具有更强的组织穿透性。对4T1耐药肿瘤异位荷瘤小鼠尾静脉注射后，该共载药纳米粒可在乳腺癌组织中富集，采用NIR光（1064nm，0.86W/cm$^2$）照射5min即能实现高效光热转化。一方面，PTT诱发了肿瘤细胞免疫原性死亡，促进效应T细胞聚集到肿瘤组织，另一方面，高温使聚丙烯酰胺温敏纳米粒解体，促进1-MT释放，释放的1-MT又能激活并增强效应T细胞的免疫活性，有效改善肿瘤免疫抑制微环境。在动物实验进行21天后，肿瘤体积逐渐减小，且明显抑制了乳腺癌细胞的肺转移。

红细胞是机体内长期存在且可循环的内源性载体，可在人体内存活120天，因此它们能够完成运输氧气的重要生物学功能，可自由通过心血管系统和器官，不受免疫系统的攻击和清除。受这一特性的启发，红细胞衍生膜（RBCM）被设计成隐形涂层材料，以帮助纳米粒逃避免疫清除，延长循环时间。红细胞利用膜相关的免疫调节蛋白作为实现长循环和免疫逃疫功能的重要组分，例如CD47，这是一种负责免疫逃疫的跨膜蛋白，能够抑制巨噬细胞的吞噬作用和抗炎反应，降低其免疫行为。作为最早衍生的由细胞膜组成的生物界面材料，RBCM包裹策略已经得到了很好的发展，并成为制备仿生纳米粒系统的一种通用型方法，用于从药物递送到诊断和治疗的生物医学领域。Luo等开发了一种新型靶向纳米复合物GOQD-ICG-DOX@RBCM-FA NPs（GID@RF NPs）（Luo等，2020）。首先，使用PEG修饰的氧化石墨烯量子点负载光敏剂吲哚菁绿（ICG）和DOX，形成GOQD-ICG-DOX NPs（GID NPs）；其次，以RBCM包裹GID NPs以避免免疫清除；最后使用FA修饰，赋予GID@RF NPs靶向性能。MTT测试结果显示，经GID@RF NPs处理和激光照射后，HeLa细胞的存活率降低了71%，而RBCM的包裹显著延长了纳米粒的血液循环时间，增强了免疫逃疫能力。此外，通过在肿瘤细胞上高表达的FA和FA受体之间的强相互作用，显著提高了肿瘤部位的药物蓄积。体内试验结果表明，化疗/光热协同治疗对肿瘤生长的抑制作用最强。H&E染色实验结果表明，接受GID@RF NPs治疗的小鼠其主要器官没有明显异常，与对照组相比，血液和生化参数水平保持稳定。总之，这种可介导协同治疗的仿生纳米系统为宫颈癌治疗提供了一种安全、快速、有效的选择。

## （六）其他新型纳米递送系统

常见的组合型纳米递送系统包括核-壳结构型纳米载体、尺寸/形状可调型纳米载体以及电荷翻转型纳米载体等。这些载体属于新结构、新特性型纳米递送系统，可以有效包封活性药物分子，并在一定的生理环境或刺激下释放药物，大大降低药物泄漏带来的毒副作用且提高药物的利用率。独特的结构特征或理化性质、良好的生物相容性、易于修饰及多种环境响应特性是这类载体得天独厚的优势。

### 1.核-壳结构型纳米载体

核-壳结构型纳米载体是将一种纳米材料通过化学键或分子间作用力包覆于另一种材料表面形成的有序组装纳米结构物。由于具有较高的层次性和可修饰性，核-壳结构纳米载体可同时负载多种理化性质不同的药物分子，内核通常具备较强的装载能力，外壳（膜）具有较好的生物相容性和易于修饰的特点。与传统纳米载体相比，核-壳结构型纳米载体可以综合多种单一型载体的优势，通过有层次的内/外核-壳结构实现多种载体的有效整合，因此，将此类纳米载体用于化疗药物、基因、光敏剂等治疗剂的共递送是一种十分有效的载运策略。常见的化疗药物装载方式包括物理包封和化学连接。物理包封是通过亲/疏水作用、氢键作用、共轭作用等将药物包封于载体内，化学连接是将含有可反应官能团的药物通过酯键、腙键、酰胺键等化学键连接于载体骨架上。两种方式均能实现有效的药物装载。基因药物的负载通常是以荷正电的高分子材料与荷负电的基因分子通过静电作用形成复合物的方式进行。

综合考虑化疗药物和基因药物等的理化性质与装载方式，目前，构建共递送型核-壳结构纳米载体的策略主要有三种：化疗药物与基因共载于内核、基因装载于内核而化疗药物装载于外壳、化疗药物装载于内核而基因吸附于外壳。这三种策略分别适用于不同性质的化疗药物与基因共递送。

第一种策略，将化疗药物与基因共载于内核。内核通常选择阳离子载体用于负载基因，将药物通过化学键连接于阳离子载体骨架上或在亲/疏水作用力下包封于核的内部，而外壳使用PEG或荷负电的生物大分子材料修饰，从而保证内核中药物与基因的稳定性，增强载体的长循环能力。该策略适用于可化学修饰或疏水性的化疗药物与基因共递送。如Yao等构建了阳离子脂质体，将化疗药物索拉非尼装载于脂质体双分子层内，并在脂质体表面吸附siRNA，再在外层包覆羧甲基壳聚糖作为外壳起到保护作用（Yao等，2015）。Yin等构建了一种外壳可脱落的HA-PSR纳米载体，将紫杉醇（paclitaxel，PTX）通过疏水作用包于内核中，通过静电吸附将siRNA负载于阳离子材料上，外壳以透明质酸（HA）修饰，通过巯基化作用与内核阳离子材料交联，形成核-壳结构型共载PTX与siRNA的HA-PSR纳米载体（Yin等，2016）。Wang等将多柔比星通过化学连接键修饰在PEI上，并用载药的PEI装载基因形成聚电解质复合物，再包覆NGR修饰的羧甲基壳聚糖外壳，构建出共载pEGFP与多柔比星的CDPD纳米载体（Wang等，2015）。

第二种策略，将基因装载于内核，化疗药物装载于外壳。这种方式通常是利用阳离子基因载体形成内核，以脂质体或生物大分子材料作为外壳，疏水性药物可以包封于脂质双分子层内，将可化学修饰的药物通过化学键连接在大分子材料上，该方法能有效保护基因的稳定性，而且基因与化疗药物可按次序释放，先释放药物后释放基因。如Feng等用壳聚糖、鱼精蛋白与siVEGF形成聚电解质复合物内核（Feng等，2014），将脂质体作为外壳包裹内核，并且在脂质双分子层中装载化疗药物PTX。Liu等合成了阳离子聚合物聚（$\beta$-氨基）酯［poly($\beta$-amino)ester，PBAE］（Liu等，2014），用于装载模型基因pEGFP以形成聚合物复合物，并将药物甲氨蝶呤（Methotrexate，MTX）通过酯键连接在支链淀粉上，再将连有MTX的支链淀粉包覆在复合物表面形成共载纳米系统。

第三种策略，将化疗药物装载于内核中，基因吸附于外壳。这种方式通常是将药物装载于适宜的纳米载体内，再在载体外部修饰阳离子材料以吸附基因；或合成多嵌段共聚物，内核用于装载疏水性药物，外壳用于吸附基因。该方法可使基因先释放出来，再释放药物。Wu等合成了C16-ss-PEI并与PLAG共同组装形成疏水内核（Wu等，2018），用于装载疏水性的DOX，并在外壳PEI的静电吸附作用下装载siRNA。由于将基因装载于外部，有可能导致其在血液循环中不稳定，因此许多研究者合成出多嵌段材料，将基因装载于中间层，外层以PEG等材料修饰来保证基因的稳定性。Wu等合成了一种三嵌段共聚物FA-PEG-*b*-(PCL-*g*-PEI)-*b*-PCL（Wu等，2016），其中PEI用于装载P-gp siRNA，PCL形成的疏水内核用于装载多柔比星，外壳PEG具有长循环作用，三嵌段共聚物修饰上FA后具有肿瘤细胞靶向作用。

上述核-壳结构共递送型纳米载体综合考虑了基因与化疗药物的理化性质、装载方式和释药特征，以其作为载运平台可实现有效的药物递送和基因转染，有利于化疗、基因联合治疗发挥协同抗肿瘤效果，为构建多种治疗剂一体化递送载体提供了有益思路。

例如，使用以贵金属微球为核、高分子材料为壳的纳米载体可以实现诊疗一体化；使用以多孔材料为核、高分子材料为壳的纳米载体可以实现多种药物协同作用的创新性疗法；使用以多孔贵金属材料为核、高分子材料为壳的纳米载体可实现多种手段协同治疗（化疗、PTT、PDT、基因疗法等）。以无机材料为核、有机高分子材料为壳的有机/无机杂化型核-壳结构纳米载体因具备多种复合功能而受到广泛关注，有望成为未来纳米载药系统发展的主流趋势。

### 2.尺寸、形状可调型纳米载体

纳米载体的尺寸大小是一个至关重要的因素，它能显著影响载体（如脂质体、胶体）的稳定性、细胞内吞、转染效率和在体内的循环与清除。体外研究发现，纳米粒的尺寸越小越能被有效地内吞，粒径约20nm的纳米粒能以与内吞途径无关的方式扩散到细胞内。Rejman等的研究表明，直径小于200nm的颗粒能够通过网格蛋白介导的途径内化，而直径大于200nm但小于1μm的颗粒主要通过细胞膜穴样内陷介导的途径进入细胞（Rejman等，2004）。另外，尺寸小于200nm的颗粒可在体内循环更长的时间，实际上，这样的纳米粒较难清除，能更好地进入到靶向组织而非其他组织，例如肺、肝脏和脾脏；而大于200nm的颗粒可通过肝脏、脾脏或肺部迅速清除。

对于载基因纳米系统，载体的大小受基因负荷的影响很大。载体与核苷酸之间的有效静电相互作用可以压缩基因，负载基因后，形成的载体/基因复合物的尺寸通常会增大，压缩程度显著影响尺寸变化量。此外，阳离子载体的类型和修饰程度、N/P比以及复合物的形成条件都能影响复合物的尺寸。例如，通过在络合期间增加N/P比，复合物的尺寸增大呈现递减的趋势，这是由负载核苷酸后的缩合效应导致的。考虑到载体大小与电荷在基因转染效率中的重要性，应在转染前准确调整络合期间的N/P比，以使得所得复合物的电荷和尺寸仍然保持在适当的范围内，且不会干扰基因转染。

除上述电荷翻转材料外，还存在光敏感型和热敏感型材料。使用这些材料修饰纳米载体可使其表面带有特殊的光敏基团或热敏基团，当载体到达特定部位时，在外界环境的刺激下，载体结构发生变化使得整体电荷发生改变，可避免在未到达作用部位时药物的过早释放，实现定时、定位高效释药。Hu课题组设计了一种荷负电的光敏型聚倍半硅氧烷纳米凝胶（BPS NPs），该凝胶中的聚倍半硅氧烷由硝基苄甲酸酯胺基团桥联（Hu等，2012）。在紫外光照射下，桥联基团发生光化反应，光敏感键断裂使荷正电的仲氨基暴露，纳米凝胶的表面电荷由负电转变为正电。Zhang等设计了一种温度和pH双敏感型两性聚合物用以制备载DOX纳米粒（Zhang等，2015）。在25℃、pH 7.4条件下，该聚合物荷正电，当温度升高至37℃时，聚合物中磺氨基和羧基电离程度增大，胶束表面电荷由4.3mV变为-6.2mV；而在37℃、pH 6.8时，该聚合物中的叔氨基质子化程度升高，磺氨基与羧基逐渐去离子化，使胶束表面由负电转变为正电。且在pH 6.8、37℃条件下30h时DOX累积释放率达到80%，获得了响应性集中释药。

纳米载体的形状也是极其重要的，尤其是在穿过生物屏障以及进入细胞内的运输过程中。具有各种形状的纳米粒，如球形、棒形、圆盘形、管状和立方体，呈现出不同的吸收行为。因此，对于直径大于100nm的纳米粒，棒形、球体、圆柱状和立方体都具有更强的吸收能力；与棒状的相比，小于100nm的球形纳米粒能被更有效地吸收，而随着纳米棒的纵横比变大，其细胞摄入量会逐渐变低。尽管非球形纳米载体的相关研究较少，但一些已有研究表明，这种载体与细胞之间的相互作用可能更复杂。此外，纳米粒的形状决定了基因转染的效率。

### 3.电荷翻转型纳米载体

电荷翻转材料作为一种刺激响应型材料，可利用人体正常生理组织、肿瘤微环境及亚细胞器环境之间的生化差异，实现电荷翻转。使用这种材料制备的电荷翻转型纳米载体可在肿瘤部位实现表面电荷、粒径等理化性质的响应性改变，从而达到增强药物的递送靶向性与蓄积能力、降低毒副作用、促进入胞等目的。基于以上优势，电荷翻转型材料已成为目前纳米递送系统研究的热点。

电荷翻转型材料是一类可对正常组织与肿瘤组织的内在生理环境差异（如pH值、酶、氧化还原条件等）做出特异性识别，或在外加刺激（如光照、温度、磁场等）的作用下做出响应性变化，发生电荷可逆或不可逆翻转的智能型材料。其电荷翻转的原理主要包括3种：① 等电点型电荷翻转，当环境pH值在材料等电点上下变化后，材料的荷电性会发生相应改变，实现电荷翻转；② 敏感化学键型电荷翻转，利用化学键将材料本身的电性掩盖或替换，在敏感刺激下化学键断裂，暴露材料原有的荷电性，实现电荷翻转；③ 结构转变型电荷翻转，材料中含有敏感基团，可在外界环境的刺激下发生结构变化，使荷电性发生改变。其中,常用于化疗药物递送领域的电荷翻转类型主要包括由负电性变为正电性的材料,或由电中性变为正电性的材料。

表面电荷在基因/载体复合物形成、细胞摄取与内化、细胞毒性作用和纳米载体的稳定性中起着重要作用。遗传信息物质如DNA、RNA,由于骨架中存在磷酸基团而带负电荷,因此其不能穿过细胞膜。阳离子纳米载体可通过静电作用吸附核酸药物形成复合物系统,破坏或遮掩其与带负电的细胞膜之间的静电排斥,同时促进其内化进入细胞。电荷极性与电荷密度都对纳米粒的细胞内吞及细胞毒性有显著影响,已证明中性或表面荷正电的纳米粒具有更强的细胞内吞性能,这是由于静电吸引作用更有利于吞噬细胞或非吞噬细胞系中细胞膜表面的黏附,较高的正电荷密度能使纳米粒获得更快的内吞速率。纳米载体的表面电荷还能决定其胞吞作用机制,带正电荷的载体主要利用网格蛋白介导的胞吞途径内化到细胞中,而表面带负电荷的载体可通过其他途径进行内吞,例如细胞膜穴样内陷相关途径。但与带负电荷或中性的纳米粒相比,带正电荷的纳米粒通常显示出更大的细胞毒性。事实上,带正电荷的纳米粒可以增加$Ca^{2+}$流入细胞,从而抑制癌细胞增殖,诱导脂质双层的重建和流动性。此外,纳米载体系统的稳定性显著依赖于它们的表面电荷,使得表面电荷较高的纳米粒具有更强的抗聚集性,这主要是由于其强大的自我排斥效应。

Cheng等以壳聚糖和pH响应性电荷可翻转的聚烯丙胺盐酸盐-柠康酸酐(PAH-Cit)为载体,采用层层自组装法制备了一种结构简单的纳米载体,以壳聚糖(CS)对金纳米粒(Au NPs)进行直接还原和固定,形成带正电荷的Au NPs-CS核(Cheng等,2015)。电荷可逆的PAH-Cit与PEI通过静电相互作用依次沉积在Au NPs-CS表面,形成PEI/PAH-Cit/Au NPs-CS核-壳结构,当其到达肿瘤内部环境时(pH 5.5),PAH-Cit中的酰胺键水解,转化为阳离子聚烯丙胺,从而发生电荷翻转,核-壳分离而释放出内部的siRNA。含有酸性不稳定键的聚合物可以通过降解来响应环境pH值的变化,由于肿瘤微环境相对于正常生理环境显微酸性,具有酸性不稳定键的聚合物被广泛用于抗癌药物递送系统的设计。研究者们开发了ROS响应性阳离子聚合物,聚[(2-丙烯酰)乙基(对硼酸苄基)二乙基溴化铵](B-PDEAEA),当纳米载体通过EPR效应到达肿瘤微环境,苯硼酸组分被细胞内高水平的ROS氧化后,B-PDEAEA中的季铵盐释放出对羟基苄基醇,生成叔胺,促进聚丙烯酸表面逐渐带负电荷,从而高效释放DNA,该载药系统可有效用于抑制MDR型肿瘤的增殖(Dai等,2014;Shi等,2015;Gu等,2011;Zhang等,2016)。

总之,电荷翻转材料可通过质子化与去质子化、敏感化学键的断裂、对外源性刺激作出响应等实现电荷翻转,使用此类材料构建的电荷翻转型纳米载体具有可实现响应性定位释药、肿瘤细胞摄取与蓄积效果好、毒副作用低等优势。随着现代药剂学和材料学的发展,电荷翻转材料在癌症治疗等领域将会有更广阔的应用前景。

# 第三节　总结与展望

迄今为止，MDR 仍然是传统肿瘤化疗取得预期效果的主要障碍。针对肿瘤细胞不同的耐药机制，学者们开展了一系列的基础和临床研究，探索出许多逆转 MDR 的策略，包括耐药逆转剂的应用、免疫治疗、基因治疗等。研究表明，一些抑制剂单独使用时仍存在生物利用率低、靶向性差、毒副作用较大等缺点。另外，与生物技术相关的免疫治疗也存在显著不足，如生物药物的半衰期较短、在体内不稳定、难以富集到肿瘤组织等，而且生物技术药物开发周期长、生产成本高，使其在临床上的应用受到了极大限制。

新的纳米医药技术正在迅速发展并致力于克服这些限制。为了提高抗肿瘤药物的生物分布，可设计成最佳表面特征和尺寸的载药纳米粒，增加其在血液中的循环时间和体内稳定性。纳米载体能够携载活性药物组成载药系统（纳米制剂），通过被动靶向机制如 EPR 效应，或抗体/配体主动靶向机制将药物递送至肿瘤细胞甚至胞内特定的细胞器。因此，纳米载药系统可有效蓄积在肿瘤细胞中，同时抑制外排泵的作用，增加胞内浓度、提高药效。此外，相较于单一组成和功能的纳米载体，介导联合治疗策略的纳米载药系统在逆转肿瘤 MDR 方面更具优势。纳米载体可同时负载化疗药物、外排抑制剂、下调 MDR 相关基因的 siRNA 等，以协同方式逆转肿瘤 MDR。纳米载体还能作为多手段协作平台，搭配应用各类诊疗剂、光敏剂等，精确定位肿瘤及其转移瘤，实现不同机制治疗策略的互补与融合，如放疗、PTT、PTD 和手术治疗等，从而完全规避 MDR 对化疗的限制和削弱作用，从实质上解决耐药型肿瘤难以治疗的问题。

纳米载药系统在肿瘤医学领域显示出了良好的应用前景，基于纳米制剂技术，在对抗肿瘤 MDR 及相关类型的癌症治疗方面有望取得更大的进步。目前，许多独特的纳米药物或制剂正在被广泛研究，并已进入临床开发阶段。随着肿瘤生理学、纳米材料学、药剂学等多学科的理论发展和技术进步，纳米药物递送系统将向着智能化、精准化、多功能协同的方向不断发展与优化，为 MDR 型肿瘤的治疗提供更高效、可实用的理论策略与技术手段。

## 参考文献

[1] 王庭丰, 杜兴龙, 魏洁. 肿瘤多药耐药机制的研究进展 [J]. 中华全科医学, 2017, 15(06): 1027-1031.

[2] 王孝锦, 徐湛翔. 抗肿瘤药物多药耐药机制的研究进展 [J]. 牡丹江医学院学报, 2021, 42(03): 164-167.

[3] Guo N N, Gao C, Liu J, et al. Reversal of ovarian cancer multidrug resistance by a combination of LAH4-L1-siMDR1 nanocomplexes with chemotherapeutics [J]. Molecular Pharmaceutics, 2018, 15(5): 1853-1861.

[4] Bray F, Ferlay J, Soerjomataram I, et al. Global cancer statistics 2018: GLOBOCAN estimates of incidence and mortality worldwide for 36 cancers in 185 countries [J]. CA:A Cancer Journal for Clinicians, 2018, 68(6): 394-424.

[5] Mukerabigwi J F. 癌症治疗中纳米反应器的应用和克服肿瘤多药耐药性的新策略 [D]. 合肥：中国科学技术大学, 2020.

[6] Liu S W, Wang L, Li S Y, et al. Multidrug resistant tumors-aimed theranostics on the basis of strong electrostatic attraction between resistant cells and nanomaterials [J]. Biomaterials Science, 2019, 7(12): 4990-5001.

[7] Pan L M, Liu J A, He Q J, et al. Overcoming multidrug resistance of cancer cells by direct intranuclear drug delivery using TAT-conjugated mesoporous silica nanoparticles [J]. Biomaterials, 2013, 34(11): 2719-2730.

[8] 张滨旋, 于涛. 纳米药物递送系统协同光热疗法治疗肿瘤多药耐药的研究进展 [J]. 肿瘤, 2020, 40(04): 299-304.

[9] Gao P, Pan W, Li N, et al. Boosting cancer therapy with organelle-targeted nanomaterials [J]. ACS Applied Materials & Interfaces, 2019, 11(30): 26529-26558.

[10] 王诚淏, 王鹤樵, 马梦超, 等. 刺激响应型纳米载体用于克服肿瘤多药耐药的研究进展 [J]. 中国药师, 2021, 24(09): 1712-1716.

[11] 于淼. 联合转运 siRNA 与 EPI 的 pH 敏感长循环逆转多药耐药纳米载体的研究 [D]. 青岛：青岛大学, 2017.

[12] Ahmad N, Ahmad R, Buheazaha T M, et al. A comparative *ex vivo* permeation evaluation of a novel 5-Fluorocuracil nanoemulsion-gel by topically applied in the different excised rat, goat, and cow skin [J]. Saudi Journal of Biological Sciences, 2020, 27(4): 1024-1040.

[13] Wu Y, Zhang Y, Zhang W, et al. Reversing of multidrug resistance breast cancer by co-delivery of P-gp siRNA and doxorubicin via folic acid-modified core-shell nanomicelles [J]. Colloids and Surfaces B-Biointerfaces, 2016, 138: 60-69.

[14] Shao S, Huang X, Wang Y, et al. A role for activator of G-protein signaling 3 (AGS3) in multiple myeloma[J]. International journal of hematology, 2014, 99: 57-68.

[15] Cheng W, Liang C Y, Xu L, et al. TPGS-functionalized polydopamine-modified mesoporous silica as drug nanocarriers for enhanced lung cancer chemotherapy against multidrug resistance[J]. Small, 2017, 13(29): 1700623.

[16] Zhang M, Liu E G, Cui Y N, et al. Nanotechnology-based combination therapy for overcoming multidrug-resistant cancer[J]. Cancer Biology & Medicine, 2017, 14(3): 212-227.

[17] 陈岳, 张天可, 徐勇. 纳米材料应用在肿瘤诊断与治疗中：呈一体化的趋势 [J]. 中国组织工程研究, 2019, 23(14): 2241-2247.

[18] Xue Z, Yan H, Li J, et al. Identification of cancer stem cells in vincristine preconditioned SGC7901 gastric cancer cell line[J]. Journal of Cellular Biochemistry, 2012, 113(1): 302-312.

[19] Liu L, Ning X, Sun L, et al. Hypoxia-inducible factor-1α contributes to hypoxia-induced chemoresistance in gastric cancer[J]. Cancer Science, 2008, 99(1): 121-128.

[20] Yu Z Z, Pan W, Li N, et al. A nuclear targeted dual-photosensitizer for drug-resistant cancer therapy with NIR activated multiple ROS[J]. Chemical Science, 2016, 7(7): 4237-4244.

[21] Martin V, Sanchez-Sanchez A M, Herrera F, et al. Melatonin-induced methylation of the ABCG2/BCRP promoter as a novel mechanism to overcome multidrug resistance in brain tumour stem cells[J]. British Journal of Cancer, 2013, 108(10): 2005-2012.

[22] Wang Z J, Lin X X, Chi D X, et al. Single-ligand dual-targeting irinotecan liposomes: control of targeting ligand display by pH-responsive PEG-shedding strategy to enhance tumor-specific therapy and attenuate toxicity[J]. International Journal of Pharmaceutics, 2020, 587: 119680.

[23] Zhang J, Zhang H Y, Jiang J Q, et al. Doxorubicin-loaded carbon dots lipid-coated calcium phosphate nanoparticles for visual targeted delivery and therapy of tumor[J]. International Journal of Nanomedicine, 2020, 15: 433-444.

[24] 荆晓东, 孙莹, 于冰, 等. 肿瘤微环境响应药物递送系统的设计 [J]. 化学进展, 2021, 33(06): 926-941.

[25] Wu F, Qiu F, Wai-Keong S A, et al. The smart dual-stimuli responsive nanoparticles for controlled anti-tumor drug release and cancer therapy[J]. Anti-Cancer Agents in Medicinal Chemistry, 2021, 21(10): 1202-1215.

[26] Chen A M, Zhang M, Wei D, et al. Co-delivery of doxorubicin and Bcl-2 siRNA by mesoporous silica nanoparticles enhances the efficacy of chemotherapy in multidrug resistant cancer cells[J]. Small (Weinheim an der Bergstrasse, Germany), 2009, 5(23): 2673.

[27] Mi P. Stimuli-responsive nanocarriers for drug delivery, tumor imaging, therapy and theranostics[J]. Theranostics, 2020, 10(10): 4557-4588.

[28] Wu J, Lu Y, Lee A, et al. Reversal of multidrug resistance by transferrin-conjugated liposomes co-encapsulating doxorubicin and verapamil[J]. J Pharm Pharm Sci, 2007, 10(3): 350-357.

[29] Bao Y L, Guo Y Y, Zhuang X T, et al. D-α-tocopherol polyethylene glycol succinate-based redox-sensitive paclitaxel prodrug for overcoming multidrug resistance in cancer cells[J]. Molecular Pharmaceutics, 2014, 11(9): 3196-3209.

[30] 王霁宁, 李方舟, 黄赛燕, 等. 抗肿瘤多药耐药纳米粒的制备及其对MCF-7/ADR细胞的体外评价[J]. 现代生物医学进展, 2016, 16(30): 5801-5803+5828.

[31] Dey S, Trau M, Koo K M. Surface-enhanced raman spectroscopy for cancer immunotherapy applications: opportunities, challenges, and current progress in nanomaterial strategies[J]. Nanomaterials, 2020, 10(6): 1145.

[32] Lee S M, Kim H J, Kim S Y, et al. Drug-loaded gold plasmonic nanoparticles for treatment of multidrug resistance in cancer[J]. Biomaterials, 2014, 35(7): 2272-2282.

[33] Zheng M, Yue C, Ma Y, et al. Single-step assembly of DOX/ICG loaded lipid-polymer nanoparticles for highly effective chemo-photothermal combination therapy[J]. ACS Nano, 2013, 7(3): 2056-2067.

[34] Chauhan G, Chopra V, Tyagi A, et al. "Gold nanoparticles composite-folic acid conjugated graphene oxide nanohybrids" for targeted chemo-thermal cancer ablation: in vitro screening and in vivo studies[J]. European Journal of Pharmaceutical Sciences, 2017, 96: 351-361.

[35] Yao X, Chen L, Chen X, et al. pH-responsive metallo-supramolecular nanogel for synergistic chemo-photodynamic therapy[J]. Acta Biomaterialia, 2015, 25: 162-171.

[36] Feng T, Tian H, Xu C, et al. Synergistic co-delivery of doxorubicin and paclitaxel by porous PLGA microspheres for pulmonary inhalation treatment[J]. European Journal of Pharmaceutics and Biopharmaceutics, 2014, 88(3): 1086-1093.

[37] Wang H, Zhao Y, Wu Y, et al. Enhanced anti-tumor efficacy by co-delivery of doxorubicin and paclitaxel with amphiphilic methoxy PEG-PLGA copolymer nanoparticles[J]. Biomaterials, 2011, 32(32): 8281-8290.

[38] Zhang F, Li M, Su Y, et al. A dual-targeting drug co-delivery system for tumor chemo-and gene combined therapy[J]. Materials Science and Engineering: C, 2016, 64: 208-218.

[39] Zhou Z H, Zhang R Q, Jia G F, et al. Controlled release of DOX mediated by glutathione and pH dual-responsive hollow mesoporous silicon coated with polydopamine graft poly(poly(ethylene glycol) methacrylate) nanoparticles for cancer therapy[J]. Journal of the Taiwan Institute of Chemical Engineers, 2020, 115: 60-70.

[40] Qi S S, Sun J H, Yu H H, et al. Co-delivery nanoparticles of anti-cancer drugs for improving chemotherapy efficacy[J]. Drug Delivery, 2017, 24(1): 1909-1926.

[41] Wang P, Yu N W, Wang Y, et al. Co-delivery of PLK1-specific shRNA and doxorubicin via core-crosslinked pH-sensitive and redox ultra-sensitive micelles for glioma therapy[J]. Journal of Materials Chemistry B, 2018, 6(1): 112-124.

[42] Bajelan B, Zaki-Dizaji M, Rahmani B, et al. Resistance of human primary mesenchymal stem cells to cytotoxic effects of nutlin-3 in vitro[J]. Journal of Cellular Biochemistry, 2020, 121(1): 788-796.

[43] Li R, Wu R, Zhao L, et al. P-glycoprotein antibody functionalized carbon nanotube overcomes the

multidrug resistance of human leukemia cells[J]. ACS Nano, 2010, 4(3): 1399-1408.

[44] Lv L, Guo Y, Shen Y, et al. Intracellularly degradable, self- assembled amphiphilic block copolycurcumin nanoparticles for efficient *in vivo* cancer chemotherapy[J], Advanced Healthcare Materials 2015, 4(10): 1496-1501.

[45] Wang X, Liu K, Yang G, et al. Near-infrared light triggered photodynamic therapy in combination with gene therapy using upconversion nanoparticles for effective cancer cell killing[J]. Nanoscale, 2014, 6(15): 9198-9205.

[46] Tao Y, Ju E, Ren J, et al. Immunostimulatory oligonucleotides-loaded cationic graphene oxide with photothermally enhanced immunogenicity for photothermal/immune cancer therapy[J]. Biomaterials, 2014, 35(37): 9963-9971.

[47] Chan M S, Liu L S, Leung H M, et al. Cancer-cell-specific mitochondria-targeted drug delivery by dual-ligand-functionalized nanodiamonds circumvent drug resistance[J]. ACS Applied Materials & Interfaces, 2017, 9(13): 11780-11789.

[48] Pan L, He Q, Liu J, et al. Nuclear-targeted drug delivery of TAT peptide-conjugated monodisperse mesoporous silica nanoparticles[J]. Journal of the American Chemical Society, 2012, 134(13): 5722-5725.

[49] Han N, Zhao Q F, Wan L, et al. Hybrid lipid-capped mesoporous silica for stimuli-responsive drug release and overcoming multidrug resistance[J]. ACS Applied Materials & Interfaces, 2015, 7(5) : 3342-3351.

[50] Li P S, Liu L, Lu Q L, et al. Ultrasmall $MoS_2$ nanodots-doped biodegradable $SiO_2$ nanoparticles for clearable FL/CT/MSOT imaging-guided PTT/PDT combination tumor therapy[J]. ACS Applied Materials & Interfaces, 2019,11(6) : 5771-5781.

[51] Chen A M, Zhang M, Wei D, et al. Co-delivery of doxorubicin and Bcl-2 siRNA by mesoporous silica nanoparticles enhances the efficacy of chemotherapy in multidrug resistant cancer cells[J]. Small (Weinheim an der Bergstrasse, Germany), 2009, 5(23): 2673.

[52] Yang X, Li M, Liang J, et al. NIR-controlled treatment of multidrug-resistant tumor cells by mesoporous silica capsules containing gold nanorods and doxorubicin[J]. ACS Applied Materials & Interfaces, 2021, 13(13): 14894-14910.

[53] Jiang Y, Guo Z, Fang J, et al. A multi-functionalized nanocomposite constructed by gold nanorod core with triple-layer coating to combat multidrug resistant colorectal cancer[J]. Materials Science and Engineering: C, 2020, 107: 110224.

[54] Ashley C E, Carnes E C, Phillips G K, et al. The targeted delivery of multicomponent cargos to cancer cells by nanoporous particle-supported lipid bilayers[J]. Nature Materials, 2011, 10(5): 389-397.

[55] Liu J, Stace-Naughton A, Jiang X, et al. Porous nanoparticle supported lipid bilayers (protocells) as delivery vehicles[J]. Journal of the American Chemical Society, 2009, 131(4): 1354-1355.

[56] Sun J, Jakobsson E, Wang Y, et al. Nanoporous silica-based protocells at multiple scales for designs of life and nanomedicine[J]. Life, 2015, 5(1): 214-229.

[57] Ashley C E, Carnes E C, Epler K E, et al. Delivery of small interfering RNA by peptide-targeted mesoporous silica nanoparticle-supported lipid bilayers[J]. ACS Nano, 2012, 6(3): 2174-2188.

[58] Pan Q S, Chen T T, Nie C P, et al. In situ synthesis of ultrathin ZIF-8 film-coated MSNs for codelivering Bcl 2 siRNA and doxorubicin to enhance chemotherapeutic efficacy in drug-resistant cancer cells[J]. ACS Applied Materials & Interfaces, 2018, 10(39): 33070-33077.

[59] Cheng W, Liang C, Wang X, et al. A drug-self-gated and tumor microenvironment-responsive mesoporous silica vehicle: "four-in-one" versatile nanomedicine for targeted multidrug-resistant cancer therapy[J]. Nanoscale, 2017, 9(43): 17063-17073.

[60] Woo K, Lee H J, Ahn J P, et al. Sol-gel mediated synthesis of $Fe_2O_3$ nanorods[J]. Advanced Materials, 2003, 15(20): 1761-1764.

[61] Lai B B, Chen B A, Cheng J, et al. Daunorubicin-loaded magnetic nanoparticles of $Fe_3O_4$ greatly

enhance the responses of multidrug-resistant K562 leukemic cells in a nude mouse xenograft model to chemotherapy[J]. Journal of Experimental Hematology, 2009, 17(2): 345-351.

[62] Wang J N, Li F Z, Huang S Y, et al. Preparation of anti-tumor multidrug resistance nanoparticles and *in vitro* evaluation of MCF-7 /ADR cells[J]. Advances of Modern Biomedicine, 2016, 16(30) : 5801-5803.

[63] Tang Z, Tian W, Long H, et al. Subcellular-targeted near-infrared-responsive nanomedicine with synergistic chemo-photothermal therapy against multidrug resistant cancer[J]. Molecular Pharmaceutics, 2022, 19(12): 4538-4551.

[64] Zhou L, Liu H, Liu K, et al. Gold compounds and the anticancer immune response[J]. Frontiers in Pharmacology, 2021, 12: 739481.

[65] Lee S M, Kim H J, Kim S Y, et al. Drug-loaded gold plasmonic nanoparticles for treatment of multidrug resistance in cancer[J]. Biomaterials, 2014, 35(7): 2272-2282.

[66] Zhang W, Wang F, Wang Y, et al. pH and near-infrared light dual-stimuli responsive drug delivery using DNA-conjugated gold nanorods for effective treatment of multidrug resistant cancer cells[J]. Journal of Controlled Release, 2016, 232: 9-19.

[67] Xia F, Niu J, Hong Y, et al. Matrix metallopeptidase 2 targeted delivery of gold nanostars decorated with IR-780 iodide for dual-modal imaging and enhanced photothermal/photodynamic therapy[J]. Acta Biomaterialia, 2019, 89: 289-299.

[68] Yu Y N, Zhang Z P, Wang Y, et al. A new NIR-triggered doxorubicin and photosensitizer indocyanine green co-delivery system for enhanced multidrug resistant cancer treatment through simultaneous chemo/photothermal/photody-namic therapy[J]. Acta Biomaterialia, 2017, 59: 170-180.

[69] Han N, Zhao Q F, Wan L, et al. Hybrid lipid-capped mesoporous silica for stimuli-responsive drug release and overcoming multidrug resistance[J]. ACS Applied Materials & Interfaces, 2015, 7(5): 3342-3351.

[70] 问天娇, 高媛, 陈喃喃, 等. 多药耐药 1 基因小干扰 RNA 阳离子脂质体逆转乳腺癌多药耐药的研究[J]. 中国药学杂志, 2015, 50(9): 763-767.

[71] Zhou Y, Wang H, Zhu L.Overcoming the drug resistance in lung cancer cells with 4R22-modified paclitaxel liposome treatment[J]. J Mol Diagn Ther, 2016,8(1):17-22.

[72] Cosco D, Paolino D, Cilurzo F, et al. Gemcitabine and tamoxifen-loaded liposomes as multidrug carriers for the treatment of breast cancer diseases[J]. International Journal of Pharmaceutics, 2012, 422(1-2): 229-237.

[73] Wang K, Wu X, Wang J, et al. Cancer stem cell theory: therapeutic implications for nanomedicine[J]. International Journal of Nanomedicine, 2013: 899-908.

[74] Apte A, Koren E, Koshkaryev A, et al. Doxorubicin in TAT peptide-modified multifunctional immunoliposomes demonstrates increased activity against both drug-sensitive and drug-resistant ovarian cancer models[J]. Cancer Biology & Therapy, 2014, 15(1): 69-80.

[75] Hädicke A, Blume A. Interactions of Pluronic block copolymers with lipid monolayers studied by epi-fluorescence microscopy and by adsorption experiments[J]. Journal of Colloid and Interface Science, 2013, 407: 327-338.

[76] Bajelan E, Haeri A, Vali A M, et al. Co-delivery of doxorubicin and PSC 833 (Valspodar) by stealth nanoliposomes for efficient overcoming of multidrug resistance[J]. Journal of Pharmacy & Pharmaceutical Sciences, 2012, 15(4): 568-582.

[77] 范青, 范广俊, 赵瑾瑶, 等. 川芎嗪脂质体对人白血病细胞株K$_{562}$多药耐药逆转作用的研究[J]. 中国药师, 2004, 7(10): 753-755.

[78] Lo Y L, Lee H P, Tu W C. The use of a liposomal formulation incorporating an antimicrobial peptide from tilapia as a new adjuvant to epirubicin in human squamous cell carcinoma and pluripotent testicular embryonic carcinoma cells[J]. International Journal of Molecular Sciences, 2015, 16(9): 22711-22734.

[79] 余南荣, 许鹏, 徐厚巍. 信号传导与转录激活因子 3 小干扰 RNA 纳米脂质体逆转胃癌细胞株顺

铂耐药的研究 [J]. 中华实验外科杂志，2013，30(6) : 1248-1251.

[80]　Han M, Lv Q, Tang X J, et al. Overcoming drug resistance of MCF-7/ADR cells by altering intracellular distribution of doxorubicin via MVP knockdown with a novel siRNA polyamidoamine-hyaluronic acid complex[J]. Journal of Controlled Release, 2012, 163(2): 136-144.

[81]　Wang Y, Zhang Z, Sha X, et al. Reversal of paclitaxel-chemoresistance by mixed Pluronic P105/ L101 micelles in human ovarian cancer SKOV-3/PTX cells[J]. Journal of Drug Delivery Science and Technology, 2013, 23(2): 119-128.

[82]　吴金花，段金虹，许海燕，等. 载有槲皮素的PEG-PE胶束对乳腺癌细胞耐药性的逆转效应[J]. 基础医学与临床, 2015, 35(2): 174.

[83]　Fan Z, Chen C, Pang X, et al. Adding vitamin E-TPGS to the formulation of Genexol-PM: specially mixed micelles improve drug-loading ability and cytotoxicity against multidrug-resistant tumors significantly[J]. PLoS One, 2015, 10(4): e0120129.

[84]　Wei T, Chen C, Liu J, et al. Anticancer drug nanomicelles formed by self-assembling amphiphilic dendrimer to combat cancer drug resistance[J]. Proceedings of the National Academy of Sciences, 2015, 112(10): 2978-2983.

[85]　Pritchard T, Rosengren R J, Greish K, et al. Raloxifene nanomicelles reduce the growth of castrate-resistant prostate cancer[J]. Journal of Drug Targeting, 2016, 24(5): 441-449.

[86]　Dong Y, Yang J, Liu H, et al. Site-specific drug-releasing polypeptide nanocarriers based on dual-pH response for enhanced therapeutic efficacy against drug-resistant tumors[J]. Theranostics, 2015, 5(8): 890.

[87]　Yoncheva K, Calleja P, Agüeros M, et al. Stabilized micelles as delivery vehicles for paclitaxel[J]. International Journal of Pharmaceutics, 2012, 436(1/2): 258-264.

[88]　陈亮岑. 多烯紫杉醇Pluronic P105/F127混合胶束用于治疗多药耐药肿瘤的研究 [D]. 上海：复旦大学, 2013.

[89]　Gellerman G, Baskin S, Galia L, et al. Drug resistance to chlorambucil in murine B-cell leukemic cells is overcome by its conjugation to a targeting peptide[J]. Anti-Cancer Drugs, 2013, 24(2): 112-119.

[90]　Gono T, Kawaguchi Y, Katsumata Y, et al. Clinical manifestations of neurological involvement in primary Sjögren's syndrome[J]. Clinical Rheumatology, 2011, 30: 485-490.

[91]　Tamames-Tabar C, Cunha D, Imbuluzqueta E, et al. Cytotoxicity of nanoscaled metal-organic frameworks. J Mater Chem B, 2014, 2(3):262-271.

[92]　Jiang Q, Luo Z, Men Y, et al. Red blood cell membrane-camouflaged melanin nanoparticles for enhanced photothermal therapy[J]. Biomaterials, 2017, 143: 29-45.

[93]　Chen W, Zeng K, Liu H, et al. Cell membrane camouflaged hollow prussian blue nanoparticles for synergistic photothermal-/chemotherapy of cancer[J]. Advanced Functional Materials, 2017, 27(11): 1605795.

[94]　Yang Z, Gao D, Guo X, et al. Fighting immune cold and reprogramming immunosuppressive tumor microenvironment with red blood cell membrane-camouflaged nanobullets[J]. ACS Nano, 2020, 14(12): 17442-17457.

[95]　Luo L, Zeng F, Xie J, et al. A RBC membrane-camouflaged biomimetic nanoplatform for enhanced chemo-photothermal therapy of cervical cancer[J]. Journal of Materials Chemistry B, 2020, 8(18): 4080-4092.

[96]　Yao Y, Su Z, Liang Y, et al. pH-Sensitive carboxymethyl chitosan-modified cationic liposomes for sorafenib and siRNA co-delivery[J]. International Journal of Nanomedicine, 2015: 6185-6198.

[97]　Yin T, Liu J, Zhao Z, et al. Smart nanoparticles with a detachable outer shell for maximized synergistic antitumor efficacy of therapeutics with varying physicochemical properties[J]. Journal of Controlled Release, 2016, 243: 54-68.

[98]　Wang M, Liu T, Han L, et al. Functionalized *O*-carboxymethyl-chitosan/polyethylenimine based novel

dual pH-responsive nanocarriers for controlled co-delivery of DOX and genes[J]. Polymer Chemistry, 2015, 6(17): 3324-3335.

[99] Feng Q, Yu M Z, Wang J C, et al. Synergistic inhibition of breast cancer by co-delivery of VEGF siRNA and paclitaxel via vapreotide-modified core-shell nanoparticles[J]. Biomaterials, 2014, 35(18): 5028-5038.

[100] Liu Y, Wang Y, Zhang C, et al. Core-shell nanoparticles based on pullulan and poly (β-amino) ester for hepatoma-targeted codelivery of gene and chemotherapy agent[J]. ACS Applied Materials & Interfaces, 2014, 6(21): 18712-18720.

[101] Wu M, Li J, Lin X, et al. Reduction/photo dual-responsive polymeric prodrug nanoparticles for programmed siRNA and doxorubicin delivery[J]. Biomaterials Science, 2018, 6(6): 1457-1468.

[102] Wu Y, Zhang Y, Zhang W, et al. Reversing of multidrug resistance breast cancer by co-delivery of P-gp siRNA and doxorubicin via folic acid-modified core-shell nanomicelles[J]. Colloids and Surfaces B: Biointerfaces, 2016, 138: 60-69.

[103] Rejman J, Oberle V, Zuhorn I S, et al. Size-dependent internalization of particles via the pathways of clathrin-and caveolae-mediated endocytosis[J]. Biochemical Journal, 2004, 377(1): 159-169.

[104] Hu L C, Yonamine Y, Lee S H, et al. Light-triggered charge reversal of organic-silica hybrid nanoparticles[J]. Journal of the American Chemical Society, 2012, 134(27): 11072-11075.

[105] Zhang H, Fan X, Li F, et al. Thermo and pH dual-controlled charge reversal amphiphilic graft copolymer micelles for overcoming drug resistance in cancer cells[J]. Journal of Materials Chemistry B, 2015, 3(22): 4585-4596.

[106] Cheng C J, Bahal R, Babar I A, et al. MicroRNA silencing for cancer therapy targeted to the tumour microenvironment[J]. Nature, 2015, 518(7537): 107-110.

[107] Dai L, Li J, Zhang B, et al. Redox-responsive nanocarrier based on heparin end-capped mesoporous silica nanoparticles for targeted tumor therapy *in vitro* and *in vivo*[J]. Langmuir, 2014, 30(26): 7867-7877.

[108] Shi Q, Zhang L, Liu M, et al. Reversion of multidrug resistance by a pH-responsive cyclodextrin-derived nanomedicine in drug resistant cancer cells[J]. Biomaterials, 2015, 67: 169-182.

[109] Gu Y J, Cheng J, Jin J, et al. Development and evaluation of pH-responsive single-walled carbon nanotube-doxorubicin complexes in cancer cells[J]. International Journal of Nanomedicine, 2011: 2889-2898.

[110] Zhang T, Lin H, Cui L, et al. Near infrared light triggered reactive oxygen species responsive upconversion nanoplatform for drug delivery and photodynamic therapy[J]. European Journal of Inorganic Chemistry, 2016, 2016(8): 1206-1213.